CLINIQUE HOMŒOPATHIQUE,

OU

RECUEIL

DE TOUTES LES OBSERVATIONS PRATIQUES

PUBLIÉES JUSQU'À CE JOUR,

PAR

LE DOCTEUR BEAUVAIS

(DE SAINT-GRATIEN).

[illegible] qui [illegible] d'autant plus dangereusement qu'ils [illegible] pour le principe de leur [illegible]. PASCAL.

TOME SIXIÈME.

À PARIS,

J.-B. BAILLIÈRE,

LIBRAIRE DE L'ACADÉMIE ROYALE DE MÉDECINE,

RUE DE L'ÉCOLE-DE-MÉDECINE, [illegible]

LONDRES, MÊME MAISON, 210, REGENT STREET.

1838.

CLINIQUE
HOMŒOPATHIQUE.

PARIS. — IMPRIMERIE DE COSSON,
9, rue Saint-Germain-des-Prés.

CLINIQUE HOMŒOPATHIQUE,

OU

RECUEIL

DE TOUTES LES OBSERVATIONS PRATIQUES

PUBLIÉES JUSQU'A CE JOUR,

PAR

LE DOCTEUR BEAUVAIS

(DE SAINT-GRATIEN).

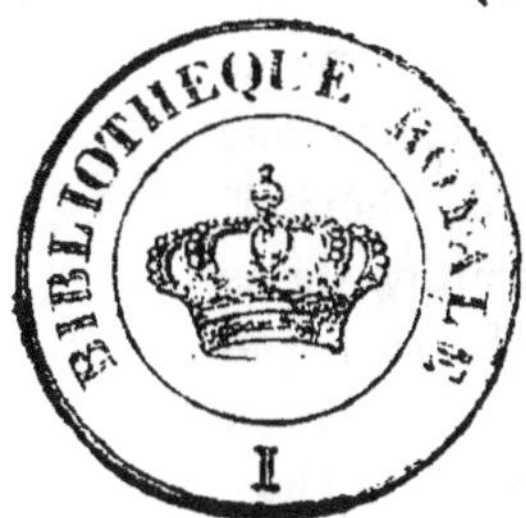

Il y en a plusieurs qui errent d'autant plus dangereusement, qu'ils prennent une vérité pour le principe de leur erreur. PASCAL.

TOME SIXIÈME.

A PARIS,
J.-B. BAILLIÈRE,
LIBRAIRE DE L'ACADÉMIE ROYALE DE MÉDECINE,
RUE DE L'ÉCOLE DE MÉDECINE, N° 13 BIS.
A LONDRES, MÊME MAISON, 219 REGENT-STREET.

1838.

CLINIQUE HOMŒOPATHIQUE.

2727[e] OBSERVATION, PAR LE DOCTEUR HORATIIS (1).

Nicolas Marini, sergent, âgé de trente-quatre ans, d'un tempérament bilieux, entra à l'hôpital de la Trinité le 22 avril 1828 avec une ophthalmie chronique à l'œil gauche et une forte opacité de la cornée du même œil. Il souffrait de cette maladie depuis environ quatre mois, et pendant tout ce temps il aurait employé tous les remèdes locaux ou généraux possibles, sans y trouver aucun soulagement.

Il fut soumis au traitement homœopathique le jour même de son entrée à l'hôpital, et reçut *staphisagr*. 30 gutt. 1, dans une once d'eau commune. Régime : la portion entière de l'hôpital.

Le 26, *acid. phosphor*. 30 gutt. 1. Le 29, répétition de ce dernier remède. Le 2 mai, *chamom*. 30 gutt. 1. Le 10, *Staphis*. 30. Le 13, *acid. phosphor*. 30. Le 17, *coccul*. 30. Le 20, *chamom*. 30. Le 23, *acid. phosphor*. 30. Le 24, il sortit de l'hôpital parfaitement guéri.

2728[e] OBSERVATION, PAR LE DOCTEUR HORATIIS (2).

Camillo la Selva, âgé de trente ans, soldat, entra à l'hôpital le 20 novembre 1827 avec une ophthalmie aiguë de l'œil droit. Il avait cette affection depuis quinze jours. Traitée par la méthode ordinaire, l'ophthalmie devint chronique et résista à tous les remèdes. Le malade fut soumis au traitement homéopathique au mois d'avril suivant. Il souffrait d'une ophthalmie chro-

(1) Saggio di clinica omeop., pag. 53 ; 1828.

(2) *Ibid.*, pag. 54.

nique des yeux avec pannus sur la cornée droite, à laquelle s'était jointe une dartre croûteuse qui présentait de larges croûtes humides sur les coudes, le dos, les lombes et la région sacrale. Nous employâmes la même médication que dans les autres ophthalmies chroniques, en y ajoutant l'usage de *dulcam.* 29. Le 14 juin 1828, Selva fut congédié et quitta l'hôpital, débarrassé du pannus de l'œil droit et presque entièrement guéri de son ophthalmie palpébrale. La dartre avait disparu des coudes, du dos et des lombes ; mais il en restait quelques traces à la région sacrale.

2729e OBSERVATION, PAR LE DOCTEUR HORATIIS (1).

Gioacchino Archaia, soldat, âgé de trente-deux ans, d'un tempérament sanguino-bilieux, entra à l'hôpital le 26 mars 1828 avec une ophthalmie chronique de l'œil droit et une taie épaisse sur la cornée, laquelle ne lui permettait pas de distinguer les objets qui l'entouraient. Il souffrait depuis un mois environ de cette maladie qu'il avait contra[illegible] en s'exposant à un air froid et humide après s'être échauffé. Il avait fait usage de purgatifs, de vésicatoires, de collyres émolliens pendant la période d'acuité, et de résolvans pendant celle de chronicité ; mais tout avait été inutile ; l'état avait empiré de jour en jour. Il eut donc recours à l'homœopathie.

Le 27, il fut reçu à la clinique homœopathique. On ne lui fit prendre aucun remède. Régime : demi-portion avec soupe et lait le soir.

Le 28, *acid. phosphor.* 30 gutt. 1.

Le 29, portion entière.

Le 1er avril, amélioration sensible. *Tr. cannab.* gutt. 1. Même régime.

Le 7, mieux notable. *Bellad.* 30 gutt. 1.

Le 12, l'ophthalmie était presque guérie ; le malade commençait à distinguer les objets. *Cannab.* 30.

Le 18, le mieux continuait. *Acid. phosphor.*

Le 23, on pouvait prévoir une guérison prochaine. *Cannab.*

(1) Saggio di clinica omeop., p. 55.

Le 27, *coccul.* gutt. 1, par précaution seulement, car le malade était guéri.

Le 1er mai, il sortit de l'hôpital comme s'il n'avait jamais souffert des yeux. Pendant tout le traitement, il avait reçu la portion entière, excepté le premier jour.

2730e OBSERVATION, PAR LE DOCTEUR HORATIIS (1).

Emmanuel Matarese, âgé de vingt-deux ans, d'un tempérament bilioso-sanguin, entra à l'hôpital le 2 avril 1827 affecté d'une ophthalmie aiguë des deux yeux.

Le 28 mars 1828, il fut admis dans la salle homœopathique atteint de la rougeole, dont il fut guéri le 1er avril, grâce aux secours de l'homœopathie. Plein de confiance dès-lors en la nouvelle méthode, il espéra être délivré par elle de la maladie des yeux. Il souffrait d'un ectropion à la paupière inférieure de l'œil droit et était privé de la vüe des deux yeux par un albugo et un leucoma. L'ophthalmie persistait toujours avec la même intensité, malgré les remèdes les plus énergiques de l'ancienne médecine. On n'avait rien épargné surtout, pas même la scarification, contre l'ectropion. Matarèse, outre ces symptômes, présentait un aspect misérable et abattu, qui paraissait devoir éteindre tout espoir en nous-mêmes. Désirant cependant faire l'essai des moyens homœopathiques, nous lui donnâmes, le 2 avril, *tr. cannab.* gutt. 1. contre l'ectropion de la paupière inférieure de l'œil droit, qui se constituait non seulement par la fongosité et l'humidité de la membrane interne de la paupière, mais par l'éraillement complet et le renversement le plus horrible de la paupière elle-même. Ce médicament promettait encore quelque avantage contre l'albugo et contre l'ophthalmie. Régime : portion entière.

Le 7, *tr. chamom.* gutt. 1.

Le 10, répétition de *cannab.*

Le 18, *tr. coccul.* gutt. 1.

Le 24, *cannab.*

(1) Saggio di clinica omeop., pag. 57.

Le 29, *staphisagr.* gutt. 1, amélioration notable de l'ectropion en particulier. L'éraillement de la paupière et son humidité étaient diminués des deux tiers environ.

Le 3 mai, *coccul.*

Le 7, la paupière, siége de l'ectropion, présentait de la rougeur avec inflammation et orgeolet vers l'angle interne. On eut recours à *pulsat.* Le troisième jour, l'orgeolet avait complétement disparu.

Le 10, *cannab.*

Le 13, *staphisagr.*

Le 17, *cannab.*, œdème à la paupière supérieure de l'œil droit.

Le 20, *staphisagr.*, disparition de l'œdème.

Le 24, *cannab.*, intérieurement et extérieurement; à cette époque, l'ophthalmie opiniâtre avait disparu, les cornées redevenaient transparentes. Le renversement de la paupière avait presque entièrement cessé, et il ne restait plus de l'ectropion qu'une turgescence de la paupière avec humidité de la membrane interne.

Le 25, l'état de la paupière étant le même, on songea à répéter l'application locale de la teinture de *Cannab.* que réclamait aussi l'opacité de la cornée. On en appliqua donc une goutte de la même manière qu'auparavant.

Le 27, amélioration notable, tant sous le rapport de la turgescence de la paupière que sous celui de l'humidité de sa membrane interne. Régime : toujours la portion entière.

Le 28, on avait tout lieu d'espérer la guérison complète de l'ectropion. L'ophthalmie chronique avait entièrement disparu. mais le malade fut obligé de quitter l'hôpital pour entrer dans le corps des Invalides.

2731e OBSERVATION, PAR LE DOCTEUR HORATIIS (1).

Giovanni Mancini, soldat, âgé de vingt-sept ans, d'un tempérament bilioso-sanguin, entra à l'hôpital, le 28 février 1828,

(1) Saggio di clinica omeop., pag. 60.

atteint d'une ophthalmie aiguë de l'œil gauche. Le 2 avril, il fut reçu dans la clinique homœopathique, après avoir été inutilement traité jusque-là par l'ancienne méthode. Loin de guérir, le traitement allopathique avait eu pour résultat un relâchement de la paupière supérieure de l'œil gauche.

Le 2 avril, *tr. chamom.* Régime : portion entière.

Le 7, *tr. staphisagr.*

Le 13, *chamom.*

Le 17, *acid. phosphor.* gutt. 1.

Le 20, *staphisagr.*

Le 25, *tr. coccul.* gutt. 1.

Le 29, *dulcam.* gutt. 1. Régime tel que le premier jour.

Le 3 mai, guérison complète de l'ophthalmie, raccourcissement de la paupière de manière à ne plus l'empêcher de voir de l'œil gauche.

A compter de ce jour jusqu'au 13 juin, Mancini resta à la clinique pour se faire traiter de la gale seulement.

2732e OBSERVATION, PAR LE DOCTEUR HORATIIS (1).

Domenico d'Ancana, grenadier, âgé de vingt-cinq ans, d'un tempérament sanguin, entra à l'hôpital le 4 avril 1828 affecté d'une ophthalmie aiguë des deux yeux avec obscurcissement de la cornée de l'œil droit, suite d'ophthalmies précédentes. Douleurs dans le front, picotemens dans l'intérieur des yeux, pouls dur et contracté, irrégulier et rapide, chaleur forte, écoulement abondant de larmes brûlantes, photophobie extrême. Ce fut dans cet état qu'il fut soumis au traitement homœopathique le 5 avril. On lui donna d'abord *acid. phosphor.* gutt. 1. Régime : demi-portion avec lait le soir.

Le 6, amélioration. Régime : trois quarts de portion.

Le 9, *chamom.* gutt. 1.

Le 10, amélioration notable. Portion entière.

Le 16, le malade sortit de l'hôpital pour entrer dans les Vé-

(1) Saggio di clinica omeop., p. 62.

térans. Il était parfaitement guéri de son ophthalmie, et l'obscurcissement de la cornée avait beaucoup diminué.

2733e OBSERVATION, PAR LE DOCTEUR HORATIIS (1).

Le sergent Francesco Madonna, âgé de vingt-neuf ans, doué d'une bonne constitution, entra à l'hôpital le 17 mars 1828 avec une ophthalmie chronique de l'œil gauche, dont il souffrait depuis le mois de décembre. Cette ophthalmie était accompagnée d'un obscurcissement de la cornée qui ne lui permettait pas de distinguer les objets. Nous lui fîmes prendre les mêmes médicamens qu'aux autres malades atteints d'ophthalmie chronique, en y ajoutant quelquefois l'usage extérieur de la teinture *cannab.* Le 27 juin, jour où il fut obligé de quitter l'hôpital pour affaires urgentes, l'ophthalmie avait cessé et l'obscurcissement de la cornée avait tellement diminué, qu'il distinguait très-bien les objets. Elle était visiblement transparente dans toute son étendue; il ne restait un peu d'obscurcissement qu'au segment supérieur et à l'inférieur.

2734e OBSERVATION, PAR LE DOCTEUR HORATIIS (2).

Antonio Fiorillo, soldat, âgé de vingt-deux ans, d'un tempérament sanguino-bilieux, entra à l'hôpital le 26 mars 1828 avec une ophthalmie aiguë des deux yeux dont il souffrait depuis trois jours. Ophthalmie interne et externe avec gonflement des paupières en chémosis, picotemens cruels dans l'intérieur des yeux, chaleur plus forte, pouls plein et fébrile, photophobie avec larmoiement brûlant, langue aride avec soif ardente. Ces symptômes s'exacerbaient le soir. Il reçut, le 27, *tr. chamom.* gutt. 1. Régime : demi-portion.

Le 29, amélioration sensible. Trois quarts de portion.

Le 1er avril, *tr. staphisagr.* 30, gutt. 1. Portion entière.

Le 7, douleur dans l'intérieur des yeux. *Acid. phosphor.* gutt. 1.

(1) Saggio di clinica omeop., p. 64.

(2) *Ibid.*, pag. 67.

Le 8, la douleur avait cessé.

Le 12, le mieux faisait des progrès. On n'administra aucun remède. L'état était le même le 19 ; mais le malade s'étant exposé à un vent humide, il y eut une récidive dans la matinée du 20. On répéta *chamom.*

Le 26, *acid. phosphor.*

Le 28, il était presque guéri.

Le 29, on administra de nouveau *chamom.* contre quelques restes de la maladie.

Le 7 mai, il sortit de l'hôpital parfaitement guéri.

2735e OBSERVATION, PAR LE DOCTEUR HORATIIS (1).

Francesco Saverio Caruso, soldat, entra à l'hôpital le 9 mai, affecté d'une ophthalmie aiguë interne et externe accompagnée d'une forte fièvre et de tous les symptômes concomitans joints à des phénomènes indiquant un état saburral. On le soumit au même traitement homœopathique que le précédent ; il prit seulement de plus *dulcam.* et *staphisagr.*, chacun à la dose d'une goutte. Même régime. Il fut guéri le 30 mai. Il y eut récidive le 1er juin, au moment où il allait sortir de l'hôpital, et cela par sa faute. Il fut parfaitement guéri le 19 juin et retourna à son régiment.

2736e OBSERVATION, PAR LE DOCTEUR HORATIIS (2).

Mariano di Germaro, soldat, âgé de vingt-deux ans, d'un tempérament sanguin, entra à l'hôpital le 3 avril 1828 avec une grave ophthalmie aiguë, interne et externe des deux yeux, accompagnée de chémosis et d'enflure phlegmoneuse des paupières ; picotemens insupportables dans l'intérieur des yeux ; douleur intolérable au dessus des cils ; chaleur plus forte ; pouls dur et fébrile ; sécrétion de larmes brûlantes avec photophobie extrême ; langue couverte d'un enduit bilieux ; constipation. Le traitement homœopathique commença le jour même par l'admi-

(1) Saggio di clinica omeop., pag. 68.

(2) *Ibid.*, pag. 69.

nistration de *tr. chamom.* 29 gutt. 1. Régime : demi-portion jusqu'au 7, où, l'amélioration étant considérable, on accorda la portion entière.

Le 8, *acid. phosphor.* 30 gutt. 1.

Le 26, *chamom.*

Le 21, il sortit de l'hôpital parfaitement guéri.

2737e OBSERVATION, PAR LE DOCTEUR HORATIIS (1).

Pasquale Toto, soldat, âgé de vingt-quatre ans, d'une constitution robuste, entra à l'hôpital le 8 juin 1828 affecté de chémosis des deux yeux avec tous les symptômes concomitans. La maladie durait depuis sept jours et avait atteint, le 8, le plus haut degré d'acuité. Il reçut, le 8, *tr. dulcam.* gutt. 1. Régime : demi-portion.

Le quinzième jour, la chémosis avait déjà cessé. Portion entière.

Le seizième, le malade reçut *coccul.* gutt. 1, contre l'ecchymose de la conjonctive, suite ordinaire d'affections pareilles. Portion entière.

Le 21 juin, il retourna à son régiment parfaitement guéri.

2738e OBSERVATION, PAR LE DOCTEUR HORATIIS (2).

Raffaele Miscia, âgé de vingt-un ans, d'un tempérament sanguin, fut reçu à l'hôpital le 26 mars 1828 avec une ophthalmie aiguë de l'œil droit et une forte contusion à la partie supérieure de la joue du même côté. L'affection durait depuis trois jours. Rougeur et turgescence de la conjonctive et des paupières, douleur picotante dans l'intérieur de l'œil, photophobie, sécrétion abondante de larmes, pouls fébrile, chaleur plus forte. Ce fut dans cet état qu'il fut soumis au traitement homœopathique le 27 mars.

Il reçut *acid. phosphor.* gutt. 1. Régime : demi-portion.

Le 29, amélioration sensible. Augmentation des alimens.

(1) Saggio di clinica omeop., pag. 70.

(2) *Ibid.*, pag. 71.

Le 5 avril, *tr. staphisagr.* gutt. 1, contre un reste de la maladie.

Le 13, *tr. cannab.* gutt. 1.

Le 15, guérison complète.

Le 20, il rentra dans son régiment.

2739e OBSERVATION, PAR LE DOCTEUR HORATHS (1).

Giulio Ferrantini, soldat, âgé de vingt-cinq ans, d'un tempérament sanguin, entra à l'hôpital le 10 mai 1828 affecté d'une ophthalmie aiguë des deux yeux, qui provenait de chaux qui lui avait sauté sur les paupières. Il souffrait depuis cinq jours déjà, et avait pris sans résultat des sels purgatifs avant que d'être envoyé à la clinique homœopathique. L'ophthalmie présentait tous les caractères d'une grande irritation, à laquelle s'associaient des mouvemens fébriles avec chaleur intolérable de la partie affectée.

Le 11, *tr. chamom.* 29. Régime : lait le soir et soupe le matin.

Le 13, répétition de *chamom.*

Le 14, amélioration. Augmentation des alimens.

Le 15, *tr. coccul.* 30 gutt. 1.

Le 17, grande amélioration.

Le 19, *tr. cannab.* 30 gutt. 1.

Le 22, *staphisagr.* 30 gutt. 1.

Le 28, guérison parfaite et sortie de l'hôpital.

2740e OBSERVATION, PAR LE DOCTEUR SCHRÈTER (2).

A. N., petit garçon de neuf ans, fut attaqué d'une violente ophthalmie qui présentait les symptômes suivans, le 29 juillet 1827 :

Enflure et rougeur des yeux. Cuissons dans les paupières, qui étaient rouges et enflammées, tendues quand il les remuait et douloureuses quand il les fermait, comme si elles eussent été meurtries. Il ne pouvait supporter l'éclat de la lumière. Ce n'é-

(1) Saggio di clinica omeop., pag. 72.

(2) Annales homœop., vol. I, pag. 16; 1830.

tait qu'avec beaucoup de peine qu'on parvenait à lui ouvrir les yeux. La cornée paraissait un peu corrodée. Je lui donnai *sulphur* 2. Le 13 août, il était guéri.

2741e OBSERVATION, PAR LE DOCTEUR SCHRÉTER (1).

Le 25 février 1828, je fus appelé auprès de la femme S. K., qui était malade d'une ophthalmie, ainsi que toute sa famille, composée d'un jeune garçon de quinze ans, d'une fille de six, d'une autre de quatre et d'une troisième qui n'avait que trente-trois semaines. La mère me raconta qu'elle avait été atteinte de cette maladie dans une autre maison et qu'elle l'avait ainsi communiquée à ses enfans. Je trouvai les symptômes suivans :

Impossibilité de bien ouvrir les yeux, comme si le globe en eût été collé. Légère inflammation avec douleur cuisante, plus forte en plein air. Yeux pleurant beaucoup le soir. Sensation parfois comme s'il y eût eu un corps étranger sous la paupière. Ils ne pouvaient supporter ni la lumière du jour ni celle de la chandelle. Du reste, rien d'anormal, si ce n'est les selles, qui étaient visqueuses, qui avaient une odeur aigre et qui corrodaient un peu l'anus.

Je fis prendre à chacun des membres de cette famille *merc. solub. hahn.* 2, le 26 février. Le 6 mars, ils étaient tous guéris. Depuis un an, pas de rechute.

2742e OBSERVATION, PAR LE DOCTEUR TRINKS (2).

Voleska de K., petite fille de six ans, d'une constitution scrofuleuse, d'un tempérament très-vif, s'était vraisemblablement refroidie pendant une promenade au mois de mars. Bientôt après, coryza fluant, et le lendemain, ophthalmie, violente pression dans les yeux à chaque effort pour les ouvrir ou pour regarder. Le blanc des yeux comme plein de sang, sans enflure. Paupières rouges, enflées, collées par de la chassie. Pas de fièvre.

(1) Annales homœop., vol. I, pag. 16; 1830.

(2) *Ibid.*, pag. 17.

Je lui fis prendre *nux vomic.* 1/30 dans quelques gouttes d'eau pure.

Le lendemain, les paupières, il est vrai, étaient encore enflées et collées ; mais plus de pression douloureuse dans l'intérieur de l'œil, plus de sang dans le blanc de l'œil. Coryza toujours fluant. L'inflammation disparut les deux jours suivans. Le quatrième, il n'existait plus de trace de la maladie.

2743e OBSERVATION, PAR LE DOCTEUR KAMMERER (1).

Une femme de vingt-huit ans fut atteinte au mois de mai dernier d'une inflammation des deux yeux. Blanc des yeux, rouge-pâle, enflammé. Mordication et ardeur dans les yeux. Vue obscurcie comme par un nuage. Le matin, paupières collées comme par du pus, qui se durcit en partie et s'attache aux cils. Raideur des paupières. Yeux larmoyans. On ne savait trop d'où provenait cette maladie. La similitude des symptômes me décida pour *rhus toxicod.* Le mal disparut complétement en huit jours. La malade renonça au régime, but du café et força de nouveau sa vue. L'ophthalmie reparut avec scintillation devant les yeux. Je lui fis prendre *pulsat.* Au bout de huit jours, elle était guérie d'une manière durable.

Quelques mois après, cette même femme fut attaquée de crampes d'estomac et bientôt d'une véritable arthrite avec enflure de quelques articulations des doigts, raideur des pieds après être restée assise. Cette affection des membres qui se distinguait par une aggravation des douleurs quand la malade se levait de dessus son siége, fut enlevée par une dose *rhus*. On n'en a plus aperçu de traces.

2744e OBSERVATION, PAR M. RUCKERT (2).

A quelque distance de chez moi habitait une famille dont les filles surtout étaient sujettes à des affections scrofuleuses qui duraient jusqu'à l'âge de puberté, après quoi le mal disparaissait,

(1) Archives homœop., vol. IX, cah. 2, pag. 112 ; 1830.
(2) *Ibid.*, vol. X, cah. 1, pag. 153 ; 1831.

sans qu'elles jouissent cependant d'une santé parfaite. La plus jeune, qui souffrait fréquemment d'enflure des glandes du cou, d'une lèvre, ou de croûtes dans les narines, fut atteinte en outre dans sa onzième années d'une ophthalmie.

On m'appela au mois d'avril 1827. Je trouvai les symptômes suivans qui se manifestaient avec une intensité tantôt plus tantôt moins grande.

Humeur très-souvent triste, capricieuse, le blanc de l'œil droit rouge, rempli de petites veines dilatées. Chaleur avec cuissons dans l'œil; paupières enflées, rouges, glandes de Méibom suintant beaucoup de mucosité; yeux collés le matin, en sorte qu'il fallait souvent les humecter pour qu'elle pût les ouvrir. Grande photophobie; elle ne pouvait se passer d'abat-jour et aimait à s'asseoir dans les coins obscurs de la chambre. Rarement il lui était possible de lire ou de travailler. Nez fortement enflé. Narines pleines de croûtes qui s'étendaient jusque sur la lèvre inférieure. Lèvre supérieure gonflée, mais sans dureté. Quelquefois enflure des glandes du cou. Les autres fonctions à l'état normal. Il n'y avait rien à changer au régime.

Je lui donnai depuis le 13 avril 1827 jusqu'au 11 mars 1828, *pulsat.*, *bellad.*, *bryon.*, *mercur.*, *aurum foliat.*, *rhus*, *ignat.*, à doses homœopathiques fréquemment répétées.

Le résultat ne répondit pas à mon attente. Si le mal s'amenda parfois, notamment après *aurum fol.* et *mercur.*, il revint toujours et souvent avec plus d'intensité.

Ce fut vers cette époque que parut la première partie des maladies chroniques de Hahnemann. Convaincu par tout ce que je voyais que la maladie avait pour principe la psore, et qu'elle demandait des remèdes plus énergiques, je lui donnai, le 11 mars, *sulphur* 1/2, et le 15 avril, *carbo ligni* 1/2, mais sans plus de succès.

Le 29 juillet 1828, l'état était absolument le même que le 13 avril 1827, avec cette seule différence que par suite de l'affection inflammatoire continuelle de l'œil, la cornée était un peu trouble. J'administrai, le 29, *graphit.* 24, quelques globules.

La dose était trop forte, et dès le lendemain, il y eut une forte exacerbation. Face gonflée, brûlante, rouge, enflammée, érysipélateuse, blanc de l'œil malade fortement rouge. Mouvemens fébriles, caprices, tristesse, grande propension à dormir.

L'état s'aggrava pendant cinq ou six jours, puis les symptômes diminuèrent jusqu'au 12 août. Le 18, la malade allait très-bien, mieux que depuis un an. Plus d'inflammation des yeux, diminution de l'enflure du nez et de la lèvre supérieure. Les croûtes commençaient à se guérir.

Le 20, il y eut une légère exacerbation après laquelle l'état s'améliora de nouveau; cependant il restait toujours de la photophobie et de l'enflure au nez, qui était encore plein de croûtes.

Je fis prendre, le 14 septembre, le matin à jeun, *lycopod.* 2/30. L'état continua à s'améliorer, sans exacerbation. La malade pouvait un peu travailler le soir à la lumière des chandelles, ce qui lui avait été impossible auparavant. Elle recommença à sortir; mais un jour, à la fin de septembre, ayant fait une promenade un peu trop longue, il y eut une forte exacerbation, l'œil devint rouge, les paupières enflèrent, sécrétèrent du pus; la photophobie augmenta. Tous les objets paraissaient obscurs. Cet état diminua au bout de quelques jours, mais l'obscurcissement augmenta et la malade put à peine distinguer les objets. On me fit prévenir le 15 octobre. J'envoyai aussitôt *calcar.* 2/30 que la malade ne prit que le 26, le matin à jeun, époque où l'inflammation de l'œil diminuait déjà.

Il se manifesta plusieurs symptômes secondaires du remède. Le 11 novembre, il parut sur la joue gauche une tache d'abord petite, rouge, dure, qui s'accrut bientôt et gagna bientôt toute la joue, avec enflure, douleurs brûlantes et lancinantes, sensation générale de froid, manque d'appétit. La rougeur disparut le lendemain, ainsi que la fièvre; mais l'enflure ne cessa complétement qu'au bout de huit jours. L'œil ne s'en ressentit pas d'abord; ce ne fut qu'au bout de trois semaines que les mêmes phénomènes se manifestèrent du côté affecté, mais avec moins de violence. Cependant l'œil s'enflamma, et l'inflammation, qui s'accompagna des accidens ordinaires, se dissipa peu à peu.

La malade alla bien jusqu'à la fin de décembre. L'œil n'était presque plus enflammé, la photophobie avait cessé, le nez était presque guéri.

Au commencement de janvier 1829, il y eut une nouvelle exacerbation semblable aux précédentes; mais on ne m'avertit que le 16. J'envoyai *phosphor.* 2/30, et le 11 mars, *natrum carb.* 2/9, qui n'opérèrent pas d'amélioration visible. Au mois d'avril, j'examinai moi-même l'état de la malade, et je ne fus pas peu effrayé en m'apercevant que la disparition de la photophobie ne devait être attribuée qu'à l'obscurcissement de la cornée qui paraissait blanchâtre. L'inflammation avait diminué, il est vrai, et les croûtes dans le nez étaient moins nombreuses. L'enfant ne distinguait plus les objets, elle ne voyait qu'un espèce de nuage.

J'aurais presque perdu courage, si maintes fois déjà je n'avais éprouvé les heureux effets des remèdes homœopathiques.

Je donnai, le 14 avril, *magnesia* 3/24. Le résultat fut merveilleux. Sans exacerbation homœopathique visible, l'inflammation de l'œil disparut presque entièrement et la malade reprit une meilleure mine; mais ce qu'il y avait de plus important, c'était que la cornée redevenait transparente et que la petite fille pouvait distinguer de nouveau les objets, quoique comme à travers un nuage.

L'amélioration fit peu à peu des progrès jusqu'à la fin de mai, où elle parut devenir stationnaire. Je donnai donc *acid. nitr.* 3/30. Les symptômes qui restaient s'amendèrent graduellement. Au mois d'août, la cornée était presque claire. La petite malade put retourner à l'école et travailler. Il n'y avait plus d'enflure inflammatoire des paupières, le nez avait un aspect naturel, seulement autour de la bouche et au genou se montraient encore quelques croûtes sur la peau qui causaient de vives démangeaisons en tombant. J'administrai donc, le 5 août, *calcar.* 2/30, qui guérit complétement l'enfant sans exacerbation.

2745e OBSERVATION, PAR LE DOCTEUR PESCHIER (1).

Le premier mai, je fus appelé à voir l'enfant Change, atteint de blépharophthalmie et de croûtes à la face. *Sulphur*, en quinze jours, nettoya cette figure et rendit la sérénité au petit malade, qui, auparavant, ne faisait que pleurer et se cacher dans la crainte de la lumière. Un de ses frères aînés fut traité avec le même succès pour la même maladie.

2746e OBSERVATION, PAR LE DOCTEUR PESCHIER (2).

Le 23 avril, on m'apporta l'enfant Charbonnier, qui ne pouvait supporter le jour, avait les paupières très-rouges et portait des boutons rouges sur la face. Après une dose de *bellad.*, je lui administrai *sulphur*, dont je continuai l'usage un peu long-temps parce que la maladie était évidemment héréditaire ; quelques boutons ont résisté au remède ; mais les paupières sont en assez bon état, et l'enfant se livre gaîment à tous les exercices de son âge.

2747e OBSERVATION, PAR M. H. (3).

Un homme très-sujet aux ophthalmies, qui avait toujours été traité jusque-là par l'allopathie et n'avait jamais été guéri qu'au bout de plusieurs semaines, fut atteint de nouveau d'une maladie pareille. Le traitement allopathique n'ayant pas empêché son état d'empirer, il s'adressa à moi. Yeux extrêmement enflammés, injectés ; photophobie très-grande ; violente céphalalgie ; pouls petit, sans être dur. Je lui donnai en six heures deux doses *aconit.* 2/24. Au bout de vingt-quatre heures, l'inflammation avait tellement diminué, que, n'attendant plus rien de l'aconit, je lui fis prendre *bellad.* 2/30, qui fit faire de nouveaux progrès à l'amélioration. Lorsque ce dernier remède eut cessé d'agir, j'administrai *sulphur* 2/30, qui acheva de le guérir en très-

(1) Gazette homœop., vol. II, pag. 26; 1833.

(2) *Ibid.*, pag. 27.

(3) *Ibid.*, pag. 56.

peu de temps. Le traitement dura en tout un mois, et depuis deux ans le mal n'a pas reparu.

2748e OBSERVATION, PAR LE DOCTEUR H. (1).

Une petite fille de six ans fut atteinte de la petite-vérole naturelle qui suivit un cours régulier. Lorsque les boutons eurent séché, il lui resta une violente inflammation de l'œil gauche avec grande photophobie, fréquens larmoiemens et douleurs lancinantes, ensorte qu'elle devait constamment avoir la tête appuyée sur un objet dur et se fermer l'œil avec le poing. Quelques doses *aconit.*; *bellad.*, *hepar sulphur.*, *pulsat.*, *sulphur*, ne produisirent au bout de six semaines qu'une diminution de l'inflammation et de la photophobie. Le larmoiement cessa. Ces médicamens n'avaient pu cependant prévenir la formation d'une taie qui empêchait la malade de voir. Une dose *variol.* 2/30 arrêta cette désorganisation en quinze jours, une seconde dose 2/18 enleva la photophobie, et une troisième, trois semaines après, rendit la vue bonne.

2749e OBSERVATION, PAR LE DOCTEUR BAUDIS (2).

Anne Prenobill, âgée de 52 ans, d'une constitution faible, d'un tempérament colérique, s'était toujours bien portée à l'exception de quelques fièvres intermittentes que des remèdes domestiques avaient toujours guéries. Au mois de juillet 1826, elle fut attaquée d'une violente ophthalmie. Tous les remèdes ne purent la soulager, et elle se vit obligée de recourir à la médecine. Je trouvai les symptômes suivans :

Céphalalgie, comme une pression dans le front ; la douleur avait son siége surtout au dessus des yeux, et si elle appuyait sur cet organe, elle l'exacerbait beaucoup. Inflammation des yeux, pupilles dilatées, photophobie, chaleur dans les yeux ; le matin les yeux comme collés. Déchiremens et élancemens dans les glandes de l'oreille, surdité, bouche muqueuse et sèche. Si elle

(1) Gazette homœop., vol. II, pag. 88 ; 1833.

(2) Annales homœop., vol. IV, pag. 437 ; 1833.

mangeait, pression dans l'estomac, déchiremens dans le coude droit, peau sèche, chaleur dans tout le corps, pouls accéléré, peu de sommeil, à cause des vives douleurs dans les yeux, rêves dès qu'elle s'endormait, grande anxiété le jour, tristesse.

Je lui défendis le café qu'elle aimait beaucoup et lui fis prendre le six août, *tr. bellad.* 30, en lui recommandant de ne rien s'appliquer sur les yeux.

J'allai la revoir le 7 dans l'après-midi. La douleur dans la tête et dans les yeux avait augmenté après la prise; l'inflammation n'était pas plus forte, et le soir ces douleurs avaient diminué. Grande soif la nuit; les déchiremens dans les glandes de l'oreille et le coude avaient disparu; la peau était molle, le pouls assez lent; elle dormait six heures sans interruption et sans rêver presque.

Un voyage m'empêcha de la voir jusqu'au 20. Le 21, on me manda que les accidens avaient diminué de jour en jour, et que depuis le 19, la malade passait chaque jour quelques heures en plein air.

L'amélioration fit des progrès jusqu'au 27, où la malade vint me montrer ses yeux.

Elle était parfaitement guérie, et l'on n'apercevait plus la moindre trace de la maladie.

2750e OBSERVATION, PAR LE DOCTEUR KNORRE (1).

La photophobie scrofuleuse est le plus souvent un symptôme d'ophthalmie scofuleuse; cependant c'est assez fréquemment aussi un symptôme indépendant, purement nerveux, sans participation du système vasculaire. Dans le premier cas, elle n'est pas toujours en rapport avec la violence de l'inflammation, car on trouve d'un côté une ophthalmie scrofuleuse considérable avec ulcères de la cornée, tandis que la photophobie est modérée, et d'un autre, une violente photophobie avec une rougeur très-peu considérable de l'œil. Dans le dernier cas, j'ai souvent rencontré la photophobie la plus violente accompagnée de spasmes des paupières. Les paupières ne se séparaient qu'après les

(1) Gazette homœop., vol. V, pag. 88; 1834.

plus grands efforts, il s'échappait de l'œil un torrent de larmes, mais la cornée et la sclérotique ne présentaient aucune trace d'inflammation. Les paupières, quand on ne réussit pas à les ouvrir, donnent un moyen certain de juger de l'état de l'œil. Si elles n'offrent rien de maladif, rien d'inflammatoire, on peut être sûr que l'œil est exempt aussi d'inflammation. Dans quelques ophtalmies scofuleuses violentes, les paupières sont toujours aussi plus ou moins enflées sur les bords, rouges, brûlantes, et entre les cils se trouve une mucosité purulente sèche. Mais ordinairement la photophobie scrofuleuse se trouve jointe à une teinte rougeâtre pâle du globe de l'œil qui entoure la cornée comme un bourrelet étroit, ou bien l'on n'aperçoit que quelques vaisseaux injectés qui parcourent la conjonctive du bulbe.

L'effet du *conium* dans de pareils cas est aussi sûr que rapide. Je l'administrais ordinairement à doses répétées, une goutte entière ou une fraction de goutte de la teinture-mère. Plusieurs fois, j'ai remarqué après l'administration du remède, un exanthème croûteux, humide à la tête et à la face, avec disparition de la photophobie. Quand l'inflammation prédominait, c'est-à-dire quand la photophobie n'était qu'un symptôme subordonné, *calcar.*, *graphit.*, *lycopod.*, etc., étaient toujours les principaux remèdes.

Conium macul. ne préserve pas des récidives de la photophobies scrofuleuse.

2751e OBSERVATION (1).

Marie Sack, âgée de dix-huit mois, s'était bien portée jusqu'à l'âge de neuf mois. On l'avait sevrée, et bientôt après elle avait été attaquée d'une inflammation de l'œil droit qui se jeta aussi sur le gauche deux mois après. Paupières enflées, fortement enflammées et suppurantes; fréquens larmoiemens des yeux ; yeux collés la nuit par de la chassie ; grande photophobie ; sécrétion abondante d'un mucus nasal infect ; depuis quelques jours, éruption miliaire sur le corps ; bas-ventre dur et tendu.

(1) Annuaire de l'Institut homœop., vol. II, pag. 128 ; 1834.

Après une dose *bellad.*, l'état s'améliora les premiers jours, mais bientôt il y eut une nouvelle exacerbation qui augmenta de plus en plus, ce qui nous détermina à donner au bout de huit jours une dose *acid. nitr.*

Pendant quinze jours, amélioration importante ; la photophobie, la rougeur et l'enflure des yeux avaient disparu ; par contre, l'exanthème miliaire avait augmenté, et dans les six jours suivans, il se forma des pustules qui crevèrent et causèrent un violent prurit. Il y en avait surtout un grand nombre dans la région des parties génitales.

Cinq jours après, l'exanthème guérit peu à peu ; les yeux continuaient à aller bien, mais de l'oreille gauche coulait une sérosité infecte. Grande agitation la nuit, rien ne pouvait l'apaiser. Transpiration abondante. On donna *jalap.*

Cinq jours après, l'exanthème autour des parties génitales avait encore diminué et l'otorrhée avait cessé. *Kali carb.*

Au bout de cinq jours, violente ophthalmie avec photophobie. L'exanthème avait presque entièrement disparu.

Six jours après, les yeux allaient mieux de nouveau ; photophobie moindre ; l'exanthème autour des parties génitales avait presque entièrement disparu. Sept jours après, il était guéri ; l'état des yeux s'était encore amélioré, mais il y avait de la toux; *bellad.*

Au bout de huit jours, les yeux allaient très-bien ; toux violente provoquant des vomissemens ; exanthème guéri ; *sepia.*

Huit jours après, toux plus grasse, violente, surtout après que la malade s'était couchée ; vomissemens de mucosités ; vue bonne ; mais grand amaigrissement et abattement.

Huit jours après, amaigrissement encore plus grand ; la malade continuait à maigrir : l'appétit avait disparu. Soif vive. Beaucoup de sueur. Toux plus faible, mais respiration plus courte. Selles régulières. On donna *acid. phosphor.*, et deux jours après, une dose *aconit* ; l'enfant continuant à s'affaiblir, pleurant sans cesse et ayant une fièvre violente. Ce dernier médicament fut répété le lendemain, les accidens ayant plutôt augmenté que diminué. Le lendemain, il s'y joignit des tressaillemens dans les membres avec renversement des yeux, tête s'enfonçant dans les coussins, sommeil agité, fréquentes émissions d'une urine ayant une odeur pénétrante, suppression complète quelquefois de la respiration qui était toujours brève du reste. Nous administrâmes *bellad.*

Deux jours après, pas de changement essentiel, les tressaillemens dans les membres seuls avaient cessé. L'enfant restait tranquillement couchée, les yeux fixes, les pupilles très-dilatées, immobiles, le plus souvent sans connaissance, respirant très lentement et profondément, ne mangeant presque rien et aussi maigre qu'un squelette. On lui donna *mercur. solub.* L'état resta le même pendant trois jours, le dernier jour il parut s'améliorer un peu, mais le mieux ne fut que momentané et la petite malade mourut dans la nuit.

2752e OBSERVATION (1).

Frédéric Kalb, âgé de quinze mois, souffrait depuis six semaines d'un mal d'yeux et ne pouvait supporter la lumière. Yeux fermés par l'enflure le matin. Tout le visage couvert de boutons, et quelquefois aussi le corps.

On lui donna une dose *acid. nitr.* Sept jours après, les symptômes avaient plutôt augmenté que diminué. On administra donc *bellad.*; pas d'amélioration au bout de quatre jours. L'enfant n'essayait d'ouvrir les yeux que le soir : ils étaient très-rouges et il ne cessait de les frotter.

Il reçut *sulphur.* Sept jours après, légère amélioration : les yeux pouvaient rester ouverts plus long-temps, mais au bout de sept jours, l'état s'était de nouveau exacerbé ; les yeux se fermaient par l'enflure, ils étaient douloureux, redoutaient la lumière, le front s'était couvert d'un plus grand nombre de boutons. Sécrétion abondante de mucus nasal.

Après une dose *bellad.*, l'état resta le même, ce qui détermina à administrer, au bout de dix jours, *calc. carb.* Onze jours après, il n'y avait pas non plus de changement essentiel, seulement l'exanthème se répandait de plus en plus sur la tête.

(1) Annuaire de l'Institut homœop., vol. II, pag. 130; 1834.

On donna *rhus*. Yeux plus malades, photophobie plus grande. L'enfant pleurait beaucoup, était impatient et portait constamment la tête du côté gauche.

On lui fit prendre *hepar sulphur*. La semaine suivante, il se frottait souvent les yeux. Boutons à la face et écorchure du nez.

Une dose *prun. laurocer.* opéra peu de changement jusqu'à la semaine suivante ; il s'établit en outre, au contraire, une diarrhée.

Chamom. fit bientôt disparaître la diarrhée. L'état des yeux s'améliora aussi, en sorte que l'enfant pouvait les ouvrir plusieurs fois dans la journée ; il était d'ailleurs plus tranquille en général. Le mieux se soutint environ pendant trois semaines, puis les yeux s'enflammèrent de nouveau. Grande photophobie, fréquens larmoiemens.

Chamom. répétée ne procura aucun soulagement. Il se déclara des accidens fébriles avec spasmes et amaigrissement, et l'enfant mourut au bout d'une quinzaine de jours. Nous n'avions plus été appelé à le traiter dans les derniers temps.

2753e OBSERVATION, PAR LE DOCTEUR HARTMANN (1).

Les inflammations des glandes des paupières qu'on rencontre le plus souvent chez les sujets scrofuleux, surtout dans les dyscrasies, servent à éprouver la patience du médecin homœopathe et du malade, en ne cédant le plus fréquemment qu'à un long traitement.

L'inflammation se circonscrit davantage aux bords des paupières qui sont d'un rouge foncé, durs, tuméfiés, avec ardeur lancinante et sensibilité extrême au toucher. Il coule des yeux des larmes âcres, qui rougissent les joues, collent les cils, et à quoi contribue également un écoulement de mucus par lequel les paupières sont ulcérées. J'ai observé dans quelques cas un renversement de la paupière à l'extérieur (ectropion). Après m'être fatigué d'abord à attendre long-temps en vain la durée de

(1) Sur l'Aconit, la Bryone et le Mercure, vol. II, pag. 85 ; 1835.

l'effet du remède, mon traitement est le suivant : Au commencement de l'inflammation des glandes, je donne chaque jour une dose *digital* 15, cinq ou six jours de suite. J'attends patiemment quelques jours et j'interpose ensuite *mercur.* 12, une dose de la troisième trituration, puis j'administre *hepar sulphuris* quarante-huit heures après. La répétition en est indispensable. Quelquefois il faut donner encore une dose *euphrasia*, *pulsat.* ou de quelque autre remède.

2754e OBSERVATION, PAR LE DOCTEUR GRIESSELICH (1).

Une femme d'une trentaine d'années, svelte, brune, fut atteinte, il y a trois ans, de la gale, qu'on fit disparaître par des onguens. Elle souffre maintenant depuis fort loug-temps de psorophthalmie. Les paupières des deux yeux sont rouges, enflés, les glandes de Meïbom sécrètent davantage ; les yeux sont collés le matin ; une sorte de feu dans les membres et comme s'il y avait du sable ; la malade ne peut rien faire le soir, pas même lire, et dans la journée même, elle a beaucoup de peine à faire le moindre ouvrage, ses yeux ne supportent pas l'application ; les douleurs sont plus fortes le soir, mais moins au grand air, où les yeux pleurent davantage, que dans l'appartement. Selles dures ; menstruation toutes les six semaines, peu abondantes (de tout temps). La malade prit *sulphur*, 3 doses (5, 17, 24 janvier 1834). Après la première dose, les maux d'yeux s'aggravèrent, et il survint des maux de tête accablans. Au bout d'un mois, l'inflammation des glandes des paupières avait disparu, il ne restait plus que la faiblesse de la vue, laquelle ne céda qu'à des doses réitérées de *phosphor*. 30.

2755e OBSERVATION, PAR LE DOCTEUR LICHTENFELS (2).

Une femme de quarante ans souffrait d'une dartre à la paupière inférieure gauche. Il s'y joignit une inflammation de la conjonctive. On n'apercevait aucune trace de dartre sur tout son

(1) Hygea, vol. III, pag. 13 ; 1835.

(2) *Ibid.*, vol. V, pag. 562.

corps, et sa santé n'était pas troublée; du reste, à la partie affectée, elle éprouvait des brûlemens et des tressaillemens pénibles. Je lui prescrivis *tr. rhus toxicod.* gutt. 20 dans deux onces d'eau distillée, une cuillerée à café chaque jour. Bientôt la dartre cessa de s'étendre, les croûtes épaisses tombèrent, et on n'en apercevait plus de traces au bout de quinze jours. On l'avait déjà traitée sans succès.

2756e OBSERVATION, PAR LE DOCTEUR LICHTENFELS (1).

Une petite fille de cinq ans, qui avait déjà été traitée d'une scrofulosis générale, fut attaquée d'une ophthalmie. La conjonctive du globe de l'œil gauche était très-rouge et couverte de petits ulcères fermés. Grande photophobie, fréquent larmoiement; en outre, dartres sèches derrière les deux oreilles, fortement suintantes, et derrière le cuir chevelu. Une foule de remèdes n'avaient rien produit. Je fis cesser l'usage des médicamens pendant quelques jours et administrai ensuite *tr. rhus toxicod.* gutt. 4 dans deux onces d'eau distillée, une cuillerée à café pour dose. Tous les accidens disparurent en quinze jours.

2757e OBSERVATION, PAR LE DOCTEUR LICHTENFELS (2).

Un petit garçon de neuf mois souffrait d'une inflammation scrofuleuse des glandes des paupières et d'un exanthème qui lui couvrait toute la face. *Tr. rhus toxicod.* gutt. 4 dans de l'eau la guérirent en trois semaines.

2758e OBSERVATION, PAR LE DOCTEUR LICHTENFELS (3).

Un jeune homme de dix-sept ans, qui souffrait d'une violente inflammation du globe de l'œil avec deux ulcères impurs, de la grosseur d'un grain de chenevis, déjà ouverts, sur la cornée de l'œil gauche, grande photophobie et croûtes épaisses autour des ailes du nez et des angles de la bouche, fut guéri également en

(1) Hygea, vol. V, pag. 563; 1837.
(2) *Ibid.*
(3) *Ibid.*

vingt jours par le même remède. On n'apercevait plus aucune trace de la maladie, à l'exception des petites cicatrices de la cornée et de la couleur un peu bleu-rouge des plaies où avaient été les croûtes.

2759e OBSERVATION, PAR LE DOCTEUR LICHTENFELS (1).

Une petite fille de quatre ans souffrait depuis quinze mois de spasmes scrofuleux des yeux, intermittens. Les yeux n'étaient point enflammés, mais l'enfant portait des marques de scrofules. La même dose *rhus* la guérit en dix jours.

2760e OBSERVATION, PAR LE DOCTEUR HEICHELHEIM (2).

La femme T., âgée de trente-quatre ans, souffrait depuis trois mois d'une violente inflammation arthritique de l'œil gauche. Elle avait eu, plusieurs années auparavant, une gale qu'on avait fait promptement disparaître au moyen d'onguent. Elle avait déjà été traitée par plusieurs médecins qui lui avaient prescrit des collyres, des vésicatoires, etc. J'entrepris son traitement le 6 juillet 1836, et je trouvai les symptômes suivans :

Sclérotique d'un rouge pâle; conjonctive du bulbe et des paupières, parcourue par des vaisseaux rouges, comme injectée; cornée trouble, comme couverte de poussière avec des points profonds, blanchâtres çà et là au milieu; l'iris de l'œil malade d'un bleu un peu trouble; pupilles un peu enfumées, un peu déformées; perte presque complète de la vue de l'œil affecté, au point de pouvoir à peine distinguer les couleurs; pas de douleurs ni de photophobie. L'état général de la malade n'était pas troublé.

Je réglai la diète et prescrivis *sulphur* 6, six doses, une goutte tous les deux jours, en recommandant à la malade de ménager son œil. Huit jours après, l'inflammation avait déjà beaucoup diminué et la vue s'était améliorée.

Le 10 août, je répétai les six doses.

(1) Hygea, vol. V, pag. 563; 1837.

(2) *Ibid.*, vol. VI, pag. 199.

Le 24, presque tous les symptômes avaient disparu : la cornée était claire, l'iris avait repris une belle couleur, les pupilles étaient claires et mobiles ; on remarquait en bas une petite synizèse ; la vue presque normale. Je fis prendre encore trois doses *sulphur* 30, une tous les huit jours, et je cessai le traitement. Elle a conservé le parfait usage de son œil, comme j'ai eu l'occasion de m'en convaincre depuis peu.

Sulphur n'agit pas avec moins d'efficacité contre les ophthalmies scrofuleuses des enfans. Le résultat obtenu avec une seule dose est quelquefois surprenant. Ordinairement, cependant, il faut donner encore, pour arriver à une guérison parfaite, *Calc. carb.*, *conium*, etc., selon l'intensité et la concentration de l'affection scrofuleuse.

Sulphur rend aussi de bons services contre la psorophthalmie glanduleuse et muqueuse.

2761e OBSERVATION, PAR LE DOCTEUR DUPLAT (1).

Marie Bousigue, agée de vingt-sept ans, demeurant rue Ferrary, à Laplaine, aveugle depuis une année. L'œil droit a été perdu pour toujours à la suite d'un hypopyon ; l'œil gauche est affecté fréquemment d'ophthalmie scrofuleuse avec taie et trouble de la cornée, compliquée d'amaurose depuis une année ; la fille Bousigue me fut amenée par sa mère, le 2 janvier 1837 ; après l'avoir bien examinée, je me refusai à l'entreprendre. Aussitôt la mère me supplia de lui donner quelque remède pour éteindre la rougeur vive du globe de l'œil. Du 2 janvier au 30, je lui fis prendre quatre doses *sulphur* 30, 24, 12, 2 ; après ces doses réitérées, la malade accusa un peu d'amélioration. Le 13 février, elle eut une toux fréquente suivie de vomissemens des alimens. Je choisis contre la maladie de l'œil et cette complication grave *tart. emet.*, trois globules pris en une dose. Ce médicament produisit merveille : la toux, les vomissemens cédèrent, et l'amaurose diminua sensiblement, puisque la fille Bousigue aperçut les objets qui l'entouraient ; je laissai agir ce re-

(1) Bibliothèque homœop., nouv. série, vol. I, pag. 57 ; 1837.

mède quelque temps; l'amélioration augmentait à un tel point, que la malade, au commencement d'avril, pouvait venir seule et à pied de chez elle, distant d'un grand quart de lieue de ma demeure.

Du 21 au 22 avril, la vue s'affaiblit de nouveau; la malade accuse une gaze qui lui couvre la vue. Je lui rends *sulphur* 24, pris comme les premiers globules dissous dans dix cuillerées à bouche d'eau, une matin et soir. Huit jours après, la vue a été améliorée et cette gaze a diminué.

Le 2 mai, j'ai donné *china* deux globules, pour enlever un sentiment de gravier dans les paupières, qui causait une vive douleur; pris le 22 du même mois, l'œil est devenu plus clair; elle aperçoit les objets les plus déliés, les heures à une montre, et va seule dans les rues.

2762e OBSERVATION, PAR LE DOCTEUR DUPLAT (1).

Pierre D..., âgé de onze ans, atteint d'ophthalmie scrofuleuse depuis six mois, maladie pour laquelle les médecins avaient épuisé toutes les ressources de l'ancienne médecine sans obtenir aucun résultat. Cet enfant s'est présenté chez moi accompagné de sa mère, au commencement de janvier 1837; il a eu la gale et ses yeux sont dans l'état suivant : perte de la vue, ophthalmie douloureuse, le soir surtout; taies sur les cornées.

Trois doses *sulphur*, prises dans le mois, ont rendu la vue à cet enfant; la dernière dose, trois globules 24, avait produit de la douleur dans les yeux, surtout pendant la nuit. *Nux*, un globule, l'a arrêtée promptement. L'amélioration a toujours été en augmentant et s'est parfaitement soutenue. Aux mois de mai et de juin, j'ai revu ce malade, qui était dans un état satisfaisant.

Je pourrais citer un grand nombre d'ophthalmies scrofuleuses plus ou moins graves qui, toutes, ont été assez promptement amendées par *sulphur* répété, *nux*, *china*, *bellad.*, et surtout *hepar sulphur.*, lorsqu'il s'y joignait une grande photophobie.

(1) Bibliothèque homœop., nouv. sér., vol. I, pag. 58.

2763e OBSERVATION, PAR LE DOCTEUR Y. (1).

Mathias K., serrurier de F., agé de trente-neuf ans, était, douze ans auparavant, devenu borgne par suite d'une inflammation avec suppuration de l'œil gauche, causée par une limaille de fer brûlant qui avait sauté dedans. Il y ressentait souvent depuis des douleurs, surtout aux changemens de temps ou après quelque émotion, quelque effort. Trois mois auparavant, il aurait éprouvé un violent chagrin et avait été attaqué bientôt après de douleurs si terribles dans l'orbite et ses alentours, qu'il était en proie jour et nuit à des accès de fureur. Les sangsues, les saignées, les vésicatoires, les sinapismes et les mixtures n'eurent pas d'autre résultat que de lui procurer parfois une rémission d'une heure. On répéta ces moyens pendant deux mois, mais on ne réussit qu'à rendre les rémissions plus longues et les accès un peu moins violens. Le malade s'adressa à un homœopathe amateur, dont le traitement n'eut pas plus de succès, et il eut enfin recours à moi le 27 mai 1835. Je trouvai les symptômes suivans :

Les différentes membranes et les autres principes composans de l'œil gauche confondus entièrement et formant un chaos sous lequel on ne distinguait que l'albuginée traversée de vaisseaux d'un rouge sale. Paupières normales. Douleur lancinante et déchirante partant du fond de l'œil et se dirigeant vers la bosse frontale gauche. Elle s'y fixait; le malade y ressentait comme le fouillement d'un ver. Les exacerbations se déclaraient ordinairement la nuit et le matin; elles étaient plus fortes quand le malade était couché et au soleil; le mouvement lui faisait du bien. Il lui coulait constamment de l'œil une grande quantité d'une eau corrosive. En outre, chaleur et sensibilité de tout le corps et surtout de la région frontale, quelquefois déchiremens dans les membres, constipation, peu de sommeil, grande prostration des forces. Le malade était d'un tempérament très-doux,

(1) Lettres de propagande homœop., cah. 1, pag. 97; 1837.

mais vivait dans des rapports qui étaient pour lui une source continuelle de chagrins.

Je lui fis prendre *ignat.* 3 et *sepia* 18, alternativement matin et soir.

Le 4 juin, son état s'était beaucoup amélioré. Les douleurs avaient entièrement cessé dans l'œil et étaient beaucoup plus supportables dans le front. L'œil n'était presque plus rouge et pleurait peu. Il avait un sommeil paisible et se sentait plus fort.

Mêmes médicamens.

Le 11, le malade ayant travaillé dans la forge, il y avait eu une forte exacerbation. Je lui donnai tous les soirs *calc.* 3. Il y eut du mieux, mais l'amélioration fut bientôt troublée de nouveau par des chagrins. Je lui administrai, à dater du 19, *ignat.* et *calc.*, alternativement, matin et soir. La douleur disparut entièrement, et le malade se retrouva dans le même état que depuis des années.

Un effort lui causa une nouvelle rechute six semaines après. Violentes douleurs brûlantes et lancinantes dans la tête ; chaleur dans tout le corps. *Bellad.* et *arnic.* alternativement, tous les jours. Trois mois après, il vint me dire que dès la première poudre, il s'était senti beaucoup soulagé. Au bout de quelques jours, tout son corps s'était couvert d'ulcères qui étaient bientôt venus à suppuration. Il était parfaitement guéri depuis.

2764e OBSERVATION, PAR LE DOCTEUR Y. (1).

Anne B., de H., âgée de cinquante ans, était atteinte depuis huit jours d'une maladie des yeux. Albuginée couverte d'un réseau de vaisseaux, épais, profond, rouge ; écoulement continuel de larmes brûlantes ; photophobie ; élancemens douloureux continuels dans l'œil ; elle voyait comme à travers un nuage ; déchiremens dans le front ; endolorissement de toute la peau de la tête.

Bellad. 3 et *euphras.* 1, alternativement, matin et soir, enlevèrent la maladie en peu de jours.

(1) Lettres de propagande homœop., cah. 1, pag. 99 ; 1837.

2765e OBSERVATION, PAR LE DOCTEUR Y. (1).

François T., de K., âgé de trente ans, s'adressa à moi, le 3 juin, au sujet d'un mal d'yeux dont il souffrait déjà depuis six ou sept jours.

Sensation de sécheresse et douleur brûlante dans les yeux, plus intense le soir; les bords des paupières rouges et enflés; mucosité purulente dans les angles des yeux, collant les paupières le matin; conjonctive relâchée, flasque et inégalement rouge, comme pointillée. Etat normal du reste.

Pulsat. 3 et lotions d'eau tiède, matin et soir. Guérison complète le 21.

2766e OBSERVATION, PAR LE DOCTEUR Y. (2).

Clotilde U., âgée de huit ans, avait mal à un œil depuis quelques jours. Rougeur de la conjonctive, larmoiement continuel, photophobie et douleurs lancinantes. Quelques vésicules sur le bord de la cornée, déjà couvertes de croûtes et formant des ulcères.

Quelques doses *merc. viv.* 3 firent disparaître tous les phénomènes morbides à l'exception de petites cicatrices transparentes dont il ne resta plus de trace quelques semaines après. L'enfant n'avait pris aucun autre médicament.

2767e OBSERVATION, PAR LE DOCTEUR Y. (3).

Anna, fille du paysan W., de W., âgée de six ans, ne s'était jamais bien portée depuis qu'on l'avait vaccinée dans le dixième mois de sa vie. Les deux années suivantes, elle avait eu constamment des nodosités dures et des tumeurs à la tête. Lorsqu'elles avaient disparu, les glandes du cou avaient enflé; quelques unes avaient fini par venir à suppuration et avaient formé des ulcères opiniâtres. Ceux-ci ayant cédé enfin à l'emploi de différens

(1) Lettres de propagande homœop., cah. 1, p. 99; 1837.

(2) *Ibid.*

(3) *Ibid.*, pag. 100.

onguens, le mal d'yeux s'était développé peu à peu, et le 19 juin 1835, il présentait les symptômes suivans :

La région des yeux rouge et enflée; le bord des paupières fortement gonflé; les cils collés en faisceau ; la membrane blanche de l'œil couverte d'un tissu de vaisseaux inégalement rouges, relâchés; la cornée trouble ; la malade ne distinguait pas bien ; grande photophobie ; spasmes des paupières qui ne pouvaient s'ouvrir beaucoup ; larmoiement; sécrétion abondante d'une mucosité purulente qui collait les paupières la nuit ; douleurs brûlantes et lancinantes dans les yeux.

En outre, peu d'appétit, peu de sommeil, humeur triste, grande maigreur ; fréquens maux de ventre et élancemens dans la poitrine, dans les reins et dans les glandes enflées du cou. La malade était le plus mal le matin ; elle se couchait ordinairement alors, pleurait et gémissait.

Je prescrivis *tr. euphras.* gutt. 3 spirit. vini gr. 1. d. s., cinq gouttes, tous les deux jours le soir. Trois semaines après, le 11 juillet, son père vint m'annoncer que sa fille se portait presque bien ; ses yeux étaient bons ; seulement, si elle restait longtemps au grand air, ils rougissaient un peu et pleuraient encore ; l'appétit et le sommeil étaient bons, l'humeur plus sereine.

Même remède tous les trois jours.

Le 6 août, l'enflure des glandes du cou persistant, je donnai quelques doses *mercur. viv.* 3, tous les trois jours.

Je n'en ai plus entendu parler.

2768e OBSERVATION, PAR LE DOCTEUR Y. (1).

Francisca Fl., de K., âgée d'un an, ne s'était bien portée que les quinze premiers jours après sa naissance. Il s'établit un écoulement par l'oreille droite purulent d'abord, mêlé de sang ensuite, qui cessa au bout de quelques mois et fut remplacé par un mal d'yeux sous la forme d'inflammation scrofuleuse de la conjonctive.

(1) Lettres de propagande homœop., cah. 1, pag. 100 ; 1837.

Le 16 juillet 1834, la maladie présentait les symptômes suivans :

Constitution scrofuleuse ; bord des paupières gonflé et inégal ; grande photophobie ; l'enfant n'ouvrait les yeux que dans les ténèbres et les frottait volontiers avec les doigts ; larmoiement continuel ; larmes âcres, corrodant la membrane muqueuse du nez ; petits ulcères et taches sur la cornée, coryza fluant ; peu d'appétit ; selles d'un vert foncé, plutôt diarrhéiques ; pas de sommeil le jour, mais sommeil paisible la nuit.

Une dose *bellad.* 6 améliora considérablement l'état en peu de jours. J'administrai alors, le 21 juillet, *mercur. viv.* 3, et le 29, *tr. sulphur.* gutt. 1. Le 6 août, l'enfant était guérie et sa santé n'a pas été troublée depuis.

2769e OBSERVATION, PAR LE DOCTEUR Y. (1).

Monsieur M., théologien de K., âgé de vingt-un an, avait eu une fièvre intermittente, cinq mois environ auparavant. *China* la coupa bientôt ; mais elle revint régulièrement tous les huit ou dix jours. Après que le malade eut pris cinquante poudres de quinine, elle changea de forme et se manifesta comme une chorioïdéitis de l'œil gauche avec caractère évidemment intermittent. Œil constamment brûlant, larmoyant, photophobie. Chaque jour, vers quatre heures, terribles douleurs jusqu'à six ou sept heures du soir, sans interruption.

Lorsque le malade me consulta, la maladie durait depuis près de trois mois. Quatre saignées, une quantité de sangsues, l'onguent d'Autenrieth, des vésicatoires, des purgatifs, du mercure jusqu'à la salivation, et enfin le quinine, n'avaient pu diminuer les souffrances et encore moins les enlever.

Je trouvai les symptômes suivans :

Tête entreprise et brûlante surtout dans la région frontale gauche. Fréquens élancemens douloureux au dessus du sourcil gauche. Œil droit normal ; dans le gauche, conjonctive des paupières très-rouge, et conjonctive du globe de l'œil peu rouge.

(1) Lettres de propagande homœop., cah. 1, pag. 101 ; 1837.

Cercle de vaisseaux bleuâtres sur la sclérotique au fond, vers le bord de la cornée. Vue un peu affaiblie. Douleurs pressives au fond de l'œil. A l'approche du paroxysme, les douleurs lancinantes et déchirantes devenaient insupportables et s'étendaient dans le côté gauche de la tête. L'œil devenait rouge, brûlant et excessivement sensible à la lumière; il en sortait sans cesse des larmes brûlantes. Face pâle et défaite. Appétit très-modéré. Fréquentes éructations d'air. Selles dures et rares. Au côté droit de la poitrine, dans la région de la cinquième et de la sixième côte, il s'était formé depuis quatre à cinq mois une tumeur dure, très-douloureuse, quand le malade se tenait debout, se couchait, respirait profondément et surtout la touchait, de la grosseur d'un œuf de poule. Flaccidité des muscles. Maigreur. Grand abattement. Sommeil agité. Désespoir.

J'administrai, les quatre premiers jours, à plusieurs reprises, *Aconit.*, *bellad.*, *pulsat.*, *nux vomic.*, *euphras.*, à différentes doses. Les symptômes diminuèrent d'intensité, il est vrai, mais ne disparurent pas. Le malade reçut pour les trois jours suivans, *hepar sulphur.* 3, *merc. viv.* 6 *et calcar.* [illegible].

Il me manda que l'accès n'avait point reparu depuis la seconde dose. Je lui prescrivis encore une dose *mercur*. Le paroxysme n'était pas revenu les huit jours suivans, mais le malade se plaignait d'élancemens par accès dans la tempe gauche et de pression dans l'œil qui était légèrement rouge. Je lui donnai *china* 3.

Deux jours après, toutes les douleurs avaient disparu. Le malade avait déjà un meilleur aspect; l'appétit, les selles et le sommeil s'étaient régularisés. Mais la tumeur au côté droit du thorax persistait et causait de violentes douleurs lancinantes, surtout quand le malade se remuait et se mettait au lit le soir. Après un traitement de deux mois, elle diminua de grosseur et devint presque indolente, mais elle ne disparut pas entièrement. La *matière peccante* d'un traitement allopathique paraît avoir formé un dépôt à cette place. Peut-être atteindrai-je le but au moyen de *phosphor.*, *aurum* et *acid. nitr.* Le malade se porte d'ailleurs parfaitement bien.

2770e OBSERVATION, PAR LE DOCTEUR GROSS (1).

Je trouvai sur un enfant scrofuleux de six mois, une inflammation des yeux toute formée, de l'espèce dite ophthalmie des nouveau-nés. Les paupières gonflées étaient absolument closes, mais laissaient couler de temps en temps une mucosité purulente. Lorsqu'on faisait un effort pour les ouvrir, il en sortait une quantité d'eau, et la conjonctive qui les recouvrait, vacillante, gonflée, se montrait saillante et empêchait de rien voir de l'état du globe. A Berlin, on ne fait pas grand cas de cet état; on se contente de faire la résection de cette membrane exubérante. Je fis donner à l'enfant deux ou trois cuillerées par jour *rhus* 6 in *aq. dest.* ℥ iij, et laver les paupières avec le même liquide. Au bout de quatre jours, le mal avait disparu sans laisser de trace, les yeux ne présentaient rien d'anormal, et toute photophobie avait cessé.

2771e OBSERVATION, PAR LE DOCTEUR MALAISE (2).

Mademoiselle F..., au retour de l'âge, est atteinte depuis trois semaines d'une ophthalmie purulente, avec vive douleur, surtout vers la soirée. Le pouls est dur et plein; elle éprouve de grandes douleurs de courbature dans la région des reins.

Le 22 septembre 1836, je prescris *aconit.* 24, gutt. 2, mêlé dans de l'eau distillée, à prendre trois cuillerées à soupe par jour.

Le 28, toutes les douleurs étaient dissipées. Le pouls était à l'état normal. Les yeux se trouvaient dans un état satisfaisant, excepté la nuit.

Je prescrivis *pulsat.* 12 gutt. ℥i.

Quelques jours après, cette personne vint me remercier des soins que je lui avais donnés; elle était entièrement guérie.

J'aurais désiré la soumettre à un traitement antipsorique pour des dartres farineuses qui existaient à la face, et en ayant égard à la gale dont elle avait été atteinte à l'âge de vingt ans. Mais,

(1) Archives homœop., vol. XVI, cah. 2, pag. 94; 1837.

(2) Clinique homœopathique, pag. 39; 1837.

n'éprouvant pour le moment aucune souffrance, elle refusa de s'y soumettre.

2772e OBSERVATION, PAR LE DOCTEUR MALAISE (1).

M. Pinsmay souffrait de l'œil droit depuis dix jours, lorsque je le vis le 6 juin 1833 : il avait fait quelques remèdes qui n'avaient apporté aucun soulagement. La conjonctive oculaire et palpébrale était rouge, légèrement tuméfiée. Les larmes coulaient constamment sur la joue. L'œil était souffrant et supportait difficilement le jour. Le matin, les paupières étaient agglutinées.

Je prescrivis *bellad.* 5/30.

Le 9 juin, je revis le malade : l'inflammation de l'œil était entièrement dissipée.

Après l'administration du remède, il avait éprouvé des maux de ventre, des coliques et une légère diarrhée avec ténesme.

Le 10 juin, il se plaignait que les paupières étaient légèrement agglutinées, le matin : il avait été autrefois entaché du vice scrofuleux. Je lui prescrivis trois globules *tr. sulphur.* 30.

Ce dernier symptôme s'est dissipé quelques jours après l'emploi de ce moyen.

2773e OBSERVATION, PAR LE DOCTEUR MALAISE (2).

M. Vœtemans, inspecteur des domaines et du droit d'enregistrement de la province de Limbourg, fut forcé, dans le mois de décembre 1835, de suspendre ses fonctions par l'apparition d'une ophthalmie des plus violentes de l'œil gauche.

De retour à Liége, il me fit mander pour lui administrer des soins.

L'œil gauche était le siége d'une rougeur vive, inflammatoire ; la conjonctive oculaire et palpébrale était boursoufflée par la congestion qui s'y était établie.

La cornée transparente paraissait enfoncée et était le siége

(1) Clinique homœopathique, pag. 40 ; 1837.

(2) *Ibid.*, pag. 41.

d'un petit ulcère situé en dehors de la pupille et au fond duquel se trouvait un abcès de la grosseur de la moitié d'une lentille, recouvert par un des feuillets de la cornée; l'œil était brûlant et le malade y éprouvait une sensation comme s'il eût été rempli de sable; il existait une grande sécheresse du nez, et des larmes brûlantes et âcres coulaient le long de la joue qui en était irritée; la sensibilité était telle qu'il ne pouvait supporter une compresse légère trempée dans de l'eau tiède; le malade était obligé de rester dans une chambre où régnait la plus profonde obscurité; la lumière était intolérable et causait de vives angoisses; des douleurs déchirantes, pulsatives, telles qu'elles ont coutume d'accompagner une suppuration, se faisaient sentir à la partie gauche et inférieure du front, ainsi qu'au fond de l'œil, dans la région postérieure de l'orbite; ces douleurs devenaient si violentes par momens, surtout le soir et la nuit, qu'elles arrachaient au malade des cris perçans; alors il ne savait quelle position prendre, il éprouvait un peu de calme, en se tenant dans une position agenouillée, la tête appuyée sur le lit et rapprochée des genoux; le pouls était fréquent et serré; il y avait beaucoup de chaleur à la tête et une grande soif; le sommeil était nul, et l'agitation générale extrême; le moral de l'individu était excessivement irritable et exaspéré; il ne supportait pas la moindre contradiction.

Les moyens employés ont été successivement *mercur.*, *hepar sulphur.*, *pulsat.*, *spigel.* et *lachesis.*

Dix jours de traitement ont suffi pour triompher entièrement de cette grave maladie et pour ne laisser aucune trace de l'ulcère et de l'abcès. Ce sont principalement *hepar sulphur.* et *laches.* qui ont le plus contribué à la guérison : le second de ces deux moyens a été suivi d'un effet vraiment merveilleux.

2774e OBSERVATION, PAR LE DOCTEUR HARTMANN (1).

Jean-Edouard W., manœuvre, âgé de dix-neuf ans, d'une taille petite, replète, n'avait jamais été malade, disait-il. Six semaines auparavant, il avait attrapé une gonorrhée doulou-

(1) Gazette homœop., vol. XI, pag. 362; 1837.

reuse à laquelle s'était jointe une phimose considérable. A son entrée dans l'établissement, l'une et l'autre avaient disparu; mais à la place s'était déclarée une paraphimose qui entourait le gland comme un anneau cartilagineux et formait par le bas une tumeur également dure. On apercevait distinctement sur le gland et le prépuce des cicatrices qui ressemblaient assez bien à celles de chancres guéris extérieurement. Depuis trois semaines le malade ressentait une douleur pressive dans la gorge en avalant. L'examen de la gorge montra les tonsilles enflées, rouges, excoriées, ainsi que les glandes salivaires et celles de la mâchoire inférieure, ce que confirmait l'augmentation de la sécrétion de la salive. Les narines étaient exulcérées et obstruées le matin; les deux yeux, surtout le droit, étaient très-enflammés, le malade se plaignait d'y éprouver des douleurs pressives; ils étaient sensibles à la lumière, collés par de la chassie le matin; et dans la journée, les bords des paupières, enflés et enflammés, sécrétaient beaucoup de mucosité.

Aconit. 18, deux doses, le jour même de son entrée à l'Institut, diminuèrent l'inflammation. Pour obtenir une guérison complète, il fallut plusieurs doses *mercur. solub.* 3, qui, pour enlever les fréquentes récidives, durent quelquefois être répétées deux ou trois jours de suite. L'affection du prépuce disparut aussi sous l'influence de ce traitement; les cicatrices dont j'ai parlé, restèrent seules visibles. Le traitement ne dura pas un mois entier.

2775e OBSERVATION, PAR LE DOCTEUR HARTMANN (1).

Guillaume-Edouard H., âgé de vingt-trois ans, compositeur, de constitution scrofuleuse, avait déjà eu dans sa quatorzième année une ophthalmie avec affaiblissement de la vue de l'œil gauche. Loin de diminuer, l'inflammation n'avait fait qu'augmenter. Il avait d'autant plus de raisons de s'inquiéter, que deux jours avant son entrée à l'établissement, l'œil droit, à la suite d'un refroidissement, s'était aussi fortement enflammé, pleurait beaucoup et lui causait des douleurs tiraillantes, lancinantes,

(1) Gazette homœop., vol. XII, pag. 10; 1837.

ordinairement, quand il fixait long-temps un objet ou qu'il se trouvait au grand jour. Photophobie. Exacerbation des douleurs par la pression sur l'œil, et ordinairement le soir. Pupille de l'œil gauche un peu déformée, n'ayant plus sa couleur noire ordinaire, mais conservant encore toute sa contractilité. Vue très-faible de cet œil. Le malade ne pouvait pas lire, et il fallait qu'il approchât tout près de ses yeux les objets, même gros, pour les distinguer. Légère douleur pressive extérieurement sur le côté gauche de la poitrine.

Dès la première dose *bellad.* 30, l'inflammation et la douleur disparurent presque entièrement, et la vue redevint assez bonne. Cependant l'inflammation reparut à un moindre degré trois jours après. On répéta donc *bellad.* dont on administra une troisième dose au bout de trois autres jours. Cette dernière ne fut donnée que par précaution, car la seconde avait enlevé la maladie. Le traitement dura dix jours.

2776e OBSERVATION, PAR LE DOCTEUR HARTMANN (1).

Une maladie des yeux provenant d'avoir beaucoup travaillé à la lumière, chez un relieur, se distinguait par les symptômes suivans :

Le malade avait constamment des [illegible]eolets tantôt sur un œil, tantôt sur l'autre, et ressentai[illegible]ment des douleurs brûlantes dans les yeux avec faiblesse [illegible]ue. Quand ces symptômes cessaient, enflure œdémateuse des paupières de l'œil gauche, s'étendant sur les parties circonvoisines et empêchant l'œil de s'ouvrir. Enflure des glandes de l'oreille et du cou du même côté ; elles devenaient rouges et causaient quelques douleurs. *Rhus* 12 et 18, *pulsat.* 12 suffirent pour enlever la maladie en dix jours.

2777e OBSERVATION, PAR LE DOCTEUR GREISSELICH (2).

Un jeune homme de seize ans, robuste, blond, ouvrier dans une fabrique où il était exposé à des refroidissemens et avait dû

(1) Gazette homœop., vol. XII, pag. 22 ; 1837.

(2) Hygea, vol. VI, pag. 397 ; 1837.

forcer souvent ses yeux, souffrait depuis quinze jours d'une inflammation des glandes des paupières des deux yeux. Paupières gonflées, conjonctive palpébrale enflammée, érysipélateuse; aux angles internes et externes, les paupières comme corrodées et exulcérées; sécrétion des glandes augmentée; yeux collés le matin; tout effort et la lumière causaient des douleurs.

Quoique le malade n'eût pas pu quitter son travail et rien changer à son régime ordinaire, *spirit. hepat. sulphur.*, teinture-mère, rendit d'excellens services. Je lui en avais donné quatre doses d'une goutte, dont il devait prendre une tous les deux jours. Il n'eut pas besoin de les prendre toutes; car en peu de jours les yeux furent guéris.

2778e OBSERVATION, PAR LE DOCTEUR WEBER (1).

La plupart des ophthalmies sont ou catarrhales, ou rhumatismales ou arthritiques.

Dans les ophthalmies catarrhales, la sclérotique n'est le plus souvent que peu rouge, souvent aussi elle ne l'est pas du tout, ou ne présente que des points ou des stries rouges. Ecoulement de larmes âcres, corrosives. Le malade croit ordinairement que quelque chose lui est tombé dans l'œil et s'est fixé entre le globe et la paupière. Pression [illegible]gréable comme d'un grain de poussière dans l'œil. Photop[illegible] rougeur et enflure des paupières plus ou moins fortes. Les douleurs augmentent la plupart du temps le soir. J'ai souvent guéri des inflammations pareilles en peu de jours par *pulsat.* 3/30, une dose toutes les soixante-douze heures, quelquefois aussi par *bellad.* 3/30 ou *sulphur*, ou bien encore *staphisagr.* quand les paupières étaient surtout attaquées.

Dans les ophthalmies rhumatismales, la sclérotique est plus rouge, la photophobie dominante; des larmes corrosives coulent des yeux, les douleurs dans l'œil lui-même et dans les parties circonvoisines sont déchirantes et lancinantes et accompagnées souvent de douleurs rhumatismales dans d'autres parties du corps. *Bellad.* 2/30, une dose toutes les quarante-huit heures, est le

(1) Archives homœop., vol. XVI, cah. 1, pag. 76; 1837.

remède qui m'a rendu le plus de services contre cette espèce d'inflammation des yeux; cependant j'ai dû recourir souvent aussi à *sulphur* 3/60 quand *bellad.* soulageait, mais ne guérissait pas entièrement; elle redevenait ensuite très-efficace. J'ai guéri aussi un grand nombre de maladies pareilles par *sulphur* seul ou par *nux vomic.*

Les ophthalmies arthritiques sont beaucoup plus dangereuses, parce que quelques jours suffisent pour décider de la conservation ou de la perte de l'œil. Elles commencent ordinairement par des douleurs lancinantes dans le globe de l'œil et par une forte rougeur de la sclérotique. La rougeur de la sclérotique et le gonflement des vaisseaux sanguins augmentent bientôt tellement que la cornée paraît en peu de temps comme entourée d'un gros bourrelet d'un rouge foncé. Les douleurs s'accroissent, douleurs lancinantes, térébrantes, fouillantes, qui s'étendent jusque dans les os de l'orbite, du crâne, surtout jusque dans le front, les tempes et le vertex. Mais les plus terribles sont celles du globe de l'œil. Souvent les malades éprouvent une sensation comme si le globe était à l'étroit dans l'orbite et qu'il en fût expulsé. L'inflammation augmente et attaque aussi la pellicule de l'iris; pupilles rétrécies; tordues, oblitérées, ou même coalescence de la pellicule de l'iris avec la cornée en quelques endroits. J'ai vu des pupilles tournées vers le bas, vers le haut ou de côté. Plus la maladie fait de progrès, plus les douleurs deviennent violentes; leur intensité augmente ou diminue périodiquement; elles sont insupportables surtout au lit, la nuit. La cornée perd peu à peu son éclat, devient terne, comme couverte d'amidon, trouble; le cristallin devient obscur, ainsi que l'humeur hyaloïde; il se forme des staphylômes, et par suite il se développe une cécité complète. J'ai vu quelquefois le globe de l'œil crever et se vider, d'autres fois il était atrophique. Souvent les douleurs ne cessent pas même après la perte de l'œil, mais conservent toute leur violence, surtout dans les os de l'orbite et du front. Souvent j'ai vu la maladie, après avoir détruit un œil, attaquer l'autre. Dans ce cas, les malades, craignant de le perdre aussi, s'adressent ordinairement à temps au médecin. Les progrès en sont très-rapides, et il suffit souvent de deux à huit jours pour décider de la conservation ou de la perte de l'œil. Le praticien des campagnes a surtout à traiter de pareilles inflammations et à tous les degrés.

Si l'inflammation n'a pas encore porté de trouble dans l'organe, on peut être sûr de la guérir. Dans les cas où il existe déjà trouble partiel, par exemple, staphylôme, rétrécissement ou distorsion des pupilles, je réussis presque toujours à enlever ces symptômes et à conserver la vue. Dans l'ophthalmie arthritique développée, je donne d'abord *aconit.* 3/30, de six à douze doses, une toutes les quatre à six heures. Les douleurs terribles diminuent et l'inflammation est arrêtée dans ses progrès, sinon améliorée considérablement. J'administre ensuite *bellad.* 2/30 à doses répétées toutes les vingt-quatre à soixante-douze heures, selon la violence des douleurs et le degré de l'inflammation. La plupart du temps, les douleurs disparaissent après les trois premières doses, et l'inflammation diminue tellement qu'il ne reste plus qu'un peu de rougeur. Quelques nouvelles doses suffisent pour compléter la guérison. Dans quelques cas, *bellad.* ne se montra pas tout d'abord aussi efficace, et il me fallut interposer *sulphur* 3/60, après quoi elle ne refusait pas ses services. J'ai vu dans deux cas *calc. carb.* 3/30 opérer de magnifiques résultats, mais seulement après l'éloignement des symptômes les plus menaçans. Je n'ai rien obtenu de *spigelia*, qui paraît souvent très-convenable.

L'ophthalmie avait-elle déjà fait tant de progrès qu'il y eût déjà trouble dans l'intérieur de l'œil? J'ai souvent réussi à la guérir par différens moyens, ou au moins à conserver la vue. Je ne parle pas ici d'un trouble total où la cornée est devenue terne, le cristallin et l'humeur hylaoïde troubles; car il est rare ou plutôt impossible de guérir alors. C'est ainsi que j'ai guéri, par exemple, un staphylôme, suite d'une ophthalmie arthritique, par plusieurs doses *bellad.* 2/30 et *caustic.* 3/30, une tous les quinze jours. J'employai d'abord *bellad.* à cause de l'inflammation et des douleurs qui dominaient. Des rétrécissemens et des distorsions des pupilles ont cédé à *graphit.* 3/30, *silic.* 3/30, *calcar. carb.* 3/30, *sulphur.* 3/30.

Restait-il des douleurs arthritiques ? Je les ai fait disparaître dans plusieurs cas par *bellad.*, *sulphur*, ou *cal. carb.* à doses répétées.

Les enfans sont très-sujets à des ophthalmies scrofuleuses qu'il est facile de guérir la plupart du temps, si on s'y prend dès le principe. Souvent la guérison n'est que temporaire et la maladie reparaît, si l'on ne parvient pas à enlever par l'emploi continu de plusieurs remèdes la diathèse scrofuleuse. L'ophthalmie a-t-elle déjà été traitée par des moyens allopathiques, tels que l'antimoine, le mercure? j'ai fait souvent l'expérience que les antidotes soulagent promptement ; mais il faut des années pour obtenir une guérison radicale. Souvent, si la guérison est incomplète, la faute n'en est pas à nous, mais aux malades qui, se sentant soulagés, ne reviennent plus et s'imaginent qu'ils achèveront de se guérir tout seuls. Les remèdes qui m'ont rendu le plus de services dans les ophthalmies scrofuleuses sont *aconit. bellad.*, *mercur. solub. h.*, *arsenic.*, *staphisag.*, *sulphur*, *hepar*, *calcar. carb.*, *graphit.*, *silic.*, *caustic.*, *acid. nitr.*, *natrum mur.*, *phosphor.*, *sepia*. Dans les taches de la cornée qui restent après de pareilles inflammations, pas un moyen ne surpasse en efficacité *acid. nitric.* Dans quelques cas seulement, je me suis vu forcé de recourir à *euphras.* et *cannabis*. *Staphisagr.* rendait surtout des services quand les paupières étaient principalement attaquées.

ORCHITE.

2779e OBSERVATION, PAR LE DOCTEUR KAMMERER (1).

Un jeune homme qui avait bu de la bierre nouvelle, fut atteint, pour ce motif sans doute, d'une espèce d'écoulement gonorrhéique par l'urètre. L'écoulement s'étant arrêté, il se déclara

(1) Archives homœop., vol. VIII, cah. 1, pag. 93 ; 1829.

une inflammation avec enflure du testicule droit et de l'épididyme. Il me pria de le traiter allopathiquement. Des applications de sangsues plusieurs fois répétées, des cataplasmes narcotiques sur les testicules, des frictions d'onguent mercuriel gris, l'application de bougies irritantes, l'usage intérieur de *nitrum.*, *hepar. sulphur.*, *ter. pond. sal.*, firent disparaître l'enflure et l'induration en trois semaines. Mais deux [illegible] après, le testicule droit et le cordon spermatique recommencèrent à enfler à la suite d'un fort refroidissement, et bientôt ils eurent atteint la même grosseur que la première fois. Frisson, abattement, malaise, diarrhée, pincemens, pression et tranchées dans le ventre et vers les reins et les lombes ; manque d'appétit, soif, forte douleur dans l'enflure, lorsque les testicules pendaient. Le malade voulut cette fois être traité homœopathiquement. Je lui fis donc prendre *pulsat.* 12. Le soir même et la nuit, sueur. L'abattement disparut, l'appétit revint, et en dix jours la tumeur était tombée. Je remarquai pendant l'action du remède un écoulement plus abondant d'une mucosité jaune-vert par l'urètre.

J'ai eu l'occasion, dans une autre circonstance, de reconnaître le pouvoir que possède la pulsatille, de déterminer une espèce d'écoulement gonorrhéique par l'urètre. Un jeune homme, par suite de métastase, avait été attaqué d'une ophthalmie gonorrhéique avec mordication pruriteuse, forçant à gratter, et paupières enflammées, suppurantes. A peine eut-il pris *pulsat.* 12, que l'écoulement par l'urètre recommença, et que l'état des paupières s'améliora.

2780e OBSERVATION, PAR LE DOCTEUR SCHRÉTER (1).

M. G. de L., âgé de quarante-six ans, s'était toujours bien porté, à l'exception de quelques maladies vénériennes. Il me fit appeler le 18 avril 1828, et me dit que depuis trois jours il souffrait des plus violentes douleurs dans les testicules, contre lesquelles il avait inutilement employé les cataplasmes de son et de guimauve.

(1) Annales homœop., vol. I, pag. 41 ; 1830.

Démangeaisons dans le gland, prépuce retiré derrière le gland. Chaleur avec élancemens dans les testicules alternant avec des constrictions douloureuses et l'empêchant de marcher. Testicules plus gros qu'à l'ordinaire, pouvant à peine supporter le moindre toucher. Selle dure, paresseuse, pas de sommeil la nuit, à cause des douleurs des testicules, soif ardente.

Je lui fis prendre le soir *nux vomic.* 30. Une demi-heure après, les douleurs disparurent et ne revinrent plus. Dès-lors il put marcher sans difficulté, dormit bien, n'eut plus de soif aussi ardente, recouvra l'appétit. Trois jours après, il fut parfaitement guéri.

2781e OBSERVATION, PAR LE DOCTEUR MSCHK (1).

Un journalier, Wa..., vint me prier le 26 mars 1828, de le guérir. Depuis la veille au soir il ne pouvait ouvrir la bouche que d'un quart de pouce; il avait en outre de violentes douleurs, des picotemens, des serremens dans les jointures de la mâchoire inférieure; tout son cou était raide et douloureux, et il devait tourner toute la tête s'il voulait regarder d'un côté. Il avait envie de grincer les dents, mais les douleurs qu'il ressentait dans la mâchoire l'en empêchaient. Son visage était rouge; son appétit bon; il n'avait pas de soif. Je pensai que la *belladonne* guérirait cette maladie, et je lui en fis prendre une demi-goutte 35. Le soir du second jour déjà, il revint me trouver pour me montrer combien son mal avait diminué. Il pouvait ouvrir tout-à-fait la bouche, et n'éprouvait plus la moindre douleur lorsqu'il faisait mouvoir sa mâchoire inférieure. Mais le 29 du même mois se déclara une autre maladie. Le testicule droit était enflé et dur; il y ressentait une pression et une douleur désagréables qui s'étendaient jusque dans le ventre, et qui lui causaient du malaise, quelquefois même des vomissemens. Il avait de fréquens frissons, surtout lorsque la douleur augmentait; le repos lui faisait du bien. Le scrotum était rouge et brûlant; il n'avait aucun appétit, un peu de soif, son urine était saturée. Il se rap-

(1) Annales homœop., vol. I, pag. 214; 1830.

pela qu'en travaillant, six jours auparavant, dans une vigne, il s'était déshabillé pour être plus à son aise, et que le scrotum avait été froissé un peu entre les jambes. Je regardai cet accident comme la véritable cause de la maladie, et je combattis l'opinion du malade, qui croyait que je lui avais donné par mon traitement ce mal-là au lieu de celui dont je l'avais guéri, quoiqu'il ne soit pas invraisemblable que tous deux, les crampes de la mâchoire et l'inflammation des testicules, aient eu entre eux certains rapports de dépendance. La *pulsat.* le guérit de sa seconde maladie, et dès le 5 avril il put retourner à son travail.

2782e OBSERVATION, PAR LE DOCTEUR RUCKERT (1).

M. l'administrateur Stiez, âgé de vingt-neuf ans, s'adressa à moi le 14 juin 1829. Il se plaignait des accidens suivans :

Appétit bon, mais souvent accès subits de boulimie. Douleur aux fausses côtes droites, plutôt extérieure; cette partie ne supportait aucun toucher. Une selle chaque jour; mais s'il ne satisfaisait pas sur-le-champ à ses besoins, l'évacuation n'avait pas lieu, et il était constipé pendant plusieurs jours. Par contre, émission de beaucoup de vents. Douleur continuelle dans les testicules, plus violente périodiquement, s'exacerbant par la marche; il lui semblait qu'elles étaient trop étroites, comprimées; elles étaient retirées fortement en haut. Il y éprouvait de violens élancemens au moindre faux pas. Sensation de chaleur, comme brûlante dans la région inguinale droite. En urinant, irritation particulière dans l'urètre. Emission d'urine abondante; mais s'il ne satisfaisait pas sur-le-champ le besoin d'uriner, celui-ci devenait plus violent, et il lui semblait que tout allait lui sortir du ventre; souvent il était obligé alors de sortir de l'église. En respirant profondément ou en toussant, il sentait une douleur qui lui répondait jusque dans les testicules. Il y avait cinq ans qu'il se les était comprimés, et depuis cette époque il ne cessait d'y ressentir des douleurs qui étaient devenues très-violentes depuis le mois de janvier. Douleur

(1) Annales homœop., vol. II, pag. 291; 1831.

dans la trachée-artère, avec sécheresse, pression, s'exacerbant quand le temps était variable. Sa poitrine lui semblait rétrécie; il y éprouvait des battemens en gravissant les hauteurs, et même en étant couché s'il se retournait vivement. Fréquentes pressions sur la poitrine. Souvent douleur sourde, comme une pesanteur dans les reins. Tous les printemps, lèvres sèches, gercées. Exanthème graveleux, causant des démangeaisons cruelles aux bras et aux jambes. Du reste, tempérament vif, cheveux blonds, teint frais, taille moyenne, plutôt replète.

Je lui donnai, le 17, *zincum* 18, gut. 1.

Le 8 juillet, il me manda que son état s'était beaucoup amélioré, et que l'affection des testicules ne l'empêchait plus de se livrer à ses occupations. Il y éprouvait encore de temps en temps des douleurs, et quand il les tâtait, il lui semblait qu'une veine lui faisait plus mal que le reste. La brûlure dans la région inguinale avait presque entièrement cessé; seulement en urinant il ressentait souvent encore dans l'urètre une douleur tranchante ou une forte irritation. L'urine avait une couleur foncée. L'oppression de la poitrine n'avait point encore diminué, et se montrait surtout quand il s'échauffait ou qu'il se tenait penché. La sécheresse de la trachée-artère persistait également, surtout après midi et le soir. L'embarras de la tête, qui avait un peu diminué dans les premiers temps, semblait avoir augmenté de nouveau.

Je laissai agir le médicament.

Le 20, j'allai le voir. Son état était très-supportable; il n'éprouvait plus qu'une légère douleur dans les testicules, encore fallait-il qu'il marchât beaucoup. La poitrine allait mieux aussi. Il éprouvait parfois dans les intestins grêles une douleur tranchante, que l'émission des vents soulageait. Les besoins pressans d'uriner et d'aller à la selle avaient presque entièrement cessé. Douleur passagère dans la tête. Il se sentait beaucoup mieux portant et était gai. Je lui donnai *calcar. carb.* 18.

Le 22, il me manda que les douleurs dans les testicules continuaient à diminuer, mais qu'il éprouvait souvent une pression sur la poitrine, surtout après un violent mouvement.

Le 7 septembre, il m'écrivit qu'il était très-content de l'état de sa santé. Il ne ressentait presque plus rien dans les testicules; mais il éprouvait toujours, pendant les temps variables, une pression et une sécheresse dans la trachée-artère qui le forçait à avaler souvent.

Je lui administrai *lycopod.* 30. Les symptômes disparurent entièrement, et le malade continuait à jouir d'une excellente santé à la fin de 1830. Il éprouvait bien encore parfois un peu d'oppression de poitrine, mais il ne voulut plus rien prendre.

2783e OBSERVATION, PAR M. TIETZE (1).

W., tailleur, âgé de trente ans, voulant attacher avec une corde un meuble qu'il désirait rendre plus solide, la lâcha lorsqu'elle était déjà fortement tendue, et en reçut un violent coup au testicule droit, le 24 avril 1830. Le testicule enfla bientôt, et il y ressentit de violentes douleurs. On ne fit rien pendant quelques jours, mais l'enflure ne faisant qu'augmenter, ainsi que les douleurs, au point que le malade pouvait à peine se tenir debout, on m'appela le 1er mai.

Je trouvai le scrotum pendant fortement, le testicule droit trois ou quatre fois plus gros que l'autre, long de deux pouces deux tiers, très-dur, brûlant et excessivement douloureux au toucher. Les douleurs n'étaient pas moins vives quand le malade marchait ou se tenait debout. En repos, assis ou couché, il y éprouvait des élancemens continuels qui suivaient le cordon spermatique et s'étendaient jusque dans le ventre. Le cordon lui-même était enflé et douloureux au plus haut degré, aussi loin que le doigt pouvait atteindre. En outre, douleurs lancinantes dans le front, goût amer dans la bouche, langue blanche et chargée, peu d'appétit, fréquens frissons; il lui semblait qu'on l'inondait d'eau froide. Pouls dur, paresseux, petit.

Je lui fis prendre le matin même *arnica* 4/6, en lui recommandant de soutenir le scrotum par un suspensoir, et d'y appli-

(1) Annales homœop., vol. II, pag. 293; 1831.

quer des compresses imbibées d'une mixtion *aq. commun.* ℔ j, *tr. flor. arnica, gut.*|24 *spir.* et *vini.*

Le 3, le testicule avait beaucoup diminué de grosseur, et n'était plus si dur. Il n'était presque plus douloureux d'ailleurs, non plus que le cordon spermatique. Plus de frissons. Pouls relevé et libre. Je fis cesser l'application des compresses, mais le malade dut continuer à porter le suspensoir.

Le 8, il était parfaitement rétabli. Le testicule avait repris sa grosseur normale et son élasticité. Je continuai à le visiter jusqu'au 13, mais sans lui rien faire prendre. Aucun symptôme n'ayant reparu, je cessai le traitement.

2784e OBSERVATION, PAR LE DOCTEUR GUEYRARD (1).

Un négociant allemand, âgé de trente ans, blond, lymphatique, fut atteint, en 1830, d'une urétrite intense, dont la suppression détermina une orchite aiguë du côté gauche. Vivement attaqué par les moyens appropriés, tels que saignées générales et locales, glace, cataplasmes; elle ne se termina pas par une résolution franche, et laissa un engorgement chronique de l'épididyme, du cordon et d'une portion du testicule; frictions, fondans, bains iodurés, rob sudorifique, etc., tout fut mis en usage. A l'aide de cette médication, longuement continuée, nous parvînmes à réduire le mal; mais le malade conserva l'épididyme de la grosseur d'une noix, et durci à l'égal d'une pierre.

Tel est encore, deux ans plus tard, l'état de cette partie, au mois de mars 1832, quand le malade, qui vainement avait compté sur le secours du temps, et que sa position inquiète, réclame l'essai de la méthode homœopathique.

8 mars 1832. *Pulsat.* 12, trois heures après, chaleur insolite dans l'organe induré, et dès le lendemain changement dans la forme et l'étendue de la tumeur.

16. *Iodum* 30, fait faire de rapides progrès à la résolution.

(1) Doctrine homœopathique, pag. 226; 1832.

27. Nulle trace d'engorgement. Le malade me fait alors regarder une tache rouge et indolente sur le gland. J'ouvre le répertoire de Rückert, et trouve ce symptôme parmi ceux du *natrum muriaticum;* il prend deux globules 30, et trois jours après la tache a disparu.

Ce même jeune homme, qui s'était toujours bien porté depuis, contracte, le 11 juillet 1832, une uréthrite aiguë. Certain pharmacien lui administre le copahu; il en résulte, par métastase, une orchite avec engorgement du cordon; le pouls dur, fréquent, à cent quinze pulsations; douleur si violente, que le malade ne peut tolérer des fomentations émollientes.

Aconit. 30. Une heure après, le pouls s'élève à cent vingt-cinq pulsations, se ralentit bientôt, et devient apyrétique au bout de six heures. La douleur est la même.

Pulsat. 12; deux heures après, légère augmentation de douleur, avec élancemens, puis sédation complète et sommeil paisible.

9. On palpe l'organe malade sans y développer la moindre douleur. Bouillon. Eau sucrée.

17. La douleur est diminuée des trois quarts, toujours insensible; le malade se lève.

18. Etat stationnaire. *Aurum* 12; deux jours après, le malade sort. M. P., pharmacien, témoin du fait, n'en peut croire ses yeux.

2785[e] OBSERVATION (1).

L. B., âgé de vingt-sept ans, charron de G., dans le duché de Brunswick, entra dans l'établissement le 22 mars. Il s'était toujours bien porté auparavant.

Un mois environ auparavant, il avait attrapé une gonorrhée, qui s'était guérie d'elle-même au bout de trois semaines, à ce qu'il assurait. Cependant depuis huit jours le testicule droit était enflé et douloureux, accident qu'une dose *mercur. solub.* avait diminué. Mais le malade s'étant exposé à des influences

(1) Annuaire de l'Institut homœop., vol. II, pag. 48; 1834.

extérieures nuisibles, son état s'était exacerbé, au point de le forcer à entrer dans l'établissement.

Dureté et enflure de la grosseur d'un œuf du testicule droit. Par accès, violentes douleurs tiraillantes partant du testicule, montant jusque dans le bas-ventre et descendant jusque dans le pied. Scrotum rouge et brillant, surtout du côté droit. Fourmillemens dans le testicule droit. Violens frissons alternant avec la chaleur. Vertige et brisure générale du corps. Douleurs déchirantes dans la tête, surtout dans le côté droit. Pouls un peu fébrile.

Il reçut *mercur. solub.*

Second jour. La veille au soir, quelque soulagement, mais exacerbation des douleurs dans la nuit, surtout le long du cordon spermatique; peu de sommeil; douleurs moins fortes le matin, tête plus libre et mieux-être général.

Troisième jour. L'enflure du testicule était restée la même, mais les douleurs avaient presque entièrement disparu. État supportable; *mercur. solub.* fut répété.

Douleurs tiraillantes depuis les testicules jusque dans le basventre; sensible seulement en marchant; il n'en éprouvait aucune couché ou assis. La rougeur luisante du scrotum avait également diminué; il était de nouveau ridé.

Cinquième jour. L'enflure et la dureté du testicule diminuaient de plus en plus. Douleurs tiraillantes encore un peu sensibles, mais seulement en marchant. *Mercur. solub.*

Huitième jour. L'enflure du testicule diminuait toujours, ainsi que les douleurs. *Mercur. solub.*

Onzième jour. L'amélioration continuait à faire des progrès, quoique lents. Les accès de douleurs tiraillantes étaient rares. *Mercur. solub.*

L'enflure diminua dès-lors de plus en plus, devint plus molle, et les douleurs tiraillantes le long du cordon spermatique ne se faisaient sentir qu'après une longue marche. Ce reste des symptômes ayant disparu le dix-neuvième jour sans laisser de trace, et, l'état du malade étant normal d'ailleurs, on le laissa sortir de l'établissement.

2786e OBSERVATION, PAR M. TIETZE (1).

W., d'Ebersbach, âgé de soixante-dix ans, d'un tempérament colérico-sanguin, qui s'acquittait encore fort bien de ses fonctions de messager, ayant voulu sauter huit jours auparavant par dessus un fossé couvert de glace, avait glissé et s'était ébranlé violemment tout le corps. Deux jours après, il avait éprouvé des douleurs déchirantes dans le testicule droit, s'étendant le long du cordon spermatique jusque dans le bas-ventre et devenant de plus en plus violentes. Il s'adressa à moi, et je trouvai les symptômes suivans :

Pouls irrité, dur, mais n'indiquant pas de fièvre cependant. Le testicule droit du double plus gros qu'à l'état normal. Douleur déchirante dans le testicule, assis, mais sensible aussi en marchant. Le testicule était remonté vers l'anneau abdominal. La douleur n'arrivait que par accès et ne durait que peu de temps. Elle commençait dans le testicule, montait de là dans le bas-ventre, et revenait un quart d'heure après. Le testicule était excessivement douloureux au toucher. La digestion et les autres fonctions étaient à l'état normal.

Je donnai, le 17 février 1834, *aconit.* 5/30, le matin; *aconit.* 2/30, le soir; et le 18 au soir, *arnica* 3/6.

Le 22, l'enflure du testicule avait un peu diminué, mais la douleur était encore la même, moins violente le jour; plus cruelle la nuit au lit. Pouls tout-à-fait normal.

Je lui fis prendre le 21, *spong. m. tost.* 5/30.

Le 27, l'état s'était beaucoup amélioré, le testicule n'était presque plus enflé; les douleurs avaient beaucoup diminué; elles étaient légères, même au toucher.

Au bout de quelques jours, le malade fut parfaitement guéri sans autre remède. Sa santé n'a pas été troublée depuis.

(1) Communications pratiques de Thorer, vol. II, p. 170; 1835.

2787e OBSERVATION, PAR LE DOCTEUR KNORRE (1).

Orchite chronique sans cause connue ; gonflement du testicule gauche, augmentant depuis plusieurs mois, chez un jeune homme. Tumeur grosse comme le poing, uniformément ronde, lisse, ferme, froide, sans changement de couleur à la peau, la plupart du temps indolente, ne causant que périodiquement ou des douleurs sourdes ou des élancemens passagers ; sensibilité du testicule au toucher ; traction dans le cordon et dans l'aine. *Spong.* 3 gutt. 1, dix doses, et *spirit. vini rectif.* ℥ iij, *tinct. spong. tost.* 30. gutt. 1, en frictions, le soir. Puis *spong.* 6 gutt. 1, vingt doses. Guérison en quatre mois.

2788e OBSERVATION, PAR LE DOCTEUR WIDEMANN (2).

J'ai guéri plusieurs fois, au moyen de *clemat. erect.* des enflures des testicules avec ou sans gonorrhée, en moins de temps qu'à l'ordinaire. *Spong. tost.* produit aussi des résultats favorables, mais moins souvent cependant que *clemat.*, que j'administre à la sixième dilution, tantôt en poudre et tantôt en solution dans de l'alcool aqueux. C'est ainsi que j'ai traité, il n'y a pas long-temps, un individu qui avait depuis sept mois déjà une gonorrhée avec enflure des testicules dans les derniers temps. M. le docteur Simon jeune l'avait soigné auparavant, et le malade me montra une recette qu'il lui avait donnée et qui contenait *balsam. copaiv. elixir rob. Wh.* et *chinin.* (J'ai déjà eu plusieurs fois l'occasion de remarquer que les testicules enflent pendant l'usage du baume de copahu.) Je fis prendre, dès le lendemain, *petrol.* gutt. 1, puis *clemat.* 6 gutt. 4 dans trois onces d'alcool aqueux, une cuillerée, alternant avec *spongia tost.*, ensuite *clemat.* de nouveau, ce médicament ayant agi avec plus d'énergie que les autres. Au bout d'un mois, le malade était guéri.

(1) Gazette homœop., vol. VI, pag. 17; 1835.
(2) *Ibid.*, vol. VII, pag. 256.

2789e OBSERVATION, PAR LE DOCTEUR FIELITZ (1).

M....., âgé de quarante-trois ans, avait joui d'une excellente santé jusqu'à son adolescence. A cette époque déjà il se sentait un grand penchant pour le sexe, et le temps n'avait fait que l'augmenter. Deux fois il avait été affecté de chancres qu'on avait traités par le mercure. Il avait fait six campagnes, entre autres celle de Russie en 1812, pendant laquelle il avait extraordinairement souffert. Il y a douze ans qu'il avait été atteint d'une hydrocèle dont on avait fait l'opération, et quelques années après, il avait eu de nouveau un chancre. Depuis deux ans le testicule gauche était dur et douloureux. Ce testicule avait grossi lentement d'abord, puis il était devenu dur, bosselé; il semblait qu'il allait s'y déclarer un squirrhe, comme on le lui disait. Mais ce danger devait avoir été prévenu par la médecine.

Le remède qui avait opéré les effets les plus salutaires était les bains de vase de marais, mais il n'avait agi cependant que comme palliatif. Au mois de février 1833, l'enflure et le durcissement n'avaient cessé d'augmenter, et la circonférence du testicule avait atteint un degré inconnu jusque-là.

On me consulta en juillet 1833; je trouvai les symptômes suivans:

Le testicule gauche de la grosseur d'un œuf de canard, dur, douloureux. Douleurs le plus souvent sourdes dans cette partie; quelquefois tiraillemens et pressions. Le testicule droit également enflé, mais moins gros et moins dur.

Le médecin de la maison assurait que le cordon spermatique était sain.

Le malade se sentait mieux lorsqu'il se donnait un mouvement modéré, surtout lorsqu'il allait en voiture. Le scrotum toujours soutenu par un suspensoir.

Du reste, son état était très-supportable, seulement il se sentait affaibli généralement, et cette faiblesse se manifestait

(1) Gazette homœop., vol. IX, pag. 1; 1836.

particulièrement par une sueur abondante au moindre mouvement. Caractère irritable, chagrin.

Il éprouvait encore périodiquement dans le creux de l'estomac une pression singulière qui se changeait souvent en crampes d'estomac la nuit.

Beaucoup de vents, selles irrégulières, quelquefois seulement tous les trois ou quatre jours. Elancemens à l'anus et nœuds hémorrhoïdaux. Grande disposition à se refroidir. Dispositions à l'obésité.

Le malade ne faisait pas d'excès et était habitué à des vêtemens très-chauds.

Les soucis, le chagrin, faisaient sur lui une impression des plus pénibles.

Le 3 juillet, je lui donnai *coccul.* 12, en lui recommandant de prendre beaucoup de mouvement en plein air et de se baigner souvent dans l'eau froide.

Le 12, son état s'était d'abord amélioré; il était moins faible. Sourds élancemens dans les testicules, tiraillemens et démangeaisons. Les testicules plus ou moins durs. Selles inégales, moins dures cependant. Parfois du malaise. A deux reprises des tiraillemens dans les genoux.

Le 24, l'amélioration se soutenait depuis huit jours, les testicules étaient moins gros, moins durs, moins sensibles; les fonctions du bas-ventre régulières. Par contre, les douleurs dans les genoux avaient augmenté et l'empêchaient presque de marcher. La nuit, douleurs dans les tubes des os. Je lui fis prendre *aurum* 6.

Le 13 août, son état était empiré. Le testicule gauche très-enflé et très-dur. Pollution lorsqu'il dormait l'après-midi. Coliques et tranchées dans le bas-ventre, accompagnées de beaucoup de vents. Dispositions à la diarrhée. Les nœuds hémorrhoïdaux enflés. Grande lassitude et tiraillemens dans les jambes.

Le 9 septembre, le mieux était redevenu sensible; diminution de l'enflure des testicules; appétit très-fort. Jusqu'au 5, il n'avait éprouvé aucune douleur dans les membres. Pollutions. Depuis cette époque, démangeaisons et tiraillemens dans les testicules. Déchiremens rhumatismaux dans tous les membres et dans le dos, lorsque le temps était à l'orage. Je lui administrai *rhododend.* 30.

Le 13 octobre, il sentait encore du malaise et avait toujours la diarrhée. Jusqu'au 11, fréquentes pollutions, pressions et élancemens sourds dans les testicules. Le testicule gauche toujours gros, mais moins douloureux. Nœuds hémorrhoïdaux à l'anus. Appétit bon. Selles alternativement molles et dures. En général, il était mieux qu'il ne l'avait été depuis des années.

Le malade resta plusieurs semaines sans rien prendre et sans me faire connaître son état.

Le 12 novembre, il prit *spigel.* 30, et le 2 décembre, sa maladie présentait les caractères suivans :

Enflure des nœuds hémorrhoïdaux, accompagnée de cuissons : pollutions fréquentes. L'enflure des testicules avait d'abord augmenté et avait été accompagnée de tiraillemens, de picottemens et de déchiremens. Mais depuis quinze jours elle avait diminué de nouveau ; le testicule gauche avait presque sa grosseur naturelle, seulement il était encore un peu dur.

Le 9 décembre, violens déchiremens dans le testicule gauche et le cordon spermatique jusque dans le bas-ventre. Enflure des nœuds hémorrhoïdaux et douleurs de reins. Le testicule enflé très-sensible au toucher ; tiraillemens dans les glandes inguinales. Enchifrènement, nez enflé, boutons sous le nez, autour de la bouche et à la lèvre supérieure. Je lui fis prendre, le 5 janvier 1834, *nitr. acid.* 30.

Le 15 février, le testicule malade avait repris sa forme naturelle, à l'exception d'une petite proéminence dure. Beaucoup de vents. Depuis ce jour, enflure et dureté du testicule, surtout le matin ; pressions et cuissons à l'anus, pollutions. Le soir et la nuit, quand il était au lit, tiraillemens dans les jambes, qui cessaient le matin. Grande quantité de vents.

Le 27 février, il prit *aurum* 6.

L'enflure diminua sensiblement, et le malade était sur la voie d'une prompte guérison, lorsqu'au mois de mars il fut atteint de la rougeole. Comme j'habitais à une distance de 80 milles, il dut recourir de nouveau à son ancien médecin. Pendant toute la maladie, qui dura quatre semaines, il se trouva très-mal. La desquammation s'opéra très-lentement, et long-temps il se sentit bien faible; mais son ancienne maladie avait entièrement disparu; il n'éprouvait plus que quelques traces d'hémorrhoïdes. Sa constipation durant toujours, je lui envoyai le 24 avril *nux vomic.* 30.

Ce remède produisit les plus heureux effets, et le malade se sentait extraordinairement bien. L'enflure des testicules avait disparu. A la fin de mai, tout son corps se couvrit d'efflorescences, que son médecin prit pour un reste de rougeole; il lui prescrivit en conséquence des bains chauds. Les efflorescences disparurent bientôt, mais immédiatement après se déclara un enchifrenement accompagné d'une inflammation d'yeux opiniâtre, sensibilité extrême au moindre courant d'air; diarrhée, tranchée; selles peu copieuses, grises, accompagnées de cuissons à l'anus et d'épreintes; enflure des nœuds hémorrhoïdaux et tiraillemens dans les testicules sans qu'ils fussent enflés toutefois. Un troisième médecin ne parvint qu'avec beaucoup de peine à guérir l'inflammation au moyen de collyres; et aussitôt après le malade ressentit une horrible douleur à l'occiput. Cette douleur étant inflammatoire, on la combattit par des sangsues, des cataplasmes froids, etc. Le malade ne tarda pas à s'adresser de nouveau à moi, et comme les autres symptômes dont j'ai parlé étaient restés les mêmes, je lui fis prendre *phosphor.* 30, médicament qui opéra bientôt les effets désirés. L'enflure des testicules disparut tout-à-fait; on n'en aperçut même aucune trace, lorsqu'après avoir joui quelque temps d'une bonne santé, le malade fut atteint d'une inflammation et d'un abcès au tibia, lequel, s'étant changé en une enflure opiniâtre du pied, demanda encore un long traitement. Il n'y a aucun doute que cette dernière maladie n'ait été une métastase de la miliaire, qui se jeta, heureusement pour le malade, sur les extrémités, et il est vraisemblable qu'un traitement plus rationnel lui aurait évité de cruelles souffrances.

2790e OBSERVATION, PAR M. N. (1).

Dans les cas de suppuration trop lente à se déclarer, le *mercure* est un excellent remède, comme j'ai eu lieu de m'en con-convaincre. Un malade avait le testicule gauche enflé de la grosseur du poing, ce qui lui causait de violentes douleurs. L'enflure ne voulant ni se dissiper ni venir à suppuration, je lui fis prendre *mercur.* 6 en six doses toutes les deux heures. Les douleurs augmentèrent d'abord, mais bientôt il sortit du testicule une quantité de pus. L'enflure était venue peu à peu sans cause connue, et avait résisté à tous les médicamens connus tels que *spongia*, *iod.*, *clematis*, *nux vom.*, *arnica*, *sulphur*, *graphit.* La suppuration n'ayant fait diminuer que de bien peu le volume du testicule, j'administrai *silic.*, qui ferma la plaie, et aussitôt les douleurs reparurent, en sorte que je me vis forcé de la rouvrir.

La maladie est toujours encore *au même point.* On s'est adressé à un autre médecin.

2791e OBSERVATION, PAR LE DOCTEUR SCHWARZE (2).

Un ouvrier de cinquante-deux ans, petit, faible, père de plusieurs enfans, aux cheveux noirs et au caractère doux, qui était forcé de travailler beaucoup dans l'eau froide, était sujet depuis plusieurs années à des crampes d'estomac et à des affections hémorrhoïdales qui se manifestaient souvent par des coliques. Après avoir été guéri de ce mal, il fut atteint d'une enflure des deux testicules qui atteignirent au bout de quelques semaines la grosseur d'un œuf, durcirent et lui causèrent des douleurs pressives, tensives jusque dans le bas-ventre. Il portait donc un suspensoir, qui avait fait cesser les douleurs, mais non l'enflure. Il s'adressa à moi. Un traitement de quelques semaines ne l'ayant pas guéri, il resta près d'un an sans revenir.

(1) Gazette homœop., vol. IX, pag. 92; 1836.
(2) Guérisons homœop., pag. 113; 1836.

Dans l'intervalle, les testicules n'avaient nullement diminué de grosseur; mais ils étaient moins durs. Plusieurs places du scrotum s'étaient ouvertes et enflammées; il ne cessait d'en couler une sérosité aqueuse et trouble. Quelques unes des ouvertures pénétraient jusque dans la cavité du scrotum et formaient de petits canaux dans différentes directions.

Le malade ne se plaignait de rien autre, et ignorait la cause de ces indurations. Son régime avait toujours été inoffensif et jamais il n'avait eu de maladie aux parties génitales.

Il reçut, le 3 mars 1833, quatre doses *conium* 9 gutt. 1, à prendre une tous les quatre jours. Il n'y eut pas d'amélioration. Je fis continuer le médicament; mais, l'état étant resté le même, je lui donnai, le 6 mai, six doses *mercur. solub.* 3, une tous les trois ou quatre jours.

Ce remède n'ayant rien produit non plus, il cessa de le prendre jusqu'au 30 septembre où il revint me trouver. Son état était encore le même.

Je lui donnai *iodium* 2 gutt. 1, une dose tous les quatre jours. Le 6 novembre, je fus surpris de trouver le testicule gauche et le cordon spermatique presque à l'état naturel. Le testicule droit avait à peine diminué du quart, et des ouvertures continuait à couler de la sérosité.

Je répétai *iod.* à la même dose, tous les quatre à six jours. L'amélioration continua à faire des progrès, et à la fin de l'année, tous les symptômes avaient disparu.

2792e OBSERVATION, PAR LE DOCTEUR WEBER (1).

J'ai guéri plusieurs fois des inflammations des testicules. Un des testicules commence à devenir lourd; le malade y éprouve des secousses désagréables, il enfle peu à peu; les tégumens extérieurs deviennent rouges; élancemens et brûlures; exacerbation au moindre toucher; le malade soulève le scrotum, parce que la pesanteur du testicule augmente, et que, s'il le laisse pendre, les douleurs deviennent plus violentes. L'enflure devient

(1) Archives homœop., vol. XVI, cah. 1, pag. 86; 1837.

de plus en plus considérable, les douleurs s'étendent le long du cordon spermatique jusque dans le bassin, les reins; langueur, malaise, vomissement et symptômes qui accompagnent ordinairement un état fébrile.

J'ai toujours guéri heureusement ces inflammations par *clemat. erect.* 3/12 et *spong. marin.* 3/30. Tantôt j'administrais un de ces remèdes seul toutes les douze à vingt-quatre heures, tantôt je les faisais prendre tous les deux. Dans un cas je dus, à cause de l'exacerbation de la fièvre, donner *aconit* 3/30, quatre doses, comme moyen intercurrent.

2793e OBSERVATION, PAR LE DOCTEUR CROSERIO (1).

Un gonflement du testicule, causé par un effort en voulant soulever un poids, avec douleur et tension du cordon spermatique, a cédé, en cinq jours à l'action de *arnica* 3/12 dans une tasse d'eau, une cuillerée à café toutes les deux heures. Dès le second jour du traitement, les douleurs avaient cessé; le troisième jour, il ne restait plus qu'un gonflement de l'épididyme, qui fut dissipé par trois doses *aurum* 2/30, une tous les trois jours.

2794e OBSERVATION, PAR LE DOCTEUR CROSERIO (2).

Deux vieillards, dont le testicule avait été enflé par suite de fatigue, l'un pour avoir passé une nuit en diligence, l'autre pour être resté trop long-temps debout, ont été guéris en deux ou trois jours par *pulsat.* 3/30 dans un verre d'eau à prendre par cuillerée.

Plusieurs testicules vénériens ont également été guéris très-promptement par ce moyen : les douleurs ont été d'abord calmées, et ensuite la tumeur s'est résoute beaucoup plus promptement que par tous les moyens de l'ancienne médecine.

(1) Bibliothèque homœop.; nouv. série, vol. I, pag. 10; 1837.
(2) *Ibid.*, pag. 39.

2795e OBSERVATION, PAR LE DOCTEUR MALAISE (1).

Un jeune homme est infecté de la gonorrhée vers le 15 du mois de décembre 1835. Il est soumis aux bains, aux tisannes délayantes et à l'usage allopathique du baume de copahu.

Après un traitement de six semaines, l'écoulement cesse et le jeune homme se félicite du rétablissement de sa santé ; mais environ sept semaines après, le 7 mars 1836, il tomba malade, sans aucune cause appréciable. Le premier jour, courbature générale ; perte d'appétit ; langue blanche ; vertiges tournoyans ; fièvre avec soif et chaleur générale.

Le soir, évanouissement, suivi de froid et de frissons, avec tremblement de tout le corps ; une chaleur ardente succède à ces symptômes. En même temps, pissement de sang très-douloureux et vives souffrances au testicule gauche, qui devient le siége d'un gonflement dur et sensible au moindre toucher, et qui acquiert un volume considérable dans l'espace de vingt–quatre heures ; la région des reins et le membre inférieur gauche font ressentir des douleurs lancinantes intolérables. Le malade est obligé de rester constamment alité, le moindre mouvement est insupportable. Il se déclare en outre une constipation fort opiniâtre, et parfois des nausées et des efforts de vomissement.

Aconit. 24 fut le premier remède employé, mais il ne fut suivi d'aucune amélioration de la maladie qui, devenait d'heure en heure plus grave et plus douloureuse.

Je prescrivis alors *arnica* à l'extérieur en fomentation, et une potion de la sixième dilution du même remède, à prendre par cuillerée d'heure en heure.

Le 11, il y avait de l'amélioration : les douleurs du membre inférieur et des reins étaient beaucoup calmées ; le pissement de sang avait cessé, et la tumeur était moins dure et moins volumineuse.

Ce même moyen fut continué jusqu'au 15, époque où il y avait un grand changement dans l'état du malade, mais à partir

(1) Clinique homœop., pag. 158 ; 1837.

de la quelle l'affection restait stationnaire : alors le malade fut soumis à l'usage de *aurum* pur et broyé, donné à la troisième et à la sixième atténuation. Dès-lors, la tumeur fit des progrès rapides vers la résolution et diminua au moins de la moitié de sa grosseur primitive ; mais, parvenue à ce point, la décroissance fut sensible. En même temps, l'écoulement gonorrhéique, qui avait cessé depuis deux mois, reparut avec les mêmes caractères qu'il avait primitivement. *Pulsat.* 12. Le testicule revint à son état normal.

Quant à l'écoulement qui avait reparu depuis le 19, il exigea, pour son entière guérison, l'emploi *tr. fort. sulphur.* et *acid. nitr.* 3, moyens qui durent être continués à peu près pendant l'espace de vingt-cinq jours. Depuis lors, ce jeune homme a continué à jouir de la meilleure santé.

ORCHÉOCÈLE.

2796e OBSERVATION, PAR M. TIETZE (1).

M. F. F., âgé de quarante-six ans, d'une constitution robuste, très-gras, brun, aux yeux bruns, d'un tempérament colérique, d'un caractère doux et indolent, s'était toujours très-bien nourri, buvait beaucoup de bierre et quelquefois du vin et avalait chaque soir en se mettant au lit un petit verre de cumin. Les travaux de tête, sa vie sédentaire, joints aux épiceries dont il faisait un grand usage, développèrent graduellement en lui une maladie qui le faisaif souffrir depuis plusieurs années déjà.

Enfant, il avait eu un érysipèle au cuir chevelu, et dans sa jeunesse, il avait été très-sujet à des boutons au visage ; cependant on ne découvrait aucune trace d'un véritable exanthème galeux.

(1) Communications pratiques de Thorer, vol. I, pag. 190 ; 1834.

Quelques années auparavant, il avait souffert pendant sept semaines de céphalalgie rhumatismale martelante dans un seul côté de la tête, laquelle s'étendait quelquefois jusque dans l'œil où elle était plutôt pressive, comme si l'œil allait sortir de la tête. Guéri de cette céphalalgie, il avait ressenti des douleurs rhumatismales dans les membres.

Etant allé habiter une maison nouvellement bâtie et encore humide, il fut pris, la première nuit, d'un accès de suffocation qu'il fit cesser par l'emploi de médicamens très-énergiques.

Quelque temps après, il fut attaqué d'une affection des organes du bas-ventre que son médecin allopathe déclara être un infarctus et qu'il traita non sans quelque succès. Pour terminer la cure, il l'envoya aux eaux de Marienbad.

Depuis cette époque, il lui était resté une grande propension aux glaires, surtout dans l'estomac. Tous les deux ou trois jours, il vomissait le matin des glaires, involontairement à la fin de la maladie, vomissemens provoqués par des rapports. Il expectorait en outre, pendant un léger toussottement, le matin et dans la journée, une grande quantité de mucosité blanche, avait peu d'appétit pour les alimens solides et la viande, mais le goût bon, et continuait à boire beaucoup de bierre. Il avait souffert aussi auparavant de pyrose et de pression dans l'estomac. Le matin, goût pâteux avec langue blanche, chargée. Ecoulement abondant et continuel de mucus nasal. Il avait été sujet à la constipation et avait toujours des selles dures, mais alors le moindre refroidissement lui donnait la diarrhée avec incommodités produites par les vents. Même quand les évacuations étaient dures, elles contenaient beaucoup de mucosité. Le matin, en se baissant, douleur de brisure dans les parties extérieures qui forment la caisse de la poitrine. En marchant, il se fatiguait bientôt et ne tardait pas à transpirer; même en repos, il n'était pas rare qu'il suât. Souvent, en se baissant, douleur de luxation dans les reins. Long-temps auparavant, il avait souffert pendant plusieurs semaines de violentes douleurs rhumatismales dans les bras, au point de ne pouvoir écrire.

Il y avait neuf mois qu'il lui était venu un abcès à une des chevilles de la jambe gauche et un peu plus tard, au mollet, sans qu'il en sût la cause. Il avait eu souvent auparavant des taches rouges sur la peau, lesquelles n'étaient pas douloureuses par elles-mêmes, mais seulement au toucher. L'abcès, en crevant, avait jeté beaucoup de pus liquide et sanguinolent.

Onze jours auparavant, le malade avait été atteint d'une inflammation érysipélateuse à la jambe gauche, avec frisson suivi de chaleur, urine brune, cuisson dans l'urètre, sensation de tremblement dans tout le corps, sommeil agité de sursauts. Il avait été traité allopathiquement.

Son état n'ayant cessé d'empirer pendant le traitement allopathique, il s'adressa à moi. Je ne pus l'aller voir de suite, mais un de ses amis m'ayant décrit la maladie, je lui envoyai, le 9 janvier 1831, *hepar sulphur.* 3.

Le 15, je l'allai voir.

Son état s'était beaucoup amélioré. L'érysipèle avait disparu, l'ulcère avait un meilleur aspect et les progrès de sa guérison étaient très-sensibles, le pus était épais et jaune, sans odeur et sans mélange de sang, selle normale chaque jour. En marchant, douleurs lancinantes dans l'ulcère; en repos, seulement une tension. Sommeil meilleur, mais léger, difficulté à s'endormir; beaucoup de rêves. Le matin il s'éveillait de bonne heure, et s'il se rendormait, ce n'était qu'un assoupissement. Urine d'un brun foncé. Pouls normal, fort.

J'appris de lui que quatre ans auparavant, il s'était meurtri le testicule droit, qui était devenu douloureux. *Bellad.* et *hyosc.*, à doses et sous forme allopathiques, l'avaient peu soulagé. La douleur avait disparu graduellement, mais le testicule était resté plus gros et dur. Le malade croyait qu'il était devenu un peu plus petit depuis un an. Je le trouvai tout dur, indolent et adhérent à la paroi antérieure du scrotum. L'année précédente, le malade s'était également meurtri, en allant en voiture, l'autre testicule qui avait enflé et était devenu douloureux. De l'eau de Goulard avait fait disparaître la douleur; mais il était resté enflé et dur. Peu de temps avant cet accident, sa femme avait encore conçu, mais depuis que le testicule gauche était devenu gros et dur, le malade ne sentait plus de disposition au coït; les érections cessaient avant l'éjection de la semence. Cette éjection n'avait lieu que tard et long-temps après que les érections avaient cessé.

L'amélioration fit des progrès rapides. Une lettre en date du 14 janvier m'annonça que les ulcères étaient guéris, à l'exception d'une petite place. La jambe était encore fortement enflée, et il semblait au malade qu'elle était fortement serrée. Les selles qui avaient été normales jusque-là, étaient devenues un peu dures depuis deux jours. Elles sortaient avec peine et causaient à l'anus une sensation brûlante, qui durait quelques heures.

Je fis prendre, le 17 janvier 1834, *lycopod.*, 18 gutt. 1/4.

Le 21, on me manda que le médicament n'avait déterminé aucune exacerbation. La plaie, petite d'ailleurs, s'était couverte d'une croûte sous laquelle le malade éprouvait une sensation de chaleur et par fois des élancemens douloureux.

Le 24, l'épiderme de la jambe se desquamait. Selle normale. La grande production de glaires avait cessé.

Le 4 février, selles normales. Plus de propension à la transpiration. Érections plus nombreuses. Un coït s'était fort bien passé six ou huit jours auparavant; l'éjaculation de la semence avait eu lieu en temps convenable; l'érection avait même duré un peu après. L'ulcère de la jambe diminuait, les sensations sous la croûte avaient disparu.

Le 11, la croûte du mollet était tombée, et la place était sèche et saine. Le pied était encore un peu enflé, la peau encore tendue et un peu douloureuse à une forte pression.

Lycopod. aurait pu agir long-temps encore avec efficacité, mais le malade ayant commis un écart de la diète et le remède ayant été troublé dans ses effets, je me vis forcé d'administrer, le 25, *graphit.* 18 gutt. 1/2.

Le 28, j'allai voir mon malade et je le trouvai très-joyeux. Je me convainquis que l'enflure des testicules était beaucoup tombée.

Le 11 mars 1831, on me manda que le malade allait fort

bien. Le système sexuel laissait à peine quelque chose à désirer; l'enflure du pied seule restait la même, et la peau était tout aussi tendue qu'auparavant. La toux avait cessé, appétit et selles à l'état normal.

Le 23, le malade n'éprouvait aucune douleur dans le pied; il ne ressentait de la tension dans la peau de l'articulation que quand il se donnait un violent mouvement. Il se formait encore beaucoup de glaires, comme le prouvait une expectoration fréquente, épaisse, blanche, avec légers toussottemens; cependant ni l'expectoration ni la toux n'avaient plus rien de désagréable, puisque le malade n'avait plus besoin de cracher et de tousser comme à l'ordinaire le matin de suite en se levant. Les testicules étaient à peu de chose près à l'état normal, et, ce qu'il y avait de plus important, ils n'étaient plus durs, mais mous. Les fonctions du système sexuel se faisaient fort bien, et le malade était parfaitement content, vu qu'il n'en abusait pas. Il ne se manifestait plus de sueur.

J'envoyai, le 25, *tinct. sulph.* 2/15.

Le malade fit plusieurs voyages qui le retinrent des semaines entières hors de la maison. Il ne pouvait être question dans ces excursions d'une diète réglée, et il dut s'exposer souvent à des refroidissemens. Le résultat en fut qu'au commencement de juin, époque jusqu'à laquelle il s'était parfaitement bien porté, il lui revint un abcès à la jambe. Un nouveau voyage empira l'état, et il fallut recommencer le traitement. Mais comme le malade était revenu à son ancien genre de vie, *sulphur, conium*, *carbo*, ne produisirent rien. Il eut alors recours à divers remèdes extérieurs et parvint à le guérir au moyen de savon vert.

Il resta guéri quant à l'induration des testicules et à l'impuissance.

En 1833, il n'y avait pas encore eu de récidive. Il ne lui revint plus d'autres abcès non plus après l'emploi du savon. Cependant la jambe est encore enflée, quoiqu'elle ne l'incommode plus. Les affections du bas-ventre n'ont pas reparu, malgré la quantité de bierre et de vin qu'il continue à boire.

2797e OBSERVATION, PAR LE DOCTEUR Y. (1).

Monsieur K., de K., âgé de cinquante ans, qui avait depuis trois ans, à la suite de l'opération de la pierre, une fistule de la vessie qui s'ouvrait dans le canal intestinal, s'était aperçu huit jours auparavant que son testicule gauche commençait à enfler. Lorsqu'il m'appela, la tumeur avait déjà la grosseur d'un œuf d'oie. Le scrotum était enflé et brûlant du côté gauche, le testicule lui-même dur et élastique, la douleur continuelle, constrictive. Les tiraillemens et les tractions s'étendaient le long du cordon spermatique, jusque dans la région des reins du côté gauche. La pression et le mouvement les exacerbaient ; mais ils étaient le plus cruels la nuit. Peu d'appétit, soif plus forte, sommeil très-agité, mais à part cela, à peine une trace de fièvre.

Nux vomic. 3, quatre fois par jour. Dès le second jour, le malade ne souffrait plus. La tuméfaction du testicule disparut en quinze jours, sans laisser de traces, sous l'influence du même médicament répété.

ORGELET.

2798e OBSERVATION, PAR LE DOCTEUR KNORRE (2).

Pulsat. m'a rendu des services dans l'orgelet (furoncle) des paupières.

2799e OBSERVATION, PAR LE DOCTEUR GROSS (3).

L'orgelet a été guéri dans un grand nombre de cas par quelques doses *pulsat.* 1/30, 2/30, ou bien par *pulsat.* et *sulphur* 1/30, le plus souvent en deux ou trois jours. Une petite fille

(1) Lettres de propagande homœop., cah. 1, pag. 116; 1837.
(2) Gazette homœop., vol. V, p. 310; 1834.
(3) *Ibid.*, vol. VII, pag. 327; 1835.

délicate de onze ans, qui y était très-sujette, fut guérie d'une manière durable, au moins en est-elle délivrée depuis près d'un an.

ORTIAIRE.

2800e OBSERVATION, PAR LE DOCTEUR SONNENBERG (1).

Étienne Jarich, fils d'un sénateur d'ici, âgé de vingt-quatre ans, d'une constitution saine, sanguine, avait été atteint pendant quinze jours d'une ortiaire sans fièvre, et avait reçu un vomitif, une infusion de valériane avec de la menthe et de la teinture de rhubarbe, un purgatif avec du jalap et du rheum, qui lui avait procuré cinq selles. Le soir du même jour, il fut atteint d'un accès subit de suffocation ; perte de la respiration ; grands malaises avec sueur froide au front, anxiété, crainte de la mort, chaleur générale alternant avec du froid et de la pâleur. Un ami l'engagea à recourir à l'homœopathie. Je donnai sur-le-champ *ipecac.* 3. Au grand étonnement de tous les assistans, les symptômes disparurent en quelques minutes. Le lendemain, il ne restait plus à combattre que l'exanthème pruriteux, forçant à gratter et causant après les grattemens des douleurs brûlantes, avec picotemens dans tout le ventre, avant l'éruption. *Dulcam.* 24 suffit pour le faire disparaître.

2801e OBSERVATION, PAR M. TIETZE (2).

La jeune J., d'E., âgée d'une vingtaine d'années, blonde, d'un tempérament sanguin, d'une constitution lymphatique, fut prise sans cause connue, pendant un petit voyage qu'elle faisait à pied, d'un violent prurit à la peau des jambes. Ayant regardé,

(1) Archives homœop., vol. IV, cah. 1; pag. 115; 1825.
(2) Annales homœop., vol. IV, pag. 97; 1833.

ce que c'était, elle aperçut un commencement d'éruption ortiaire qui ne fit qu'augmenter, par suite de l'échauffement occasioné par la marche, et lui causa bientôt des douleurs de plus en plus cruelles. Comme elle était éloignée de deux lieues de chez elle, elle entra dans une auberge, mais à peine fut-elle dans une chambre un peu chaude, qu'elle tomba en faiblesse. Des gouttes de Hoffmann, etc., la mirent en état de continuer sa route au bout de quelque temps. Ce ne fut pas sans peine et sans effort qu'elle parvint à atteindre la maison de ses parens, après avoir marché plusieurs heures. Elle se coucha aussitôt, but quelques tasses de tilleul et de camomille, et passa la nuit comme dans une fournaise. La chaleur la plus terrible et des douleurs brûlantes continuelles dans la peau ne lui permirent pas de fermer l'œil.

Le lendemain, 26 avril 1832, on m'envoya chercher. Je trouvai la malade avec la face d'un rouge de sang, brûlante de chaleur, tremblante, à peine en état de se soulever, tout le corps couvert également d'ortiaire, et couchée derrière le poèle chaud. Pour peu qu'elle se découvrît, elle éprouvait de violens frissons. Pouls dur, fréquent. Oppression de la poitrine. Respiration brève, pénible, gémissante. Parler difficile; voix enrouée. Il lui semblait avoir dans la gorge une boule qui l'empêchait de parler, et lui coupait la respiration. Beaucoup de soif. Céphalalgie cruelle. Depuis la veille, au matin, pas de selle. Peau sèche, brûlante. Face vultueuse, rouge. Grande anxiété et agitation intérieure.

Elle reçut, à dix heures du matin, *aconit.* 3/24, et à six heures du soir, *nux vomic.* 2/30.

Forte exacerbation jusqu'à minuit. Anxiété terrible, agitation, ardeur dans la peau. Après minuit, elle s'endormit. Après un sommeil de plusieurs heures, elle se réveilla sans chaleur, sans boutons, sans agitation; tous les symptômes avaient disparu. L'après-midi, il ne lui restait plus de toute la maladie qu'un peu de faiblesse. Elle eut une selle normale copieuse. Pas de sueur.

Lorsque j'allai la revoir, je la trouvai à son métier, occupée déjà à tisser. Personne ne se serait douté que dix-huit heures auparavant, elle avait été si malade.

Elle ne prit plus rien et resta guérie.

2802° OBSERVATION, PAR M. SEIDEL (1).

J. G. Seeliger, de Polenz près Stolpen, âgé de trente ans, d'une taille petite, d'une constitution rigide et d'un tempérament colérico-mélancolique, s'était vraisemblablement refroidi à la danse; car le soir, à son retour au logis, il avait été pris d'un fort frisson alternant avec de la chaleur. La nuit avait été agitée, sans sommeil. Le lendemain, la maladie présentait les symptômes suivans :

Violente céphalalgie, comme si le cerveau et les yeux étaient chassés hors de la tête, surtout dans le front; yeux rouges, douloureux; déglutition pénible, douloureuse; tonsilles enflées, couvertes de mucosité; sécheresse dans la bouche; langue fortement chargée, jaune; malaise; plusieurs vomissemens de bile; dégoût pour les alimens et les boissons. Pas de selle depuis vingt-quatre heures. La peau de tout le corps d'un rouge foncé, sèche et brûlante, avec frissonnemens intérieurs. Tremblement de tout le corps. Anxiété. Pouls petit, accéléré. Il ne pouvait rester levé.

Le malade avait fait une maladie pareille deux ans auparavant et en avait été guéri en deux mois.

Je lui donnai *bellad.* 30. gutt. 1. Presque pas de sommeil la nuit; la rougeur de la peau avait disparu le lendemain; cependant elle était encore brûlante, mais un peu humide. Il n'y avait plus eu de vomissemens. Les maux de gorge avaient cessé. Le reste des symptômes comme la veille.

Le second jour, le malade se sentait beaucoup soulagé; il avait eu deux selles, se sentait de l'appétit; mais les alimens avaient encore un goût amer. La transpiration s'établit.

Le quatrième jour, je lui fis prendre le soir *nux vomic.* 24 gutt. 1, parce que la céphalalgie et plusieurs symptômes gas-

(1) Annales homœop., vol. IV, pag. 169; 1833.

triques ne voulaient pas céder. Ils finirent par disparaître au septième jour.

2803e OBSERVATION, PAR LE DOCTEUR KNORE (1).

Dulcam. est le principal spécifique contre la fièvre ortiée. L'éruption consiste en taches blanches, irrégulières, saillantes au-dessus de la peau, entourées d'une aréole rouge, ressemblant beaucoup à celles que produisent les orties, causant un prurit violent et de l'ardeur après s'être gratté, se manifestant ou augmentant au chaud, disparaissant au froid. Elle se manifeste aux extrémités, à la face, sur la poitrine, au dos. Elle est accompagnée de fièvre, de maux de tête, de défaut d'appétit, de nausées, de goût amer, d'enduit muqueux sur la langue, de vomissement, de douleur pressive au creux de l'estomac et à la région précordiale, d'agitation et d'insomnie, de sueurs nocturnes, d'urine trouble et foncée en couleur, de diarrhée, de douleurs dans les membres.

D'autres antipsoriques, notamment *arsen.*, conviendraient dans l'ortiaire chronique.

2804e OBSERVATION, PAR LE DOCTEUR SCHWARZE (2).

Mademoiselle A., âgée de vingt-quatre ans, d'une taille petite, mince, brune, aux cheveux noirs, avait eu, sans accident, la rougeole et la fièvre scarlatine. Elle avait été vaccinée dans son enfance; on apercevait encore les cicatrices des boutons. Ses règles avaient paru à l'âge de seize ans, sans prodromes particuliers et avaient toujours été régulières. Elles ne se souvenait pas d'avoir fait d'autres maladies.

Cinq ans auparavant, elle avait été atteinte, un jour d'automne, à la promenade, d'un exanthème ortiaire au visage, au cou et aux avant-bras, accompagné d'un prurit brûlant, lancinant, mais qui avait bientôt disparu après son retour au logis. Par la suite, il était revenu toutes les fois qu'elle s'exposait au

(1) Gazette homœop.; vol. V, pag. 163; 1834.

(2) Guérisons homœop., pag. 129; 1836.

grand air, et n'avait cessé d'augmenter au point que dans les derniers temps il lui couvrait tout le corps, à l'exception du dos, du bas-ventre et des jambes.

Je n'eus jamais l'occasion d'observer cet exanthème; mais la malade me dit qu'il était large, un peu élevé, légèrement rouge avec une aréole rouge de différentes formes et grosseur. Plusieurs places avaient la grosseur d'un écu de six francs. La sensation pénible qu'elles lui causaient la forçait à se gratter, ce qui les faisait enfler davantage. Il avait atteint un tel degré l'automne et l'hiver précédens, que la figure de la malade semblait enflée comme par suite d'un érysipèle et qu'elle était méconnaissable. Chaque éruption était précédée pendant quelque temps de malaise et de céphalalgie pressive. Cette dernière persistait encore quelques heures après que l'exanthème avait paru. Il n'y avait pas de fièvre.

La malade avait pris toutes sortes de pillules, du thé dépuratif, des purgatifs, des bains, mais sans le moindre résultat.

Je lui donnai à doses répétées, *dulcam.*, *antimon. crud.*, *rhus* et *baryta acetic.* du 6 juin au 5 août, sans succès. J'administrai donc, le 5, *sepia* 8/30. L'exanthème diminua bientôt. Jusqu'au 25 septembre, je répétai deux fois la même dose. Il disparut entièrement, et depuis trois mois on n'en a plus aperçu de trace, quoique la malade se fût exposée à tous les temps.

2805e OBSERVATION, PAR LE DOCTEUR SCHWARZE (1).

Dulcam., *antimon. crud.* et *rhus* paraissent surtout efficaces quand l'exanthème consiste en petites taches de la grosseur d'une lentille ou d'un centime. *Rhus* 18 surtout m'a rendu des services dans ce cas, et a suffi seul pour guérir un garçon de quatorze ans, robuste du reste, qui souffrait depuis la dixième année d'une maladie pareille, et qui en était atteint dès qu'il s'exposait au mauvais temps. Il fut guéri en six semaines. Un traitement allopathique de plusieurs années n'avait rien produit.

J'ai eu à traiter un homme blond, délicat, de trente-deux ans, graveur de son métier, qui était atteint depuis huit ans d'un

(1) Guérisons homœop., pag. 130.

exanthème ortiaire consistant en toutes petites taches d'un rouge pâle, un peu élevées, pruriteuses, brûlantes, sur les bras, la poitrine et le cou. *Rhus* le guérit radicalement. J'avais enlevé auparavant, par *nux vomic.*, les crampes d'estomac pressives dont il souffrait depuis quelques années. *Nux* n'avait, du reste, produit aucun changement relativement à l'exanthème.

2806e OBSERVATION, PAR LE DOCTEUR GRIESSELICH (1).

Un homme de quarante ans avait eu quelques années auparavant la gale qu'il avait fait disparaître par des frictions de soufre, etc. Il y avait deux ans qu'après s'être bien porté dans l'intervalle, il lui était venu un exanthème d'une espèce particulière qui paraissait sans prodromes, sans fièvre, etc., dès qu'il faisait un effort. C'était un exanthème ortiaire qui lui couvrait les doigts, le dos des mains, le cou vers la nuque jusqu'aux oreilles, au milieu de tensions et avec une sensation d'enflure. Les boutons n'étaient pas très-élevés; mais le fond en était érysipélateux, enflé, un peu dur au toucher. Bientôt paraissait une quantité innombrable de petites vésicules. On remarquait aussi des traces d'exanthème sur quelques parties de la face; les paupières étaient enflées; prurit continuel, troublant le sommeil; l'enflure l'empêchait de courber les doigts. La sensation générale n'en était pas troublée.

Au bout de quelques jours, l'exanthème s'écaillait; mais au moindre effort un peu considérable, il reparaissait avec les mêmes phénomènes. Il durait chaque fois de six à sept jours.

Je réglai la diète et administrai tous les remèdes homœopathiques qui me parurent convenir, mais sans le moindre succès. Le foie de soufre et les bains de sel furent tout aussi peu utiles. Le mal avait donc persisté et les accès étaient devenus plus fréquens, quoique moins intenses, ce qui gênait singulièrement le malade et l'empêchait de se livrer à ses occupations.

La gale qu'il avait eue me détermina à administrer *psorin.* 6 gutt. 4, en quatre doses, une tous les trois jours. Dès la seconde,

(1) Hygea, vol. VI, pag. 399; 1837.

l'exanthème parut avec violence ; je fis continuer l'usage de *psorin.*, mais à de plus longs intervalles. Depuis un an, le malade est parfaitement guéri. Il n'y a pas eu de nouvel accès.

OSTITE.

2807e OBSERVATION, PAR LE DOCTEUR HARTLAUB (1).

Madame S., femme de cinquante-deux ans, s'adressa à moi, le 4 août 1824, au sujet de violentes douleurs dans les os du bras droit qu'elle éprouvait déjà depuis une année. Ces douleurs commençaient dans le coude, dont l'articulation paraissait être déboîtée, et s'étendaient insensiblement dans tous le bras, dont elles empêchaient le libre mouvement. Elle s'était toujours bien portée, à l'exception de maux de dos qu'elle avait ressentis pendant un an après la suppression de ses règles ; elle ne savait d'ailleurs d'où provenait son mal. Elle avait déjà fait usage à différentes époques d'un emplâtre dont elle ne connaissait pas les parties constitutives, d'esprit de camphre, de saignées, mais sans le moindre succès. Son état n'avait fait qu'empirer. Il présentait alors les symptômes suivans :

Les douleurs se faisaient sentir dans tous le bras, surtout dans les tubes des os. Ceux-ci étaient douloureux comme s'ils eussent été rompus ; les articulations, surtout celle de l'épaule, comme déboîtées, et celle du coude, quand elle pliait le bras, comme brisée. Quelquefois elle entendait un craquement dans les articulations du bras. Les muscles qui entourent l'articulation de l'épaule étaient douloureux comme s'il y avait eu dessus un vésicatoire, et au toucher, comme s'ils eussent suppuré par dessous. Elle y éprouvait quelquefois des tressaillemens et des tremblemens. De temps en temps élancemens dans le bras, comme produits par des couteaux et des fourchettes. Les dou-

(1) Archives homœop., vol. IV, cah. 1, pag. 123; 1825.

leurs étaient continues, mais s'exacerbaient plusieurs fois par jour et la nuit. Ces exacerbations commençaient par des secousses à l'articulation de la main, lesquelles s'étendaient peu à peu jusqu'à l'omoplate, la clavicule et les muscles de la poitrine. Souvent elles avaient lieu sans cause extérieure, ou bien quand la malade se couvrait le bras avec le lit de plume et qu'elle l'exposait à l'air frais, sans être froid cependant. Dans ce dernier cas, il lui semblait qu'une bouffée d'air froid lui courait le long du bras et qu'il devenait raide. Il en était de même lorsqu'on lui touchait le bras, où elle éprouvait en outre des élancemens et des pulsations, ou bien lorsqu'elle voulait s'asseoir sur son séant le matin, faire quelque mouvement, quelque effort avec le bras. Tout le membre était amaigri, sans force, pâle, toujours froid, pesant un quintal, au dire de la malade. Voulait-elle prendre quelque chose avec la main, tout son bras tremblait. La main était également amaigrie et constamment froide, comme gonflée et raide; cependant elle pouvait la mouvoir, tandis que le mouvement libre du bras était absolument impossible. Elle ne pouvait ni l'étendre, ni le courber, ni l'éloigner du corps, ni l'approcher du côté gauche, ni le mettre derrière son dos, ni l'élever au dessus de sa tête. Il lui était impossible de le laisser long-temps dans une même position, parce qu'alors les douleurs s'exacerbaient. Elle souffrait moins en le laissant pendre à moitié recourbé ou en le laissant posé sur la cuisse, tourné en dedans. Cependant elle ne pouvait supporter long-temps cette position même. Elle devait se coucher la nuit sur le côté malade, autrement les douleurs devenaient plus violentes et elle éprouvait des élancemens qui partaient du bras et lui répondaient dans la poitrine. Ce symptôme disparaissait quand elle changeait de posture. La chaleur extérieure lui faisait du bien et diminuait un peu ses souffrances. La nuit, elle s'éveillait toutes les heures, devait se mettre sur son séant, et éprouvait de l'anxiété avec sueur par tout le corps. Le moindre bruit la réveillait en sursaut. Faiblesse générale et humeur craintive. Le bras n'offrait ni places rouges ni enflure des os.

Après avoir habitué la malade à une diète convenable, je lui fis prendre, le 8 août *merc. oxid. nigr.* 3. Pendant deux jours, aggravation des douleurs ; sueur générale, les premières nuits, et plusieurs selles diarrhéiques. L'agitation dans le bras diminua un peu, en sorte que la malade put garder plus long-temps la même position, et les forces se relevèrent un peu. Au bout de huit jours, l'amélioration ayant paru devenir stationnaire, j'administrai, le 17 août, *tr. china* 12. La faiblesse générale disparut et les douleurs dans les bras ne s'exacerbèrent plus autant au toucher. *Ferrum* 2, administré le 28, eut des résultats encore plus favorables. Il y eut d'abord aggravation de toutes les douleurs ; sueur terrible la nuit et insomnie ; mais le troisième jour, le mieux se déclara et fit des progrès pendant quatre à cinq jours. La main gagna de la force ; elle put saisir et tenir fortement. La douleur du bras ne s'exacerbait plus quand la malade prenait quelque chose ; elle cessa même presque entièrement au milieu des tubes des os et ne se faisait plus sentir que dans l'articulation de l'épaule et dans celle du coude. Le craquement et l'agitation continuelle dans le bras avaient disparu, le sentiment de pesanteur diminué notablement, le froid entièrement cessé. Les forces se relevèrent encore davantage, et la malade n'était plus réveillée en sursaut comme auparavant. Cependant le mouvement du bras n'était pas encore devenu plus libre. Je lui fis donc prendre, le 6 septembre, *tr. coccul.* 9. Chaleur et transpiration du bras, mouvement un peu plus libre. Comme les muscles du bras étaient encore douloureux, comme suppurant en dessous, au toucher, je prescrivis, le 17, *tr. pulsat.* 6. Ce symptôme se perdit et le bras devint de plus en plus mobile. Dix jours après, le mouvement en était parfaitement libre ; seulement la malade ne pouvait encore l'élever au dessus de sa tête avec facilité. Quant aux douleurs, elle ne ressentait plus qu'une sensation pressive, de paralysie, dans les muscles de la partie antérieure du bras. *Tr. bellad.* 21 enleva en grande partie les symptômes qui finirent par céder entièrement à *tr. ledum palustre* 6. Depuis plus d'un mois, la malade a recouvré l'usage de son bras, dont elle n'avait pu se servir pendant plus d'une année.

2808e OBSERVATION, PAR LE DOCTEUR SCHULER (1).

Un paysan adonné à la boisson et âgé d'une cinquantaine d'années, souffrait depuis un mois d'une enflure douloureuse des os de tout le bas du pied gauche. Un chirurgien l'avait traité, mais mal, et la tumeur menaçant de crever en quelques endroits, je fus appelé. Je fis ôter les emplâtres et cesser les frictions, puis j'administrai une goutte *tr. mezerei* 1. Le malade désirant un remède extérieur, parce que, selon lui, une petite poudre ne pourrait le guérir, je lui fis appliquer des cataplasmes de racine de *symphyt. offic.* cuite dans l'eau. L'approche de la moisson le retint dans les bornes de la modération et au bout de quinze jours les douleurs et l'enflure avaient disparu.

2809e OBSERVATION, PAR LE DOCTEUR RUMMEL (2).

Une demoiselle de moyen âge, jadis agile et bien portante, souffrait depuis plusieurs semaines d'un gonflement du radius gauche auquel s'était joint plus tard un ulcère sur l'avant-bras. Le médecin qu'elle consulta sonda plusieurs fois l'ulcère et fit prendre *asa fœtida* à fortes doses. Il y eut une exacerbation considérable, et l'on s'adressa à moi, le 3 février 1828.

La malade était pâle, maigre, avait perdu l'appétit, avait de la fièvre de temps en temps et était très-affaiblie par une abondante transpiration, le matin. L'avant-bras gauche était courbé, c'était tout au plus s'il pouvait former un angle droit. Trois pouces environ au dessous du coude se trouvait un ulcère qui donnait un mauvais pus. Le radius était mis à nu dans cette région, La sonde arrivait jusqu'aux os dénudés, mais non cariés, au dire du premier médecin. Je ne sondai pas moi-même parce que la malade redoutait la douleur et que je ne crus pas que ce fût nécessaire, le toucher indiquant déjà évidemment la maladie des os. Le bras, et c'était principalement en cela que consistait l'exacerbation, était violet sur un grand espace; les

(1) Archives homœop., vol. VI, cah. 3, pag. 103; 1827.

(2) *Ibid.*, VIII, cah. 1, pag. 39; 1829.

muscles et le tissu cellulaire étaient durs et épais. La malade y éprouvait une douleur brûlante. Plusieurs places plus molles faisaient soupçonner un commencement de suppuration. Les glandes de l'aisselle étaient enflées, et des douleurs tiraillantes se faisaient sentir dans tout le bras. La gale que la malade avait eue, était la seule cause à laquelle on pût attribuer cette maladie.

Je lui fis prendre, le 3 février, *pulsat.* 2/12, comme antidote de l'asa et à cause de l'analogie des symptômes. La douleur s'apaisa beaucoup; la malade dormit la nuit; la tumeur dure, bleuâtre, s'amollit de plus en plus; la fluctuation s'établit, et le 8, je pus ouvrir, presque sans qu'elle le sentît, l'abcès, d'où il sortit une quantité de pus. Raconter tous les changemens qui s'opérèrent chaque jour, m'entraînerait trop loin. Je dirai seulement que j'administrai, le 9, une petite goutte *mezer.* 6, et, le 17, *sabin.* 15.

Le 4 mars, l'état s'était beaucoup amélioré; l'enflure des parties molles du bras avait disparu, la couleur de la peau était naturelle, l'ouverture de l'ulcère se présentait bien, et il n'en sortait plus qu'un peu de pus, mais toujours mauvais. Par contre, l'ulcère antérieur avait toujours des bords relevés; le radius, que l'on pouvait toujours sentir, était fortement gonflé, le bras était toujours courbé et ne pouvait s'étendre. Je donnai *silic.* 2/18. Ce médicament fit faire des progrès à la guérison, mais non sans avoir déterminé une assez forte aggravation, caractérisée par une induration dans le sein gauche; une forte enflure des glandes axillaires et des douleurs dans les os qui ne l'incommodaient pas peu lorsqu'elle se levait pour marcher.

Le 4 mai, le bras pouvait déjà fort bien se remuer; le radius était moins gros, les ulcères donnaient encore de temps en temps du pus, mais sur le premier s'était formée une croûte épaisse qui répandait une odeur pénétrante comme le vieux fromage. La malade se sentait mieux en général; les sueurs nocturnes étaient rares et peu considérables, l'appétit fort. Je lui fis prendre *calc.* 2/30 qui enleva peu à peu la maladie. La demoiselle recouvrait de l'embonpoint et de la gaîté; elle se portait mieux que depuis bien des années. Le radius était revenu à l'état normal. L'articulation était parfaitement mobile; le bras pouvait s'étendre à volonté. Les ulcères étaient parfaitement guéris et le seul reste de la maladie qu'on aperçût encore était une croûte sur le plus ancien. L'autre offrait une peau saine. Pour enlever cette dernière trace de ce mal chronique, je lui donnai, le 11 juillet, une dose *lycopod.* 2/30. Il y eut une légère exacerbation; quelques gouttes de pus coulèrent de nouveau de dessous la croûte, mais celle-ci disparut enfin, et la malade put se servir de son bras pour toute espèce de travaux.

Dans un cas de nécrose des os du tarse, chez un petit garçon qui était déjà plus d'à moitié guéri, une dose *calcar.* 2/30 détacha bientôt et expulsa sans douleur une esquille longue d'un pouce, qui fut bientôt suivie d'une seconde, après une dose *assa fœtida* 2/6. Un traitement allopathique d'un an n'avait pu soulager le malade.

2810e OBSERVATION, PAR LE DOCTEUR BURDACH (1).

Dans deux cas d'ostite, maladie si difficile à guérir par les moyens allopathiques quand elle a atteint un certain degré, quoiqu'on puisse y parvenir dans le principe, chez deux jeunes filles, l'une de treize, l'autre de quinze ans, j'ai obtenu les résultats les plus prompts et les plus heureux de *mangan. acet.*, *murias magnes.*, *pulsat.*, *mercur. solub.* Ces médicamens m'ont rendu aussi des services contre la périostite.

2811e OBSERVATION, PAR M. K. (2).

Sulphur 1/30 et deux doses *silic.* 2/30 ont guéri en deux mois un gonflement des os du carpe.

2812e OBSERVATION, PAR LE DOCTEUR PESCHIER (3).

Le 5 février 1836, je fus appelé auprès de la petite Susanne Lugeon, âgée de cinq ans et demi, réduite au dernier degré de

(1) Gazette homœop., vol. VIII, pag. 5; 1836.
(2) *Ibid.*, pag. 235.
(3) Bibliothèque homœop., vol. VII, pag. 194; 1836.

marasme et de fièvre hectique par une énorme suppuration de la cuisse. Je trouvai l'enfant couchée presque horizontalement, incapable, soit à cause de la faiblesse, soit en raison de ses cruelles douleurs, d'exécuter aucun mouvement. Depuis deux mois, un développement inflammatoire s'était manifesté spontanément à la cuisse droite et terminé par un énorme abcès que je vis traversé par un séton à peu de distance du genou; par l'une ou l'autre plaie sortait encore, me dit-on, un demi-verre, par jour, de suppuration excessivement fétide; toute la cuisse, jusqu'à l'aine, était tuméfiée, et l'on ne pouvait y pratiquer le moindre attouchement sans faire pousser les hauts cris à l'enfant; la jambe était à demi fléchie sur la cuisse, avec impossibilité de lui faire exécuter le plus petit mouvement, ou même de toucher un des orteils, sans exciter les plus terribles douleurs; c'est au point qu'on n'osait toucher les draps et les couvertures du petit lit sans que la pauvre enfant s'en défendît avec ses petites mains; les mouvemens mêmes qu'on faisait dans la chambre lui causaient des douleurs qui lui arrachaient des larmes; aussi je laisse à penser quelles scènes déplorables avaient lieu deux fois par jour, lorsqu'on exécutait le pansement et qu'on donnait les soins de propreté absolument nécessaires.

La jambe du côté malade était presque atrophiée, et toute l'extrémité inférieure gauche considérablement émaciée, était recouverte d'un épiderme gris-terreux, comme cela a lieu à la fin des hectisies.

La face était pâle, les paupières étaient un peu gonflées, et les lèvres n'avaient plus de coloris.

Le pouls, encore vif, dépassait cent soixante par minute; la peau était chaude.

La présence du séton m'annonçant les soins d'un chirurgien, ce qui d'ailleurs me fut confirmé par le père de l'enfant, je refusai de me mêler de ce traitement et de revenir vers la malade, ne voulant ni faire de la médecine souterraine, ni contrecarrer les vues d'un confrère, ni même porter aucun diagnostic ou pronostic qui pourrait influer sur la confiance qu'on avait et qu'on devait avoir dans le docteur ***. Je déclarai donc qu'il fallait suivre en tout les conseils de ce dernier, et que je ne pouvais me charger de cette maladie que dans le cas où on l'aurait remercié de ses soins passés et averti qu'on désirait changer de méthode.

Là-dessus on me dit que le docteur avait jugé le cas incurable; que depuis huit jours il n'avait pas reparu, et qu'il avait dit qu'il était même trop tard pour recourir à une amputation.

Sur ce propos, j'ajoutai que si l'on venait chez moi me demander un remède, là je ne me sentais pas en droit de le refuser, parce que je donne consultation et remède à quiconque me les demande dans mon cabinet; mais qu'il n'en était pas de même des visites que je ne faisais pas là où un confrère était établi. Par forme d'essai, et d'après le mauvais pronostic du docteur ***, on se présenta chez moi et on me demanda une poudre homœopathique pour l'enfant. J'en donnai cinq (je dirai plus tard ce qui y entrait), pour cinq jours consécutifs.

L'effet en fut prodigieusement bon. Dès la première nuit, l'enfant dormit, ce qu'elle ne faisait jamais; peu à peu on vit reparaître de la gaîté et un peu de force. Au bout des cinq jours, le 10 février, elle se fit asseoir et maintenir assise, chose qui n'avait point eu lieu depuis le 12 décembre, où la douleur l'avait forcée de rester constamment sur son dos, la tête basse; elle avait aussi légèrement remué la jambe, ce qu'auparavant elle ne pouvait faire en aucune façon; la suppuration était tout aussi copieuse et fétide, mais plus consistante.

J'avoue que ce rapport me surprit étrangement; quelque confiance que j'eusse dans le remède que j'avais donné, je ne m'attendais point à un changement si prompt; je croyais que plusieurs semaines seraient nécessaires pour amener une amélioration sensible. Aussi ne pus-je résister à la curiosité de voir l'enfant, et juger par mes propres yeux de la vérité d'un rapport si satisfaisant. J'allai donc visiter la petite Susanne pour mon instruction, et non pour offrir mes soins.

10 février. Tout ce qu'on m'avait dit était vrai; la malade me reçut presque riante; elle était assise sur son lit et jouait avec quelques brimborions. Je soulevai le drap et lui vis exécuter un

très-léger mouvement avec la jambe, ce qui me rassura contre toute idée d'inflammation articulaire.

Comptant laisser agir le premier médicament sans en redoubler la dose, et croyant pouvoir subvenir momentanément à la grande déperdition qu'amenait l'énorme quantité de pus; reconnaissant un pouls déjà moins fréquent, la face moins abattue et les lèvres moins pâles, je crus devoir (le docteur *** n'ayant rien prescrit), donner *china*, ce que je fis chez moi, où se présentèrent les parens.

12 février. Le père vint me dire qu'il avait remercié le docteur, et qu'il me priait de vouloir bien me charger seul du traitement, dont il n'hésitait pas à attendre une heureuse issue, vu l'immense et prompt changement qui s'était opéré aussitôt qu'un de mes remèdes avait été donné. Il ajouta que la nuit dernière, la petite malade avait eu de violens maux de ventre, suivis, le matin, de vomissemens d'eau verdâtre. J'attribuai ces douleurs à *china*, qui, apparemment n'était pas nécessaire, et je fis précéder ma visite d'un globule *hyoscyamus*.

Maître désormais du traitement, je n'hésitai pas à visiter l'intéressante petite fille, que je ne trouvai pas sensiblement affaiblie par les douleurs de ventre et les vomissemens. Comme chacun s'y attend, j'enlevai immédiatement le séton, qui fut suivi d'un énorme flot de pus verdâtre, mêlé d'air; je fis continuer l'application déjà existante d'un grand cataplasme, tout le tiers inférieur de la cuisse, le genou et le tiers supérieur de la jambe étant rouges, presque comme érysipélateux.

Jusqu'au 15, je la vis chaque jour, et à ma grande satisfaction, l'inflammation et le gonflement diminuèrent graduellement, ainsi que la douleur; ce qui me porta à croire que le séton, loin d'être là un remède, y avait été une cause de mal, un agent physique d'irritation et partant de la suppuration; que, bien loin de favoriser l'issue de celle-ci, il lui était un obstacle constant, ce dont j'avais pu juger par l'énorme quantité de matière qui avait suivi la mèche, et dont auparavant on ne parvenait jamais à procurer l'évacuation. J'étais donc déjà le bon médecin par cela seul que je délivrais la malade d'un corps étranger propre à augmenter notablement la fièvre et ses conséquences; en effet, le pouls avait déjà baissé d'environ quarante pulsations, quoique la douleur fût encore si forte aux condyles du fémur évidemment gonflés, qu'on ne pouvait aucunement les toucher, et que le moindre mouvement de la jambe y fût très-douloureux. Malgré cet appareil de souffrances, la gaîté de l'enfant était revenue au point qu'elle chantait; c'était déjà tout une résurrection, mais ce n'était point encore une guérison. Ce jour-là, le 15, je donnai un antipsorique à répéter chaque matin.

Le 20, il me parut que la cuisse augmentait de volume au lieu de diminuer, et j'appris que le remède ayant été interrompu un seul jour, la suppuration était redevenue abondante; je revins au premier remède, dont l'enfant dut prendre une dose chaque jour.

Le 26, il s'opérait un grand changement; la suppuration n'était abondante que tous les deux jours; le volume général de la cuisse me parut augmenté; mais, pouvant la palper, ce que je n'avais encore pu faire, je crus être en droit de diagnostiquer que la maladie était une périostite, et non une ostite; en d'autres termes, que la portion osseuse et dure du fémur n'était pas essentiellement atteinte, mais bien la portion molle seulement; en sorte que je n'avais affaire ni à une nécrose ni à une carie, ce qui me promettait les plus grandes chances de guérison radicale. Déjà l'enfant faisait exécuter à sa cuisse de légers mouvemens de rotation, et elle permettait qu'on l'assît sur un vase pour faire ses déjections, que, jusqu'à ce jour, étant couchée, elle avait toujours rendues dans ses linges. Ce jour-là je donnai *assa fœtid.* cinq doses, une par jour.

Le 28, l'amélioration de la cuisse me parut aussi notable que rapide. Les mouvemens étaient plus libres et plus étendus; la suppuration moindre; l'enfant se soulevait elle-même sur ses poignets pour laisser placer le vase; mais elle avait repris de la fièvre, et avec elle, la toux accompagnée de crachats, et elle ne reprenait pas de chair, quoiqu'elle mangeât beaucoup. Je craignis fortement d'avoir le chagrin d'être témoin d'une de ces métastases si fréquentes en pareil cas, où la cessation d'une violente inflammation avec suppuration d'une extrémité, est suivie d'un transport, dirai-je, de la maladie sur la poitrine qui ne tarde pas à emporter le malade. Je donnai alors *aconit.* dans l'eau, dont elle devait prendre une cuillerée à café toutes les deux heures, ce qui dura jusqu'au 8 mars. Ce jour, je trouvai une très-grande amélioration dans l'état de la cuisse, dont la suppuration diminuait tous les jours, tandis que la toux était graduellement moins forte; je répétai le premier antipsorique.

10 mars. On me dit que la suppuration était presque nulle; je dis *on me dit*, car à ma visite je ne trouvai pas l'enfant chez elle; elle s'était fait porter à la promenade. A la promenade! cette malade qui précisément un mois auparavant avait été jugée par son précédent médecin morte ou mourante. En effet, on m'apprit alors que dans la première semaine de mon traitement, ledit docteur était revenu et avait dit au père : « J'ai cherché votre petite sur la liste des morts, et ne la trouvant pas, je viens la voir encore une fois. » Sur quoi la voyant un peu mieux qu'il ne s'y attendait, il avait ajouté : « Elle en a encore pour quinze jours. » Ainsi son pronostic était le plus fâcheux possible, en suivant les règles et le traitement de l'école; et l'homœopathie, en y appliquant ses données et sa thérapeutique, lui a apporté le plus complet démenti.

Le 12, j'appris qu'elle se faisait porter tous les jours à la promenade, et qu'elle se mouvait avec aisance et sans douleur dans son lit, où elle était naguère clouée.

Le 19, je la trouvai assise sur le plancher, où elle se traînait seule; le volume de la cuisse diminuait de haut en bas; les condyles restant encore volumineux; on pouvait manier et mouvoir ce membre dans tous les sens; la toux était très-rare.

Le 25, elle marcha soutenue sous un bras et s'appuyant de l'autre main sur ma canne; l'extrémité malade manquait, il est vrai, totalement de force; mais elle n'était plus douloureuse et n'avait pas un volume de beaucoup plus considérable que l'autre; toute suppuration avait disparu, et la toux était extrêmement rare.

Un mois après, l'enfant vint chez moi, à pied, de l'autre extrémité de la ville, s'appuyant sur une petite canne à corbin, non à raison de la douleur, il n'y en avait plus, mais bien à cause de la faiblesse. Les condyles étaient encore trop volumineux pour permettre à la jambe de prendre sa position naturelle; celle-ci formait donc un angle avec la cuisse, et la pointe du pied seul touchait le sol; mais cette faiblesse n'était pas telle que je ne pusse faire courir l'enfant sans canne dans mon appartement.

L'amélioration a continué, et maintenant cette jeune et intéressante fillette court et s'amuse avec les autres enfans comme si jamais elle n'avait été malade.

On pourra peut-être objecter que l'homœopathie se targue ici d'une guérison qui ne lui revient pas; qu'il a suffi de corriger le premier traitement en enlevant le séton, pour permettre l'évacuation du pus, n'en pas favoriser la reproduction et diminuer l'inflammation de la cuisse, jusqu'à la réduire à rien.

Je serais fort tenté de donner gain de cause à cette objection, car, je le répète, je crois que la maladie avait été primitivement mal traitée, mais elle tombe nécessairement devant l'amélioration si soudaine qui a eu lieu malgré la présence du séton, dès les premières vingt-quatre heures de l'usage du remède que j'ai employé. Or ce remède était *hepar sulphur.* donné et répété par gouttes dans un verre d'eau, de manière que la malade en a pris en totalité plus de 60 gouttes, et ce, avec un succès visible. L'autre antipsorique a été *silicea;* mais, croyant avoir plus à me louer de *hepar sulphur.*, c'est celui que j'ai employé de préférence.

2813e OBSERVATION, PAR LE DOCTEUR HARTMANN (1).

Les affections des glandes et des os sont le plus souvent très-longues à guérir. La plupart du temps, on renvoie les malades un peu soulagés seulement, ce qui doit d'autant moins surprendre que la maladie est très-ancienne.

J'ai eu à traiter quatre sujets attaqués de maladies des os. L'un va déjà beaucoup mieux. Il est très-scrofuleux. Chez deux autres, *silic.*, à doses fréquemment répétées et souvent aussi à

(1) Gazette homœop., vol. XII, pag. 21; 1837.

basse dilution, m'a rendu les meilleurs services ; au moins fit-elle promptement cesser l'enflure et la douleur. Le quatrième, qui souffrait d'un ulcère à l'articulation du coude avec tuméfaction des os et des parties molles, n'a encore pu être soulagé par aucun médicament.

OTALGIE.

2814e OBSERVATION, PAR LE DOCTEUR GRIESSELLICH (1).

F. H., âgée de dix-neuf ans, pâle, jaunâtre, ayant les traits affaissés et la santé fort dérangée, fut atteinte, dans sa quatorzième année, de dartres répercutées par des médicamens appliqués extérieurement. Parvenue à l'âge de quinze ans, elle éprouva de violentes douleurs dans l'oreille gauche, où elle ressentait des élancemens, des battemens et des tiraillemens ; dans le même temps, son nez et ses joues s'enflaient fréquemment. Depuis un an, ces douleurs se faisaient sentir à un degré très-violent ; elles partaient de l'oreille gauche, procédaient de dedans en dehors, et s'étendaient jusqu'au cou, la mâchoire inférieure et la nuque, de manière que la malade ne pouvait se remuer et qu'elle était obligée de rester tranquille et raide ; tout mouvement, tout bruit, tout ébranlement, l'action même de parler, accroissaient ses douleurs, qui augmentaient également quand on touchait au côté gauche de la tête. La douleur était surtout très-violente le matin, entre sept et huit heures ; plus tard, elle diminuait ; après le dîner, elle redevenait plus vive, puis elle s'affaiblissait de nouveau le soir, et elle reprenait beaucoup de violence la nuit dans le lit ; elle réveillait la malade, dont le sommeil était en général fort agité et non réparateur. Le caractère prédominant de la douleur était alors l'élancement. Autrefois la malade était d'un caractère gai ; en ce

(1) Hygea, vol. I, pag. 346 ; 1834.

moment elle était abattue, peu disposée à parler et maussade. Le matin, goût muqueux dans la bouche; obligation de cracher beaucoup, beaucoup de soif, propension à la constipation. Le temps humide était défavorable à la malade; mais le grand air n'aggravait pas le mal. Les règles étaient régulières sous tous les rapports.

Je donnai le 18 décembre, *bellad.* 3/30, et au bout de cinq jours *bellad.* 1/30. Les douleurs furent pendant quelques jours d'une violence extrême, tellement que je cherchai à les calmer par quelques petites doses de café cru que je répétai rapidement (matin et soir). Le 28 décembre, la douleur était quelquefois intermittente; je fis prendre *nux* 30 à faible dose, deux doses à un jour de distance, ce qui fut immédiatement suivi d'un accès des plus violens. Je donnai *pulsat.* 3/30, qui procura un peu de repos.

Une vive affection morale déprimante, éprouvée le 4 janvier, me détermina à employer *ignat.* 12, dont la malade prit trois petites doses dans l'espace de trois jours. Il s'ensuivit du calme, de manière que le 9 janvier, la malade se trouvait dans un état supportable, quant aux douleurs; elle-même s'en félicitait. Le mal avait perdu beaucoup de son intensité; mais l'état général me poussait à combattre l'affection psorique évidente, et pour cela nul moyen ne convenait mieux que *sepia*. Le 9 janvier, je fis prendre *sepia* 2/30. Jusqu'au 14, il n'y eut que des ressentimens rares de douleurs. Le 19 et le 23, je donnai *sepia* 2/30. Le 27, je remarquai que le teint était meilleur; les nuits étaient tranquilles et les douleurs avaient entièrement disparu. Jusqu'au 11 février, tout alla bien; mais la malade se refroidit et fut prise d'un léger accès de douleur. Le 18, *sepia* 2/30, répété le 25 février et le 3 mars.

Le 12 avril, la malade ne se plaignait plus; elle avait l'air de la santé, et son moral était redevenu tranquille. Je ne lui fis donc plus rien prendre. Aujourd'hui, depuis quatre mois, la guérison ne s'est pas démentie.

OTITE.

2815ᵉ OBSERVATION, PAR LE DOCTEUR HARTMANN (1).

B..., femme de quarante et quelques années, faible dès sa jeunesse et d'une humeur très-irritable, était sujette à de violens coryzas. Elle en avait eu un un mois environ auparavant, qui lui avait laissé une dureté de l'ouïe, laquelle avait plutôt augmenté que diminué, malgré tous les remèdes domestiques mis en usage, le thé de sureau et les vésicatoires derrière les oreilles. Il s'y était joint finalement une nouvelle affection beaucoup plus grave qui la força à recourir à la médecine. Appelé le 21 janvier 1821, je trouvai les symptômes suivans :

Violentes douleurs déchirantes otalgiques au fond des deux oreilles, avec bourdonnemens et bruissemens. Les conduits auditifs extérieurs enflés, mais peu enflammés; on en apercevait à peine les traces. Écoulement de sang purulent, surtout quand elle pressait le tragus. Les douleurs devenaient souvent insupportables, lui prenaient toute la tête, lui causaient des étourdissemens et des chaleurs brûlantes; les yeux lui sortaient de la tête, la conjonctive était enflammée et les pupilles dilatées. Dans cet état, elle perdait connaissance; elle parlait à voix basse, mais d'une manière inintelligible; carphologie. Le paroxysme durait une demi-heure, et souvent une heure entière, après quoi elle reprenait connaissance, mais sans que les douleurs cessassent. Dureté de l'ouïe. En éternuant, ce qui lui arrivait souvent, il fallait qu'elle appuyât fortement les mains sur ses oreilles; autrement il lui semblait qu'elles allaient sauter. Les os derrière les oreilles étaient enflés et douloureux, surtout au toucher. Vers le soir, exacerbation des douleurs avec chaleur sèche, brûlante par tout le corps, surtout à la tête et aux mains,

(1) Archives homœop., vol. II, cah. 1, pag. 103; 1823.

sans soif. Manque total d'appétit. Langue chargée, blanche, muqueuse. Pouls plein, rapide, interrompu. Sommeil très-agité, inquiet.

Je lui fis prendre *pulsat.* 12, à cinq heures du soir. Le moment était peu favorable, mais les douleurs étaient trop cruelles pour attendre jusqu'au lendemain matin.

Le lendemain, la malade m'annonça avec un air de satisfaction qu'elle n'avait pu, à la vérité, fermer l'œil jusqu'à sept heures du matin, à cause de l'exacerbation des douleurs, exacerbation qui était allée en augmentant jusqu'à une heure, et qui avait disparu ensuite graduellement. Elle s'était endormie ensuite d'un sommeil doux et réparateur. Ses souffrances avaient beaucoup diminué; les violentes douleurs avaient presque entièrement cessé; plus de bruissemens dans les oreilles; enflure de l'oreille extérieure beaucoup moindre, écoulement peu copieux d'une matière ressemblant à du sérum, et n'ayant lieu que lorsqu'elle se pressait l'oreille, dureté de l'ouïe moins considérable; retour de l'appétit. Le mieux fit des progrès jusqu'au soir, où il se déclara une légère exacerbation moins forte et moins longue que la précédente. La nuit suivante fut tranquille. Le cinquième jour, elle était guérie.

2816ᵉ OBSERVATION, PAR LE DOCTEUR HARTMANN (1).

F., femme alerte, bien portante, âgée de cinquante ans, qui avait passé presque toute sa vie au grand air, et qui n'avait jamais fait de maladies bien graves, fut attaquée subitement, sans prodromes, d'un érysipèle qui en un jour lui couvrit toute la partie supérieure du visage jusqu'à la bouche. Épuisement complet. Inappétence. Insomnie. Constipation et soif ardente. Elle avait envoyé chercher sur-le-champ un médecin, qui avait prescrit des purgatifs, des vésicatoires et des bains de pieds avec de la moutarde. Le second jour déjà, l'érysipèle avait disparu. Mais une maladie bien autrement dangereuse se déclara à la

(1) Archives homœop., vol. V, cah. 2; pag. 69; 1826.

place, et le médecin ayant déclaré que le cerveau était attaqué, sa famille fut si inquiète qu'on me fit appeler aussi. Jamais elle ne voulut m'avouer, lors de ma première visite, qu'elle avait déjà eu une autre maladie. Je trouvai la malade qui se roulait dans son lit de douleur. Elle accusait les symptômes suivans :

Violentes douleurs lancinantes, déchirantes, des deux côtés des tempes, revenant par accès toutes les minutes et laissant dans la tête une sensation comme si toute vie avait cessé. Etat d'hébétement.

A chaque accès, elle portait rapidement ses mains à ses oreilles, indiquant ainsi qu'elle y éprouvait des douleurs. Je les examinai et je trouvai le conduit auditif et toute l'oreille extérienre complètement fermés par une inflammation érysipélateuse qui diminuait l'ouïe.

Violens déchiremens dans les reins, le bras et la jambe droits, en sorte qu'elle pouvait à peine rester un quart d'heure à la même place.

Pas de sommeil, la nuit, à cause de l'agitation, de l'anxiété et d'une sensation comme si tout le sang se portait au cœur. Si elle dormait un quart d'heure, soubresauts causés par l'angoisse, délire, et il lui fallait long-temps pour se remettre.

Grande chaleur par tout le corps, la forçant de se jeter de côté et d'autre. Sécheresse de la bouche et du gosier, avec langue fendillée, sale, grise, chargée ; elle demandait souvent à boire, mais ne buvait qu'à petite gorgée.

Sensation de pesanteur et d'abattement par tout le corps. Urine en quantité convenable, rouge, et formant long-temps après un sédiment muqueux, sablonneux. Selle de deux jours l'un, plutôt sèche, sans être trop solide, pénible, ne s'effectuant, qu'après de longs efforts, ce qu'il fallait attribuer non à la dureté des excrémens, mais à l'inactivité des intestins.

Pas d'appétit ; tout la dégoûtait. Si elle mangeait, goût muqueux dégoûtant. Anxiété, humeur larmoyante, crainte de la mort. Ses traits annonçaient l'état de son âme. Je lui donnai *pulsat.* 12, qui répondait assez bien aux symptômes.

L'otite interne et externe disparut dès le premier jour, au

point que l'ouïe revint à l'état normal; les violentes douleurs déchirantes dans les tempes diminuèrent d'heure en heure. Les déchiremens dans tout le côté droit du corps disparurent et la malade dormit quelques heures d'un sommeil réparateur.

Le second jour, l'état continua à s'améliorer; la grande sécheresse de la bouche n'existait plus, et par conséquent le besoin de boire souvent. La langue fendillée, chargée, reprit de plus en plus son aspect naturel. La chaleur sèche du corps disparut. La malade demanda à manger et mangea avec appétit. La sensation d'angoisse et de faiblesse cessa en grande partie; elle pouvait se remuer dans le lit avec plus de facilité; mais par contre, les selles devaient être amenées par des clystères d'eau de savon.

Quatre jours après, la malade essaya de se lever, mais la faiblesse et surtout les vertiges étaient si grands qu'elle ne put marcher sans soutien. L'inactivité des intestins persistant, je donnai *bryon.*, qui acheva la cure en deux jours. La santé n'a pas été troublée depuis.

2817ᵉ OBSERVATION, PAR LE DOCTEUR HORATIIS (1).

Michele de Vito, soldat, âgé de vingt-trois ans, d'un tempérament bilieux, entra à l'hôpital militaire de la Trinité, le 21 avril 1826, atteint d'une fièvre dont il souffrait depuis trois jours. Il avait eu, le 6, la rougeole dont on l'avait parfaitement guéri en trois jours. Le 15, il avait ressenti une vive douleur pongitive et tensive dans l'oreille gauche avec bourdonnement et ouïe dure, pouls fébrile, céphalalgie et inquiétude. Ce fut dans cet état qu'il eut recours à l'homœopathie.

Le malade souffrait beaucoup. On lui donna le 15, dans la matinée, une goutte *acid. phosphor.*, à la dernière dilution. Soupe avec bouillon gras.

Le 16, amélioration notable. La douleur et tous les symptômes concomitans avaient presque entièrement disparu.

(1) Essai de clinique homœopathique, pag. 45; 1828.

Le 17, écoulement d'une matière purulente par l'oreille. Disparition de toute espèce de douleur. Portion entière.

Le 20, *staphys.* à la dernière dilution.

Le 25, exacerbation générale. *Pulsat.* Même régime.

Le 2 mai, guérison parfaite et sortie de l'hôpital.

2818e OBSERVATION, PAR LE DOCTEUR GROSS (1).

H., paysan robuste, d'une trentaine d'années, fut atteint l'été passé, vraisemblablement à la suite d'un refroidissement, d'une affection très-douloureuse, rhumatismale, d'après sa description, dans l'aponévrose du muscle sternocléidomastoïde. Les parties attaquées ne tardèrent pas à enfler d'une manière considérable, et le malade crut devoit consulter un médecin de la ville voisine. Celui-ci regarda le mal comme de peu d'importance, et lui conseilla d'appliquer une cantharide sur la partie affectée. Il le fit, mais la douleur et l'enflure augmentèrent. Il retourna donc chez son médecin, qui lui donna de nouveau des cantharides. L'état ne fit qu'empirer, et le malade résolut de se guérir lui-même au moyen de la chaleur extérieure. Il ne parvint ainsi qu'à aggraver les symptômes. Enfin il s'adressa à moi.

L'enflure prenait tout le côté droit du cou, l'oreille et les parties voisines jusqu'à l'insertion du muscle temporal ; elle était grosse comme le poing. L'oreille était proéminente et pendante. Aussi dure que de la pierre, la tumeur était rouge, enflammée, et lui causait des douleurs insupportables au moindre toucher. Par elle-même, elle était déjà douloureuse, comme déchirée et ulcérée. Le malade ne pouvait dormir la nuit. Cependant les parties internes de l'oreille paraissaient peu attaquées. Pouls dur et plein. Urine assez rouge; pas d'appétit. Le reste à l'état normal. Le malade avait un caractère doux et facile.

Je lui fis prendre le matin *tr. pulsat.* 3/12, qui n'enleva l'inflammation que du cou et de l'oreille, lesquels avaient été attaqués en dernier lieu. Le reste de la tumeur resta telle qu'elle était. Au bout de huit jours, elle paraissait seulement

(1) Archives homœop., vol. VII, cah. 2, pag. 52; 1828.

plus près de venir à suppuration. Je fis appliquer pendant une couple de jour des cataplasmes chauds qui la réduisirent de moitié. La fluctuation étant sensible, j'ouvris l'abcès, et il en sortit une grande quantité de pus. Cependant la dureté étant encore considérable, je fis continuer l'usage des cataplasmes, mais je ne réussis qu'en partie. Il se forma une ou deux ouvertures qui donnèrent de nouvelles issues au pus, mais la tumeur resta dure et considérable dans la région de l'insertion du muscle temporal. Il se forma des fistules à bord calleux d'où suintait une matière séreuse claire. Le malade ne souffrait plus, mais pour peu qu'il se découvrît, il éprouvait dans les parties affectées de longs tiraillemens.

Tous les remèdes ordinaires ne produisirent rien, et au bout de quelques semaines la tumeur était devenue plus dure encore, presque calleuse. Je suis presque certain qu'une consultation d'allopathes se serait décidée pour des frictions mercurielles. Quant à moi, je crus devoir recourir aux antipsoriques, et je donnai *silic.* 1/18. Il ne fut pas nécessaire d'en administrer une seconde dose. La dureté et l'enflure commencèrent aussitôt à diminuer; les fistules se fermèrent d'elles-mêmes, et en trois semaines le malade fut parfaitement guéri.

2819ᵉ OBSERVATION, PAR LE DOCTEUR BETHMANN (1).

Au mois de février 1826, on me fit appeler auprès d'une petite fille de douze ans, chez laquelle, à la suite d'un refroidissement, venait de rentrer la rougeole, qu'elle avait depuis quinze jours.

Elle entendait mal et ressentait des déchiremens de plus en plus violens dans la tête, mais surtout dans et derrière l'oreille droite, d'où coulait depuis quelques jours une sérosité aqueuse, jaunâtre. La région derrière l'oreille était fortement enflammée et enflée.

Depuis huit jours, elle avait entièrement perdu l'appétit. La bouche était sèche, sans soif; la face vultueuse et d'un rouge foncé. Peau sèche. Pouls petit, dur, donnant cent dix pulsa-

(1) Archives homœop., vol. VIII, cah. 3, pag. 144; 1829.

tions par minute. Insomnie complète depuis quarante-huit heures.

Je fis mettre de côté les sudorifiques et les cataplasmes, qui n'avaient pas empêché l'état d'aller en empirant, et huit heures après, j'administrai *pulsat.* 12.

Les symptômes les plus graves avaient disparu le second et plus encore le troisième jour.

La malade, qui pouvait se lever et se promener par la chambre, s'étant exposée le quatrième jour à un brusque changement de température, ne tarda pas à porter la peine de son imprudence. Au bout de quelques heures, elle éprouva de violens déchiremens dans la mâchoire et les muscles, lesquels offraient tous les caractères d'un trismus à un haut degré.

On me fit prévenir. J'envoyai *bellad.* 30.

Quelques heures après la prise du médicament, les crampes dans les muscles diminuèrent. Au bout de vingt-quatre heures, tout danger avait disparu et la malade mangea avec appétit d'une soupe peu épaisse. La guérison fit dès-lors des progrès rapides, et sans autre médicament, toute trace de la maladie avait disparu huit jours après.

2820e OBSERVATION, PAR LE DOCTEUR BETHMANN (1).

M. W., petite fille de sept ans, fut prise pendant un rude jour d'automne de frisson, de chaleur, de soif, avec rougeur de la face, céphalalgie, maux de ventre, élancemens dans la poitrine, déchiremens et élancemens dans le conduit auditif droit. Cruels bruissemens dans l'oreille avec insomnie. Ces derniers symptômes se déclarèrent la nuit.

L'état n'ayant fait qu'empirer pendant vingt-quatre heures, on m'appela.

Une petite dose *aconit.*, administrée à cinq heures du soir, fit diminuer la chaleur et les douleurs de poitrine, ainsi que les bruissemens dans l'oreille, mais elle eut moins d'effet sur les élancemens. Je la laissai agir pendant vingt-quatre heures.

(1) Annales homœop., vol. II, pag. 203; 1831.

Le soir, la malade se plaignit d'exacerbation, de déchiremens, d'élancemens et de bruissemens dans l'oreille, qui lui faisaient souvent pousser les hauts cris.

Je lui fis prendre *pulsat.* 15. Deux heures après, diminution graduelle des symptômes avec léger saignement du nez.

Le lendemain, je ne la trouvai pas au logis. Elle était et resta guérie.

2821e OBSERVATION, PAR M. TIETZE (1).

Un valet d'écurie âgé de vingt-cinq ans, blond, robuste, au visage rose et frais, fut pris à la suite d'un refroidissement de violentes douleurs dans l'oreille. On me fit appeler.

Ce jeune homme pléthorique était en proie à une fièvre brûlante; face brûlante et rouge par momens; la peau de tout le corps sèche et brûlante, pouls dur, grand, battant comme une corde métallique sous la pression du doigt, et un peu plus fréquemment que dans les jours de santé. Tête entreprise, langue blanche, chargée, goût fade, pas d'appétit, pas d'envie de fumer, peu de soif. Pas de selle depuis vingt-quatre heures. Frisson extraordinairement violent et pâleur subite du visage suivie d'une forte rougeur et d'une chaleur brûlante générale. Pas de sommeil, agitation. Jactation violente, douleurs déchirantes et lancinantes dans le conduit auditif de l'oreille droite, s'étendant jusque dans les os de la tête du même côté, lui faisant pousser les hauts cris. La région au dessous de l'oreille enflée, mais élastique, et un peu douloureuse au toucher. Dans le conduit auditif lui-même, grande quantité de cérumen liquide strié de sang. Le malade ne pouvait rester levé, et n'avait pas un instant de repos au lit.

Je lui donnai à midi, douze heures après l'invasion de la maladie, le 7 novembre 1831, *aconit.* 5/24, et sept heures après, *bryon.* 4/30.

Aconit. opéra une exacerbation considérable. Les douleurs devinrent atroces, la chaleur insupportable. Après *bryon.*, l'a-

(1) Annales homœop., vol. IV, pag. 35, 1833.

mélioration fut rapide, et le malade put dormir la nuit et vers le matin.

Le 8, après-midi, pouls normal, peau sur tout le corps chaude seulement et humide. Disparition du froid, selle le matin, douleur dans l'oreille beaucoup moindre, il ne souffrait plus ni du visage ni des os de la tête, cependant il éprouvait encore des accès d'élancemens à travers toute l'oreille, mais beaucoup moins violens que la veille. Plus d'appétit, mais pas encore d'envie de fumer. Langue encore un peu chargée et blanche. L'enflure au dessous de l'oreille dans la région de la parotis avait disparu.

Le 9, à midi, fréquens et violens élancemens et déchiremens dans l'oreille depuis la nuit précédente, pas de trace de fièvre, mais pouls un peu plus irrité que la veille. Je donnai *bellad.* 4/30.

Le 10, amélioration nouvelle.

Le 11, douleurs plus violentes la nuit précédente et dans la matinée. Les parties extérieures de l'oreille brûlantes, rouges et enflées; pour la première fois, élancemens dans ces parties et dans le conduit auditif, qui était sec et resserré. Je donnai, le matin, *pulsat.* 4/12.

Le soir déjà, état très-supportable, pas de trace de fièvre, oreille plus pâle et moins douloureuse.

Le 13, quarante-huit heures après l'administration de *pulsat.*, je trouvai le malade très-bien portant. Appétit bon, l'enflure, la rougeur, la douleur dans les parties extérieures de l'oreille avaient disparu, à peine éprouvait-il encore de temps en temps un léger élancement dans le conduit auditif, sommeil bon.

Deux jours après, il retourna travailler dans les champs sans se ressentir en aucune façon de sa maladie.

2822e OBSERVATION, PAR M. N.-G. (1).

J. B., forgeron de cinquante-quatre ans, maigre, grêle, pâle, colérique, très-adonné à la boisson, me fit appeler au sujet d'un mal d'oreille qui lui était venu la veille à cinq heures du matin,

(1) Annales homœop., vol. IV, pag. 190; 1833.

Il avait éprouvé, sans cause, une violente douleur dans l'oreille droite, comme une constriction, laquelle lui avait fait perdre presque connaissance et n'avait pas cessé depuis. Il faisait peine à voir. Il ne pouvait ni manger ni travailler, et était prêt, disait-il, à tomber dans le désespoir, si on ne venait promptement à son aide. Je lui donnai sur-le-champ *nux vom.* 3/24. Le lendemain, sa femme vint m'annoncer qu'une demi-heure après la prise du médicament, la douleur avait disparu et qu'elle n'était pas revenue depuis. Elle me demanda donc encore quelques poudres pareilles pour prévenir toute rechute. Je lui en donnai. Le troisième jour, elle revint m'annoncer que son mari était retombé malade après s'être refroidi la veille au soir. Bientôt après le refroidissement, violens déchiremens dans les dents, et dans tout le côté droit du visage, élancemens douloureux dans l'oreille gauche, qui était rouge et enflammée. Des cataplasmes chauds avaient un peu diminué la douleur et l'inflammation; mais elles persistaient néanmoins. Selles et appétit assez réguliers. Je lui envoyai *chamom.* 9. Le lendemain on vint me dire que la poudre n'avait rien produit. La douleur avait reparu le soir accompagnée de frissons et avait duré jusqu'après minuit. Il se formait derrière l'oreille des stries rouges, si l'on y passait le doigt même légèrement. J'envoyai *pulsat.* 14. Le soir même, la douleur et le frisson cessèrent, et le malade dormit très-bien.

Mais trois jours après, on vint m'annoncer que les symptômes suivans s'étaient déclarés à la suite d'un chagrin qu'il avait éprouvé la veille au soir: grande anxiété, la nuit, avec sensation comme si la transpiration allait s'établir, grand abattement, pesanteur dans tout le corps, surtout dans la tête, beaucoup d'agitation, rêves. Il n'avait ni faim ni soif. Le matin, somnolence; il ne voulut pas se lever. Une dose *aconit.* 24 enleva ces accidens.

2823e OBSERVATION, PAR LE DOCTEUR KNORRE (1).

Inflammation de l'oreille et du conduit auditif externe, avec

(1) Gazette homœop., vol. V, pag. 310; 1834.

douleurs tiraillantes, convulsives, dans l'intérieur de l'oreille, etc. Ici *pulsat.* surtout est indiquée, ou bien dans les douleurs d'oreilles rhumatismales, violentes, principalement le soir et pendant la nuit, avec dureté de l'ouïe, bourdonnemens d'oreilles, endolorissement des alentours de l'oreille, élancemens, tiraillemens, pesanteur dans la tête.

2824e OBSERVATION (1).

Thérèse K., âgée de 21 ans, avait eu la rougeole dans sa quatrième année, mais s'était toujours bien portée du reste et avait toujours eu des menstrues régulières.

Quinze jours auparavant, elle avait été prise de douleurs dans l'oreille et dans la gorge en avalant. L'abcès avait crevé en dedans, et elle s'était trouvée mieux. Mais depuis quelques jours, les douleurs avaient augmenté de nouveau et la déglutition était redevenue difficile. La malade se plaignait d'une chaleur brûlante dans le côté gauche du visage, surtout dans l'oreille. Appétit et selles bons. Sommeil troublé par des douleurs continuelles. Douleurs lancinantes dans l'oreille et sensation comme si quelque animal y rampait. Ecoulement d'une sérosité liquide, puante. L'oreille gauche et les parties avoisinantes douloureuses. Gorge légèrement rouge et muqueuse, bruissement dans l'oreille.

Après une dose *pulsat.*, l'état s'améliora beaucoup; en quatre jours, les douleurs disparurent et quelques jours après, il ne restait plus de trace de la maladie.

2825e OBSERVATION, PAR M. TIETZE (2).

Joseph St., âgé de dix ans, avait eu un mois auparavant la rougeole, qui s'était passée sans accident, mais qui lui avait laissé cependant un écoulement purulent par l'oreille droite. Il se plaignait d'élancemens dans cette oreille, entendait bien les sons, mais ne distinguait pas les mots. Depuis long-temps déjà, il avait une teigne qui augmentait presque toutes les années au

(1) Annuaire de l'Institut homœop., II, pag. 162; 1834.

(2) Communications pratiques de Thorer, vol. II, pag. 41; 1835.

printemps. Le cuir chevelu était couvert en plusieurs endroits de croûtes sèches, épaisses.

Il prit, le 4 mars 1834, *calcar.* 1/30 dans ℥ jv d'eau, une cuillerée par jour.

Au bout de quelques jours, l'écoulement cessa. La solution consommée, l'ouïe de l'oreille malade était un peu meilleure, les croûtes toutes sèches du cuir chevelu commençaient à tomber; une place ulcérée à l'oreille droite, résultat de l'écoulement, était guérie.

Je répétai la solution le 18 mars.

Le 3 avril, le malade entendait de l'oreille malade, pourvu qu'on parlât un peu haut. La teigne était parfaitement guérie. Il se plaignait de fourmillemens dans l'oreille.

Je lui donnai, le 4, *calcar. carb.* 1/30 dans ℥ jv d'eau. Le 31 mai, après avoir pris la solution, il était parfaitement guéri.

2826e OBSERVATION, PAR M. TIETZE (1).

Jeanne Elisabeth Henke, d'Ebersbach, blonde, robuste, d'un tempérament sanguin, âgée de dix-sept ans, souffrait depuis trois jours par un temps humide et froid, de

Déchiremens et élancemens dans le conduit auditif droit. Craquemens dans l'oreille en mâchant. Glandes salivaires de l'oreille enflées, mais molles et indolentes.

En entrant dans une chambre, en sortant du grand air ou en se mettant au lit, après s'être échauffée, les douleurs étaient plus violentes. Elles étaient également plus intenses le matin que le soir. Alternatives de frissons et de chaleurs. Douleurs lancinantes dans le côté droit du front et dans la tempe. Elle était comme ivre. Déchiremens dans les os du visage et derrière l'oreille malade. Pouls irrité, dur. Face plus rouge que dans les jours de santé.

Elle reçut à huit heures du matin et à deux heures après midi, *aconit.* 2/30; le soir, *nux vomic.* 2/30, le 17 avril 1834.

Le 18, les déchiremens et les élancemens dans l'oreille et le

(1) Communications pratiques de Thorer, vol. II, p. 180, 1835.

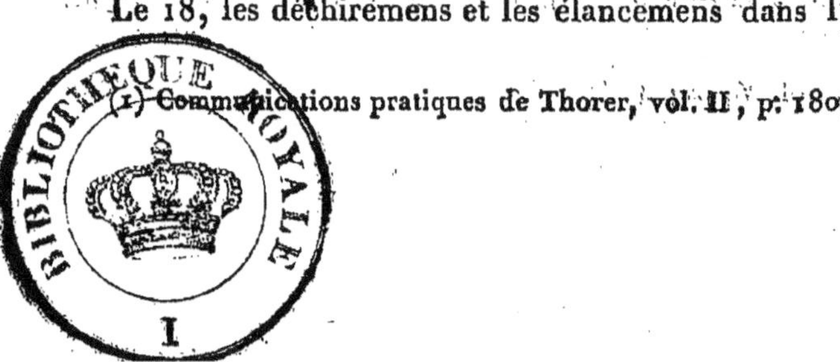

visage avaient beaucoup diminué. De l'oreille coulait une matière blanche, purulente.

Le 21, la malade n'éprouvait plus d'élancemens qu'en mâchant. L'écoulement purulent par l'oreille continuait. Tous les autres symptômes avaient disparu.

Je lui fis prendre le soir *sulphur*. 2/30. Trois ou quatre jours après, elle fut guérie parfaitement et d'une manière durable.

2827[e] OBSERVATION, PAR LE DOCTEUR SCHROEN (1).

La maladie appelée otite consiste en une dureté de l'ouïe d'une ou des deux oreilles, sans douleur ou simplement avec une sensation de plénitude ou de la présence d'une valvule dans l'oreille. Elle se déclare à la suite d'un refroidissement. De temps en temps, le malade entend, surtout en avalant, un craquement dans l'oreille qui se modifie selon que la dureté de l'ouïe augmente ou diminue.

Cette maladie ne s'est offerte à moi que chez des sujets scrofuleux, et a pour cause, vraisemblablement, l'obstruction de la trompe d'Eustachi par de la mucosité jointe au rétrécissement des trous produit par la dissolution inflammatoire de la membrane muqueuse.

J'ai eu à traiter de ces maladies à différens degrés. *Pulsat*. 3, à doses répétées fréquemment, tous les jours même, m'a rendu d'excellens services. Dans un seul cas, tout récent, et qui se faisait remarquer par l'accroissement de la salivation en une sensation tensive dans la région de l'orifice de la trompe d'Eustachi, *pulsat*. ne produisit les effets que j'en attendais, que lorsque j'eus administré quelques doses *mercur solub*. 1 gr. 1/2.

Dans une affection pareille, caractérisée par des douleurs plus fortes et une dureté d'ouïe moindre et qui avait plutôt son siége dans la partie extérieure de la membrane muqueuse, *pulsat*. empêcha la formation des abcès qui s'y joignaient souvent et enleva bientôt la maladie. Mais si l'abcès s'est une fois formé, et si la dureté d'ouïe produite par des causes mé-

(1) Hygea, vol. V; pag. 464; 1837.

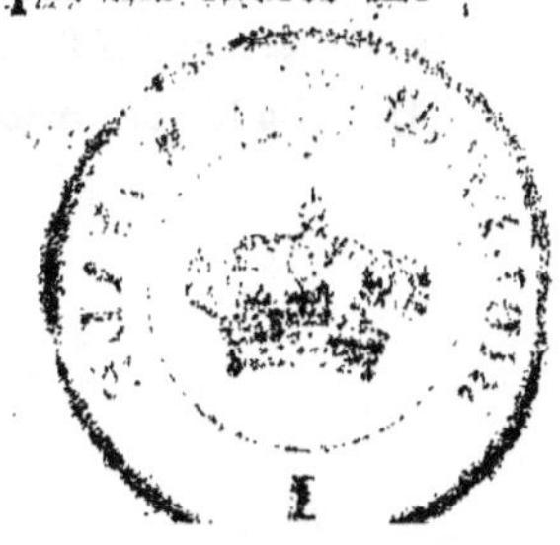

caniques, s'est développée déjà, tous les remèdes intérieurs ne servent plus de rien, et il faut recourir à des cataplasmes émolliens. *Silicea* convient plus tard.

2828e OBSERVATION, PAR LE DOCTEUR WEBER (1).

J'ai guéri au moyen de *aconit.*, *pulsat.* et *sulphur*, plusieurs cas d'inflammation de l'organe de l'ouïe, avec douleurs extrêmement violentes dans l'intérieur de l'oreille, au point que les malades craignaient de devenir fous; bruissemens, battemens, brûlemens; fouillemens dans l'oreille. Pas un instant de repos la nuit, à cause des douleurs dans l'intérieur de l'oreille.

2829e OBSERVATION, PAR LE DOCTEUR HEICHELHEIM (2).

Dans un cas d'inflammation intérieure de l'oreille, suite d'un violent refroidissement, chez un jeune homme robuste de vingt-quatre ans, avec violentes douleurs déchirantes et martelantes dans l'oreille et la partie voisine de la tête, si terribles que le malade se roulait par terre, une seule dose *pulsat.* 30 enleva les douleurs en quelques heures. Le lendemain, le malade était guéri et put entreprendre un voyage. Le soir, la douleur reparut. Comme il était loin de moi, il se fit traiter allopathiquement et fut guéri après huit jours de souffrances indicibles.

2830e OBSERVATION, PAR LE DOCTEUR CROSERIO (3).

Dans la dernière épidémie de grippe, madame ***, âgée de cinquante ans, tempérament nerveux très-impressionnable, fut atteinte de l'épidémie de la manière la plus subite et la plus grave : coryza, fièvre, douleur de poitrine, toux, mal de tête violent, faiblesse excessive, dégoût des alimens, soif et sécheresse de la gorge : *aconit.*, ensuite *bellad.*, diminuèrent la fièvre et la sécheresse du gosier; mais la douleur à la gorge ne fit qu'augmenter, et il s'y joignit une douleur atroce à l'oreille droite à arracher des cris, qui s'étendait au côté du cou et à tout

(1) Archives homœop., vol. XVI, cah. 1, pag. 81; 1837.

(2) Hygea, vol. VI, pag. 197; 1837.

(3) Bibliothèque homœop., nouv. série, vol. I, pag. 31; 1837.

le côté de la tête et de la face ; ces douleurs étaient augmentées en avalant, et surtout en parlant. *Pulsat.*, *ignat.*, *mercur.* et *hepar sulphur.*, employés pendant plusieurs jours, ne produisirent absolument aucun effet. La maladie ne faisait que s'aggraver ; la fièvre était revenue très-forte, avec subdélire, insomnie complète : tout annonçait un danger imminent. Je mis *mangan. carbon.* 30 gutt. 1 dans un verre d'eau, à prendre par cuillerée à café, toutes les demi-heures. Dès la première prise, la violence des douleurs se calma ; la nuit, il y eut plusieurs heures de sommeil, et le lendemain matin, tout danger avait cessé. Le jour, il y eut un peu de suppuration épaisse par l'oreille. Continuée pendant huit jours, *mangan.* amena la guérison complète. On n'eut pas besoin d'autre médicament pour combattre une maladie, la plus grave de toutes celles que j'ai observées dans l'épidémie.

OTORRHÉE.

2831e OBSERVATION, PAR LE DOCTEUR SCHWAB (1).

Un petit garçon de cinq ans, scrofuleux, avec leucoma sur la cornée des deux yeux, en sorte qu'il ne voyait que très-peu d'un œil et pas du tout de l'autre, fut pris d'un écoulement purulent, infect, copieux par les deux oreilles. En même temps, dartres jaunes, humides aux oreilles et dureté de l'ouïe. *Tr. sulphur.* 2/30, diminua en deux jours l'écoulement et améliora l'ouïe. Les dix jours suivans, l'état ayant empiré de nouveau, je lui fis prendre *bellad.* 2/30. Au bout de dix-huit jours, l'otorrhée avait considérablement diminué, et les dartres commençaient à disparaître. Je répétai *bellad.* Dix jours après, il ne restait plus de trace de la maladie.

J'administrai alors contre le leucoma *euphras.* 2/30 et *cannab.* 2/6, à des intervalles de huit jours, mais sans résultat.

(1) Hygea, vol. II, pag. 264 ; 1835.

2832e OBSERVATION, PAR LE DOCTEUR SCHWAB (1).

Un enfant d'une huitaine d'années qui était atteint d'une otorrhée purulente infecte, reçut *bellad.* 2/30, et fut guéri en peu de jours.

2833e OBSERVATION, PAR LE DOCTEUR SCHWAB (2).

Une petite fille de sept ans, qui avait déjà souffert des scrofules sous toutes les formes, était atteinte d'une otorrhée. *Bellad.*, répétée souvent et interposée entre *assa*, *staphys.*, *tr. sulphur.*, *silic.*, *mercur. solub.*, *natrum*, ne produisit rien. *Staphys.* et *sepia* n'opérèrent aucune amélioration. Les autres remèdes ne parurent arrêter le mal que pour peu de temps. Un phénomène singulier, c'est que si, quelque amélioration s'étant déclarée, je ne donnais rien ou si je répétais le remède, l'état ne tardait pas à s'exacerber de nouveau. *Silic.* seule fit exception. Elle diminua non seulement de moitié la quantité de pus, mais modifia même les caractères du sérum, qui parut moins sanguinolent. J'espérais arriver à une guérison complète en continuant l'administration de ce médicament; mais je fus trompé dans mon attente.

OVARITE.

2834e OBSERVATION, PAR M. HUCKERT (3).

La femme L..., de N., âgée de vingt-six ans, était accouchée heureusement depuis la fin de novembre 1822; les couches s'étaient passées de la manière la plus régulière, lorsqu'après quel-

(1) Hygea, vol. II, pag. 264; 1835.
(2) *Ibid.*, pag. 265.
(3) Archives homœop., vol. II, cah. 2, pag. 118; 1823.

ques jours de santé, s'étaient manifestés des phénomènes morbides, tels que céphalalgie lancinante, manque d'appétit, selles pressantes, insomnie, chaleur avec rougeur de la face et soif, forte sueur en se remuant dans le lit, grande faiblesse. Elle allaitait, les lochies étaient normales. Elle s'adressa donc à moi, et je lui fis prendre, le 7 décembre au soir, *nux vomic.* 15. Les symptômes disparurent en quelques heures, de sorte que le lendemain elle put se lever et vaquer à ses affaires. S'étant refroidie bientôt après, elle fut prise de violentes coliques qui augmentaient de jour en jour et qui la forcèrent à avoir de nouveau recours à la médecine, le 2 janvier 1823.

Déchirement dans le front, comme s'il allait éclater. Peu d'appétit et goût amer. Violentes coliques. A l'approche de l'accès, émission de quelques vents, puis violentes tranchées, comme si on lui coupait le ventre. Elle ne trouvait de soulagement dans aucune position. La douleur lui faisait pousser les hauts cris; elle était désespérée. En même temps que les tranchées, violens élancemens dans la région de l'ovaire droit se changeant finalement en douleurs brûlantes. Ils se faisaient souvent sentir aussi sans tranchées. En même temps que les tranchées, comme un déchirement dans les jambes, surtout dans la droite. Frissonnement pendant les douleurs, selles molles, mais accompagnées de pincemens et de douleurs contractives à l'anus. Ces accès de coliques se renouvelaient plusieurs fois par jour; mais ils arrivaient souvent aussi la nuit, et épuisaient fort la malade.

Je lui fis prendre, le 2, à quatre heures de l'après-midi, aussitôt après un accès, *colocynth.* 12. Régime purement nourrissant.

Je la revis le 4. Elle se promenait joyeusement dans la chambre, et me dit qu'aussitôt après la prise, elle avait eu un nouvel accès, mais très-faible, au point qu'elle n'y avait pas fait attention. Il n'y en avait plus eu depuis.

Le 9, elle se plaignait d'avoir depuis quelques jours, la nuit, des éructations comme après avoir mangé des œufs pourris. Après avoir mangé, pressions dans le creux de l'estomac. Pressions au fond du bas-ventre; elle devait uriner fréquemment. Toutes ses autres fonctions étaient normales.

Je lui donnai *pulsat.* 9, qui enleva ce reste de maladie. Le 14, elle était parfaitement guérie.

2835e OBSERVATION, PAR LE DOCTEUR KOPP (1).

S., dame de trente-deux ans, d'une constitution délicate, avait depuis long-temps un genre de vie peu convenable, restant constamment au logis à soigner ses enfans. Elle accoucha pour la septième fois, et bientôt après la sortie de l'arrière-faix, on vit paraître une môle suivie d'une violente hémorrhagie de la matrice. Le manque de lait l'avait empêchée de nourrir ses enfans. Depuis ses dernières couches, ses règles, qui avaient toujours été faibles, étaient devenues extrêmement abondantes, reparaissaient tous les mois et duraient long-temps. La malade étant faible et épuisée, je la traitai homœopathiquement par *croc.*, *bryon.*, *chin.*, *platin.*, *sabin.*, *nux vomic.* La menstruation redevint très-modérée; mais lorsque l'écoulement avait cessé, la malade éprouvait de fortes douleurs dans le ventre. Le côté gauche, à l'endroit où est situé l'ovaire, était surtout violemment attaqué. J'administrai des doses homœopathiques de *nux*, mais inutilement. J'eus recours alors à *bryon.*, *sabin.*, *arnic.*, *ipecac.*, *pulsat.*, *chamom.* La douleur alla néanmoins toujours en augmentant. La malade, qui était restée levée jusque-là, fut obligée de garder le lit. Une place de la grosseur d'un écu de six francs au dessus de l'aine droite, précisément à l'endroit où est situé l'ovaire droit, la faisait surtout souffrir. L'attouchement ne me fit découvrir ni dureté ni inflammation de la matrice; le col en était mou et indolent. Il n'y avait pas d'écoulement, mais les parties intérieures étaient brûlantes. Tous ces symptômes annonçaient une inflammation de l'ovaire droit. La maladie, en augmentant, pouvait atteindre par la suite les parties circonvoisines. Les symptômes suivans se déclarèrent en effet; extension plus grande de la plus violente dou-

(1) Faits mémorables dans ma pratique homœop., vol. II, p. 367; 1832.

leur, malaises, vomissemens, fréquens besoins d'aller à la selle, tension et dureté du bas-ventre, aggravation de la fièvre, pouls très-dur, etc.

Les moyens homœopathiques employés jusque-là n'ayant pas été en état d'enlever les violens maux de ventre, quoiqu'il n'existât encore aucune trace manifeste d'inflammation, j'administrai à la malade, la maladie étant évidemment inflammatoire, une petite dose *essent. aconit.* 18, que je répétai plusieurs fois, puis *mercur. solub.*, *bryon.*, *arnica*, etc. Tous ces médicamens restèrent cependant sans résultat. Je me décidai donc à entreprendre un traitement allopathique, et je fis appliquer quatorze sangsues sur la partie malade. Ce moyen n'ayant pas procuré un soulagement satisfaisant, j'eus recours à la saignée et je tirai trente-six onces d'un sang qui se couvrit d'une couenne solide, très-épaisse, après quoi je donnai du calomel avec de la squille et de l'opium, jusqu'à ce que j'en aperçusse les effets sur les glandes salivaires. Ce fut ainsi que je réussis à éloigner le danger. La maladie durait depuis plusieurs semaines; quelques légères récidives cédèrent aux mêmes moyens, sauf la saignée. Outre les remèdes dont j'ai parlé, j'administrai aussi intérieurement de l'ammoniac, de l'huile de ricin, de l'acide prussique, de l'extrait de jusquiame, de l'ipécacuanha, à la dose de 1/12 à 1/16 de grain, et extérieurement j'employai les sinapismes, les vésicatoires, les clystères d'assa fœtida, une mixtion de *empl. hyosc.* et de mercure sur tout le bas-ventre. Afin d'apaiser la sensibilité très-grande des intestins abdominaux, j'administrai avec grand succès des parties égales de *pot. Riverii acet.*, *vin.*, *par.*, *aq. meliss.*, une cuillerée toutes les deux heures. Une infusion de quinquina froide acheva la cure.

La malade ne recouvra la santé que lentement, mais parfaitement.

2836e OBSERVATION, PAR LE DOCTEUR HARTMANN (1).

Il n'y a pas de moyen qui convienne mieux dans l'inflamma-

(1) Sur l'Aconit, la Bryone et le Mercure, vol. II, pag. 49; 1835.

tion de l'ovaire que *bryon.* 12, qui semble y être spécifique, comme je puis le dire avec assez de certitude, d'après un grand nombre d'observations. On paraît l'avoir négligé à tort dans ces derniers temps, pour accorder la préférence à d'autres médicamens qui agissent d'une manière moins spécifique sur l'organe affecté. Les symptômes annonçant l'indication de recourir à *bryon.* sont : violente douleur lancinante, fortement augmentée par le mouvement de la cuisse du côté malade et la pression extérieure. Cette douleur siége à la région inguinale, où quelquefois aussi on remarque un gonflement un peu dur. Assez souvent tout le bas-ventre est sensible, la sécrétion urinaire diminuée, le bas-ventre resserré, la fièvre vive et synochale; c'est pourquoi aussi il convient de commencer par une dose *aconit.*, qu'on peut éviter dans un cas de phlegmasie chronique.

2837e OBSERVATION, PAR M. TIETZE (1).

La femme de Gotthard Jüngling, d'Ebersbach, âgée de vingt-deux ans, brune, aux yeux bruns, d'un tempérament sanguino-cholérique, était accouchée depuis deux mois d'un gros garçon. Quinze jours après l'enfantement, elle avait éprouvé de violens frissons, suivis de douleurs dans le bas-ventre. On lui avait fait prendre toute sorte de remèdes domestiques, et voyant que c'était sans résultat, on s'était adressé à un médecin. Au bout de huit jours, l'état n'ayant fait qu'empirer, on appela un vieux chirurgien renommé par son habileté à traiter les maladies par l'inspection de l'urine. Le premier médecin avait déclaré que la maladie était un commencement de hernie, le second la prit pour une inflammation de poitrine. Huit jours après, on s'adressa à moi. Quoique la malade ne conservât aucun espoir de guérison, elle désirait qu'on la soulageât. Je trouvai les symptômes suivans :

Douleur dans le côté droit au fond du bassin, dans la région de l'ovaire. L'attouchement y faisait sentir comme un ulcère

(1) Correspondances pratiques de Thorer, vol. II, pag. 174; 1835.

ou quelque chose de pareil. On y remarquait aussi une tumeur ronde, dure, de la grosseur du poing. Douleur lancinante dans cette région, s'étendant jusque dans celle de l'anneau inguinal. Ventre enflé, tympanitique. Tranchées dans le ventre, comme par suite de l'accumulation des vents. Constipation. Beaucoup de sueur. La nuit précédente, violent accès de frissons par tout le corps. Dès qu'elle sortait du lit, forte horripilation. Douleurs martelantes dans le front. Pouls dur, fréquent. Pas d'appétit. Soif ardente. Maux de reins, comme de brisure, l'empêchant de de se tenir droite et l'obligeant à rester courbée. Sommeil bon. Le matin en se levant, elle ne pouvait presque se remuer. C'était le matin qu'elle était le plus mal.

Elle reçut, le 17 mars 1834, après midi, *nux vomic.* 3/30.

Le 18, les maux de tête avaient cessé, la malade allait mieux; elle avait eu une selle copieuse; elle pouvait marcher par la chambre, les maux de reins ayant diminué. Plus de soif ni de sueur. Pouls presque normal.

L'attouchement m'indiqua que la voûte du vagin s'était beaucoup abaissée et que l'utérus était à sa place normale. La région de l'ovaire droit était très-douloureuse, celle du gauche l'était moins; l'utérus ne causait aucune douleur à la pression du doigt. Vagin très-relâché, plein de mucosité, brûlant.

Le 20, l'amélioration s'était arrêtée. La malade se plaignait de chaleur. Pas de selle. Douleur très-forte à la pression de la main au dessus du pubis. Elle reçut *bryon.* 3/30.

Jusqu'au 25, selle régulière chaque jour; la douleur dans l'ovaire disparut. Seulement, quand on pressait fortement le bas-ventre, douleur au fond du bassin. La selle de ce jour-là fut de nouveau très-dure.

Je lui fis prendre *sulphur* 2, gr. 1/8.

Le 27, le 28, le 29, dans la soirée, violentes tranchées dans le bas-ventre, autour du nombril et au dessus de la vessie, suivies toujours d'une selle après laquelle la douleur cessait.

Le 30, la douleur ne reparut plus.

Le 31, je trouvai la malade presque guérie.

Le 5 avril, elle était parfaitement rétablie. Plus de douleurs aucune. Cependant, comme le temps était très-mauvais, je m'opposai à ce que, pour sa première sortie, elle allât à l'église.

Du reste, elle ne prit plus de médicamens. Sa santé est excellente. Elle a nourri son enfant jusqu'à la fin de juin, le lait ayant reparu peu à peu depuis le 18 mars.

2838e OBSERVATION, PAR LE DOCTEUR HELBIG (1).

Une dame, sans enfans, souffrait d'une inflammation chronique de l'ovaire droit qui finit par venir à suppuration et s'ouvrit intérieurement. Elle n'osait faire le moindre effort, devait rester constamment couchée, et ne pouvait même s'allonger à cause d'une douleur continuelle à la place malade. Elle décrivait cette douleur comme si la place était minée en dessous et allait s'enfoncer, tandis que dans un autre endroit, c'étaient des pressions ou des constrictions spasmodiques qui l'empêchaient de s'étendre. A cette dernière place, elle éprouvait une sensation comme s'il en sortait goutte à goutte un liquide, sur la longueur d'un doigt, et quelquefois aussi une sensation de froid semblable à celle que produit une pastille de menthe. En outre, tiraillement paralytique entre les épaules. La faiblesse l'empêchait de rester levée long-temps. Si elle ne se couchait pas déjà à neuf heures du matin, elle éprouvait un accès de défaillance avec mollesse et malaise montant du scrobicule à la tête. Elle ne pouvait se coucher sur le côté droit, et l'état général n'était rien moins que rassurant, quoiqu'il n'existât pas de fièvre.

Je lui avais donné pendant quatre mois tous les remèdes qui m'avaient paru convenables. La grande analogie de *calcar.*, tant sous le rapport des symptômes que sous celui des expériences de l'ancienne école dans les affections suppurantes de cette partie du corps, ainsi que l'emploi des eaux de Neundorf et d'Eilsem, les plus chargées de chaux de toute l'Allemagne, me déterminèrent à faire boire à la malade de l'eau calcaire

(1) Hygea, vol. VII, pag. 228; 1837.

avec du lait, quoique j'eusse déjà administré plusieurs fois sans succès *calcar.* à haute et basse dilution. Dès les premiers jours, la faiblesse et les défaillances cessèrent, la malade put rester levée toute la journée. Mais, après avoir bu pendant dix jours l'eau calcaire, elle fut atteinte de constipation avec douleur en allant à la selle; ce qui l'obligea à discontinuer. Elle n'est pas guérie, il est vrai; mais elle fait de longues promenades, peut dormir sur le côté droit, n'éprouve plus de douleurs de dos et de scrobicule. La pâleur de ses joues a fait place à une rougeur naturelle; seulement un mouvement violent excite encore des douleurs dans les ovaires.

OZÈNE.

2839e OBSERVATION, PAR LE DOCTEUR STAPF (1).

J. M., jeune paysanne de dix-huit ans, d'une constitution délicate, d'un caractère doux et paisible, fut attaqué au printemps de 1816, et cela sans cause apparente, d'un rhume violent qui devint peu à peu chronique et qui atteignit un haut degré de malignité. A cela se joignirent de grandes douleurs par tout le corps. A la fin de l'automne elle vint me trouver, sa maladie offrait les caractères suivans.

Depuis plusieurs mois il lui coulait du nez une matière verdâtre d'une odeur insupportable et en grande quantité. Son nez lui-même était un peu enflé, mais n'offrait pourtant aucune trace d'abcès ni à l'intérieur ni à l'extérieur; seulement elle y éprouvait des démangeaisons assez fortes, surtout le soir.

Manque d'appétit. Elle ne trouvait aucun goût aux alimens; quelquefois même ils lui semblaient amers. Aussitôt qu'elle avait mangé, elle avait des éructations fréquentes et le goût des alimens lui revenait à la bouche.

(1) Archives homœop., vol. I, cah. 2, pag. 127; 1822.

La tête embarrassée, lourde, comme si elle était ivre, surtout le soir et dans la chambre chaude. Le grand air lui faisait du bien; en général, elle s'y sentait baaucoup mieux.

Les règles étaient en retard de plusieurs jours, peu abondantes, de couleur pâle, et jointes à un sentiment désagréable dans le bas-ventre et à beaucoup d'agitation dans l'esprit.

Lorsqu'elles cessaient de couler, elles étaient remplacées par une blennorrhée abondante, laiteuse qui durait presque jusqu'à la menstruation suivante.

Grande pesanteur dans les membres, surtout lorsqu'elle était assise ou qu'elle se mettait à marcher; mais, une fois en route, elle se trouvait beaucoup soulagée.

Quoique très-fatiguée par ses occupations de la journée, elle restait long-temps au lit sans pouvoir s'endormir; elle éprouvait alors un sentiment d'inquiétude dans tout le corps.

Souvent des frissons, principalement le soir, mais sans soif. Face pâle, souffrante. Inquiète, triste, disposée à pleurer. Sa manière de vivre avait toujours été des plus simples et des plus naturelles; je n'eus donc rien à y changer; depuis plusieurs semaines d'ailleurs elle n'avait pris aucun remède.

L'analogie évidente de ces symptômes avec les effets que produit la *pulsatille*, me décida à lui en donner aussitôt *une goutte* 9.

Dix jours après, je revis la malade, qui me raconta pleine de joie que dès le lendemain du jour où elle avait pris le remède, le nez lui avait fait moins mal, l'écoulement avait été plus pur, plus faible, même sans odeur, qu'elle avait senti en même temps un important changement dans toute sa manière d'être et que l'amélioration avait fait de jour en jour de grands progrès. Elle était alors délivrée du catarrhe chronique, plus de trace d'infection, face meilleure, plus fraîche, humeur plus gaie, appétit et sommeil à l'état normal, blennorrhée peu considérable.

Quelques semaines après, elle m'apprit que ses règles avaient paru à jour fixe, sans douleur, abondantes, et que la blennorrhée avait entièrement cessé.

2840e OBSERVATION, PAR LE DOCTEUR KNORRE (1).

Il coulait par le nez, et le malade mouchait en plus grande quantité le matin, un liquide épais, jaune et de mauvaise odeur, venant des profondeurs des fosses nasales. Fréquemment, lorsqu'il reniflait de l'eau tiède, il se détachait de grands lambeaux durs d'une matière sèche et d'un jaune vert, qu'il amenait au dehors par des efforts considérables pour se moucher. Obstruction du nez. De temps en temps des saignemens de nez violens. Défaut d'odorat. Douleur à la base du nez et dans les sinus frontaux. Teint blême. Aspect malade. Selles rares, dures et sèches. Maigreur. Dartres sur le dos des doigts de la main gauche. *Alumin.* 30 et 15, à doses fréquentes pendant plusieurs mois. Il s'agissait d'une jeune fille de douze ans.

2841e OBSERVATION, PAR LE DOCTEUR KNORRE (2).

J'ai administré avec succès *aurum* 3, à doses répétées, dans deux cas d'ozène où depuis long-temps le malade mouchait une matière épaisse, d'un jaune verdâtre, tantôt molle, tantôt desséchée, avec odeur fétide, s'exhalant du nez, perte de l'odorat et obstruction continuelle des narines.

2842e OBSERVATION, PAR LE DOCTEUR KNORRE (3).

Une jeune fille de dix-huit ans avait chaque hiver, du plus loin qu'elle pût se souvenir, une éruption humide aux deux lèvres; sur un fond enflammé et pruriteux s'élevaient de petits boutons pleins de sérosité qui crevaient et dont le contenu se desséchait en croûte, ou qui laissaient des plaies suintantes. Les lèvres étaient aussi alternativement sèches et humides jusqu'au printemps, époque à laquelle l'exanthème disparaissait peu à peu. Au commencement du dernier hiver, au lieu de l'éruption momentanée, apparurent les symptômes suivans : excoriation

(1) Gazette homœop., vol. V, pag. 21; 1834.
(2) *Ibid.*, pag. 35.
(3) *Ibid.*, pag. 197.

de l'intérieur du nez, surtout de la face interne des aîles et de la cloison, écoulement de mucosités limpides et âcres, rougeur et dénudation de la lèvre supérieure, obstruction des narines, impossibilité de respirer par le nez, douleur cuisante et brûlante, augmentant par l'éternument, le contact et l'action de se moucher; gonflement, dureté, rougeur et chaleur, surtout de la partie inférieure du nez, plus considérable le matin que le soir; pâleur de la face, teint jaunâtre. Après *magnes. mur.* 4 gutt. 1/2, cette affection disparut complétement en quelques semaines; elle n'a pas reparu depuis.

2843e OBSERVATION, PAR LE DOCTEUR FREYTAG (1).

A la suite d'un lavage froid pratiqué sur la tête, après s'être échauffé au milieu des plus fortes chaleurs de l'été, il se déclara de cruelles douleurs de battement dans le front, puis un écoulement fétide de la narine gauche. Il s'y forma des croûtes très-puantes et quelquefois si grosses que le malade était obligé de les aspirer dans les arrière-narines et de les rejeter par la bouche, ce qui lui causait des haut-le-corps pour vomir. Après que *bellad.* eut apaisé les douleurs, les mucosités nasales devinrent verdâtres et plus humides, et *sepia* enleva entièrement en six semaines la maladie qui durait depuis treize ans.

2844e OBSERVATION, PAR LE DOCTEUR GRIESSELICH (2).

Une petite fille de quatre ans, d'une famille scrofuleuse avait eu la grippe quelques semaines auparavant, et depuis cette époque elle sentait mauvais par le nez. Il se forma (à l'entrée des narines) des croûtes; le nez dégouttait et était souvent bleuâtre à l'endroit où le cartilage se joint à l'os. Cependant l'enfant ne se plaignait d'aucune douleur dans le nez; mais elle en éprouvait parfois de subites dans les oreilles au point de pousser les hauts cris. Je lui donnai *aurum* 9 gutt. 1., tous les jours d'abord, puis tous les trois ou quatre jours seulement. En quel-

(1) Archives homœop., vol. XV, cah. 3, pag. 1156; 1836.

(2) Hygea, vol. IV, pag. 131; 1836.

ques semaines, le nez fut parfaitement guéri. Depuis des années, il n'y a pas eu de récidive.

2845e OBSERVATION, PAR LE DOCTEUR SCUDÉRY (1).

Mademoiselle Jizza, âgée de sept ans, d'une bonne constitution, était sujette depuis trois ans à un ozène rebelle à tous les traitemens allopathiques, et son médecin, le docteur M..., avait déclaré le mal incurable.

Appelé pour la soumettre au traitement homœopathique, j'observai ce qui suit :

Le nez, fortement déprimé à la suture naso-frontale, à narines très-ouvertes, à parois très-rouges et sèches, exhalait une puanteur insupportable, qui se faisait sentir à plusieurs pieds de distance. Excoriation dans l'intérieur des narines, que je soupçonnai avoir le caractère d'ulcères, à quelques aréoles bleuâtres que je pus reconnaître. Tous les matins croûtes dures d'un mucus condensé qui fermait les narines; détachées au moyen d'une tête d'épingle, après avoir été humectées avec de l'eau tiède, il y avait écoulement de quelques gouttes de matière sanieuse et puante. Ces croûtes étaient verdâtres à l'extérieur, glutineuses à l'intérieur et assez semblables à une matière polypeuse.

Aurum 30, répété deux fois à six jours de distance, procura une amélioration très-sensible. *Silic.* 1/30 et ensuite l'usage de *phosphor.* 30, répété de quinze jours en quinze jours, guérirent radicalement l'enfant dans l'espace de deux mois.

2446e OBSERVATION, PAR LE DOCTEUR STRECKER (1).

Une jeune fille de douze ans, faible, scrofuleuse, était atteinte d'un ozène des narines. L'écoulement était aqueux, blanchâtre, et répandait une odeur insupportable. Tous les remèdes recommandés contre les scrofules avaient été employés, intérieurement et extérieurement, sans le moindre succès. Une

(1) Archives de la médecine homœop., vol. V, pag. 353; 1836.

(2) Gazette homœop., vol. XII, pag. 115; 1837.

dissolution de sublimé, employée à l'extérieur, diminuait cependant pour peu de temps l'odeur. J'administrai *phosphor.* 2/30, que je répétai six jours après. Dès la première dose, il s'opéra un changement extraordinaire, et la seconde enleva le mal d'une manière durable, à la grande joie de cette petite fille et de ses parens.

Un fort coryza causa une récidive, au bout de six mois. *Phosphor.* continua à se montrer efficace; mais le mieux qu'il opérait ne durait pas long-temps. L'amélioration ne fut que d'un mois à la troisième dose. Je n'en obtins plus rien dès-lors, quoique je l'administrasse aux basses dilutions et par gouttes entières même, à doses répétées. *Sulphur*, *calcar. carb.*, *aurum*, *ozœnin.* ne se montrèrent pas plus efficaces.

PANARIS.

2847[e] OBSERVATION, PAR LE DOCTEUR GROSS (1).

H., paysan fort et robuste, fut atteint, à la fleur de son âge, d'un panaris qu'il traita avec un cataplasme de graines de lin; l'inflammation passa à suppuration et une grande quantité de pus s'en évacua. Mais la plaie ne marcha pas vers la guérison; il s'y forma des chairs baveuses que le malade chercha d'abord à réprimer avec du sucre, puis avec de l'alun calciné, mais sans succès. Il en fut de même de l'emploi de la pierre infernale. Les fongosités croissaient d'autant plus qu'on cherchait davantage à les détruire; les douleurs devinrent insupportables et privèrent le malade de tout repos.

Il s'adressa à moi. Je n'osai répondre de la conservation du doigt, ne sachant pas jusqu'à quel point les os en étaient altérés. Un pansement simple et sec fut prescrit, ainsi que *silic.* 1/30

(1) Archives homœop., vol. IX, cah. 3, pag. 96; 1830.

dans un peu d'eau. Au bout de vingt-quatre heures, le plus heureux changement s'était déjà manifesté. Pour la première fois, le malade avait passé une bonne nuit, et l'on pouvait palper le doigt qui, la veille, ne supportait pas le moindre attouchement. Les chairs baveuses avaient diminué de moitié ; au lieu d'un ichor fétide, terne et de mauvaise couleur, coulait un pus bon. De jour en jour, tout alla mieux, et au bout d'une semaine, le doigt était parfaitement guéri ; seulement l'ongle tomba plus tard et fut remplacé par un autre.

Les panaris dont la marche n'a pas encore été dérangée par un traitement allopathique, guérissent en vingt-quatre heures environ par une seule dose *spirit. sulphur.* ou, selon le cas, *silic.*

2848e OBSERVATION, PAR LE DOCTEUR HARTLAUB (1).

Doris W., jeune fille de vingt ans, bien portante en général, avait depuis quinze semaines un mal de doigt contre lequel elle avait employé déjà sans succès un grand nombre de remèdes domestiques.

Le bout du doigt s'enflamma et il se forma un dépôt de pus au dessous de l'ongle, lequel tomba au milieu de grandes douleurs. Il lui était revenu un autre ongle, mais jaune, épais, difforme; et il se trouvait encore dessous du pus qui se vidait imparfaitement par une petite ouverture à côté de l'ongle. Tout le bout du doigt était d'un jaune blanc, luisant et enflé ; de violens élancemens le traversaient souvent. Le doigt était douloureux quand on touchait l'ongle. Toute la main était quelquefois comme paralysée.

Je lui donnai, le 24 décembre 1830, *sulphur* 3 gr. 1/2.

L'amélioration ne tarda pas à se déclarer : au milieu de janvier 1831, le doigt fut parfaitement guéri. L'ongle difforme fut remplacé peu à peu par un autre.

(1) Annales homœop., vol. II, pag. 363 ; 1831.

2849e OBSERVATION, PAR M. EIDEL (1).

Silic. m'a rendu d'excellens services dans les maladies des os. Il a guéri plusieurs panaris de l'espèce la plus maligne. Si l'os était déjà détruit, il ne pouvait pas, il est vrai, le conserver, mais il en favorisait au moins la sortie. L'ulcère se purifiait bientôt et la guérison n'était pas longue.

2850e OBSERVATION, PAR LE DOCTEUR HARTLAUB (2).

Une dame fut attaquée sans cause d'un mal de pouce. Toute la partie supérieure, surtout intérieurement, enfla, s'enflamma et causa, principalement la nuit, des térébrations et des battemens insupportables. L'ongle s'exulcéra en dessus sur le bord inférieur et extérieur; le bout du pouce était surtout douloureux à l'extrémité supérieure et extérieure de l'ongle. Elle y appliqua d'abord un emplâtre de céruse, de camphre et de térébenthine; mais les douleurs ne firent qu'augmenter et l'inflammation gagna jusqu'à l'articulation supérieure. On m'appela. Je donnai *sulphur* 2. Le soir même, ce doigt ne causait presque plus de douleurs. Au bout de deux jours, l'inflammation et l'enflure avaient entièrement disparu, et au bout de cinq jours, le doigt, qui pelait, était parfaitement guéri. L'ongle tomba et fut remplacé par un autre.

2851e OBSERVATION, PAR LE DOCTEUR HARTLAUB (3).

Un ulcère à la surface interne de l'index provenant d'une piqûre d'épingle, fut guéri en vingt-quatre heures par une dose *sulphur*.

Plusieurs expériences m'ont convaincu que ce médicament guérit promptement aussi les ulcères causés par des envies au dessous des ongles et les exulcérations résultant de légères meurtrissures ou spontanées au bout des doigts.

(1) Archives homœop., vol. XII, cah. 3, pag. 148; 1833.
(2) Annales homœop., vol. IV, pag. 322; 1833.
(3) *Ibid.*, pag. 323.

2852e OBSERVATION (1).

Marie-Sophie M., servante de T., âgée de vingt ans, avait eu la teigne dans son enfance, la petite-vérole naturelle, et s'était toujours bien portée du reste, à l'exception d'un panaris qui lui était venu, deux ans auparavant, à l'index et à l'annulaire de la main droite, et qui l'avait fait souffrir pendant six semaines. La menstruation était toujours régulière; elle n'avait été interrompue qu'une seule fois de la Saint-Michel à Noël, et avait reparu sans l'emploi d'aucun médicament.

Quinze jours auparavant, elle s'était enfoncé une aiguille dans la première phalange de l'index de la main droite. Le doigt avait enflé aussitôt, était devenu très-douloureux, et depuis huit jours la douleur avait gagné, ainsi que l'enflure, toute la main et le bras. Deux jours avant son entrée dans l'établissement, le doigt s'était ouvert à la surface interne de la première phalange, et il en était sorti une grande quantité de pus jaune, épais. Les douleurs étaient devenues dès-lors périodiquement moins violentes, quoiqu'elles le fussent toujours encore. L'ulcère ne voulant pas se guérir, elle entra dans l'établissement le 13 mars. Nous trouvâmes les symptômes suivans :

A l'articulation de la première et de la seconde phalange de l'index droit, peau rouge, épiderme enlevé et plusieurs petites ouvertures d'où sortait un pus jaune, épais. Doigt douloureux au toucher; fluctuation sensible autour de l'articulation, qui était elle-même immobile. La partie supérieure de la phalange n'avait plus d'épiderme, et il s'y était établi une suppuration. Tout le doigt et la main étaient enflés et rouges. Au moindre attouchement, douleurs lancinantes dans tout le bras jusque dans l'épaule. Douleur battante dans le doigt, même en repos. Moins d'appétit. Fort frisson dans la soirée. On lui donna *sepia* à la plus haute dilution.

Second jour. Elle avait assez bien dormi. Le matin elle se plaignit de céphalalgie lancinante, surtout dans le front; en-

(1) Annuaire de l'Institut homœop., vol. II, pag. 33; 1834.

flure de la main moindre, ainsi que la douleur dans le bras; suppuration moins considérable. On lui fit respirer *aconit*. La céphalalgie disparut, mais la malade se plaignit de fréquens accès d'une toux sèche qui troublait son sommeil. Manque d'appétit. Chaleur et frisson pour peu qu'elle se découvrît. Enflure de la main et du doigt beaucoup moindre; suppuration peu considérable; douleur dans le doigt très-modérée. Le lendemain, l'enflure avait disparu, l'ulcère était superficiel et la suppuration peu abondante. Le doigt plus mobile. Les autres symptômes étant les mêmes, la malade reçut une dose *nux vomic*. Elle fut prise d'accès périodiques de chaleur et d'anxiété dans tout le corps; face rouge par momens, soif ardente, peau brûlante, sueur à la face. Nuits paisibles, mais sans sommeil. La malade ne pouvait rester levée. L'enflure avait disparu, le mouvement du doigt devenait de plus en plus facile.

Septième jour. La veille au soir, maux de ventre et gargouillemens dans le bas-ventre. Soif ardente la nuit. Peu d'appétit. Elle avait bien dormi, mais ne put rester levée. Depuis quelques jours, constipation. On lui donna un lavement qui ressortit sans résultat.—*Bry n.* Les maux de ventre persistèrent. Quelques élancemens dans la poitrine. Pas d'appétit. Constipation Pouls toujours un peu irrité le soir.

Neuvième jour. Etat supportable la veille; mais, vers le soir, nouvel accès de douleurs battantes, lancinantes dans le doigt malade, qui l'empêchèrent de dormir. Le lendemain, doigt très-enflé et enflammé; fluctuation sensible au toucher dans la région de l'articulation de la première phalange; un coup de lancette fit sortir une quantité considérable d'un pus jaune, épais. La malade avait eu une selle, mais les maux de ventre persistaient.—Elle reçut *sepia*. L'ulcère jeta beaucoup de pus liquide; les douleurs s'étendirent du doigt aux aisselles; du reste, état plus satisfaisant; sommeil, plus de toux ni de douleurs de poitrine, encore quelques maux de ventre, mais momentanés et légers. Le doigt allait mieux aussi.

Douzième jour. Maux de tête et de ventre un peu plus violens depuis la veille; doigt un peu enflé et plus douloureux. *Nux vomic.* La malade eut une nouvelle selle spontanée. Son état commença à s'améliorer, son sommeil devint meilleur, elle n'éprouvait plus de douleurs ; l'ulcère était presque guéri. Presque toute la journée, elle restait levée.

Quinzième jour. Main de nouveau un peu enflée, doigt douloureux, suppurant. La sonde pénétrait profondément. Maux de ventre, surtout en étant couchée, mais appétit meilleur. La malade pouvait rester levée.—On lui fit prendre *silicea*. L'enflure de la main et du doigt disparut ; parfois quelques élancemens dans le doigt. Etat le même du reste.—*Aconit.*, le soir.

Dix-septième jour. La malade allait tantôt mieux, tantôt plus mal. La veille, au soir, elle s'était sentie moins bien, avait éprouvé des maux de ventre qui étaient encore cruels, avait mal dormi, avait eu des malaises, des élancemens dans la poitrine du côté droit en respirant. Pouls un peu irrité. Quelques douleurs lancinantes dans le doigt avec sécrétion d'un pus épais. Comme elle était constipée depuis quatre jours, on répéta *bryon.* Elle eut une selle. — Nouvel accès de violente céphalalgie lancinante. Le doigt était parfaitement guéri. On administra *bellad.* Quelques jours après, après s'être trouvée tantôt mieux, tantôt plus mal, elle se sentit guérie et on cessa le traitement le 4 avril. Mais elle ne jouit pas long-temps de la santé. Elle voulut se faire reconduire chez elle ; mais en route, sans cause connue, elle se sentit si mal, qu'elle se fit ramener dans l'établissement, où elle rentra le 5 au soir. Nous trouvâmes les symptômes suivans :

Tremblement de tout le corps, grande faiblesse. Elle ne pouvait rester levée. Céphalalgie avec chaleur dans la tête. Douleur de brisure dans les membres. Élancemens dans les jambes, pieds froids. Peau sèche, brûlante, sur tout le reste du corps. Quelques taches rouges, isolées sur la peau. Soif ardente, sécheresse de la bouche. Langue couverte d'un enduit jaune, rouge et sèche au milieu. Pouls fréquent et petit. Oppression de poitrine. Physionomie changée. On lui donna *rhus*. Dans la nuit, peu de sommeil, sueur abondante ; pouls moins fréquent, céphalalgie plus modérée, mais chaleur de la tête toujours aussi forte ; état le même du reste.

Troisième jour. Elle avait eu une nuit agitée; délire; face vultueuse, rouge; toute la tête raide et immobile; langue d'un rouge foncé et sèche au milieu; voix anxieuse, pénible, oppressée; peau brûlante et moite; pouls très-fréquent et plein; dents couvertes de mucosité. On lui donna *bryon*.

Quatrième jour. Sommeil agité, la nuit, délire; violentes douleurs dans les jambes, surtout à la plante des pieds; corps encore raide et immobile; transpiration abondante; pouls moins rapide; douleurs dans la gorge en avalant; langue très-sèche et rouge; moins de soif; douleurs dans la tête causées par les odeurs fortes; un lavement resta sans résultat. Le soir, les symptômes s'étaient un peu amendés.

Cinquième jour. Si la malade fermait les yeux, elle voyait toutes sortes d'images. Sommeil troublé par des rêvasseries. Douleurs moins fortes dans les parties supérieures du corps, mais l'immobilité persistait toujours. Toux avec crachats écumeux, douleurs de poitrine, douleurs dans la gorge en avalant; abondante transpiration la nuit, mais regard plus libre et plus naturel.

Sixième jour. Nuit plus tranquille et sommeil meilleur; la face n'était plus vultueuse, mais le corps était toujours immobile et douloureux. Un lavement procura une selle. Langue humide à l'extrémité, sèche partout ailleurs, rouge et chargée, brune en arrière. Pouls presque naturel. Peu de soif.

Septième jour. Sommeil interrompu par de légères rêvasseries; douleurs dans les membres en remuant le corps, langue couverte de profondes gerçures, mais humide; selle spontanée; difficulté à parler; abondante transpiration générale, élancemens dans la poitrine, maux de ventre. La malade ne pouvait encore se soulever. Pouls peu fréquent.

Huitième jour. Sommeil assez bon, la nuit; quelquefois légers murmures; langue plus humide et plus pure, pouls plus naturel; membres encore difficiles à mouvoir et douloureux; voix plus vive, regard plus libre, forte transpiration.

Neuvième jour. La malade allait mieux. Langue plus pure, sommeil bon, la nuit précédente; le mouvement du corps seul était encore pénible. Les douleurs de poitrine et les maux de ventre avaient disparu.

Dixième jour. La veille au soir, la malade avait souffert de nouveau de la poitrine. Douleur sur la langue, qui était redevenue un peu sèche; mais ces symptômes avaient disparu après une nuit assez tranquille. Pouls naturel. Selle. Beaucoup de sueurs la nuit. Pas d'appétit. Immobilité du corps et douleur dans les membres. On lui donna, le soir, une dose *nux vomic.*

Onzième jour. La malade avait bien dormi et se sentait beaucoup plus vive et mieux portante. Les mouvemens étaient plus faciles; mais elle ne pouvait encore s'asseoir seule dans son lit. Douleurs dans les membres moins intenses.

Douzième jour. L'amélioration faisait des progrès notables. Langue plus pure, selle naturelle. Les forces se relevaient. Peu d'appétit.

Treizième jour. Mouvement plus facile. La malade se plaignait seulement de vertiges en se mettant sur son séant. Appétit meilleur. Pouls naturel.

Quinzième jour. La malade s'était très-bien trouvée la veille, mais elle avait peu dormi la nuit et se plaignait de nouveau de maux de ventre, de goût amer par momens. Pouls naturel. *Chamom.*

Dix-septième jour. Tous les symptômes avaient disparu à l'exception de quelques douleurs dans le ventre. *Nux vomic.*

Dix-huitième jour. La malade s'était levée la veille, mais elle avait moins dormi la nuit et se plaignait d'une sensation comme si on l'inondait par momens d'eau froide. Selle dans la matinée. Pouls et appétit bons.

L'état s'améliora de jour en jour; un jour seulement, la malade fut prise de maux de ventre avec fréquentes évacuations aqueuses, muqueuses, et frissonnemens, sans que sa santé en fût troublée néanmoins. Le lendemain, elle allait fort bien. Appétit bon. La douleur de brisure, après une marche soutenue, disparut, ainsi que l'abattement, et les forces se relevèrent de plus en plus.

Pour prévenir toute rechute, on garda la malade dans l'établissement pendant quelques jours encore, et le vingt-septième, on la renvoya parfaitement guérie.

2853e OBSERVATION (1).

J.-R. St., âgée de vingt-cinq ans, servante de L., fut reçue dans l'établissement le 3 avril. Elle s'était toujours bien portée, à l'exception de la petite-vérole naturelle, qu'elle avait eue dans son enfance. Il y avait huit jours qu'elle avait ressenti des élancemens et des déchiremens dans l'index droit, qui avait enflé et était devenu rouge et brûlant. Depuis quelques jours il s'y était formé, à la première phalange, une place jaune qui s'était ouverte et avait vidé un pus jaune, épais, mêlé à un peu de sang. La douleur avait diminué dès-lors, mais elle n'avait pas tardé à reparaître avec une nouvelle violence, accompagnée de malaise général, d'alternatives de frissons et de chaleurs, de manque d'appétit, d'insomnie. Nous trouvâmes les symptômes suivans :

Enflure rouge, luisante, de l'index de la main droite avec forte pulsation. Douleurs lancinantes, tiraillemens dans le bras. Quand on pressait le doigt, écoulement par la plaie d'un pus jaune abondant. Alternatives de frissons et de chaleur. Manque d'appétit et de sommeil. Sensation de brisure générale. Céphalalgie pressive du dedans au dehors. On prescrivit *aconit.*

Les symptômes restèrent les mêmes. La sonde pénétrait à un demi-pouce de profondeur dans la plaie; la sécrétion du pus était considérable, mais il ne pouvait sortir à cause de la petitesse de l'ouverture, en sorte qu'il fallut l'agrandir un peu. On administra, le second jour, *mercur. solub.*

Troisième jour. L'état était le même, et l'ulcère s'étendait de plus en plus en profondeur. Nous donnâmes *rhus*, qui ne produisit aucun soulagement. Céphalalgie lancinante, pas de sommeil, délire quelquefois, et soif ardente. Dans ces circonstances, nous prescrivîmes, le cinquième jour, *silic.*, eu égard surtout à la forte suppuration.

L'état resta le même quelques jours encore. Le huitième, la

(1) Annuaire de l'Institut homœop., vol. II, pag. 68; 1834.

malade se plaignit de tranchées, de malaise, de vomissemens après avoir mangé sa soupe, de frissonnemens, d'élancemens dans la région temporale droite, d'exacerbation des douleurs dans le doigt malade. Le lendemain, cependant, ces symptômes avaient disparu. On sentait par l'ouverture de la plaie l'os de la première phalange; des excroissances de chair en sortaient; à la seconde phalange se formait une tumeur rouge, fluctuante, et la troisième était encore considérablement enflée, et vidait, à la pression, une quantité de pus liquide mêlé à du sang. Le pus qui sortait de l'ouverture supérieure était épais et jaune. Les douleurs que causait ce doigt étaient violentes et s'étendaient jusque dans le bras et l'aisselle, et troublaient le sommeil. — Nous fîmes respirer *silicea*.

Ce médicament ne produisit non plus aucun changement essentiel; seulement l'ulcère inférieur devint plus petit, ce qui empêcha l'écoulement du pus et rendit par conséquent l'enflure plus considérable. Cependant les excroissances diminuèrent et le pus devint épais. On sentait fort bien l'os néanmoins.

L'état de la malade était très-inconstant. Elle allait assez bien le jour, mais était plus mal la nuit. Son sommeil était troublé, et elle avait parfois le délire. A dater du treizième jour, l'enflure du doigt et de la main diminua, la peau devint ridée, le pus épais, jaune et en moindre quantité; cependant il était facile encore de sentir l'os.

Quinzième jour. Exacerbation, la nuit. Du reste, les symptômes étaient les mêmes. On répéta *silicea*.

Sommeil meilleur par momens, mais douleurs violentes encore quelquefois. La pression de la phalange inférieure faisait sortir un peu de pus épais. L'os était plus mobile. — On répéta donc *silic.*, le dix-huitième jour.

Vingt-deuxième jour. Les douleurs étaient redevenues plus violentes la nuit, la malade avait moins dormi; elle se plaignait de céphalalgie et de froid. Mais l'enflure avait diminué et le pus ne sortait plus qu'autant qu'on pressait le doigt; il était liquide et peu copieux. On enleva de la plaie supérieure l'os qui était tout troué.

L'enflure diminua beaucoup dès-lors et la plaie de la phalange inférieure se ferma, tandis que celle de la supérieure devint plus petite et ne jeta plus que peu de pus. Mais la malade se plaignait de douleur de poitrine, de céphalalgie déchirante, de déchirement dans les membres, de maux de gorge pressifs en avalant, de goût glaiseux dans la gorge, de frissons et de chaleur. Nous prescrivîmes donc, le vingt-quatrième jour, *nux vomic.*

Les symptômes disparurent graduellement. La malade n'éprouvait plus que par momens quelques déchiremens dans les jambes, l'état de l'ulcère s'améliora de jour en jour et il fut presque entièrement guéri le vingt-neuvième, où la malade quitta l'établissement.

2854e OBSERVATION, PAR LE DOCTEUR HARTMANN (1).

J'ai souvent employé avec succès *mercur.* contre les panaris, mais jamais je n'ai remarqué d'amélioration frappante tant que l'état inflammatoire prédominait. C'était tout différent quand la suppuration s'était établie ou était prête à s'établir. Une dose *mercur.* 3 faisait bientôt cesser les douleurs ; si elles reparaissaient, il fallait administrer une seconde dose. Quand la suppuration avait déjà fait de grands progrès, l'incision soulageait beaucoup.

2855e OBSERVATION, PAR LE DOCTEUR SAINT-FIRMIN (2).

Mademoiselle S. W., jeune personne de dix-huit ans, demeurant à Bouillante, avait une tumeur à la seconde phalange du pouce de la main gauche ; le médecin de son quartier la traita pour un panaris ; le mal faisant des progrès, elle descendit à la basse-terre pour consulter le docteur M.... : ce médecin la traita pour une fistule. Au bout de dix-huit mois de traitement, la fistule ayant gagné en intensité, le médecin ne sachant plus que faire, proposa à la malade de lui amputer le pouce. La jeune

(1) Sur l'Aconit, la Bryone et le Mercure, vol. II, pag. 90 ; 1835.

(2) Archives de la médecine homœop., vol. III, pag. 399 ; 1836.

personne, avant de se décider, voulut me consulter ; elle vint me voir ; après l'examen du pouce, je m'aperçus que ce qu'on avait pris pour un panaris et pour une fistule était une dartre rongeante. Je vis aussi chez la jeune personne des symptômes très-alarmans, mais je me gardai bien de lui communiquer ma pensée. Ses mains étaient enflées, et il y avait raideur et insensibilité dans les doigts ; sa peau et principalement celle du visage, était parsemée de taches blanches, toutes les parties chevelues du corps étaient raides et la faisaient souffrir... en un mot la malheureuse avait un principe de lèpre.

D'abord, je lui fis quitter son logement ; elle demeurait chez une de ses parentes, marchande de viande salée et de morue qui très-souvent était gâtée et répandait une odeur infecte dans la maison. Je lui fis prendre une chambre à côté de moi, et le jour même de son installation, je lui appliquai sur la langue un globule *staphys*. 30. Je la soumis à un régime de lait, de légumes et de bouillon dégraissé. Au bout de trois semaines de traitement, le pouce était guéri et les mains désenflées. Il restait encore les taches blanches à la face et l'endolorissement du cuir chevelu ; je lui donnai un globule *alumin*. 30, et quinze jours après, je la renvoyai à Bouillante parfaitement guérie.

Je dois faire ici un aveu : comme la malade ne pouvait pas croire que son pouce pourrait guérir sans le secours des emplâtres et des cataplasmes, je m'imaginai de pulvériser du *carbo veget.*, de le porphyriser pour le déguiser et de le répandre sur la plaie que, préalablement, je faisais humecter avec un peu d'eau fraîche, ensuite je la faisais recouvrir d'un linge. Je ne sais si ce pansement quotidien a pu influer sur l'activité de la guérison ; quoi qu'il en soit, au bout de six jours la plaie était entièrement cicatrisée.

2856e OBSERVATION, PAR LE DOCTEUR BERNSTEIN (1).

J. Haller, femme d'un apothicaire, qui avait un panaris, avait si bien fait que, craignant de perdre le doigt, elle dut s'adresser à

(1) Gazette homœop., vol. VII, pag. 379 ; 1835.

moi. Je trouvai l'index considérablement enflé. La phalange de l'ongle était occupée par un ulcère large, impur, très-douloureux, pénétrant jusqu'aux os. Je lui donnai *silic.* Huit jours après, l'ulcère était plus pur, plus petit, et les douleurs avaient considérablement diminué. Je répétai la dose tous les cinq jours. Au bout d'un mois, l'os dénudé se couvrit d'un ulcère pur, indolent, qui guérit quinze jours après. Le doigt était cependant un peu plus volumineux que les autres. La malade suivit encore le régime pendant huit jours, mais ensuite elle jugea que cela ne valait plus la peine de s'abstenir du café et du vin.

2857e OBSERVATION, PAR M. N. (1).

L'effet de *silicea* dans les panaris est souvent merveilleux, pour ainsi dire ; le cas suivant en fournira un exemple. Un homme de 67 ans, cloutier de son état, éprouva sans qu'il pût en savoir la cause, une douleur dans la partie charnue du pouce gauche, suivie bientôt d'enflure et d'inflammation. L'emploi de divers remèdes domestiques amena l'aboutissement de l'abcès; mais le pus avait une mauvaise couleur, le pouce était très-enflé, toute la main douloureuse, et le mal durait déjà depuis trois semaines lorsqu'on me fit appeler. Ce fut l'après-midi que je vis pour la première fois le doigt malade, et que j'administrai une dose *silic.* 10/30. Le lendemain matin la suppuration avait diminué, les douleurs n'étaient plus aussi vives. Je fis prendre au malade une seconde dose du même médicament, et, on aura peine à le croire, le jour suivant le doigt était guéri au grand étonnement du malade et de moi-même.

2858e OBSERVATION, PAR LE DOCTEUR WURDA (2).

Une jeune fille à l'air florissant avait un panaris, sans que sa santé en parût être altérée du reste. Son pouce droit était enflé ; l'enflure était livide et excessivement douloureuse ; mouvemens fébriles concomitans ; douleurs martelantes, tranchantes, brû-

(1) Gazette homœop., vol. IX, pag. 107 ; 1836.

(2) *Ibid.*, pag. 364.

lantes. *Hepar sulphur.* 3/30 avait enlevé les douleurs le soir. La malade dormit d'un sommeil paisible, et le lendemain l'enflure avait disparu. Je lui fis alors toucher pendant deux minutes le pôle nord d'un aimant, et le pus jaillit comme d'une source. En trois jours le panaris fut guéri.

2859e OBSERVATION, PAR LE DOCTEUR BERNSTEIN (1).

Une jeune fille de dix-sept ans souffrait depuis plusieurs mois d'un panaris à l'index droit. Elle avait fait usage d'onguens qui n'avaient servi qu'à exacerber le mal. L'ulcère pénétrait jusqu'à l'os, jetait beaucoup de pus et était très-douloureux surtout quand on y appliquait les onguens. La main était couverte de pustules galeuses. Depuis plusieurs mois, les règles n'avaient point paru. *Sulphur* aggrava d'abord les douleurs. La malade ne put dormir. L'exanthème augmenta en même temps. Je lui en fis prendre une seconde dose le septième jour. Les douleurs diminuèrent considérablement, l'ulcère prit un meilleur aspect et en un mois, l'exanthème disparut. Les règles avaient reparu dans l'intervalle au milieu de violentes douleurs.

2860e OBSERVATION, PAR LE DOCTEUR HERING (2).

Le 29 septembre 1833, un cordonnier de Philadelphie vint me consulter au sujet de son pouce, qui était rouge et enflé. Il s'y était formé depuis plusieurs mois un panaris qui le déformait tout-à-fait et le rendait trois fois plus gros. Toute la main enflée. Cet homme robuste d'un tempérament flegmatico-mélancolique, redoutait tellement toute opération, qu'il n'y aurait consenti à aucun prix. Des emplâtres irritans et des moyens domestiques de toute espèce n'avaient servi qu'à rendre les douleurs insupportables. L'ongle avait un pouce et demi de large à la racine et seulement quatre cinquièmes de pouce de long. Le doigt présentait différentes cicatrices et un grand nombre de proéminences molles çà et là. On y voyait aussi de petites ouvertures dont il sortait du pus à la pression, et il était traversé en tous sens par des conduits de

(1) Gazette homœop., vol. X, pag. 84; 1837.

(1) Hygea, vol. VI, pag. 265; 1837.

pus. En plusieurs endroits, surtout vers la main, les places enflées et dures étaient indolentes à la pression. Il me dit qu'il en était sorti du pus à plusieurs reprises, mais que, loin de s'améliorer, l'état n'avait fait qu'empirer.

Je lui fis prendre *silic.* 1/30 et respirer *hepar* 1/30 alternativement, aussi souvent que les douleurs s'exacerbaient. Les douleurs cessèrent à l'instant; mais elles reparurent à des intervalles plus rapprochés encore. Il sortit une grande quantité de pus avec soulagement cette fois. Une semaine après environ, on vit sortir un os qu'il consentit avec bien de la peine à laisser extraire; c'était celui de la première phalange ; il était tout mort. Il s'en était déjà formé un autre. L'amélioration marcha rapidement dès-lors. Dans la quatrième semaine, il ne restait plus d'autre incommodité que la raideur du doigt ; l'ongle avait encore sa grosseur monstrueuse, et comme le doigt avait diminué de volume, il se recourbait autour comme un bouclier. Le malade essaya de travailler. Le doigt et toute la main étaient encore enflés, lui faisaient mal quand il travaillait ; il ne pouvait pas bien l'étendre et les doigts étaient tout courbés. *Silic.* ayant été le dernier remède, j'administrai *sulphur* 30, qui fit faire de nouveaux progrès à l'amélioration.

Le 20 décembre, le malade se plaignait de se fatiguer promptement au travail et d'éprouver des douleurs dans le coude et l'épaule. Il ne pouvait fermer la main; les phalanges supérieures des doigts ne pouvaient qu'à demi se courber, et le pouce encore moins. Ce dernier ne causait pas de douleur, mais il devenait plus froid que les autres doigts à l'air ; les os qu'on sentait distinctement, étaient beaucoup plus gros, surtout celui de la phalange supérieure nouvellement formé ; la peau tombait encore de temps en temps en gros morceaux et les rides profondes qui s'étaient formées pendant l'amélioration disparaissaient peu à peu. L'ongle était de moitié plus petit ; il avait un pouce un dixième de large sur trois cinquièmes de pouce de long. Il avait donc diminué de 1,20 sur 0,66 en six semaines. Près de la racine était un gros rebord qui le rendait plus court, s'étendait le long des côtés et se perdait enfin. A mesure qu'il croissait, l'ongle devenait plus petit. Je donnai *calcar* 30. Lorsque je revis cet homme quelques mois après, l'ongle n'offrait presque plus rien d'anormal. Le pouce ne se distinguait du pouce sain que par de profondes cicatrices, et il pouvait le plier assez pour travailler sans difficulté.

PARALYSIE.

2861e OBSERVATION, PAR LE DOCTEUR GROSS (1).

(Paralysie de la vessie.)

A..., vieillard de quatre-vingt-dix ans environ, grand, maigre, toujours assez bien portant jusque-là, tomba tout à coup gravement malade au mois de janvier. Il me fit appeler. Je trouvai les symptômes suivans.

Quand il essayait de se soulever dans son lit, il éprouvait des vertiges, tous les objets semblaient tourner autour de lui, sa vue s'obscurcissait, et il devait se recoucher bien vite. Yeux enfoncés, pupilles rétrécies. Joues, autrefois rouges, pâles, blêmes. Ouïe moins faible que dans ses jours de santé. Poitrine comme trop étroite ; il ne pouvait respirer aussi facilement qu'auparavant. Cuisson et quelquefois pression douloureuse dans l'estomac. Peu d'appétit; il éprouvait quelquefois à midi un besoin de manger, mais quelques bouchées suffisaient pour le rassasier. Les alimens lui causaient alors une pression, comme s'il avait surchargé son estomac. Fréquens pincemens dans le bas-ventre, accompagnés de coliques et de gargouillemens, comme s'il devait aller à la selle. Selles plus fréquentes et plus claires qu'à l'ordinaire ; elles avaient été auparavant rares, paresseuses et dures. Paralysie de la vessie : il ne pouvait retenir son urine qui coulait involontairement, symptôme qui l'inquiétait singulièrement. Grand abattement, prostration des forces. Ses pieds ne voulaient

(1) Archives homœop., vol. II, cah. 3, pag. 145; 1823.

plus le porter ; tous ses muscles lui refusaient leurs services. La nuit, plongé dans un demi-sommeil, il s'agitait avec inquiétude, Rêvasseries. Il se sentait plus fatigué le matin en s'éveillant qu'avant de s'endormir. Froid intérieur et frissons; extérieurement, la température de son corps n'était pas non plus très-élevée. Il était d'ailleurs très-soucieux, très-inquiet. Il faisait des vœux pour se rétablir promptement ou, si ce n'était pas possible, pour mourir bientôt sans douleurs. Il se voyait avec effroi retenu au lit par une longue maladie, et cette pensée, qu'il ne pouvait bannir, le faisait frémir.

Je lui fis prendre, le 15, une petite goutte *cicut. viros.* 31.

Peu de changement dans son état jusqu'au 21 ; au moins l'amélioration, s'il y en eut relativement à la constipation et au sommeil anormal, ne s'étendit nullement aux douleurs de la vessie. Mais, à compter du 21, tous les symptômes diminuèrent d'intensité d'une manière sensible. Les vertiges commencèrent à se perdre, les selles devinrent régulières, le sentiment de froid intérieur fit place à une chaleur naturelle, la prostration des forces diminua tellement que le malade put se promener dans la chambre presque aussi facilement qu'auparavant, sa face perdit son air maladif, l'écoulement d'urine involontaire cessa, seulement il lui fallait faire encore quelques efforts pour vider entièrement la vessie, et le jet était encore peu considérable et lent. La guérison fit des progrès si rapides que, le 29, le malade fut parfaitement guéri.

2862e OBSERVATION, PAR LE DOCTEUR DE SONNENBERG (1).

(Paralysie du bras gauche.)

Un vieillard de soixante-quatre ans, colérique, amateur des liqueurs spiritueuses, fut atteint sans cause connue d'une paralysie du bras gauche. Impossibilité de remuer le bras, insensibilité, sensation d'élancemens violens comme si le sang allait jaillir des veines. *Nux vomic.* 3 le guérit en neuf jours.

(1) Archives homœop., vol. IV, cah. 1, pag. 117; 1825.

2863e OBSERVATION, PAR LE DOCTEUR DE SONNENBERG (1).

(Paralysie du pied droit.)

Pressisch Adam, lieutenant dans le régiment de Gradisca, alors retraité à cause de sa maladie qu'on avait déclarée incurable, âgé de quarante ans, robuste, d'une forte constitution, brun, d'un tempérament colérique, avait depuis une année une paralysie de tout le pied droit qui avait résisté à tous les remèdes allopathiques.

Il ne pouvait marcher sans bâton, faisait avec peine quelques pas en traînant le pied paralysé, froid, insensible, à moitié mort. Vertiges le faisant chanceler, comme s'il allait tomber, ivresse, obnubilation de la tête, air sombre fréquemment pendant quelques instans, tintemens sourds dans les oreilles, surtout le matin, soif toute la journée, alternatives de frissons et de chaleur, éructations d'air, vomissemens aussitôt après avoir mangé ou bu, brûlure dans le creux de l'estomac du bas en haut, urine aqueuse, prurit au gland, douleur déchirante dans la nuque le soir, faiblesse générale de la tête avec grande propension à se coucher et horreur du mouvement. Le moindre mouvement l'épuisait. Répugnance pour toute espèce d'alimens, surtout pour le café. Humeur violente, colérique.

Je lui donnai *nux vomic.* 15. Trois jours après, tous les symptômes avaient disparu, et, chose étonnante! la paralysie même du pied avait cessé, et il pouvait marcher sans peine.

2864e OBSERVATION, PAR LE DOCTEUR STEGEMANN (2).

(Paralysie des mains.)

Une demoiselle d'une vingtaine d'années, dont les mains étaient paralysées et absolument insensibles depuis trois ans, fut parfaitement guérie par les moyens homœopathiques, après avoir été traitée sans succès par plusieurs allopathes russes et

(1) Archives homœopathiques, tom. IV, cah. 2, pag. 81.
(2) *Ibid.*, pag. 83.

allemands renommés et avoir pris envain les eaux de Marienbad.

2865e OBSERVATION, PAR LE DOCTEUR GROSS (1).

(Paralysie des extrémités.)

L. de O., jeune homme de dix-sept ans, d'une constitution un peu délicate, qui se livrait à l'étude des sciences, tomba tout à coup malade sans cause appréciable, au mois d'avril de cette année et fut atteint ensuite de paralysie. Il s'était vraisemblablement affaibli par des excès de différente espèce.

Le matin, en se levant, raideur inaccoutumée dans les cuisses et les bras, sans douleurs. Ce phénomène augmente de jour en jour et devient plus continu. Les mains et les pieds deviennent de plus en plus faibles, et le corps lui-même perd son soutien. S'il monte les escaliers, il se sent sur le point de tomber et doit se hisser en quelque sorte avec les mains. Au bout de quinze jours à trois semaines, impossibilité de marcher seul sur un plan horizontal; il doit s'appuyer sur deux crosses et être soutenu par un homme vigoureux, souvent même cela ne l'empêche pas de tomber. Impossibilité de se redresser quand il est assis. Il ne peut se servir de ses doigts pour écrire. S'il saisit quelque objet avec la main, il le laisse ordinairement bientôt tomber. Du reste, point de douleurs, loin de là même, insensibilité générale. Lui a-t-on mis ses bottes, il faut qu'il les voie, pour qu'il croie qu'elles sont à ses pieds. Il ne sait pas non plus s'il tient réellement quelque chose dans sa main, il faut qu'il le voie. Il retire sa main de sa poche sans se douter de ce qu'il a fait; il croit qu'elle y est encore, à moins qu'il ne la voie. Froid des extrémités, surtout d'une jambe qui ressemblait à celle d'un cadavre, froide et morte comme elle. Esprit assez tranquille. Appétit peu diminué. Sommeil bon le plus souvent, troublé rarement par des rêves. Selles plus rares qu'à l'ordinaire. Depuis le commencement de la maladie, le malade se plaint de voir tous les objets doubles.

(1) Archives homœop., vol. IV, cah. 3, pag. 96; 1825.

Je donnai *oleander* 6, après avoir réglé la diète et avoir recommandé le mouvement en plein air.

Au bout de quelques jours, les accidens qui n'avaient fait jusque-là que croître, non seulement devinrent stationnaires, mais encore commencèrent à diminuer un peu. Le 19 mai, l'amélioration était sensible et le devint de plus en plus. Le 28, elle resta stationnaire, preuve que *oleander* avait cessé d'agir. Le malade ne se laissait plus tomber quand il marchait sans appui. Les membres avaient davantage de chaleur et de sensibilité; il pouvait se lever de dessus son siége en s'aidant des mains, faire quelques pas sans crosses, bien qu'en chancelant, et se tenir debout quelques instans en balançant les bras. Les jambes surtout avaient acquis de la force; car l'état des bras et des mains n'avaient changé que fort peu, et le corps manquait de tout maintien.

Je donnai *coccul.* 6, qui fit faire de nouveaux progrès à la guérison. L'état était sensiblement amélioré, le 5 juin, époque où le remède sembla cesser d'agir. Souvent le malade faisait quelques pas sans crosses, il ne s'en servait plus que pour monter ou pour se reposer quand il était fatigué. Le 6, je lui fis prendre *tr. china* 9, qui acheva de consolider la cure. Peu à peu il cessa de se servir des crosses et put marcher sans soutien. Sa démarche, quoiqu'un peu lourde, était ferme et assurée, il pouvait même aller à cheval des heures entières sans s'en sentir incommodé. Le haut du corps avait repris du soutien, et les mains avaient assez bien recouvré leurs forces.

Désireux de voir si la nature seule enleverait ce reste de faiblesse, je le laissai jusqu'au 20 juin sans médicament; mais je crus sage alors d'administrer *tr. arnica* 3, contre une certaine pesanteur et une lassitude des membres, surtout après un peu de mouvement, qui persistait encore. La guérison fut bientôt parfaite.

2866e OBSERVATION, PAR M. USCHK (1).

(Paralysie incomplète du bras.)

G. T., homme de soixante-cinq ans, se luxa, au mois de juillet 1825, l'épaule gauche en voulant lever un fardeau léger. Il y ressentit un élancement lorsqu'il essaya de relever le bras, et il lui fut impossible de porter la main plus haut que le front. Il ressentait, en outre, de la faiblesse dans tout le bras. J'appris que trente ans auparavant il avait éprouvé une douleur semblable à la même place et qu'il y avait été sujet quelque temps. Elle revenait au moindre effort. Il avait en outre depuis trente-deux ans une hernie de la grosseur de deux poings.

Il s'adressa à moi, au mois de novembre. Je lui fis prendre d'abord *arnica*, et lui fis frotter l'épaule avec le même médicament. Il reçut ensuite à des intervalles convenables *nux vomic.*, *rhus*, *staphysagr.* et *asarum.* Non seulement la douleur dans l'épaule disparut entièrement sous l'influence de ce traitement; mais la hernie même se réduisit à la grosseur d'un œuf, en sorte que le malade pouvait se passer de bandage la plupart du temps. Trois ans se sont écoulés depuis, sans que la hernie ait augmentée et sans que la douleur dans l'épaule ait reparu, quoique cet homme continue à se livrer à de rudes travaux.

2867e OBSERVATION, PAR M. RUCKERT (2).

(Paralysie des extrémités.)

La veuve V., âgée de soixante-dix ans, d'une stature petite, faible, sujette à de fréquentes attaques de goutte aux bras qui étaient tout courbés, d'un caractère très-inquiet, misanthrope, découragé souvent, après s'être relativement bien portée pendant quelque temps, se coucha le 4 mars 1825, très-gaie et très-contente, mais ne put trouver du repos au lit ni s'endormir. Vers minuit, elle se sentit la poitrine oppressée, serrée; elle

(1) Annales homœop., vol. I, pag. 142; 1830.

(2) *Ibid.*, pag. 143.

devait gémir et soupirer involontairement. Elle voulut se lever pour uriner, mais il lui fut impossible de remuer le bras et le pied gauches. On me fit appeler sur-le-champ et je trouvai les symptômes suivans :

La malade était au lit, de très-mauvaise humeur, et me raconta que sa mère avait également été paralysée du côté gauche, à l'âge de soixante-quatre ans. Elle était restée pendant dix ans sans que rien eût pu la guérir. Le même sort l'attendait. Je ne la guérirais pas, elle préférait mourir. Je trouvai le pied et le bras gauches entièrement paralysés; elle était hors d'état de remuer un doigt ou un orteil. Le bras et la jambe étaient tout flasques, sans force, mais non insensibles cependant. Elle y éprouvait un froid particulier qui n'était pas sensible néanmoins à l'extérieur. La face était un peu gonflée et rouge. La poitrine oppressée, resserrée. La respiration pénible, accompagnée d'une sueur d'angoisses. Du reste, elle ne souffrait pas, pouvait lâcher l'urine, avait eu la veille une selle, quoiqu'elle fût sujette à la constipation, et on ne remarquait en elle aucun autre symptôme de maladie.

Je réglai la diète et administrai *coccul.* 9 gutt. 1.

Le 5, je la trouvai beaucoup plus tranquille. Elle s'était endormie bientôt après la prise du médicament et ne s'était réveillée qu'au bout de quelques heures. L'oppression de la respiration et l'anxiété qui l'accompagnait avaient entièrement disparu; elle se sentait bien par tout le corps, à l'exception de la paralysie qui était restée au même point, et avait un peu d'appétit. Le froid qu'elle avait éprouvé la veille dans les membres paralysés avait disparu; ces parties s'étaient couvertes au contraire d'une légère sueur.

Coccul. ayant agi avec efficacité sur le corps en général et sur les organes de la respiration en particulier, mais la paralysie n'ayant subi aucun changement, et ce médicament n'ayant d'ailleurs qu'une courte durée d'action, je crus devoir en choisir un autre, et j'administrai *rhus toxicod.* 9 gutt. 1, le 5, dans l'après-midi.

Le 8, les parties affectées étaient encore dans le même état;

elles se couvraient d'une légère transpiration, jour et nuit; mais elles n'en restaient pas moins immobiles. Je vis dès-lors que *rhus* ne guérirait pas, et je répétai *coccul.* 6 gutt. 1.

Le 10, la malade se trouvait très-bien en général; les parties paralysées continuaient à transpirer, et depuis la veille, elle pouvait lever la jambe gauche. Quant au bras, il était toujours immobile et sans force.

Le 12, la malade se plaignait d'avoir eu une nuit très-agitée, d'avoir peu dormi et de s'être beaucoup remuée dans son lit. Elle éprouvait en outre de nouveau une grande oppression de la poitrine. La respiration lui manquait, et elle ressentait sur l'estomac une tension toute particulière. L'appétit avait disparu. Humeur agitée, désespérée, larmoyante. J'administrai sur-le-champ *pulsat.* 12 gutt. 1. La nuit suivante fut paisible. Sommeil non interrompu pendant plusieurs heures. L'oppression et l'agitation de l'esprit avaient cessé. L'appétit était revenu.

Le 13, pour la première fois, la malade put se promener par la chambre, en étant soutenue par dessous les bras. Cependant elle ressentait encore une grande faiblesse dans la jambe malade, qui restait souvent en arrière et qu'elle devait traîner. La veille déjà, elle avait pu remuer le bras. Elle remuait alors l'avant-bras aussi et pouvait même porter la main à sa bouche. Les doigts recommençaient également à devenir mobiles.

Le 15, la nuit précédente avait été de nouveau agitée. Il y avait eu de l'oppression, mais sans douleur. La malade était donc très-inquiète et s'attendait à un nouveau coup de sang qui mettrait fin à sa vie. Je donnai *ipecac.* 4 gutt. 1, avec un plein succès.

Le 17, j'administrai *rhus toxicod.* 15 gutt. 1.

Le 21, les membres paralysés reprenaient de la force. La malade commençait à marcher seule, en s'appuyant sur un bâton. La constipation habituelle chez elle, qui la faisait beaucoup souffrir, me détermina à lui faire prendre *opium* 1 gutt. 1. Ce remède agit avec efficacité; cependant ce fut *nux vomic.* 15 gutt. 1, administrée quelques jours après, qui la fit cesser d'une manière durable. Le bras et la jambe acquéraient de la force de jour en jour; la malade put bientôt marcher sans bâton; cependant elle traînait le pied d'une manière sensible. Je me flattai d'enlever ce reste de la maladie, et je donnai alternativement *oleander*, *bellad.*, *anacard.*, *veratr.*, *arnic.*, *bryon.* et *coccul.*, mais sans résultat. L'âge avancé de la malade s'opposait évidemment à une guérison complète. Du reste, elle se portait bien encore au mois de décembre 1826, sortait tous les jours, montait les escaliers et faisait de son bras ce qu'elle voulait.

Postscriptum, 30 janvier 1829. La malade est toujours dans le même état. Elle a fait plusieurs voyages et est très-contente du bien-être qu'elle doit à l'homœopathie. Un homme âgé, qui avait été attaqué d'une hémiplégie dans la même nuit et à la même heure, mais qui a été traité par l'allopathie, est mort après avoir traîné une vie languissante pendant quelques années.

Je vois maintenant pourquoi je n'ai pu guérir entièrement cette paralysie. Plusieurs symptômes, communément des dartres violemment prurigineuses aux deux oreilles avec enflure extérieure de ces parties, m'ont convaincu de l'existence de la psore chez ma malade, que je traite maintenant par les antipsoriques.

2868e OBSERVATION, PAR LE DOCTEUR SCHRÉTER (1).

(Paralysie incomplète des extrémités.)

G. U., âgé de dix-huit ans, avait eu dans son enfance la teigne qui s'était guérie d'elle-même; dans le temps qu'il allait à l'école, il se plaignait souvent déjà de faiblesse dans les pieds. L'année précédente, cette faiblesse avait augmenté; il commença à ressentir des déchiremens dans les pieds et à avoir de la peine à marcher. Six mois auparavant, il avait eu un trisme qui s'était guéri tout seul. Il s'adressa à moi le 20 avril 1828. Je trouvai les symptômes suivans:

Pesanteur dans la tête. Céphalalgie pressive, surtout le soir et la nuit. Tintemens et bruissemens à travers la tête. Goût glaiseux dans la bouche. Eructations ne pouvant sortir. Coryza

(1) Annales homœop., vol. I, pag. 320; 1830.

cruel avec rudesse dans la poitrine et obstruction des narines. Pesanteur sur la poitrine, surtout après avoir bu froid. Gémissemens. Sueur sous les aisselles. Tiraillemens douloureux depuis le coude jusqu'au carpe. L'articulation de la main comme raide et luxée, en sorte qu'il avait de la peine à travailler, parce que la force lui manquait. Pesanteur dans les jambes et tension dans les genoux et les cuisses. Déchiremens dans les genoux avec lassitude, ils étaient comme paralysés, il fallait qu'il traînât les pieds; monter les escaliers et se mettre à genoux lui était surtout pénible. La pesanteur et la lassitude dans les jambes cessaient par la marche et augmentaient par le repos, surtout la nuit. Selles et sommeil bons. Il n'avait de plaisir à rien, était paresseux et nonchalant. Son aspect était vraiment celui d'un scrofuleux.

Je lui donnai, le 22 avril, *bryon.* 3/12, que je laissai agir jusqu'au 2 mai, mais sans le moindre résultat. J'examinai de nouveau les symptômes, et je me décidai pour *sulphur* 2 grain 1/2 que je fis prendre le 2 mai et que je laissai agir jusqu'au 20 juin, l'état s'améliorant graduellement. Ayant reçu dans l'intervalle la première partie des Maladies chroniques de Hahnemann, je lui donnai, le 20 juin, *carbo veget.* 3 grain 1/2 que je laissai agir jusqu'au 8 août.

A cette époque, l'état du malade s'était déjà considérablement amélioré. Il pouvait remuer en toute liberté les bras et les mains, et il sentait plus de force dans ses pieds; cependant il ne pouvait encore se mettre facilement à genoux, quoique la marche lui fût moins pénible. Il se plaignait aussi de bruissemens dans la tête, de prurit au cuir chevelu, de céphalalgie, comme s'il n'avait pas dormi, de pression à l'occiput tous les matins, de pesanteur dans le bas-ventre et de quelques tiraillemens dans les membres. Cependant il était déjà plus gai, quoiqu'il ne trouvât pas encore grand plaisir au travail. Ayant reçu la seconde partie des Maladies chroniques, je choisis *graphit.* 3/30 que je lui donnai le 8 août. Ce médicament opéra aussi en quelques semaines une amélioration importante. Le malade put marcher sans peine. La céphalalgie seule ne voulait pas céder. Elle avait disparu ; mais elle revint en septembre, sous une autre forme cependant. Déchiremens dans le front, avec tension pressive dans toute la tête, ordinairement après midi. J'administrai, le 20 septembre, *lycopod.* 3/30, qui fit faire de tels progrès à la guérison qu'elle était complète à la fin du mois.

2869e OBSERVATION, PAR LE DOCTEUR KOPP (1).

(Paralysie incomplète.)

D. W., vieillard de quatre-vingts ans, souffrait depuis quelques jours de constipation, d'accumulation de flatuosités, de vertiges et de faiblesse dans tout le côté gauche du corps. Il boîtait de la jambe gauche; ses traits du côté gauche étaient pendans. Il prit une goutte *tr. nuc. vomic.* 2, et fut guéri en douze heures.

2870e OBSERVATION, PAR LE DOCTEUR KOPP (2).

(Paralysie générale.)

S., manouvrier, très-adonné aux boissons spiritueuses, était resté après une violente attaque d'apoplexie, paralysé de la jambe droite, du bras droit et de la langue. Quelques doses *nux vomic.* ne produisirent rien. Je lui fis prendre alors, trois fois par jour, deux grains de ce médicament. Les membres paralysés recouvrèrent de la force et de la mobilité, et le malade se rétablit peu à peu.

2871e OBSERVATION, PAR LE DOCTEUR GROSS (3).

(Paralysie de l'anus.)

Un petit garçon de cinq à six ans me fut amené le 2 février dernier. Il était atteint d'une paralysie totale des muscles constricteurs de l'anus, de sorte que les excrémens, quoique

(1) Faits mémorables de ma pratique médicale, vol. II, p. 375; 1832.
(2) *Ibid.*, pag. 376.
(3) Archives homœop., vol. XIII, cah. 2, p. 102; 1833.

durs, sortaient involontairement plusieurs fois par jour. Un autre médecin lui avait déjà fait prendre différens remèdes, mais sans qu'on remarquât de changement dans son état. Je lui fis prendre quelques doses *hyosc.* 12; et la paralysie cessa en peu de temps. Les selles redevinrent volontaires. Cependant le mal reparut quelques semaines après, sans cause connue. Le même moyen guérit cette récidive, et il n'y en a plus eu depuis.

2872e OBSERVATION, PAR LE DOCTEUR BETHMANN (1).

(Paralysie incomplète du bras.)

La femme J. W., âgée de cinquante-un ans, était malade depuis dix-huit ans et était tellement affaiblie depuis les derniers temps qu'elle devait garder le lit. Grande faiblesse de mémoire, vertiges, froid continuel, surtout aux pieds, qui étaient toujours couverts de sueur.

Dans tout le côté gauche du corps, elle ressentait tantôt une sensation comme s'il était entièrement mort, tantôt des douleurs cruelles. Il était quelquefois d'un froid glacial, d'autres fois d'une chaleur brûlante, et bientôt il se couvrait d'une sueur froide. Elle ne pouvait remuer qu'avec peine le bras gauche à cause d'une légère paralysie.

Les règles venaient toutes les six à douze semaines, très-copieuses et accompagnées de maux de reins et de ventre. Le sang était d'un rouge noir. La malade avait l'air chétif et misérable, mangeait peu et ne buvait pas souvent pendant quinze jours. La plupart des alimens lui causaient des pressions d'estomac et des vents. Si elle mangeait des pommes de terre, elle éprouvait une sensation brûlante dans l'estomac. Elle se plaignait souvent aussi de pression au cœur. Quand elle toussait, ce qui arrivait fréquemment, elle prétendait que la toux ne venait que du côté gauche du cou. L'expectoration était peu copieuse et muqueuse.

Le soir, elle attendait toujours le sommeil pendant plusieurs heures, au milieu d'une grande anxiété, d'agitation, d'alternati-

(1) Annales homœop., vol. III, pag. 40; 1833.

ves de chaleur et de froid avec sueur et grande faiblesse. C'était le matin, au moment de se lever, qu'elle dormait le mieux. Elle était toujours plus mal après midi. Souvent elle était prise subitement d'un accès de malaise; elle éprouvait des brûlemens et des douleurs partout. Se tenir ployée en deux ou se coucher la soulageait. D'un autre côté, elle éprouvait souvent, en étant assise, une violente douleur brûlante dans l'épine du dos et dans les épaules, qui diminuait quand elle se levait ou se couchait Si elle se couchait sur le côté gauche, elle ressentait à l'instant de violens élancemens au cœur avec tremblement des membres et battemens de cœur.

Je lui donnai, le 16 mai 1828, *pulsat.* 3, gutt. 1.

Les deux premiers jours, elle se sentit plutôt plus mal que mieux; mais, à dater du 20, le mieux se déclara. Le 30, elle était plus tranquille sous tous les rapports; elle n'avait plus eu d'accès proprement dits et avait bien dormi le plus souvent. Appétit meilleur, douleurs d'estomac moindres. Elle se sentait aussi un peu plus forte. Le 15 juin, elle n'avait presque plus à se plaindre de rien; seulement, quand elle était au grand air, elle éprouvait une sensation particulière de faiblesse dans le front et les yeux, qu'elle décrivait comme un vertige. Je lui donnai *bryon.* 12.

Du 21 au 23, les règles coulèrent beaucoup plus facilement et avec moins d'abondance; mais la menstruation eut pour résultat la réapparition de tous les symptômes, surtout de la faiblesse de mémoire, en sorte qu'elle devait souvent s'arrêter en parlant et chercher les expressions. Elle se plaignait encore de pressions dans les yeux, devant lesquels il lui semblait toujours avoir un voile, ainsi que de frissonnemens. Je répétai *pulsat.* 9, le 24.

J'allai la revoir le 13 juillet. Elle me dit que depuis dix-huit ans elle ne s'était pas aussi bien portée que depuis quelques jours.

Elle ne se plaignait plus de rien, et pouvait s'occuper toute la journée de son ménage. Un an après, elle eut une légère récidive qui guérit sans remède.

2873e OBSERVATION, PAR LE DOCTEUR RUCKERT (1).

(Paralysie incomplète des bras.)

Ch. I., de N., âgé de cinquante-huit ans, replet, robuste et bien portant jadis, d'un tempérament plutôt flegmatique, s'était toujours bien porté, malgré ses excursions dans les forêts et les montagnes par tous les temps. Il y avait cinq ans qu'à la suite d'un refroidissement cependant, il avait été attaqué d'une inflammation de la trachée-artère. Il lui semblait avoir dans la gorge un tampon qui l'empêchait de respirer. Il avait pris tous les remèdes allopathiques possibles, ce qui ne l'avait pas empêché de passer sept semaines dans le plus triste état, pouvant à peine respirer, devant toujours rester assis, haletant et ayant une toux très-douloureuse. L'année suivante, il avait été attaqué de la même maladie d'une manière tout aussi violente, et depuis il avait de temps en temps des accès moins forts. Ce fut le cas en 1829. Il me fit appeler le 14 juin.

Je trouvai les symptômes suivans :

La toux ne le quittait jamais entièrement; mais, pendant l'accès, elle était plus violente et accompagnée d'un fort chatouillement dans la gorge. Il crachait de gros morceaux de mucosité. Constriction dans la trachée-artère au point d'étouffer, avec sifflemens, sensation comme s'il y avait quelque corps étranger; pression. Il était le plus mal la nuit. Impossibilité de se coucher; il devait rester assis au lit. Pendant l'accès, la face prenait une couleur jaune. Appétit bon, selles naturelles, mais souvent pressions et épreintes dans le canal intestinal. Hors des accès, il se portait bien, si ce n'est qu'il avait toujours la respiration courte, s'il marchait ou montait.

Je lui fis prendre *nux vomic.* 24. Les deux premières nuits la constriction fut plus violente; mais l'état de la gorge s'améliora ensuite. Respiration plus libre, le râle cessa. Le malade alla mieux sous tous les rapports jusqu'au 27 juin.

(1) Annales homœop., vol. III, pag. 296; 1832.

Je donnai, ce jour-là, *calcar. sulphur.* 3 gr, 1 n'ayant plus rien attendre de *nux.*

Ce remède agit aussi avec beaucoup d'efficacité. Le malade put retourner à ses occupations, il croyait même s'apercevoir qu'il respirait mieux en montant. Il se regarda donc comme guéri et ne voulut plus rien prendre. Il se porta parfaitement bien jusqu'au mois de juillet 1830, où, remarquant de la gêne dans sa respiration, et craignant un nouvel accès, il me fit appeler le 27.

Je lui prescrivis sur-le-champ *spirit. sulphur.* 30.

Il y eut exacerbation et le malade s'adressa à un allopathe.

Il me fit appeler de nouveau le 3 mai 1831. Je le trouvai dans un triste état.

Depuis un an il portait, par le conseil de son médecin allopathe, un cautère au bras gauche qu'il entretenait en suppuration; mais comme il tendait constamment à se fermer, il avait recours à des irritans pour le tenir ouvert. Ce cautère, après une violente inflammation, s'était tout à coup gangréné et il avait fallu neuf semaines pour le guérir, mais dans l'intervalle s'était développé peu à peu l'état suivant :

Violent prurit au cuir chevelu, appétit, bonne digestion, sans difficulté, mais propension continuelle à la constipation. Espèce de paralysie des mains; il pouvait lever les bras, mais il ne pouvait atteindre jusqu'à sa tête avec ses mains, qui n'avaient aucune force. Il ne pouvait rien saisir, rien tenir; tout lui tombait des mains. Il lui était impossible de s'habiller seul. Les mains et le bout de ses doigts avaient conservé le sentiment; elles n'étaient pas non plus froides et le pouls était régulier. Ses jambes étaient dans le même état. S'il était debout, ses genoux ployaient sous lui; il ne pouvait rester droit que quelques minutes. C'était dans l'articulation des pieds qu'il avait le moins de force. Il pouvait un peu avancer les cuisses dans l'articulation des hanches. Les pieds étaient un peu enflés, œdémateux autour des chevilles. Il n'éprouvait pas de douleurs.

Je donnai deux doses *arnica* 6 gutt. 1, en deux jours, à cause de la grande torpidité de tout l'organisme.

Le 10 mars, je trouvai le malade beaucoup mieux; il se servait plus facilement de ses membres, pouvait saisir les objets et marcher un peu. Les premiers jours après la prise de *arnica*, il avait rendu de grandes masses d'excrémens, en partie durs, noirs, en partie moins consistans. L'activité que le remède avait provoquée dans les intestins, il les provoqua aussi dans la vessie. Le malade put dès-lors mieux se servir de ses membres de jour en jour; il y sentait aussi plus de force. Mais comme les selles étaient encore dures et marronées, je lui fis prendre *nux vomic.* 24 gutt. 1.

Le 21 mai, on me manda que le malade mangeait et buvait avec plaisir; il avait chaque jour une selle encore un peu dure et les excrémens étaient recouverts de mucosité rougeâtre; l'urine n'était plus aussi brune, mais elle était muqueuse et formait un dépôt blanchâtre. Sommeil paisible et réparateur. Etat des mains beaucoup meilleur. Depuis quatre jours, il pouvait écrire sans que la plume lui échappât. La sensation sourde dans les mains disparaissait peu à peu et plus vite que dans les pieds, qui cependant présentaient aussi une amélioration sensible. Le malade se tenait debout sans appui, marchait, pourvu qu'on le soutînt; il avait même essayé de faire quelques pas tout seul, mais ses pieds étaient encore trop faibles et ployaient bientôt.

Je laissai agir *nux*.

Lorsque je fus voir le malade le 30 mai, je fus étonné des progrès de la guérison. Il écrivait pendant des heures quoiqu'il ressentît encore un certain engourdissement dans les doigts, montait et descendait les escaliers plusieurs fois par jour. L'enflure œdémateuse des pieds avait disparu. Les digestions étaient parfaitement régulières; mais la propension à la constipation persistait.

Comme la maladie avait jeté de profondes racines depuis des années, je crus bon d'administrer *sulphur*, une fraction de goutte.

L'état s'améliora de plus en plus. Le malade put bientôt faire de longues promenades et se livrer à ses occupations. Je lui fis prendre à la fin de juillet une nouvelle dose *arnica*. En septembre, il était parfaitement guéri.

2874e OBSERVATION (1).

(Paralysie du bras.)

Willhelm Frédéric Keibel, âgé de vingt-cinq ans, barbier de Münchberg, dans la principauté de Bayreut, entra dans l'établissement le 14 février.

Il s'était toujours bien porté depuis són enfance et n'avait eu aucune maladie exanthématique, à l'exception de la variole, qu'on lui avait inoculée. Deux ans auparavant, il avait été attaqué d'une inflammation des poumons. Depuis plusieurs années cependant, il éprouvait une douleur tensive, tiraillante, dans tout le bras droit, surtout le matin, avant que le corps se mît en mouvement ou quand il se tenait dans une position horizontale. Il y sentait en même temps un peu de faiblesse. Il n'y faisait toutefois aucune attention, et il en était même entièrement délivré depuis trois mois, lorsque le 9 février, dans la soirée, après s'être beaucoup fatigué et s'être endormi sur une chaise, il se sentit, en s'éveillant, le bras droit paralysé. Croyant qu'il n'était qu'engourdi, il se mit au lit sans inquiétude et dormit bien toute la nuit. Mais le lendemain, il retrouva son bras dans le même état, et depuis deux jours il y éprouvait des douleurs le matin ou quand il le remuait. Nous trouvâmes les symptômes suivans :

Paralysie presque complète du bras droit, qui était immobile à l'articulation de l'épaule et du coude. Il pouvait un peu remuer l'articulation de la main et les doigts, mais imparfaitement, et il y éprouvait une sensation de faiblesse. Si le bras n'était pas soutenu, il pendait tout flasque, enflait et causait une sensation de lourdeur. Si on touchait ou pressait le bras, sensation comme s'il était recouvert de cuir. Depuis deux jours, surtout le soir, douleur tensive dans la partie affectée, s'étendant de l'avant-bras dans le bras et ressemblant à celle qui y existait depuis des années. Le matin, une demi-heure après s'être levé,

(1) Annaire de l'Institut homœop., vol. I, pag. 135; 1833.

le bras paraissait un peu plus mobile et plus fort. Peau du bras chaude et moite la plupart du temps. Sommeil troublé et bon avant minuit seulement. Toutes les autres fonctions à l'état normal, à l'exception de l'appétit, qui avait un peu diminué.

On lui donna, le soir même, *rhus toxicod.* 30. Il dormit aussi peu la nuit suivante que les nuits précédentes ; mais le lendemain le bras lui faisait moins mal et était un peu plus mobile.

Troisième jour. Depuis la veille au soir, sensation au bout des doigts comme s'ils allaient crever. Mouvement du bras plus facile que la veille, mais ne pouvant toujours s'effectuer qu'avec le secours de la main gauche. En le laissant pendre, il lui semblait aussi lourd que du plomb. — Très-peu de sommeil.

Quatrième jour. Sommeil agité ; mouvement du bras beaucoup moins difficile ; il pouvait porter l'avant-bras à la poitrine, mais il y éprouvait alors une douleur tensive dans les parties internes qui s'étendait depuis le coude jusqu'à l'aiselle. Les douleurs anciennes avaient disparu, par contre, et le bras était redevenu plus sensible au toucher ou à la pression.

Cinquième jour. Pas de changement, à l'exception d'un fourmillement dans les doigts de la main gauche, qui cessa bientôt, la nuit.

Sixième jour. Le malade pouvait lever son bras jusque sur son épaule, sans ressentir de douleurs. Sommeil meilleur, la nuit. Assis, léger engourdissement des membres.

Huitième jour. Le malade avait peu dormi à cause d'une grande agitation par tout le corps, avec fréquens sursauts, rêves anxieux, chatouillemens et sensation d'engourdissement dans la main droite. Le mouvement du bras droit était presque libre ; seulement il y avait encore un peu de faiblesse.

On répéta *rhus* à la même dose.

Neuvième jour. Le malade nous dit avoir peu dormi et avoir souffert d'une violente céphalalgie pressive qui continuait encore. Comme il n'éprouvait plus que quelques élancemens en levant le bras droit, il ne voulut pas rester plus long-temps dans l'établissement pour si peu de chose et en sortit le jour même.

2875e OBSERVATION (1).

(Paralysie générale.)

Charles-Frédéric E., âgé de quarante-sept ans, cocher de L., fut reçu le 1er mai. C'était un homme d'une constitution robuste, toujours bien portant auparavant, à l'exception d'une gale qu'il avait eue en 1812 et qu'il avait fait disparaître par un onguent. Il avait servi pendant plusieurs années.

Sept ans auparavant, il avait été pris au milieu de la rue d'une douleur dans le dos qui l'avait forcé à tomber à terre, et qui avait été suivie d'une paralysie de la vessie et de constipation. Quelque temps après, la paralysie avait gagné toute la hanche gauche. Il lui était venu ensuite des ulcères sur plusieurs places de la poitrine et aux bras, lesquels s'étaient fermés quatre ans auparavant environ, mais avaient été remplacées par une paralysie du côté gauche depuis le bas-ventre jusqu'au pied. Depuis l'hiver de 1832, le côté droit était également paralysé; depuis deux mois surtout, le bras droit était tout contracté et le parler un peu difficile. Le traitement de plusieurs médecins, les bains, les eaux minérales, avaient échoué contre cette maladie. On l'avait traité homœopathiquement dans les derniers temps. Nous trouvâmes les symptômes suivans :

Souvent vertiges tournoyans en étant debout. Douleur d'écorchure dans les tégumens de la tête, surtout à l'occiput. Vue affaiblie, nuage devant les yeux. Salivation abondante. Moins d'appétit, d'abord répugnance pour les alimens; mais s'il se met à manger, il y prend goût. Émissions fréquentes, involontaires, goutte à goutte, de l'urine. Pression continuelle sur le col de la vessie. Selle ordinairement tous les quatre jours, mais fréquentes épreintes et évacuation au milieu de fortes pressions et d'un sentiment de paralysie dans les muscles constricteurs de l'anus. En étant debout, sensation d'engourdissement à la plante des pieds, de raideur douloureuse et de pesanteur, comme un boulet de canon dans la hanche et le bas-ventre, impossibilité de marcher.

(1) Annuaire de l'Institut homœop., vol. III, pag. 11; 1834.

En étant couché, pas de douleur dans les extrémités, mais mouvement libre. Mouvement du bras droit presque impossible. Douleur de brisure dans tout le bras droit jusque dans la clavicule et l'épaule, surtout au dessous du muscle deltoïde ; exacerbation de la douleur au toucher et à la pression. Fourmillemens dans le bras gauche. Le bout des doigts de la main gauche comme engourdis. Facilité à transpirer. Peu de sommeil. Goût mauvais. Pouls dur. Les vents ne sortaient pas. Fréquentes évacuations de mucosité par l'anus ; la veille et le jour même, il en était sorti aussi un peu de sang. Tension dans la région de la vessie. Besoins fréquens d'uriner.

Il reçut *coculus*.

Troisième jour. Sommeil assez bon, évacuation de quelques matières fécales et d'un peu d'urine ; besoins encore fréquens d'aller à la selle et d'uriner. Etat le même du reste. *Caustic.*

Cinquième jour. Peu de sommeil. Sécrétion de beaucoup de mucosité dans la gorge et la bouche. Emission d'un peu d'urine, la veille, mais de nouveaux besoins d'uriner. *China.*

Il n'y eut pas de changement essentiel. Le septième jour, malaise général et aggravation de toutes les douleurs. *Stannum.*

L'état resta le même ; tout le corps était souffrant, comme paralysé ; il ne pouvait s'asseoir ; grand sentiment d'angoisses ; sécrétion d'urine pénible ; pouls un peu irrité ; humeur triste, inquiète. En étant couché, sensation dans la tête comme si elle reposait sur une pierre. Sommeil ordinairement avant minuit, moins bon ensuite. Le matin, alternatives de frissons et de chaleur.

On répéta *coccul.* le dixième jour.

Le malade se plaignait alternativement de tensions et de pressions dans le bas-ventre, de difficulté à uriner ou à évacuer les matières fécales ; il ne pouvait rester long-temps debout, parce que le haut de son corps tombait facilement en avant. On lui donna, le douzième jour, le soir, une dose *nux.*

Il dormit assez bien ; mais, quand il s'asseyait, il éprouvait des douleurs et de l'embarras dans la tête ; en parlant, en se remuant, ainsi qu'à la pression, etc., violentes douleurs comme des secousses électriques dans le bras droit. Il était le mieux, couché. Sentiment de vide dans le creux de l'estomac; sécrétion d'urine peu copieuse.

Quatorzième jour. Douleur dans le bras droit toujours vive et s'étendant alors jusque dans le côté droit du cou et de la tête; sommeil avant minuit; depuis deux heures, il restait éveillé; douleurs s'exacerbant au moindre ébranlement; il lui fallait avaler souvent, non sans douleur; la gorge lui semblait rétrécie. —On lui fit respirer *bellad.*

Dix-huitième jour. L'état changeait peu en général; les accidens diminuaient quelquefois par momens d'intensité; la douleur dans le bras droit sévissait plutôt dans l'avant-bras et la main, et ces parties étaient comme inondées d'eau chaude.

Les vents ne pouvaient sortir; sécrétion peu copieuse d'urine, selle peu abondante, épreintes douloureuses; mouvement du bras droit un peu meilleur. *Cantharid.*

L'état resta le même; sécrétion copieuse de mucosité dans la gorge et la poitrine, la nuit. Besoins d'uriner, selle peu copieuse et pénible. Le malade se sentait très-abattu. Douleurs causées par les urines et les selles, plus violentes. Fort ballonnement gazeux. — On lui donna *bryon.* le vingt-et-unième jour.

L'expectoration de la mucosité accumulée sur la poitrine devint plus facile. La grande faiblesse diminua un peu; le malade avait l'air un peu plus fort et plus vif. Du reste, son état était à peu près le même. Il prit *pulsat.* le vingt-cinquième jour.

Vingt-septième jour. Le bras droit immobile et douloureux; les jambes, surtout la droite, faibles. Douleur constrictive dans la gorge plus violente. Selle copieuse Etat le même du reste. *Dulcam.*

Les parties paralysées paraissaient plus immobiles et plus faibles encore. Il éprouvait dans le bras droit les plus violentes douleurs; le matin, fréquens frissons, puis pandiculations; la nuit, sécrétion abondante de mucosité dans la gorge et la poitrine. On lui administra, le huitième jour, *baryt. carb.*, qu'on répéta le trente-deuxième, où le malade avait peu dormi, et où il avait une voix rude, des râclemens dans la gorge et la poitrine, de la toux avec expectoration copieuse de mucosité.

Il continua à se plaindre de dormir peu. Ballonnemens gazeux, avec sentiment d'angoisse. Grande faiblesse et immobilité. Accumulation de mucosité sur la poitrine et expectoration fréquente. Il ne pouvait rester levé. Sécrétions d'urine et selles tout aussi irrégulières et accompagnées de pressions. On le toucha deux fois avec l'aimant le trente-septième jour.

Sommeil assez bon. Selle copieuse, mais abattement et faiblesse toujours aussi grands. Pressions dans le bas-ventre avec sentiment d'anxiété. Il avait pu rester levé quelques heures, bien qu'avec peine, parce que son corps menaçait toujours de se ployer en deux. Evacuation abondante de mucosité par l'anus, souvent involontaire et sortant avec les vents. *China,* le quarantième jour.

Le lendemain, pas d'amélioration ; emploi de l'électricité.

Sommeil meilleur. Il lui semblait voler avec le lit et la maison ou voguer sur l'eau. Beaucoup de toux encore ou expectoration de mucosité. Faiblesse et mauvaise humeur, quelquefois violens maux de reins. Après avoir mangé du fruit cuit, plusieurs selles copieuses, mais état le même cependant. La constipation reparut ; la toux et l'expectoration persistèrent.

Nous lui fîmes respirer *nux* le quarante-neuvième jour.

Cinquantième jour. Sommeil meilleur. Moins de toux et de crachats. Légère transpiration. Nouvelle olfaction de *nux*. Selle abondante.

Il avait toujours beaucoup de vents, de besoins d'uriner et d'aller à la selle avec grande anxiété. Plusieurs selles liquides dans une nuit, sans amélioration. *China* le cinquante-troisième jour.

Il alla au grand air, un après-midi, et se sentit bien ensuite. Sommeil bon avant minuit. Pas de changement du reste. Répétition de *chnia* le cinquante-septième jour.

Il restait de plus en plus long-temps au grand air, où il se trouvait bien ; mais la brûlure et la pression, ainsi que la douleur de la vessie, persistaient. Il pouvait cependant monter les escaliers. Répétition de *china* le soixante-et-unième jour.

Soixante-sixième jour. Le malade s'était senti plus abattu, la veille ; il n'avait pu tenir son corps droit ; douleur dans l'épine dorsale ; en étant assis, la pesanteur de la tête causait des douleurs dans la nuque. Le bras droit était très-douloureux et immobile. Il reçut *sulphur* 40.

Soixante-quatorzième jour. L'état du malade n'offrait pas de changement essentiel ; il y avait quelquefois un peu d'amélioration, mais c'était toujours pour peu de temps. Il se trouvait le mieux au grand air. Douleurs moins fortes dans le dos et les reins, mais par contre, tension dans l'articulation des hanches et des jambes. La pression sur la vessie persistait. On lui donna *zinc.* 2/30.

Le lendemain, le malade éprouva à plusieurs reprises des frissons qui lui descendaient le long du dos, après une selle copieuse, d'abord dure, puis en bouillie, et de fréquentes épreintes avec une sensation comme si de la diarrhée allait sortir. Très-mauvaise humeur et abattement.

Quatre-vingt-sixième jour. L'état était resté le même. Depuis la veille, grand abattement, tout le corps douloureux. Répétition de *zincum*.

On ne remarqua presque pas de changement dans les symptômes. Le jour, au grand air, l'état était supportable ; mais le sommeil était rarement bon et était troublé principalement par une sécrétion de mucosité plus abondante et une expectoration pénible dans le repos. On lui donna donc, le quatre-vingt-quatorzième jour, une dose *nux vomic.*, qui améliora un peu l'état, ce qui décida à la répéter deux fois à un jour d'intervalle.

Centième jour. Après avoir été quelque temps au grand air, la veille, le malade n'avait pu se réchauffer ; son bras droit surtout était très-froid. Maux de reins plus violens et s'étendant dans le dos, en sorte qu'il lui était impossible de se mouvoir. Tiraillement tensif dans le bas-ventre en arrière. Sommeil assez bon pourtant.

Cent-troisième jour. Le malade avait assez bien dormi, beaucoup toussé et expectoré des crachats épais. Mouvement plus facile. Pression et plénitude dans le bas-ventre, augmentant après les repas. *Anacard.*

Cent-douzième jour. On n'apercevait aucun changement ; les symptômes restaient les mêmes ; seulement le malade allait quelquefois mieux un jour que l'autre. Sommeil assez bon. Fréquens besoins d'uriner. On prescrivit *angustura.*

Il se trouva assez bien pendant une couple de jours. Il eut une selle et plusieurs fois une transpiration générale. Mais le mieux ne se soutint pas long-temps. Après des tranchées et des pincemens dans le ventre, il eut trois selles liquides ; la paralysie augmenta de nouveau au point de l'empêcher de se lever. Beaucoup de toux avec expectoration. Etat le même du reste.

Cent-vingt-deuxième jour. Il allait un peu mieux, c'est-à-dire qu'il pouvait rester quelque temps au grand air ; mais il avait encore de la peine à marcher. Les symptômes étaient toujours les mêmes.

Dans ces circonstances, le malade perdit l'espoir de guérir et demanda de quitter l'établissement.

2876e OBSERVATION (1).

(Paralysie du côté gauche.)

Jeanne Christiane A., âgée de trente-trois ans, femme d'un boucher de Z., fut reçue dans l'établissement le 13 septembre.

Elle avait accouché deux mois auparavant avant le terme, avait souffert de rachitisme dans sa jeunesse, mais du reste n'avait jamais été malade. Menstruation toujours régulière. Elle était mariée depuis trois ans, mais n'était pas heureuse en ménage. Elle avait avorté deux fois et était accouchée d'un enfant mort.

Vingt et une semaines auparavant, elle avait été prise, à la suite d'un effort et d'un refroidissement, de fièvre avec inflammation de la gorge et tumeur à une fesse. Immobilité de l'articu-

(1) Annuaire de l'Institut homœop., vol. III, pag. 68 ; 1834.

lation de la main droite, qui était douloureuse et enflée, taches rouges avec boutons blancs sur le corps. Ces symptômes cédèrent en grande partie à un traitement médical ; l'articulation de la main seule resta dans le même état, et dix semaines après l'invasion de la maladie, cette femme avorta dans le troisième mois de sa grossesse et perdit une très-grande quantité de sang. La nuit suivante, elle fut atteinte d'une paralysie de tout le côté gauche, qui résista à tous les remèdes. Elle avait déjà été traitée pendant trois semaines à la polyclinique, où on lui avait fait prendre trois doses *secale cornut.*, sans aucun résultat. Après la dernière, elle avait craché le sang pendant quelques jours.

Nous trouvâmes les symptômes suivans :

Paralysie complète et immobilité du bras gauche qui était insensible ; quand elle le laissait pendre cependant, elle ressentait une douleur de luxation dans l'épaule. La jambe gauche était également paralysée, mais imparfaitement, car elle n'avait pas entièrement perdu la mobilité et le sentiment; elle la traînait en marchant ; souvent elle y éprouvait des fourmillemens. Peau des extrémités gauches violette, le plus souvent froide, flétrie. Bouche un peu tirée du côté gauche (davantage le matin) ; parler difficile (inintelligible le matin). Dans le bras droit, le mouvement dans l'articulation de la main était seul pénible ; les muscles fléchisseurs fortement tendus, la cheville externe fortement déplacée, la main toujours recourbée. Le soir, brûlure et élancement dans le coude. La menstruation n'avait pas encore paru ; par contre, leucorrhée abondante, d'un jaune blanc. Sommeil et appétit bons ; selles régulières.

Elle reçut *ignat.*, qu'on répéta le troisième et le cinquième jour, au milieu des mêmes circonstances.

Huitième jour. Violens maux de dents, la veille, dont il ne restait plus de trace. Violente douleur de luxation dans l'articulation de l'épaule gauche. La malade pouvait se coucher sur le côté gauche. Le bras gauche se mouvait avec plus de facilité. Elle marchait mieux. *Rhus.*

Elle continua à se plaindre, surtout le soir, de brûlures dans les mains ; mais elle marchait mieux. Les autres symptômes diminuaient. On lui donna le quatorzième jour, *caustic.*, et on lui permit, selon ses désirs, de retourner dans sa famille.

2877e OBSERVATION (1).

(Paralysie du bras.)

Rosine Woost, de Zwenkau, âgée de quarante-cinq ans, maigre, de taille moyenne, avait eu trente-trois ans auparavant, des pétéchies, et, il y avait quatorze ans, une fièvre intermittente. Un an auparavant, elle avait souffert de céphalalgie déchirante. D'après la relation de son mari, elle ne pouvait se servir de ses membres et devait rester couchée. Elle se plaignait de céphalalgie déchirante ; son bras droit était paralysé depuis quinze jours ; elle ne pouvait le porter à sa tête ; les doigts étaient recourbés, et si elle essayait de le soulever, elle ressentait une sensation douloureuse dans les épaules. Sommeil assez bon ; pas d'appétit ; constipation le plus souvent ; difficulté à parler, on ne pouvait la comprendre ; la salive lui coulait de la bouche. Tempérament chagrin. Elle avait encore ses règles et avait nourri cinq fois.

On lui prescrivit *nux vomic.* Trois jours après, l'état s'était un peu amélioré. Il lui était possible de rester un peu levée et elle remuait le bras avec un peu plus de facilité. Elle avait eu une selle et la voix était redevenue distincte.

Le septième jour après la prise du médicament, appétit et selle bons, mais faiblesse et vertiges. Paralysie du bras encore considérable. Si elle prenait quelque objet dans sa main, elle le laissait aussitôt retomber. Sensation d'engourdissement dans le bras. On répéta *nux.*

Huit jours après, elle allait beaucoup mieux. Elle put faire une route de trois lieues pour venir ici, et s'en retourner. Selles et appétit bons. Les alimens solides s'arrêtaient dans sa gorge et si elle buvait pour les faire descendre, le liquide lui ressortait par le nez, sans lui causer de douleur. Les deux derniers doigts

(1) Annuaire de l'Institut homœop., vol. III, pag. 93; 1834.

de la main droite étaient seuls encore raides et un peu recourbés. En outre, un peu de faiblesse dans le bras. Les règles n'avaient point paru depuis deux mois. On laissa agir le remède.

Huit jours après, la malade se plaignait de pesanteur dans la tête et de sécheresse dans le nez. Les doigts étaient encore immobiles ; cependant l'état était meilleur en général.

On lui donna *rhus toxicod.* qu'on répéta trois semaines après, l'état étant resté le même à peu près.

Huit jours après, la tête était encore lourde, en sorte qu'elle penchait en avant, et la nuque, surtout l'articulation du cou, était douloureuse. Aggravation après midi. La malade pouvait étendre le bras droit, et le remuer dans tous les sens ; les deux derniers doigts seuls étaient encore paralysés, et il existait toujours un peu de faiblesse dans le bras. On administra *coccul.*, qu'on répéta au bout de sept jours, l'état s'étant un peu amélioré. Le mieux se soutint et après une nouvelle dose de *nux*, administrée au bout de trois semaines, les symptômes disparurent à l'exception d'un peu de raideur dans les derniers doigts, qui étaient encore recourbés. La malade y faisait d'autant moins attention que cela ne l'empêchait pas de travailler. Elle ne revint plus après un traitement de trois mois.

2878e OBSERVATION (1).

(Paralysie du bras.)

Christian Alexandre Mosch, tailleur, âgé de quarante-huit ans, avait eu deux fois la gale qu'il avait répercutée par des moyens extérieurs.

Depuis quinze jours, déchirement depuis l'aisselle gauche jusqu'au cou et à l'occiput, continuels et troublant le sommeil même. Le bras ne pouvait se remuer.

Après une dose *nux vomic.*, les déchiremens cessèrent la semaine suivante dans le bras, mais pour se fixer plutôt dans le

(1) Annuaire de l'Institut homœop., vol. III, pag. 112 ; 1834.

cou et la nuque. Ils étaient moins violens quand le malade se couchait sur le côté gauche.

On lui donna *sulphur*. Aucun changement essentiel ne s'étant opéré la semaine suivante, on répéta la dose. L'état ne s'améliora pas et les douleurs s'établirent tantôt dans le bras, répondant dans le cou, tantôt dans le cou, s'étendant jusqu'au bras. Elles se manifestaient même dans la partie supérieure du dos et étaient surtout violentes quand le malade éternuait ou se remuait. Le cou était en outre un peu enflé extérieurement.

Une dose *dulcam.* n'ayant procuré aucun soulagement, on administra *nux vomic.*, qui fit du bien pour quelque temps. L'enflure extérieure du cou augmenta et le malade ne pouvait presque plus se coucher.

Il reçut *mercur. solub.*, et s'appliqua extérieurement de son propre chef, des sachets de camomille. Il n'y eut pas naturellement d'amélioration.

Une dose *calc. carb.* étant restée également sans résultat, le malade quitta l'établissement après un traitement de huit semaines. Il souffrait toujours autant.

2879e OBSERVATION (1).

(Paralysie des extrémités.)

J. Gottfried Pœtzsch, âgé de cinquante-huit ans, n'avait jamais souffert que des hémorrhoïdes ; mais depuis quatre ans, il était paralysé des extrémités. Cette paralysie avait été précédée d'une sensation de faiblesse dans les membres. Un jour qu'il s'était fortement échauffé à la promenade, il avait senti ses jambes et ses bras aussi lourds que du plomb. Les accidens s'étaient exacerbés peu à peu.

Démarche mal assurée, traînante, tremblement dans le corps, surtout aux changemens de temps. Pas de force dans les bras ; impossibilité de lever rien de lourd ; difficulté à parler ; bégaiement, fréquentes absences de mémoire ; céphalalgie tiraillante,

(1) Annuaire de l'Institut homœop., vol. II, pag. 114 ; 1834.

surtout après s'être échauffé ; constipation, sommeil agité ; il lui semblait que tout tournait autour de lui, et lorsqu'il se levait de dessus sa chaise, tremblement dans les jambes.

Il reçut deux doses *nux vomic.*, une tous les quatre jours. Au bout de douze jours, salivation abondante contre laquelle on lui donna *merc. solub.*, qui ne produisit rien en dix jours.

On administra *sulphur*, qui opéra quelque amélioration, surtout relativement à la salivation, et quinze jours après *coccul.* Ce remède, non plus que *anacard.*, donné la semaine suivante, n'eut aucune influence sur les douleurs. *Rhus toxicod.* parut d'abord améliorer l'état, mais ce ne fut que pour peu de temps. Au bout de trois semaines, on donna *bryon.*

Les accidens s'exacerbèrent la semaine suivante. La paralysie augmenta, les jambes faiblirent, la démarche devint chancelante, la tête lourde, vertigineuse. On administra une nouvelle dose *rhus.* Mais le malade ne voulut pas continuer le traitement, qui avait déjà duré dix semaines.

2880e OBSERVATION, PAR LE DOCTEUR ERHART (1).

(Paralysie de la langue et du bras.)

Causticum 1/30, répété tous les six jours, a guéri, en quinze jours, une dame de bonne constitution, colérique, âgée de trente ans, qui avait été atteinte, durant tout l'hiver, d'une paralysie de la voix et du bras droit. Souffrant depuis long-temps de pléthore sanguine, de rhumatisme, de catarrhe de la poitrine et du ventre et de la plus opiniâtre constipation, elle était habituée à prendre constamment des médecines, à se faire saigner une ou deux fois par année, et à vomir au printemps et en automne, sans compter les pillules résolutives, les clystères et les tisanes dont elle faisait un usage presque quotidien. Au printemps de cette année, elle était depuis long-temps malade d'un catarrhe contracté à Noël par un réfroidissement et qui avait entraîné la difficulté de parler. Ce n'était qu'avec les plus grands efforts qu'elle

(1) Gazette homœop., vol. III, pag. 142; 1834.

venait à bout de balbutier, non sans que sa bouche se tirât vers le côté droit, quoique sa langue se mût librement et sans douleur. Il lui était si pénible de ne pouvoir s'exprimer qu'elle tombait en défaillance lorsque dans l'ardeur de la conversation elle faisait de longs efforts pour se faire entendre. La paralysie du bras à laquelle se liaient des déchiremens, des tiraillemens et des secousses, depuis l'épaule jusqu'aux doigts, la privait totalement de l'usage de ce membre : elle ne pouvait rien saisir, lever ou retenir.

Après avoir, sur les conseils d'un médecin, fait usage, pour cette affection, de résolutifs entremêlés d'émétiques et de laxatifs, suivis de sudorifiques, d'antirhumatiques, d'antiphlogistiques, d'excitans et de fortifians, auxquels on avait joint les irritans de la peau, comme bains, frictions, électricité, conducteurs magnétiques, manipulations magnétiques, etc., son état se trouva exactement pareil à ce qu'il était quelques mois auparavant, au commencement de cette cure; aucun de ces moyens héroïques n'avait pu ramener une trace de rhume ou de toux qu'on aurait pu considérer comme métastatiquement supprimée ou diminuer l'affection paralytique. *Caustic.* seul guérit facilement, promptement et pour toujours.

2881e OBSERVATION, PAR LE DOCTEUR WIDNMAN (1).

(Paralysie des muscles de la face.)

Un septuagénaire qui avait déjà souffert plusieurs fois d'attaques de goutte au côté de la tête et à la jambe droite, et qui était très-enclin à un coup de sang, avait été entretenu en parfaite santé pendant plusieurs années par quelques moyens homœopathiques joints à une diète convenable, lorsqu'en se réveillant un matin, il s'aperçut que tout le côté gauche de son visage était tordu. Il n'éprouvait rien du reste. L'angle droit de la bouche était considérablement relevé, la paupière gauche toute pendante, au point d'empêcher l'œil de se fermer et de le rendre

(1) Gazette homœop., vol. III, pag. 182; 1834.

très-douloureux, la joue gauche immobile ; la déglutition et le parler très-difficiles. Il était atteint en un mot d'une hémiplégie faciale. *Coccul.*, *bellad.*, *nux*, *arnica*, *digit.*, *rhus*, *baryt.*, *silic.*, *anacard.*, à des intervalles convenables, n'opérèrent pas de changement remarquable en trois mois. J'eus recours au liniment vanté dans le journal de Hufeland, comme un spécifique contre la paralysie faciale : *rec. phosphor. gr.* 6. *ol. animal. aeth.*, *drachm. iij*, quatre à cinq doses. Ce remède provoqua des malaises qui forcèrent le malade à se mettre au lit, mais ce fut tout. Après l'avoir laissé en repos quelque temps, je revins à l'homœopathie et je lui donnai *sepia*, *carbo veget.*, qui parurent un peu plus efficaces. Les muscles devinrent un peu plus mobiles, mais depuis cinq mois, je n'ai pu encore guérir cette paralysie.

SUITE DE L'OBSERVATION PRÉCÉDENTE (1).

Sepia et *carbo veget.* ont fait disparaître enfin peu à peu la paralysie, et ont porté même à un tel degré l'irritabilité des muscles du côté gauche du visage, qu'elle parut l'emporter sur celle du côté droit. L'œil gauche est plus petit, les paupières plus contractées que dans le droit. Au lieu de l'angle droit de la bouche, c'est le gauche qui est relevé maintenant. Les muscles de la joue paraissent plus rebondis, mais la sensibilité n'a pas encore reparu. Du reste, le malade se porte bien et toutes ses fonctions sont assez régulières. *Graphit.*, que je continue à lui faire prendre, n'a pas produit de changement jusqu'à présent. *Opium* paraît devoir être plus efficace. Je lui en ai donné dernièrement pour la première fois pour faire cesser des étourdissemens avec commencement de délire provoqués par l'onguent camphré de Wezler dont il s'était avisé de se frotter la joue malade. Il en a pris une dose 2/6, et dès le troisième jour, le jeu de muscles était facile. Je répéterai ce moyen.

(1) Gazette homœop., vol. IV, pag. 314.

2882e OBSERVATION, PAR M. TIETZE (1).

(Paralysie du côté gauche.)

La femme d'un menuisier, âgée de trente-quatre ans, blonde, de taille moyenne, fut prise pendant sa dernière grossesse, à la suite de mauvais traitemens, de fréquens tressaillemens convulsifs dans la jambe gauche. Les couches furent heureuses. Trois mois avant la parturition, elle ressentit des tournoiemens continuels dans la tête, une sensation de faiblesse, des malaises qui se terminèrent par une attaque d'apoplexie. Après l'enfantement, il lui était possible de se servir encore un peu de son bras gauche. L'enfant vit encore et se porte bien. Les tressaillemens convulsifs se manifestèrent aussi pendant ses couches. Cette femme nourrit pendant un an. Trois mois après l'accouchement parurent les règles. Quelques mois après, elle redevint enceinte. Les convulsions et la paralysie du côté gauche augmentèrent ; cependant elle accoucha à terme de son septième enfant, qu'elle nourrit pendant neuf mois. Elle fut traitée pendant dix-huit mois par différens médecins et même par des charlatans. Un allopathe d'ici la traita ensuite pendant trois mois sans succès. Enfin on s'adressa à moi. Je trouvai les symptômes suivans :

Les convulsions dans la jambe s'étendent jusque dans le bras ; mais elles sont rares. Après les convulsions, douleur constrictive dans les mains. Les convulsions se déclaraient au moindre effort. Debout, elle avait la hanche droite plus haute que la gauche, et cependant il lui semblait que la jambe gauche était plus courte. Démarche comme après une paralysie produite par un coup d'apoplexie. Elle sentait alors plus de force dans le bras gauche paralysé. Elle éprouvait en outre : Pesanteur et chaleur dans l'occiput ; sensation comme si sa tête allait tomber en arrière. Bruissement dans l'occiput. Élancemens dans le front. Pesanteur dans les paupières. Bruissemens dans les oreilles. Scintillation devant les yeux, surtout le soir, lorsqu'elle était au lit. Fai-

(1) Gazette homœop., vol. IV, pag. 259 ; 1834.

blesse de mémoire ; elle oubliait tout, n'avait pas d'idées, pour ainsi dire, quand elle était au grand air ou entrait dans une chambre très-chaude. Peu d'appétit. Goût pâteux avec langue nette. Dès qu'elle mangeait quelque chose d'acide ou de salé, accès de convulsions. Après le repas, pression et sentiment de plénitude dans le creux de l'estomac. Quelquefois ardeurs dans le creux de l'estomac avec globe hystérique. Le soir, fréquens haut-le-corps et quelquefois vomissemens de bile. Brûlemens dans le ventre après avoir mangé des mets irritans ou indigestes, surtout dans le côté gauche et dans la profondeur du bassin. Dans la profondeur du bassin, sensation comme si quelque chose s'y mouvait, sans douleur. En allaitant ses autres enfans, souvent les règles étaient venues ; mais cela n'avait pas eu lieu cette fois. Menstruation toujours régulière et sans douleur. Depuis six mois, prolapsus incomplet de l'utérus. Constipation ; une selle tous les trois ou quatre jours. Urine jaune foncé. Quelquefois toux sèche. Brûlure entre les épaules. Souvent sommeil agité avec chaleur extraordinaire, transpiration et élancemens dans la tête. Rêves anxieux. Ronflemens et tressaillemens convulsifs en dormant. Bouffées subites de chaleur suivies d'une sensation soudaine de froid, comme si on lui versait de l'eau sur le dos.

Le 1, le 2, le 4 avril, le soir, *nux* 3/30.

Amélioration assez considérable, sans qu'aucun symptôme eût disparu.

Le 20, le 23, le 26 avril, *tr. sulphur.* 1/30.

Le 3, le 5, le 7 juin, *silic.* 1/30.

Le 7, le 14, le 21 août, *calcar.* 2/30.

Le 3 octobre 1832, je trouvai la malade très-gaie, seulement elle se plaignait de nouveau d'une violente céphalalgie et de constipation. Humeur sereine. Retour des forces. Beaucoup moins de bruissemens dans la tête et d'étincelles devant les yeux. Plus de vomissemens et de brûlure dans le ventre. Sommeil plus tranquille. Les règles n'avaient point encore paru, quoiqu'elle eût sevré son enfant depuis le commencement du traitement. Les convulsions avaient cessé.

Le 3, le 11, le 19 octobre, *lycopod.* 2/30 : la céphalalgie persista jusqu'au 13, et disparut presque entièrement ; mais à la place, grande faiblesse subite de la vue qui devint au bout de quelques jours une amaurose complète ; le 20, je la trouvai tout-à-fait aveugle ; pupilles très-dilatées ; du reste, état supportable.

Le 20, le 21, le 22 octobre, *bellad.* 30 gut. 1/4. Jusqu'au 26, pas le moindre changement.

Le 26 et le 28, *coccul.* 12 gut. 1/2.

D'où venait cette cécité ? Était-ce la suite d'une nouvelle attaque d'apoplexie? Les facultés intellectuelles n'avaient-elles subi aucune altération?

Ou bien était-ce un effet de *lycopod.?*

Qu'y a-t-il à faire? Faut-il recourir aux antipsoriques?

2883e OBSERVATION COMMUNIQUÉE PAR LE DOCTEUR ATTOMYR (1).

(Paralysie des extrémités inférieures.)

Dès ma jeunesse, j'ai eu une prédilection particulière pour les sciences naturelles, et j'ai saisi toujours avec empressement l'occasion de les étudier. L'homœopathie m'ouvrait un vaste champ, et je me mis à étudier les ouvrages de Hahnemann avec d'autant plus de zèle que j'avais déjà fait une expérience de la faiblesse ou plutôt des défauts de la médecine. Cinq médecins et deux chirurgiens m'avaient traité pendant trois ans. Mon pied à moitié paralysé par la goutte et une gale répercutée, non seulement ne guérit pas, mais mes deux pieds devinrent paralysés. Il s'y joignit de terribles crampes de bas-ventre, des tressaillemens involontaires des membres et une incontinence d'urine. Ma vue même commença à m'inquiéter ; je voyais des points noirs voltiger devant mes yeux. mais ce qui contribua surtout à me faire perdre toute confiance aux médecins, c'est que chacun d'eux attribuait l'exacerbation de mon mal au traitement peu convenable de son prédécesseur. J'avais pris *mercur.*, *sulphur*, *strichn.*,

(1) Lettres sur l'Homœopathie, vol. III, pag. 13 ; 1834.

phosphor., *sabina*, *opium*, *acid. nitr.*, *oleum animal.*, *asa*, *valer.*, *china*, etc., des purgatifs, des vomitifs, des sudorifiques de toute espèce et à de vraies doses de cheval ; rien ne m'avait guéri. Les décoctions, les cataplasmes, les frictions, etc., n'avaient pas eu plus de succès. On avait fini par me déclarer incurable. Il est vrai que les médecins espéraient quelques résultats de la cautérisation et des moxas ; mais je perdis patience et je ne voulus pas en entendre parler. L'ouvrage de Hahnemann me rendit l'espoir. Je m'adressai à un médecin homœopathe, le docteur S., tout en étudiant moi-même la nouvelle doctrine, ce qui était d'autant plus nécessaire que mon médecin habitait loin de moi et que je n'avais pas grande confiance en ces messieurs. Au bout de quelques mois, je parvins au moins à arrêter les progrès du mal et à préserver mes bras de la paralysie qui les menaçait déjà. Au bout d'un an, les violens spasmes diminuèrent, les tressaillemens devinrent plus rares et ils auraient sans doute entièrement cessé si de fréquentes émotions ne les avaient rappelés sans cesse. Au bout de deux ans, les spasmes ne se manifestèrent que dans les changemens de temps ou après des émotions. L'urine ne sortait plus goutte à goutte, mais à de plus longs intervalles, en plus grande quantité. Mes pieds recouvrèrent plus de vie, et je pouvais au moins m'asseoir, ce qui n'avait pas été le cas depuis quatre ans. Dans la troisième année, les points noirs qui voltigeaient devant mes yeux disparurent, les changemens de temps exercèrent moins d'influence sur mon corps ; les crampes, si elles reparaissaient à la suite de quelque émotion, étaient moins fortes ; les tressaillemens cessèrent. Je pus mieux retenir l'urine. Je recouvrai des forces, mais mes pieds manquent encore à présent de mobilité, quoiqu'ils soient plus sensibles. Les remèdes qui m'ont rendu le plus de services sont : *aurum*, *rhus*, *thuja*, *lycopod.*, *graphit.*, *carbo veget.*, *arsen.* et *caustic.*

2884e OBSERVATION, PAR LE DOCTEUR ATTOMYR (1).

(Paralysie des extrémités inférieures.)

Une pesanteur des pieds qui durait depuis trois mois avec quelques autres accidens s'exacerba peu à peu tellement sous l'influence du traitement allopathique que le malade devint absolument paralysé des deux extrémités inférieures. Il était âgé de dix-huit ans. On m'appela et je trouvai les symptômes suivans :

Paralysie complète des pieds. Il ne pouvait remuer un orteil. On pouvait le pincer sans qu'il le sentît. Les extrémités paralysées étaient froides, portant les marques des vésicatoires. Tressaillemens convulsifs dans les pieds si violens qu'ils faisaient tomber le malade de dessus son siége ; œdème aux tarses. Pas de selles depuis cinq à sept jours ; l'urine sortait tantôt d'elle-même, tantôt avec épreintes. Forte pression dans la région de l'estomac, surtout violente quand il rejetait son corps en arrière. Tous les soirs, fièvre avec insomnie. Inappétence. Teint terreux. Abattement, désespoir. La paralysie était complète depuis cinquante et un jours.

Je donnai *coccul.* 3/12.

Le quatrième jour, le malade mangeait, dormait, avait des selles régulières ; l'urine coulait d'une manière normale ; la fièvre avait cessé dès la veille au soir ; Il n'éprouvait plus de pression dans la région de l'estomac ; son humeur était plus sereine. Ce n'était pas tout encore. La paralysie des pieds s'était déjà beaucoup améliorée et le malade put, soutenu par sa garde, faire plusieurs fois le tour de la chambre. Les pieds avaient de nouveau de la sensibilité ; les tressaillemens étaient plus rares et plus faibles. Je fis faire des crosses. Malheureusement le malade ne s'en servit pas, car le quatrième jour, l'amélioration devint stationnaire. J'attendis vainement jusqu'au neuvième où je répétai *coccul.* 3/12. L'état empira. Le malade ne put

(1) Lettres sur l'Homœopathie, vol. III, p. 138 ; 1834.

plus se promener par la chambre. En un mot la cinquième semaine, l'état était redevenu le même que lorsque j'avais entrepris la cure, à l'exception de la fièvre qui ne reparut pas et de l'appétit qui resta bon.

Je répétai *coccul.* 6/12, sans succès. *Coccul.* 30 gut. 1 ne fut pas plus efficace. Je répétai *coccul.* 30 gut. 1, en faisant faire sur les articulations du genou et du pied des frictions avec *coccul.* 2. J'administrai ensuite *rhus* 3/30, *sulphur* 3/30, *nux* 3/30, *kali* 3/30, *uru kukuk* 3/30. Tout fut inutile.

Le père du malade le conduisit chez lui. D'autres homœopathes le traitèrent, mais sans plus de succès. Les bains ne lui firent pas non plus de bien.

2885ᵉ OBSERVATION, PAR M. RUCKERT (1).

(Paralysie générale incomplète.)

Gustave Krocker, de S., âgé de douze ans, avait eu à l'âge de deux ans une teigne qu'on avait fait disparaître au moyen d'onguens sans qu'il s'en fût ressenti immédiatement. Mais dès la septième année, il avait été atteint d'un nouveau symptôme psorique, de dartres au bras gauche, lesquelles formèrent des croûtes et empêchaient ainsi le mouvement. Des remèdes extérieurs les avaient aussi promptement fait disparaître. Mais depuis cette époque, il était sujet le plus souvent en hiver à une toux qui le tourmentait principalement la nuit, sans lui ravir du reste sa gaîté naturelle. Les parens, inquiets, parlèrent à ce sujet, dans l'été de 1832, au médecin de la maison qui promit de le guérir bientôt, et qui finit par lui appliquer de grands vésicatoires sur la poitrine, trois et quatre fois de suite, au milieu de violentes douleurs, jusqu'à ce que la gangrène commençât à se mettre dans les plaies. Pour en prévenir les progrès, il eut recours à différens moyens, entre autres, au charbon. Le malade maigrit de plus en plus, s'affaiblit; sa face pâlit; son air devint misérable. Au commencement d'août, il fut pris d'une

(1) Communications pratiques de Thorer, vol. I, pag. 157; 1834.

telle faiblesse dans les genoux, qu'il se vit presque dans l'impossibilité de marcher; sa tête s'alourdit, à peine pouvait-il la tenir droite à cause de sa faiblesse.

Pressentant la paralysie, le médecin allopathe prescrivit de fortes frictions aux extrémités et promit de rétablir l'enfant en trois semaines; mais les parens, ne se fiant point à ses promesses, s'adressèrent à moi.

Le 11 août, je trouvai les symptômes suivans :

Pâleur, aspect misérable, faiblesse générale, surtout de la tête et des genoux; il laissait tomber sa tête en avant ou sur le côté. Peu de force dans les mains; il ne pouvait rien tenir, ne faisait quelques pas qu'avec peine; maigreur de tout le corps; sur la poitrine, un ulcère artificiel de la grosseur de la main, suppurant beaucoup, et ayant sur les bords des granulations élevées qui saignaient facilement, ainsi qu'un aspect d'un rouge foncé, bleuâtre en quelques endroits, noirâtre en d'autres déjà guéris, mais recouvert d'une épiderme très-mince sous lequel on apercevait encore de la poudre de charbon. Appétit et selles régulières. L'enfant ne se plaignait de souffrir nulle part ailleurs que dans les genoux, nommément quand il était resté assis quelque temps. Fréquens tressaillemens et secousses dans les deux jambes. Du reste, pas d'autre symptôme qu'une éruption de boutons de la grosseur d'un grain de millet, contenant du pus, sur toute la poitrine autour de l'ulcère, ne causant pas de douleur particulière. Le thorax lui-même était assez plat, et l'on voyait le cœur battre assez vite et assez fort entre la cinquième et la sixième côte, tout à côté du sternum. Quelquefois toux avec expectoration de mucosités. Humeur très-irritable et emportée.

Il était aisé de reconnaître que la maladie provenait du traitement allopathique et de la psore; mais le choix du remède n'était pas aussi facile.

Je débutai, le 12 août, après avoir prescrit un régime convenable, par *spirit. sulphur.* 1/24. Le 15, on me manda ce qui suit :

« Le malade se plaint d'une faiblesse plus grande dans les genoux et dans la nuque, d'insensibilité dans les doigts des mains et des pieds. S'il se lève, il sue ordinairement; son sommeil est agité et accompagné de grincemens des dents; l'appétit et les selles sont réguliers. La plaie de la poitrine suppure peu et guérit en quelques places. »

Je laissai agir le remède; mais, le 19, la faiblesse n'ayant fait qu'augmenter, je lui fis prendre *bellad.* 30.

Le 22, je le trouvai dans l'état suivant :

Après la prise de *bellad.*, humeur beaucoup plus gaie pendant toute la journée et plus de force dans les muscles; mais, depuis la veille, il se sentait de nouveau très-faible. Aspect meilleur. La toux le prenait plutôt le matin; mais il crachait peu, quoique l'on entendît qu'il avait beaucoup de glaires dans la trachée-artère. La plaie continuait à suppurer, guérissait peu à peu par places et se rouvrait en d'autres, surtout où il y avait du charbon. Quant à la paralysie, l'état ne s'était pas amélioré; les mains manquaient de force pour saisir; il fallait le soutenir quand il marchait et il traînait les jambes. Il avait aussi de la peine à parler; sa langue était lourde. Je répétai *bellad.*, qui avait évidemment agi avec efficacité, mais pendant très-peu de temps.

Le père de l'enfant m'écrivit, le 26 :

« Je ne puis pas encore vous donner de nouvelles sur l'état de mon Gustave, car la faiblesse dans les jambes surtout, ne fait, hélas! qu'augmenter. Elles sont presque constamment froides; le reste du corps, au contraire, transpire quelquefois. La plaie augmente plutôt qu'elle ne diminue, l'exanthème miliaire est toujours le même. Du reste, mon enfant n'est pas malade et il mange, comme auparavant, quoiqu'il n'ait pas beaucoup d'appétit. Le sommeil dure toute la nuit, mais il est troublé par des rêves anxieux et ne paraît pas le restaurer. La toux semble augmenter aussi et la faiblesse empêche l'expectoration. »

Je donnai comme moyen intermédiaire *coccul.* 12. Le 1er septembre on me manda ce qui suit :

« L'enfant a les bras et les jambes si faibles qu'il faut le porter, et, depuis quelques jours, il louche d'une manière très-sensible. La seule amélioration dont on s'aperçoive, c'est qu'il porte de nouveau la tête droite et qu'il peut la tourner de tous côtés. »

Je répétai *bellad.* 30 gutt. 1, et prescrivit, le 4 et le 6 septembre, *arnica* 6.

Le 7, le père vint me dire que l'état était resté le même en général, la tête seule se tenait plus droite et le strabisme avait un peu diminué; les pupilles étaient moins dilatées que depuis plusieurs jours.

J'avoue que je commençai à douter moi-même de la possibilité de la guérison. En cherchant à découvrir la cause de l'inefficacité du traitement, je tombai sur les symptômes des cantharides, et je m'aperçus qu'ils offraient beaucoup d'analogie avec ceux de la maladie. La maladie elle-même n'était-elle pas l'effet de l'abus des cantharides? Je résolus d'essayer *camphor.*

Je prescrivis donc *spirit. vini* ℥ ß, *spirit. camphor.* gutt. 4, quatre gouttes sur du sucre toutes les demi-heures à toutes les heures. On commença, le 8, à en faire prendre au malade, et le père m'écrivit ce qui suit :

« A sept heures du matin, administration des quatre premières gouttes d'esprit camphré. Circulation du sang accélérée, chaleur à la tête et sensation de bien-être. — A sept heures trois quarts, quatre nouvelles gouttes. Chaleur plus forte et bien-être, redoublement de gaîté; il se met, dans sa joie, à remuer les membres, surtout les bras. Il se sent beaucoup plus fort, se lève tout seul, pour la première fois depuis huit jours, demande d'aller à la garde-robe, s'y assied et se sent bien. Le visage a une couleur plus vive, l'œil est plus naturel.—A huit heures et demie, quatre autres gouttes. Même effet au même degré. — A onze heures, quatre gouttes. Bientôt après, chaleur agréable, plus forte, à la tête; force vitale et gaîté plus grandes. — Nouvelles doses à onze heures trois quarts, et à midi et demi, avec le même résultat. — Il se sent plus fort, se lève tout seul de dessus le canapé, et pour la première fois, depuis quinze jours, se hasarde à marcher en se tenant à la table; il se traîne ainsi quelques pas.

» L'effet du remède est frappant. L'appétit même est plus fort. — A trois heures et quart, après le dîner, nouvelle dose. Les mêmes phénomènes se renouvellent : la chaleur surtout est agréable. — A quatre heures, quatre nouvelles gouttes. Même résultat. — A cinq heures, nouvelle dose. La chaleur se répand dans tous les membres ; il croit la sentir jusque dans le genou malade; les genoux sont plus forts ; il se sent plus léger et plus fort aussi, et est depuis le matin de l'humeur la plus gaie. »

Le 9, je donnai une seconde fois *arnica* 6.

Le 13, je trouvai le malade dans l'état suivant :

Aspect beaucoup meilleur et s'améliorant graduellement ; plus de force dans les bras ; il saisissait mieux et soulevait les objets avec plus de facilité ; mais il ne pouvait encore marcher, à moins d'être soutenu par deux personnes, auquel cas il mettait une jambe devant l'autre. La douleur dans les genoux avait disparu ; il pouvait rester assis des heures entières, sans y ressentir de douleur. Non seulement les mains et les pieds, mais tout le corps, étaient constamment plutôt froids. La plaie de la poitrine ne voulait pas se fermer ; elle se rouvrait même en quelques places où il y avait encore de la poudre de charbon. L'exanthème sur la poitrine existait toujours. Appétit modéré. Selle dure tous les deux jours seulement. Toux modérée.

Je lui donnai *nux vomic.* 30. Le 18, peu de changement en général ; cependant il pouvait se traîner péniblement autour de la table en s'y tenant.

Selles régulières depuis *nux vomic.* Sommeil plus tranquille. Comme *camphor.* avait agi avec beaucoup d'efficacité, je répétai la dose, mais avec moins de succès, peut-être parce que le père avait porté la recette chez un autre pharmacien et que le camphre était moins bon, comme on s'en était aperçu à l'odeur déjà. Je donnai en même temps quatre poudres, la première de *rhus* 1/30.

Le 28, on me manda :

« Le 18 et le 19, j'ai administré le camphre de la même manière que la première fois ; mais il n'y eut pas cependant d'amélioration notable sous le rapport de la faiblesse, ni de changement essentiel sous d'autres rapports. Cependant, même avant l'administration et pendant la prise du camphre, la faiblesse semblait diminuer. Je donnai donc le 21, comme vous l'avez prescrit, la première des quatre poudres reçues le 18. Le lendemain déjà, le malade essaya de marcher en se tenant à la table et aux chaises; il fit quelques pas, et les jours suivans il marcha davantage. L'amélioration fit ainsi des progrès jusqu'à lundi passé. L'enfant avait déjà pris deux poudres. Il se sentait beaucoup mieux et pouvait se promener par la chambre en s'appuyant sur le bras de quelqu'un. L'état est resté le même dès-lors jusqu'aujourd'hui vendredi, où il a pris la dernière poudre, après quoi il s'est senti si fort, au bout de deux heures, qu'il a fait un pas, puis deux, en chancelant, il est vrai, mais sans soutien. Le temps a été beau toute la journée. Il a passé plusieurs heures au grand air, ce qui lui a fait beaucoup de bien. Depuis hier, la toux a beaucoup diminué; l'expectoration est facile; il crache pendant la journée, mais davantage le matin. Le sommeil est aussi assez paisible. Il a transpiré la nuit de mercredi, mais a bien dormi. La nuit précédente, la toux l'avait souvent éveillé et empêché de se rendormir. Mais ce n'est plus le cas depuis deux nuits. La plaie de la poitrine commence enfin à se guérir à la place principale; mais elle se rouvre encore en quelques endroits sur les côtés. Il faut que le malade ait encore des humeurs; car il y a huit jours qu'il lui était venu des boutons à la face, qui ont disparu depuis. A tout prendre, il est beaucoup mieux. »

Je répétai *rhus* 1/30. Le 2 octobre, je trouvai le malade qui se promenait par la maison en s'appuyant sur deux bâtons. Il pouvait faire quelques pas tout seul dans la chambre, soulever des objets lourds et jouer un peu du piano. Mais les extrémités étaient toujours froides. Les fonctions naturelles parfaitement régulières. Le malade avait l'air gai et bien portant. La plaie de la poitrine se guérissait en plusieurs endroits, et le ventre était encore couvert de boutons. Le cœur ne battait plus autant à la superficie ni aussi près du sternum, mais à sa place convenable. Toux légère.

J'administrai, le 7 octobre, *oleand.* 3, gutt. 1.

Le 14, amélioration graduelle sous le rapport de la paralysie; le malade marchait seul dans la chambre; mais la plaie de la poitrine s'était ouverte davantage et suppurait beaucoup. La miliaire était plus abondante et le malade moins vif. Je répétai *oleand.*

Le 20, peu de changement en général, mais suppuration de la plaie plus abondante, puante, ce qui me détermina à prescrire *china* 12, qui répondit à mon attente relativement à la suppuration.

Le 29, je donnai, eu égard à l'incurabilité de la peau et à la persistance de l'ulcère, *con. macul.* 4/30, que je répétai le 5 novembre.

Le 12, l'enfant avait recouvré la plénitude de sa force musculaire; il mangeait, buvait, dormait bien, se promenait, avait un air de santé et de gaîté; mais la plaie ne guérissait pas. Il existait encore un peu de toux. Je fis laver chaque jour plusieurs fois la plaie avec de l'eau courante, la fis recouvrir quelque temps de coton cardé, et administrai dans le courant de décembre deux doses *silicea*, deux doses *sulphur*, et finalement *carbo veget.*, mais en vain. L'ulcère n'est pas guéri encore; le fond en est un peu plus élevé que les bords, a une couleur d'un rouge foncé et les caroncules saignent très-facilement. Du reste, l'enfant est gai et bien portant et la toux se perd de plus en plus.

2886e OBSERVATION, PAR LE DOCTEUR SCHRŒN (1).

(Paralysie incomplète des extrémités supérieures.)

Un homme de trente-huit ans, pléthorique, se plaignait d'une violente pression à l'estomac survenue subitement. Elle l'affectait surtout après avoir mangé; en même temps, engourdissement et fourmillement continuels des mains, et absence du toucher. Le malade avait mauvaise mine; il suait toute la journée; il était

(1) Gazette homœop., vol. V, pag. 152; 1835.

très-faible et de mauvaise humeur. Je crus avoir à craindre une paralysie des extrémités supérieures, mais deux doses *rhus*, 12 gutt., à six jours de distance, firent cesser entièrement cet état. Il survint alors une douleur lancinante à travers le sternum, qui n'augmentait point en respirant, mais bien à chaque mouvement, et qui n'était jamais plus violente que quand l'estomac se trouvait vide. Le malade sentait toujours une sorte de tremblement ou de sautillement dans le creux de l'estomac. Tout cela céda à une dose *bryon*. 18, gutt. 1.

Dans deux autres cas, où il y avait évidemment imminence de paralysie, j'ai vu *rhus* agir d'une manière parfaite, mais ces cas sont peu intéressans à cause de leur longue durée et du grand nombre de médicamens qui furent employés.

2887e OBSERVATION, PAR LE DOCTEUR SCHRŒN (1).

(Paralysie incomplète des extrémités.)

M. de Brandenstein, âgé de soixante ans, souffrait depuis trois ans des symptômes avant-coureurs de la paralysie des extrémités. Ils avaient commencé par une névralgie sciatique qu'on avait traitée à l'intérieur par des nervins et à l'extérieur par des frictions avec le phosphore, qui avaient eu des succès. Au commencement de l'année passée, ils se manifestèrent de nouveau par un engourdissement des bras, surtout du gauche, avec sensation de stupeur et douleur à l'articulation huméro-scapulaire.

Le malade éprouvait de fréquens besoins d'uriner; il sentait un tiraillement vif dans le bras gauche, et il avait presque toujours les pieds glacés. *Rhus* 18 gutt. 1, répété fréquemment, puis *silic*. 30 gutt. 1, aussi répété, enlevèrent les traces de cette maladie, et durant l'hiver et le printemps derniers, M. de Brandenstein se porta mieux qu'auparavant.

Au commencement de juillet, à la suite d'un refroidissement, il fut atteint d'une paralysie complète du côté gauche; le coin de

(1) Gazette homœop., vol. V, pag. 154; 1834.

la bouche tomba, la parole devint incompréhensible, le bras et la jambe furent paralysés. Pendant les premières nuits, il y eut des attaques d'étourdissement et d'absence de mémoire; appétit passable; les selles n'avaient lieu que par des lavemens.

Au moyen de *caustic.* 18, gutt. 1, plusieurs fois répété, en y intercalant *stannum* 30, gutt. 1, le malade atteignit le milieu d'août, ayant la bouche redressée, la parole distincte, la marche possible sans soutien, et les selles quotidiennes, avec bon appétit. La jambe gauche était seulement un peu faible au genou; mais le bras gauche était resté paralysé, quoiqu'il y eût de la chaleur et de la sensation.

Depuis le milieu d'août, l'électricité a été sans résultat; j'ai recommencé l'usage du *causticum.*

2888e OBSERVATION, PAR LE DOCTEUR HIRSCH (1).

(Paralysie de la paupière supérieure.)

M. J. P., homme pléthorique de cinquante-huit ans, fut attaqué subitement, sans cause connue, d'une paralysie de la paupière supérieure de l'œil droit. On appela des médecins allopathes, qui s'efforcèrent de le guérir par l'administration intérieure de médicamens altérans et par l'emploi extérieur d'irritans, de vésicatoires, de frictions avec une dissolution de phosphore et enfin par le galvanisme. Tout fût inutile. On s'adressa à moi. A ma première visite, je trouvai l'œil droit entièrement fermé; le malade ne pouvait l'ouvrir malgré tous ses efforts sans le secours de la main, et aussitôt les larmes lui jaillissaient de l'œil en abondance. Il voyait tout trouble de l'œil malade et bientôt il éprouvait un vertige qui le forçait à laisser retomber sa paupière. Le globe de l'œil lui-même était rouge et redoutait la lumière. Le matin, il était collé par de la chassie. A l'exception d'un peu d'enflure dans la région du sac lacrymal du même côté et d'une céphalalgie pressive périodique, on n'apercevait rien d'anormal.

(1) Gazette homœop., vol. V, pag. 197; 1834.

Je lui fis prendre en six jours trois doses *veratr.* 3/30. L'état s'améliora assez pour que le malade pût tenir un peu ouvert l'œil malade, le sain restant fermé. Cependant cette tentative ramena les symptômes dont j'ai parlé.

J'administrai donc, en huit jours, deux doses *spigel.* 3/24, dont les effets furent surprenans ; car, après ce laps de temps, l'œil malade put s'ouvrir assez bien sans que le sain eût besoin d'être fermé. Il y eut bien encore des vertiges, de la diplopie, de la photophobie et du larmoiement, mais beaucoup moins considérables. *Sepia,* 1/30, deux doses en huit jours, améliora tellement l'état, que dans les derniers jours le malade pouvait déjà ouvrir l'œil en grande partie, et qu'il ne sentait plus que le soir un peu de pesanteur dans la paupière affectée. *Veratr,* 3/30, dans six cuillerées d'eau, une cuillerée matin et soir, puis une dose *zinc.* 2/30, achevèrent la cure.

2889e OBSERVATION, PAR LE DOCTEUR HIRSCH (1).

(Paralysie des poumons.)

W. Fritsch, enfant excessivement débile, âgé de cinq ans, souffrait depuis plusieurs jours d'une toux sèche avec dyspnée. Le petit malade était constamment brûlant; il avait une forte soif, un sommeil extrêmement agité, et ne pouvait rester dans aucune position (symptômes probables d'une inflammation des poumons).

Un après-midi, que l'état de cet enfant s'était extraordinairement exacerbé tout à coup, sa respiration pénible, ses traits défaits, effrayèrent sa mère, qui courut le porter chez un médecin allopathe en le suppliant de venir à son secours. Le médecin examina le malade et répondit qu'il n'y avait pas de remède. Désespérée, la mère vint me trouver. Je trouvai l'enfant dans l'état suivant :

Face blême, jaunâtre comme de la cire ; le tour de la bouche et du nez bleuâtre, yeux ternes ; sueur froide au front ; res-

(1) Gazette homœop., vol. V, pag. 198 ; 1834.

piration excessivement pénible et brève ; caisse de la poitrine presque entièrement immobile ; tout le corps froid ; pouls fréquent et irrégulier.

Il n'y avait rien de bon à attendre ; cependant, pour essai, je posai sur la langue du petit malade deux globules *phosphor.* 30. J'allai le revoir une demi-heure après ; les symptômes étaient restés absolument les mêmes, seulement les extrémités étaient un peu plus chaudes. Je laissai agir le remède. Deux heures après, je trouvai l'enfant brûlant, respiration aussi pénible qu'auparavant, mais de temps en temps toussotement bref, sec ; face rouge. J'administrai *aconit.* 4/30, dans quatre cuillerées d'eau, une cuillerée à café tous les quarts d'heure. Dès la troisième, il s'établit une transpiration chaude, générale, avec diminution de la chaleur brûlante. Les symptômes de la poitrine avaient changé en ce sens que la respiration était tantôt râlante, tantôt sifflante, comme si la trachée-artère était remplie de mucosité épaisse. Je fis prendre *hepar sulphur.* 2/30, dissous dans de l'eau, de la même manière que *aconit.* Une heure après, n'apercevant pas de soulagement, je donnai *silic.* 3/30, qui n'opéra pas non plus le moindre changement sous le rapport de la respiration, toujours extrêmement pénible et bruyante. Une demi-heure après, j'administrai *senega* 2/24. Un quart d'heure s'était à peine écoulé que le râle devint plus violent ; cependant il était facile de reconnaître que la mucosité amassée dans les bronches se détachait. Petit à petit, la caisse de la poitrine se mut parfaitement et en même temps, l'enfant eut quelques quintes d'une forte toux. Je lui fis soulever un peu le haut du corps pour faciliter un peu la toux, et tout à coup il fut pris d'un violent accès suivi du vomissement d'une tasse environ de mucosité visqueuse. Dès ce moment, l'état fut métamorphosé. Respiration presque libre. Toussotement et râle muqueux rares. Mouvement de la caisse de la poitrine presque normal. L'enfant but une tasse de lait avec beaucoup d'avidité, s'endormit pour le reste de la nuit et se réveilla parfaitement guéri, à l'exception d'une toux grasse, qui céda en deux jours à une seconde dose *senega.*

2890e OBSERVATION, PAR LE DOCTEUR WEBBER (1).

(Paralysie des extrémités.)

Je fus appelé auprès d'une petite fille de quatre ans, alitée depuis trois mois, et tellement incapable de se servir de ses membres, qu'on devait lui donner à manger. Elle était maigre et paraissait atteinte d'une paralysie dont la cause était la chute qu'elle avait faite de dessus sa chaise, il y avait un an. La maladie s'était manifestée d'abord par de la raideur dans le cou; elle ne pouvait incliner sa tête ni en avant ni en arrière, ni la tourner de côté, sans que tout le corps suivît ce mouvement. Plusieurs remèdes qu'on lui avait administrés, n'avaient servi qu'à empirer son état, jusqu'à ce qu'enfin ses membres se trouvassent entièrement paralysés.

Je lui fis prendre *rhus toxicod.*, dans du sucre de lait, tous les deux jours. Au bout de quelques semaines, elle pouvait courir. Ce qu'il y a de remarquable, c'est que le mieux se déclara dès la première dose. Deux années se sont écoulées depuis sa guérison, et elle continue à jouir d'une santé florissante.

2891e OBSERVATION, PAR LE DOCTEUR HARTMANN (2).

(Paralysie partielle.)

Dans quelques espèces de paralysie partielle provenant d'un refroidissement subit à la suite d'un violent échauffement, avec grande sensibilité des parties affectées au toucher et grande irritation du système vasculaire, *aconit.* 24 m'a toujours rendu de grands services. Je n'ai jamais eu besoin de répéter la dose.

2892e OBSERVATION, PAR LE DOCTEUR MAURO (3).

(Paralysie du côté droit.)

Pelegrino Parigi fut infecté de la gale en 1826, et il la fit disparaître au moyen d'une pommade. En 1830, il commença d'être

(1) Hygea, vol. I, pag. 304; 1834.

(2) Sur l'Aconit, la Bryone et le Mercure, vol. II, pag. 28; 1835.

(3) Archives homœop., vol. XIV, cah. 2, pag. 118; 1835.

affecté d'une paralysie du côté droit, laquelle finit par être complète, en sorte qu'il devint tout-à-fait penché à droite, comme si la cuisse fût devenue trop courte et qu'il ne put marcher qu'à l'aide d'un bâton et encore en faisant de grands efforts. Il essaya plusieurs traitemens, visita plusieurs eaux thermales, et en particulier celles de Torre della Nunjiata. Après quarante jours d'usage de ces dernières, ses doigts devinrent crochus, les mains se fermèrent et il ne put s'en servir en aucune façon. Ce fut dans ce misérable état qu'il réclama mon secours, le 23 août 1833. Voici le portrait de sa maladie à cette époque.

Il ne marche qu'avec beaucoup de peine, soutenu par des béquilles, penché du côté droit, comme si le fémur était sorti de la cavité cotyloïde et que la cuisse se fût racourcie. En marchant, il traîne le pied qui se tourne du côté du dos, tandis que la pointe trace sur le sol, la plante du pied étant dirigée en bas et en arrière, et décrivant un arc elliptique. Le malade se plaint de vertige et de faiblesse de la vue. Ses mains sont presque privées de sentiment, et sont en conséquence sans force, au point que, lorsqu'il prend un objet, il se met à trembler et le laisse tomber, sans le sentir. La vessie est aussi atteinte d'une demi-paralysie, et il ne peut lâcher son urine qu'après beaucoup d'efforts, les selles sont pénibles aussi, et il est obligé d'y employer de fortes contractions des muscles abdominaux. Lorsqu'il est assis, il ne peut conserver la rectitude du corps et le laisse tomber du côté droit. Il éprouve aussi de violentes crampes au pied droit. La face est blême, cadavéreuse, et le corps en état de grande émaciation.

Le 23 et le 25 août, il reçut *caustic.* 2/30.

Le premier septembre, je le trouvai déjà essentiellement mieux ; les mains étaient plus fortes, il pouvait mieux les mouvoir, il s'en servait pour saisir un objet sans trembler autant, et il s'apercevait que cet objet lui échappait. Il pouvait déjà rendre l'urine à volonté, sans attendre et sans effort. Il se sentait plus fort sur les pieds, et il pouvait marcher plus solidement. Les selles s'étaient régularisées et avaient lieu toutes les vingt-quatre heures.

Caustic. 1/30 fut répété le 1er, le 9 et le 18 septembre, et l'amélioration fit de tels progrès qu'il put non seulement marcher, mais encore faire une promenade d'environ quatre milles italiens. Il pouvait aussi assez bien soulever la cuisse paralysée.

Le 30 septembre, il vint me voir et se plaignit de beaucoup de vertiges qui étaient la suite d'un grand chagrin et qui rendait sa marche mal assurée. Je lui donnai pour cela *nux* 2/30, et peu de jours après, il me rapporta que le vertige avait cessé bientôt après la prise du remède, et que la sensation avait reparu complète dans sa cuisse jusque-là paralysée et privée de sensation, en sorte que maintenant il pouvait la lever et s'en servir pour marcher aussi bien qu'auparavant.

Il reçut encore une dose *caustic.* et se trouva assez bien tout le mois d'octobre.

2893e OBSERVATION, PAR LE DOCTEUR HERING (1).

(Paralysie du pied.)

Un vieillard atteint d'affections arthritiques, était déjà sur le bord de la tombe lorsqu'il s'adressa à moi. Après avoir respiré plusieurs médicamens, il se déclara une telle hémorrhagie par l'anus qu'il était déjà aussi froid qu'un mort et tombait d'une syncope dans l'autre, lorsque j'arrivai. *China* à doses répétées et quelques cuillerées de vin le sauvèrent, et il recouvra peu à peu une santé parfaite, à l'exception d'une paralysie de l'articulation du pied que je n'ai jamais pu guérir chez les lépreux et chez d'autres sujets. Après six mois de traitement inutile, je lui donnai *lachesis.* Il se trouva aussitôt mieux en général, mais il ne pouvait cependant pas remuer le pied. Deux ou trois semaines après, il se plaignit de constipation et de quelques douleurs dans le pied, avec enflure œdémateuse autour des chevilles et du tendon d'Achille, enflure que *senega* avait enlevée auparavant. Tous les symptômes étaient couverts par *lachesis*, mais je ne voulus pas l'administrer, parce

(1) Archives homœop., vol. XV, cah. 1, pag. 87; 1835.

que l'état général était trop satisfaisant, et l'humeur trop sereine. Un mauvais plaisant avait voulu l'effrayer en lui prédisant qu'il deviendrait hydropique, et cependant les symptômes ne s'étaient pas exacerbés. Il n'était d'ailleurs plus temps, car rarement j'ai trouvé la répétition d'un médicament utile après quinze jours d'écoulés. Je donnai donc *nux vomic.* 1/30. Le malade avait déjà pris plusieurs fois ce remède, mais sans grand succès. La constipation provoquée par le genre de vie sédentaire qu'il menait, n'avait que rarement cédé à *nux*. Cette fois, il n'eut une selle que trois jours après, et le quatrième, il pouvait remuer le pied.

2894e OBSERVATION, PAR LE DOCTEUR DUPLAT (1).

(Paralysie incomplète des extrémités.)

M. H....., contrôleur des hôpitaux de Marseille, tempérament nerveux, caractère irascible, très-impressionnable, sensible au froid, éprouvait des douleurs dans la moelle épinière à la région lombaire, augmentées par la pression ; elles s'irradiaient vers la poitrine et occasionaient une forte oppression. Toux avec expectoration de mucosités ; perte d'appétit ; vomissemens quelquefois, faiblesse si grande dans les extrémités inférieures, qu'elle ne permettait pas au malade de pouvoir soutenir le poids de son corps ; ajoutez à cela tremblement et tiraillement dans les genoux et les jarrets, les genoux pliaient. Depuis dix mois, le malade se faisait porter en chaise aux hôpitaux pour y continuer son service. Le 18 novembre 1834, je donnai *nux vomic.*, un globule, le soir, dissous dans un peu d'eau à prendre en une dose ; nuit assez bonne, mais au réveil chaleur dévorante dans l'estomac, dans la poitrine, toux sèche et brûlante ; cet état se calme dans la journée. Le soir il ne lui resta qu'une forte douleur de poitrine avec une toux fréquente, un peu plus de douleur dans l'épine dorsale ; le lendemain 20, insomnie à cause de la toux ; le 21 novembre au lever, forte douleur de poitrine et

(1) Bibliothèque homœop., vol. V, pag. 111 ; 1835.

toux sèche, douleur de tête avec un froid intérieur, odontalgie; le 22 au lever, tiraillement à la cheville du pied droit, le 23, en s'éveillant, désir du coït (que depuis long-temps le malade n'avait eu); dans la journée, quelques tremblemens nerveux à l'une et à l'autre jambe. Le soir, douleur à l'épine dorsale entre les deux épaules, tremblement aux deux jambes. Le 24 du même mois, à neuf heures du matin (c'est le malade qui s'exprime dans son bulletin du jour) : Promenades aux allées de Meillan ; oh! avec quelle jouissance je me suis senti appuyant les pieds à terre, sans éprouver ni gêne ni douleur, mais plutôt un plaisir. J'ai fait, mon cher docteur, trois fois le tour des allées, sans jambes traînantes, sans manquer de respiration, me reposant deux ou trois fois, plutôt par précaution que par besoin.

Cet état d'amélioration a été toujours croissant. Depuis ce temps, M. H.... ne va plus en chaise à porteur, quoique la distance de chez lui aux hospices soit très-grande, il fait tous les jours une lieue au moins sans être fatigué, et cet état de bien-être se soutient parfaitement quoiqu'il n'ait pas continué son traitement.

2895e OBSERVATION, PAR LE DOCTEUR MALAISE (1).

(Paralysie des extrémités inférieures.)

Une jeune fille de dix ans, est atteinte, depuis trois mois, à la suite d'une peur, d'une paralysie presque complète des membres inférieurs, avec perte involontaire des urines et des selles. Les jambes sont froides et violacées; la sensibilité y est néanmoins conservée ; vomissement fréquent de bile et des alimens ingérés ; appétit augmenté, pupilles dilatées, regard égaré, céphalalgie frontale avec battement qui occasione de vives souffrances au malade ; plusieurs doses de *camomille* et de *cocculus* produisent du mieux dans l'état de cette enfant ; les vomissemens et les douleurs de tête disparaissent ; la marche devient moins chancelante. La malade est renvoyée de l'hôpital dix

(1) Bibliothèque homœop., vol. VI, pag. 335 ; 1836.

jours après son entrée, parce qu'elle infectait les salles et incommodait les autres malades par ses évacuations involontaires.

2896e OBSERVATION, PAR LE DOCTEUR MUNNEKE (1).

(Paralysie des extrémités inférieures.)

C. P., fille d'un gardeur d'oies qui vivait dans la plus grande misère, avait quitté son service à cause d'un panaris, et s'était vue forcée de rester chez ses parens pour se guérir. Elle devint enceinte et ses besoins s'en accrurent. Elle traîna donc une vie misérable et pleine d'inquiétudes jusqu'à sa délivrance. Son corps qui était l'image de la santé pendant qu'elle était en service, était devenu semblable à un squelette lorsque le moment d'accoucher arriva. L'enfant ne paraissant pas après cinq jours de souffrance, on fit appeler un accoucheur qui se contenta de recommander la patience. Cependant les douleurs d'enfantement augmentant sans cesse de violence, et la malade croyant mourir, on fit revenir la sage-femme. Celle-ci conseilla de lui donner quelques tasses de café noir très-fort en attendant qu'elle eût le temps de l'aller voir. Il se passa plusieurs heures avant qu'elle arrivât. Dans l'intervalle, C. P. accoucha sans secours, et au milieu des plus grands efforts, d'un enfant qui jeta un léger cri en venant au monde et mourut. La sage-femme le trouva mort et le sépara de l'arrière-faix qui, au dire de la mère, n'avait pas tardé à suivre. Le cadavre était bleu dans différentes parties du corps, par suite de la pression qu'il avait éprouvée; la tête et la face étaient aussi extraordinairement bleues et enflées, preuve que l'enfant était resté trop long-temps dans le passage du bassin inférieur. J'appris tout cela par ouï-dire un mois après seulement. La sage-femme lui fit prendre alors des gouttes rouges prescrites par l'accoucheur, onze toutes les deux heures; je n'ai pas pu savoir ce qu'elles contenaient. La mère ne put m'apprendre si le médecin était revenu après l'enfantement; mais elle se rappelait bien que la sage-femme

(1) Gazette homœop., vol. VIII, pag. 340; 1836.

était venue plusieurs fois. L'accouchée passa quatre semaines dans cet état. Les onguens mercuriels, les remèdes domestiques et les cures sympathiques auxquels on eut recours, n'eurent aucun résultat; le mal ne fit qu'empirer. Ce ne fut qu'au bout d'un mois que le pasteur de l'endroit me fit prier de l'aller voir.

Je me rendis à son invitation le 2 novembre 1834, et je trouvai les symptômes suivans :

La malade avait une faim vorace, mais si elle mangeait du pain, elle le rendait au bout de dix minutes environ. Goût amer dans la bouche, quand elle ne mangeait pas. Elle ne lâchait pas les excrémens et l'urine sans s'en douter, mais elle ne pouvait les retenir, et il fallait se hâter beaucoup pour qu'elle ne laissât pas aller les uns ou les autres dans le lit, et cependant on n'arrivait jamais encore assez à temps. Amaigrissement, sensation de froid et insensibilité des extrémités inférieures. La malade ne pouvait se tenir sur ses jambes; elles ployaient sous elle à l'articulation des reins, des genoux et des pieds, lorsqu'elle essayait de marcher; le sentiment en avait disparu; c'était comme s'il n'y avait pas d'os. Je remarquai en outre que les extrémités inférieuses étaient flasques et pendantes; leur maigreur et en général tous les symptômes étaient beaucoup plus considérables que je ne puis les dépeindre. Dans le côté gauche du bas-ventre, depuis la dernière fausse côte jusqu'à la crête iliaque, forte douleur déchirante, souvent tiraillante, pressive, plus violente au toucher. La malade n'éprouvait quelque soulagement que quand elle se tenait tranquillement couchée sur le dos; mais dès qu'elle se mettait sur le flanc droit ou sur le gauche, ou si elle se remuait un peu, les douleurs devenaient insupportables; quelquefois elles prenaient tous les caractères des douleurs qui suivent l'enfantement. Lorsque je la palpai, elle ressentit une douleur continuelle dans tout le vagin et à l'orifice de la matrice avec augmentation de chaleur. Ecoulement peu considérable des lochies, encore muqueuses, mais ayant une odeur extraordinairement forte, et causant, par leur âcreté, des brûlures dans les parties génitales et des excoriations à la surface interne des cuisses. Ces excoriations ne la faisaient nullement souffrir, les places n'étaient pas encore enflammées; la peau seule était enlevée. Tout ce que je remarquai intérieurement et extérieurement, me prouva que la matrice était encore très-distendue, et que le fond inclinait à gauche; car le siége de cette douleur dans le bas-ventre du côté gauche était dans l'utérus distendu. En outre, violens spasmes dans les intestins du bas-ventre que la malade pouvait fort bien distinguer comme une seconde espèce de douleurs de celles qui avaient leur siége dans la matrice. Pouls petit, dur, fréquent, avec alternatives de frissons et de chaleurs, mais le frisson était prédominant. La malade avait toujours froid. Les symptômes s'exacerbaient après midi et devenaient encore plus violens le soir jusqu'à minuit; ils diminuaient ensuite peu à peu. Peu de soif, seins flasques et sans lait. Elle disait n'en avoir jamais eu.

Il n'y avait rien de remarquable, du reste. Les symptômes me décidèrent à lui faire suivre un triple traitement. Ils consistaient, en effet :

1° En symptômes du système génital, auxquels appartenaient la douleur dans le côté gauche de l'utérus; la douleur et la chaleur plus forte du vagin et du col de la matrice; l'écoulement peu considérable des lochies et leur odeur forte. J'y rapportai aussi l'état fébrile qui avait un caractère asthénique, la constitution physique de la malade n'étant pas disposée à un caractère synochal.

2° Les symptômes du système digestif troublé consensuellement, auxquels appartenaient les spasmes abdominaux, le goût amer, le vomissement du pain quand la malade en mangeait.

3° En symptômes du système nerveux, auxquels appartenaient surtout la paralysie et les accidens concomitans des extrémités inférieures, la paralysie du tube intestinal et de la vessie, qui provenait assurément d'une pression forte et continue de la tête de l'enfant sur les ramifications nerveuses de la cauda equina, les nerfs du sacrum et ceux des extrémités inférieures qui sont en relation avec eux.

Pendant tout le traitement, le pasteur envoya à manger à la malade; autrement il m'aurait été impossible de la tirer de son triste état. Plus tard, cet homme respectable lui fournit aussi du vin.

J'administrai d'abord contre le premier groupe de symptômes, le 2 novembre au matin, *pulsat.* 12, gutt. 1, que je laissai agir quarante-huit heures pendant lesquelles les douleurs perdirent la moitié de leur intensité. Mais l'état étant resté le même pendant les vingt-quatre heures suivantes, j'administrai, le 5, au matin, *pulsat.* 20/9, qui agit pendant quatre jours avec beaucoup d'efficacité, en sorte que la malade ne rendit plus le pain qu'elle mangea. Une troisième dose *pulsat.* 20/3 administrée le 10 au matin, enleva entièrement tous les symptômes du premier groupe en six jours, c'est-à-dire jusqu'au 16. La malade fut donc délivrée des accidens les plus dangereux. Les spasmes abdominaux mêmes n'étaient plus aussi violens, et deux doses *nux vomic.* 30 gutt. 1 les firent entièrement cesser en huit jours.

Le 23 novembre, je fis un nouvel examen des symptômes; ceux du troisième groupe persistaient seuls; ils n'avaient ni augmenté ni diminué. Le dernier médicament, *nux vomic.*, qui convient parfaitement dans les paralysies, n'avait pas eu la moindre influence sur eux, malgré la grandeur de la dose. Je fis donc prendre *arnica* 6 et 3 gutt. 1; mais j'attendis vainement le résultat pendant huit jours.

J'eus recours alors à *rhus toxicod.*, deux doses en dix jours, la première 30, gutt. 1, la seconde 15/15. *Cocoul.* ayant agi avec efficacité dans des paralysies des extrémités inférieures chez les hommes et les animaux, et offrant d'ailleurs beaucoup d'analogie, dans ses symptômes, avec les symptômes moraux, j'en donnai deux doses 12 gutt. 1 en quinze jours; mais je n'en obtins rien. Je fis prendre ensuite *oleander* et *china*, plutôt pour essai, je l'avoue, qu'à cause de la similitude des symptômes; mais j'attendis en vain pendant seize jours quelque changement favorable. J'avais donc employé, sans le moindre succès, pendant quarante-huit jours (du 26 novembre 1834 au 12 janvier 1835) les remèdes les plus vantés contre la paralysie, et je commençais à douter de la possibilité de rétablir la malade.

L'idée me vint qu'une psore latente pourrait bien être la cause de l'inefficacité des médicamens. Je donnai donc depuis le 13 janvier jusqu'à la fin de mars trois doses *sulphur* 6, gutt. 1, mais sans résultat. Mon choix tomba alors, en partie à cause de l'analogie des symptômes, en partie à cause des expériences d'autres médecins, sur *plumb.*, surtout parce que ce remède produit, outre la paralysie, l'atrophie des parties. Je fis donc prendre, le 2 février, *plumbum acet.* 12, gutt. 1, qui fit sentir ses effets dès le troisième jour. Il se déclara un léger fourmillement dans l'extrémité inférieure droite d'abord, et le quatrième jour, dans la gauche. L'état resta le même jusqu'au 9. Le 10, la malade reçut une nouvelle dose *plumb.* 9, gutt. 1, Du 11 au 16, tiraillemens douloureux dans les tendons des extrémités inférieures, mais plus forts cependant dans la jambe droite que dans la gauche. Du 17 au 20, pas de changement. A dater du 22, les extrémités inférieures purent se mouvoir avec plus de facilité; mais il ne fallait pas penser encore à marcher. Les jambes avaient repris cependant un peu de sentiment, quand on les touchait avec la main. Les selles et les excrétions de l'urine n'avaient plus lieu malgré la malade. Afin de laisser agir le remède, je ne donnai rien jusqu'au 1er mars; mais tout étant resté au même point, j'administrai, le 2, *plumb.* 3, gr. 1/2. Dans la quinzaine suivante, les parties affectées reprirent leur chaleur normale, à ce que croyait la malade, mais une main étrangère sentait une augmentation de température. Elle pouvait remuer les jambes à volonté; mais le mouvement exacerbait les douleurs tiraillantes et déchirantes dans les tendons et les articulations; aussi les tenait-elle tranquilles autant que possible. Les différentes heures de la journée n'apportaient aucune différence dans l'état.

La malade ne pouvait encore ni se tenir debout ni marcher; dès qu'elle essayait de le faire, même en s'appuyant sur deux crosses, les articulations ployaient et elle ressentait de la lassitude et un tremblement dans les deux extrémités. Cette aggravation des douleurs au mouvement me détermina à administrer *bryon.* 7, gutt. 1, le 16 mars ; mais je ne remarquai aucune amélioration pendant tout le mois.

Le 1er avril, la malade reçut donc une nouvelle dose *plumb.* 3, gr. 1/2 ; mais pendant tout le mois, l'état resta le même que pendant le mois de mars. Il s'était cependant amélioré en ce sens que la malade pouvait rester levée toute la journée, et s'occuper à coudre et à tricoter. L'appétit était excellent, les digestions se faisaient bien. Il y avait chaque jour une selle, et le régime convenable que je faisais suivre à la malade, lui avait rendu des forces et un air de santé. Elle dormait bien aussi la nuit, et n'était réveillée par la douleur que quand elle voulait remuer les jambes.

Je me décidai à recourir au mesmérisme, mais je ne pus me mettre dans les dispositions morales convenables que le 10 mai, au matin. Après avoir éloigné tout le monde, à l'exception de la mère de la malade, et avoir recommandé le plus grand silence, je fis mettre la malade dans la posture convenable pour ne lui magnétiser que les extrémités inférieures. Je posai les paumes de mes mains sur ses côtés, d'abord sur le grand trochanter, puis sur la surface interne de la partie moyenne de la cuisse, ensuite sur l'articulation du genou, sur la face interne de la jambe, sur l'articulation du pied, et enfin je pris le pied dans ma main, de manière que la surface plantaire posât sur la paume de la main, et que mes doigts s'étendissent sur le dos du pied, laissant mes mains pendant une minute à la même place et fixant constamment ma volonté sur ce point. On remit ensuite la malade au lit. Dix minutes environ après, elle éprouva un violent picotement se changeant souvent en tressaillement et alternant avec des tressaillemens douloureux dans toute l'extrémité des deux côtés. Cette sensation fit place, le soir même, à une agitation physique générale ; la malade ne pouvait laisser long-temps ses jambes à la même place. Cette exacerbation dura trois jours. Le quatrième, j'engageai la malade à se lever. Elle parvint, au moyen de crosses et soutenue par sa mère, à marcher depuis son lit jusqu'à une chaise distante de quatre pieds environ, et dix minutes après, à retourner dans son lit. Cette tentative fut répétée l'après-midi. Le 18, l'amélioration n'ayant pas fait de nouveaux progrès, je la magnétisai de nouveau. Il y eut une nouvelle exacerbation qui dura plus long-temps que la première fois. Le quatrième jour, les douleurs étaient encore plus intenses, mais le lendemain, l'aggravation avait cessé. La malade essaya de marcher le 22, ce qui lui réussit mieux que la première fois. Elle n'eut besoin que d'une seule crosse. Je la magnétisai une troisième fois le 28. L'exacerbation dura deux jours. Le 31, elle marcha sans crosse, mais en se tenant aux meubles. Le lendemain, elle essaya de sortir de la maison, et alla se promener dans un petit jardin en s'appuyant sur un bâton. Dès-lors la paralysie continua à diminuer, et je n'eus plus besoin de recourir au mesmérisme. Un mois après, la malade avait recouvré le complet usage de ses jambes; elle pouvait marcher toute la journée, faire des routes de plusieurs lieues, et revenir le même jour sans éprouver autre chose que la fatigue ordinaire.

Je dirai encore

1° Que depuis le 10 mai au 5 juin, c'est-à-dire tant que j'employai le mesmérisme, je n'administrai aucun remède. C'est donc le magnétisme qui a guéri la paralysie.

2° Que les jours où l'effet du magnétisme se fit sentir le plus évidemment par l'exacerbation des douleurs et l'agitation physique, la malade fut pendant deux heures environ en proie à une transpiration générale, forte surtout aux extrémités inférieures. La sueur coulait à grosses gouttes le long des jambes, et il fallait l'essuyer à chaque instant. Je regarde ce phénomène comme une preuve de l'influence du magnétisme sur le système nerveux.

3° Que les nuits qui suivirent ces jours d'exacerbation furent marquées par un sommeil très-agité et des rêves, preuve que l'influence du magnétisme sur les nerfs était assez forte pour agir même sur la sphère intellectuelle de la malade.

2897e OBSERVATION, PAR LE DOCTEUR SIRBIUS (1).

(Paralysie des extrémités.)

Une fille de vingt-sept ans, qui souffrait depuis des années d'une paralysie complète des extrémités inférieures et du bras gauche, eut recours à l'homœopathie, après avoir épuisé tous les remèdes allopathiques, et avoir même essayé déjà une fois de l'homœopathie. Je lui donnai entre autres *caustic.* 5/18, une dose toutes les trois heures. Le quatrième jour, la malade était aveugle. J'appris avec étonnement qu'elle l'était déjà devenue sous l'influence du premier traitement homœopathique, et qu'elle n'avait recouvré la vue que par des lotions froides. Mais cette fois elle resta aveugle malgré tous les médicamens.

2898e OBSERVATION, PAR LE DOCTEUR WIDNMANN (2).

(Paralysie des extrémités inférieures.)

Madame K., âgée de quarante-trois ans, était paralysée des deux extrémités inférieures et ne pouvait quitter le lit depuis quinze semaines. Du reste, elle se portait assez bien, ne se plaignait d'aucune douleur, et toutes les fonctions étaient normales. Avant que cette paralysie se déclarât, elle avait souffert assez long-temps d'une fièvre muqueuse dont on l'avait guérie par l'allopathie. Dans sa jeunesse, elle avait eu la gale, qu'on avait fait disparaître au moyen d'onguens soufrés.

Je commençai le traitement à la fin de l'année passée, par *rhus* 5/30. Dans les premières vingt-quatre heures, la malade ressentit comme des tressaillemens électriques à travers tout le corps depuis les pieds jusqu'au bout des doigts. Elle disait aussi avoir remarqué un peu plus de mobilité dans ses pieds. Deux ou trois jours après, le mieux s'arrêta et elle se retrouva au même point qu'auparavant. Je lui donnai alors *zinc.* 6 gutt. 1, et cinq jours après, *zinc.* 3 gutt. 1, que je répétai au bout de cinq autres

(1) Gazette homœop., vol. VIII, pag. 371; 1836.

(2) Hygea, vol. VII, pag. 299; 1837.

jours. Il n'y eut pas de changement notable; mais il se déclara une diarrhée (le choléra régnait alors) que j'arrêtai bientôt au moyen de quelques doses *ipecac.* 3, après quoi je revins à *rhus* 30 gutt. 3 dans de l'eau ℥ 3, une cuillerée trois fois par jour. La malade sentait tantôt plus tantôt moins d'agilité dans les jambes; elle y éprouvait même quelquefois comme un fourmillement, surtout dans la gauche. Au bout de huit jours, je lui fis prendre *rhus* 12, gutt. 3, dans ℥ 3 d'eau aux mêmes intervalles. Quinze jours après, l'état étant resté à peu près le même, j'eus recours à *coccul.* 12 gutt. 1, dans du sucre de lait, divisé en quatre doses, une chaque jour. Peu de temps après, elle fut prise de violens spasmes de poitrine. Je ne sus d'abord si ces nouveaux accidens étaient une suite de l'emploi de *coccul.*, au nombre des symptômes duquel ils se trouvent en effet, où s'ils provenaient de toute autre cause. La malade m'a dit depuis qu'elle y avait été très-sujette autrefois, et qu'on l'avait toujours guérie au moyen de saignée. Je lui fis prendre différens remèdes, mais sans succès. Un jour on me fit chercher de grand matin. L'oppression de la poitrine était telle que la malade était menacée de suffocation. Malgré la petitesse du pouls et la pâleur, la bouffissure de la face, je lui fis une saignée de sept onces. A peine quelques onces de sang avaient-elles coulé, qu'il y avait un mieux visible. Je bandai la plaie. L'amélioration fit des progrès d'heure en heure, et j'eus à peine besoin d'administrer un médicament. J'aurais même pu me dispenser peut-être de lui faire prendre *bryon.* et *aconit.*, que je lui donnai après la saignée.

Les spasmes de poitrine ayant disparu, je dirigeai de nouveau mes efforts contre la paralysie, et je fis continuer l'usage de *rhus* pendant plusieurs semaines. Les pieds continuèrent à devenir plus mobiles, mais très-lentement. Je donnai ensuite *arnica* 6 gutt. 1, tous les deux jours. Au bout d'une couple de mois, la malade pouvait marcher par la chambre, soutenue par deux personnes. Je donnai la dose *arnica* plus forte et fis prendre *tr. arnic. fort.* gutt. 6, in aq. unc. iij, en deux fois, une cuillerée d'abord, puis deux chaque jour. Au bout de deux mois, la malade était en état de faire quelques pas toute seule, en se retenant à la table. Je dois dire que je lui faisais laver tous les jours les pieds avec du vin chaud. De ces lotions nous passâmes à des demi-bains tièdes, puis à des bains froids, que la malade supporta fort bien. Elle pouvait rester dans le bain, non pas cinq minutes seulement, mais un quart d'heure entier. En même temps je lui faisais prendre *rhus* 6, gutt. 1, divisé en trois portions, une tous les deux jours. En neuf mois, mon traitement, favorisé par seize bains froids, mit la malade en état de marcher toute seule par la chambre et par la maison.

PAROTITE.

2899e OBSERVATION, PAR M. TIETZE (1).

G. S., petite fille de deux ans, bien portante et grosse jusque-là, fut atteinte subitement d'une enflure derrière l'oreille gauche, pour laquelle ses parens me consultèrent.

Je trouvai la parotide de l'oreille gauche très-enflée, presque grosse comme la moitié d'un poing ordinaire. Le moindre attouchement lui causait des douleurs. En outre, fièvre après midi, frisson avec chair de poule suivi de chaleur, pouls irrité. L'enfant était de très-mauvaise humeur, pleurait beaucoup et avait une forte soif contre son ordinaire; par contre, elle n'avait aucun appétit. Plusieurs croûtes d'un à deux pouces, humides et suppurantes sur le cuir chevelu, depuis trois mois déjà, contre lesquelles on n'avait encore rien fait.

Je fis prendre, le matin même, le 11 décembre 1829, *bellad.* 3/30.

Le 18, l'enflure inflammatoire de la glande avait diminué de plus de moitié; elle n'était plus douloureuse au toucher; la fièvre avait disparu, ainsi que la soif. Appétit bon de nou-

(1) Annales homœop., vol. II, pag. 203; 1831.

veau; par contre, constipation depuis quelques jours. Elle y avait déjà été sujette plusieurs fois. Les croûtes de la tête étaient restées dans le même état.

Je lui donnai *sepia* 1/30.

A la fin de janvier 1830, l'enflure de la parotide avait entièrement disparu sans autre médicament; mais les selles étaient encore un peu paresseuses et dures; la teigne avait disparu en quelques endroits, les croûtes s'étaient desséchées, étaient tombées et avaient découvert une peau saine avec de nouveaux cheveux. Je donnai, le 1er février, *spirit. sulphur.* 3/15 pour compléter la guérison.

Le 1er mars, la teigne avait entièrement disparu et toutes les places qu'elle avait occupées étaient couvertes de cheveux épais. La constipation avait cessé également, et l'enfant avait fait quatre dents.

2900e OBSERVATION, PAR LE DOCTEUR CROSERIO (1).

La petite L... S., âgée de huit ans, brune, fraîche, yeux noirs, vive, gaie et très-joyeuse, a eu beaucoup de gourmes.

Le 6 août, gonflement considérable des deux parotides qui s'étend jusque derrière les oreilles et empêche d'ouvrir la bouche, douleur de pincement dans ces parties en ouvrant la bouche, de petites croûtes sèches dans le cuir chevelu, langue un peu blanche, pas d'appétit, soif, peau chaude, pouls fréquent, vif, sommeil agité; elle était mal à son aise depuis quelques jours et avait eu mal à la tête. *Carbo veget.* 2/30, à deux heures après midi.

Le 7, hier dans la soirée, exacerbation homœopathique de la fièvre et de la tumeur; vers le matin, sueur; à six heures du soir, heure de la visite, pouls moins fréquent, souple, peau moite, tumeur plus molle, la mâchoire s'ouvre plus facilement; langue moins blanche; moins de soif.

Le 9, le gonflement a beaucoup diminué du côté gauche et augmenté du droit; elle ouvre mieux la bouche, apyrexie, faim.

(1) Bibliothèque homœop., vol. II, pag. 425; 1833.

Le 11, le gonflement se porte vers les glandes sous-maxillaires, la malade ne va pas à la selle ; du reste, elle est bien. *Mercur.* 2/6.

Le 15, la résolution s'est entièrement opérée. Les croûtes de la tête ont entièrement disparu.

2901e OBSERVATION, PAR LE DOCTEUR CROSERIO (1).

Mademoiselle L.-S., sœur de la précédente, âgée de quinze ans, souffrante depuis plusieurs jours.

Le 16 août, gonflement des deux parotides qui sont rouges et chaudes au toucher ; fièvre ; chaleur brûlante ; inappétence ; soif ; bouche pâteuse ; urines rouges, troubles ; constipation ; insomnie. *Mercur.* 3/6.

Le 19, guérison.

2902e OBSERVATION, PAR LE DOCTEUR KNORRE (2).

Dans l'inflammation des parotides, on ne doit prescrire qu'une ou tout au plus deux doses des hautes dilutions de *mercur. solub.*, par exemple, 15 gutt. 1.

2903e OBSERVATION, PAR LE DOCTEUR KNORRE (3).

Rhus m'a rendu des services dans la parotite après la scarlatine. Quand l'inflammation était bien prononcée et accompagnée d'une fièvre vive, *rhus* 30, une ou plusieurs doses, se montrait le principal moyen. Si elle était chronique, avec peu de douleur, gonflement et dureté croissant d'une manière lente, absence de chaleur et de rougeur à la peau, *mercur.* convenait davantage. Dans l'hydropisie consécutive à la scarlatine, *rhus* ne m'a pas paru utile. Dans plusieurs cas, où il guérit promptement les parotides, il n'empêcha pas le développement ou les progrès de l'anasarque, qui ne céda qu'à *mercur.*

(1) Bibliothèque homœop., vol. II, pag. 425 ; 1833.

(2) Gazette homœop., vol. V, pag. 230 ; 1834.

(3) *Ibid.*, pag. 322.

2904e OBSERVATION, PAR M. TIETZE (1).

M. S., petit garçon de vingt-et-un mois, fut atteint, après la rougeole, d'une enflure considérable des deux parotides de l'oreille. Il était couché, la bouche ouverte; la salive lui sortait en grande quantité de la bouche; constipation; face pâle; peau brûlante, sèche; toux cruelle, sèche; déglutition pénible.

Bellad. améliora tellement l'état que les glandes désenflèrent, que la salivation cessa et que la déglutition devint moins difficile.

Nux vomic., administrée trois jours après, acheva la cure.

2905e OBSERVATION, PAR LE DOCTEUR STARKE (2).

Joseph Herzig, du comté de Glatz, âgé de trente-six ans, d'un caractère doux, d'une constitution débile et déjà fort amaigri, souffrait depuis long-temps d'un gonflement considérable de la glande parotide droite contre lequel on avait employé sans succès un grand nombre de médicamens.

L'année dernière, je pratiquai l'extirpation de la glande qui pesait vingt-huit onces. L'opération produisit une plaie si considérable, que j'avais à craindre une fièvre traumatique violente, dont l'apparition amène si souvent des suites fâcheuses après les opérations de ce genre. Un médecin qui m'avait assisté jugea convenable de pratiquer quelques points de suture, qu'il fallut couper peu de jours après, à cause du gonflement des bords de la plaie. Cependant la fièvre traumatique fut très-légère, parce qu'aussitôt après l'opération, je donnai *arnica* 2/6 et pansai la plaie avec de l'eau, à laquelle j'avais ajouté de la teinture préparée avec la plante fraîche. La fièvre traumatique céda en huit ou dix jours à *bellad.* 2/45, et l'inflammation des bords de la plaie réunis par des bandelettes agglutinatives diminua tellement qu'il n'y eut de suppuration que par un seul point où la

(1) Correspondances pratiques de Thorer, vol. II, pag. 41; 1835.

(2) Gazette homœop., vol. VII, pag. 84; 1835.

peau avait préalablement éprouvé de la désorganisation. La plus grande partie de la plaie se réunit par première intention, et au bout de trois semaines le malade était complétement rétabli.

On avait évité tous les excitans et les confortans. Le malade ne prit pendant les premiers jours qu'un peu de soupe très-claire et de l'eau de fontaine; mais il habitait une chambre spacieuse et bien aérée, et son moral était tranquille.

2906e OBSERVATION, PAR LE DOCTEUR HARTMANN (1).

La parotite est-elle la suite d'un exanthème aigu provoqué ou non par un refroidissement, *mercur.* est le remède spécifique, tandis que d'autres moyens lui disputent la prééminence, quand cette maladie n'a pas été précédée d'un exanthème et s'est déclarée chez des sujets scrofuleux après un refroidissement ou par suite de dents cariées ou d'inflammation des organes voisins. Ordinairement, l'inflammation contre laquelle *mercur.* est efficace, se développe rapidement. Le plus souvent le malade se réveille un beau matin avec un côté du visage tout enflé, sans éprouver d'ailleurs de vives douleurs. Celles-ci augmentent à mesure que l'inflammation fait des progrès; il devient de plus en plus difficile au malade de remuer le cou et la mâchoire inférieure. Dans un très-petit nombre de cas, les glandes de l'oreille seules sont attaquées, le plus souvent celles de la mâchoire inférieure le sont également et les muscles du cou se gonflent. Dans ce dernier cas, ces glandes enflammées sont ordinairement dures et causent des douleurs lancinantes à la pression extérieure. Rarement on aperçoit d'abord de la rougeur, et elle ne paraît jamais si l'on se soumet à temps au traitement homœopathique. Si l'on néglige la maladie, au contraire, la rougeur s'établit et il est difficile de prévenir la suppuration et l'ouverture de l'abcès. Dans ce dernier cas aussi, la fièvre devient plus prononcée, quoiqu'elle ait été d'abord à peine sensible. L'appétit ne disparaît pas entièrement, bien que la langue soit couverte d'un épais enduit muqueux; les selles ont lieu chaque jour,

(1) Sur l'Aconit, la Bryone et le Mercure, vol. II, pag. 81; 1835.

mais elles sont toujours dures, sèches. Le sommeil est troublé, très-agité, accompagné de sursauts. Depuis que j'administre *mercur.* 6 tous les jours, je guéris beaucoup plus promptement.

Mercur. est aussi un moyen intercurrent très-efficace, à ce que m'a appris l'expérience, dans l'induration des glandes du cou et de la nuque chez les sujets scrofuleux, induration qui se forme peu à peu et rend par sa dureté le mouvement du cou très-difficile, sans causer du reste de grandes incommodités ni apporter beaucoup de trouble dans les organes et les fonctions de l'organisme. J'ai vu de petites doses des hautes dilutions agir dans ce cas avec beaucoup d'énergie.

2907e OBSERVATION, PAR LE DOCTEUR MUNNEKE (1).

P., de H. A., robuste paysan de vingt-six ans, vint me trouver le 1er avril pour me faire voir ses parotides du côté droit de l'oreille et de la mâchoire qui étaient dures et enflées; cette enflure lui était venue depuis deux mois à la suite d'un refroidissement; il s'était en effet lavé avec de l'eau froide son visage couvert de sueur, un jour qu'il faisait très-froid. Il avait déjà eu recours à toutes sortes de remèdes allopathiques, à des frictions d'onguent mercuriel, à des linimens, à des cataplasmes de *spec. resolv.* et plus tard de *spec. emoll.*, lorsqu'on avait vu que l'enflure des glandes ne voulait pas se résoudre en pus, enfin à des emplâtres de mercure et de ciguë. A ces remèdes extérieurs il avait joint de la poudre de mercure prise intérieurement.

L'extérieur de la glande parotide et de la glande submaxillaire était d'un rouge de sang. Il y sentait des picotemens qui s'étendaient jusqu'à l'emboîtement de la mâchoire, laquelle craquait au moindre mouvement. Bruissement dans les oreilles. Les mâchoires tellement serrées qu'il pouvait à peine les ouvrir d'un quart de pouce, quelque effort qu'il fît. Tempérament sanguin, facile à se chagriner. Les autres parties de son corps étaient à l'état normal.

(1) Gazette homœop., vol. VIII, pag. 182; 1836.

Il était clair que les remèdes allopathiques n'avaient servi qu'à le rendre plus malade. Comme il avait pris beaucoup trop de mercure, je lui donnai pour antidote deux doses *hepar sulphur. calcar.* 3, à prendre une tous les sept jours, et ensuite *tinct. sulphur.* 25, gutt. 1, deux doses par semaine.

Jusqu'au 19, ce traitement ne produisit aucune amélioration. Dans l'intervalle, son état moral m'avait engagé à lui donner deux doses *bryon.* 7/10.

Pendant les trois semaines suivantes, il prit successivement *dulcam.* 24, gutt. 1, quatre fois en quinze jours, *bellad.* 15/15, deux fois, et *rhus* 30 gutt. 1, contre le craquement de la mâchoire inférieure.

Ces deux derniers remèdes diminuèrent à tel point le serrement des mâchoires qu'on pouvait examiner convenablement les dents. Je découvris alors que les deux dernières molaires de la mâchoire inférieure étaient cariées.

Le 21 juin, il était facile d'apercevoir le pus qui remplissait la glande submaxillaire.

Le 22, je lui donnai *silicea* 15/30.

Le 28, la tumeur s'était ouverte ; il en était sorti une assez grande quantité de pus. L'enflure avait diminué de grosseur ; la plaie fut pansée chaque jour avec de la charpie nouvelle et des cataplasmes agglutinatifs.

Le 1er juillet, même dose de *silicea.*

La plaie rendait chaque jour une cuillerée à café d'un pus épais, blanchâtre.

L'enflure de la glande des oreilles était toujours aussi grosse, mais moins rouge.

Le 7, tout étant encore dans le même état, je me décidai à extraire les deux dents cariées, ce à quoi je ne parvins pas sans peine.

Dès-lors l'enflure de la glande parotide et de la glande submaxillaire diminua de jour en jour. La plaie se guérit, les mâchoires purent s'écarter de plus en plus, les autres symptômes cessèrent également peu à peu, et au bout d'un mois, le 5 août, il ne restait plus rien de la maladie, qu'une légère cicatrice sur la glande submaxillaire, cicatrice qui avait d'ailleurs une couleur naturelle comme tout le reste du corps.

2908e OBSERVATION, PAR LE DOCTEUR MUNNEKE (1).

Un valet de ferme s'était fait, par ordre d'un chirurgien, des frictions mercurielles, et son état s'était tellement exacerbé jusqu'au 24 avril, qu'on me fit appeler. Je trouvai les symptômes suivans :

Forte douleur dans la joue droite, qui était très-rouge, enflammée, brûlante, fortement enflée; l'enflure s'étendait sur toute la face; les yeux étaient fermés par elle; forte fièvre, beaucoup de soif, pouls fréquent, agitation; dès qu'il s'endormait, délire. Tête entreprise, langue chargée et enflée; le malade ne pouvait desserrer les mâchoires et ne pouvait insinuer dans sa bouche que des liquides en petite quantité.

Aconit. 10/24, trois doses, et *bellad.* 10/30, trois doses, enlevèrent ces symptômes aigus en trois jours. Je donnai ensuite, comme antidote du mercure, dont on avait vraisemblablement abusé, *hepar sulphur. calc.* gr. 1/3, deux doses en quinze jours.

L'enflure et la rougeur des tégumens extérieurs de la face étaient plus fortes toujours à la glande parotide. Le 8 mai, j'y remarquai de la fluctuation; l'enflure devint pointue et la place où l'abcès devait s'ouvrir selon toute apparence, se montrait surtout proéminente. On y voyait un petit point de la grosseur d'une tête d'épingle plein de pus. Le 11, l'abcès s'ouvrit et jeta environ une cuillerée de pus, à ce que me dit le malade. La suppuration continua jusqu'au 24. On avait couvert tous les jours la plaie de charpie fraîche et d'un emplâtre agglutinatif, et l'on avait eu soin d'entretenir une température convenable à la joue au moyen de linges. La face était beaucoup moins enflée; les yeux s'ouvraient bien, mais la parotide était toujours aussi dure que le 24 avril. Le 28, le trismus avait cessé, assez au moins pour qu'il me fût possible d'examiner les dents. Je découvris une

(1) Gazette homœop., vol. VIII, pag. 193; 1836.

dent cariée, la troisième de la mâchoire supérieure du côté droit. J'en fis l'extraction le 6 juin, jour où le malade put assez ouvrir les mâchoires pour me permettre d'introduire mon instrument.

Je dirai encore que je lui avais fait prendre le 12 et le 20 mai *silic.* 10/30, à cause de l'ulcération des tégumens de la parotide et de la submaxillaire.

L'état s'améliora dès-lors. Au bout de quelques jours, la plaie de la joue était guérie; la face était revenue à l'état normal et on n'apercevait plus rien.

J'ai eu à traiter depuis trois autres cas. J'ai donné *bellad.* 30, gutt. 1, et *mercur.* gr. 1/3. Au bout de quelques jours, j'ai pu examiner l'intérieur de la bouche. Chaque fois j'ai trouvé une ou deux dents cariées, après l'extraction desquelles les malades ont guéri en quinze jours sans autre remède. Dans ces trois derniers cas, la parotide seule était enflammée. Je n'ai pas observé ensuite de suppuration dans les tégumens extérieurs de cette glande.

2909e OBSERVATION, PAR LE DOCTEUR SCHWARZE (1).

Un petit garçon de dix ans, scrofuleux, blond, dont la mère était morte phthisique et dont le père souffrait des scrofules, fut attaqué d'une parotite qui s'était jetée sur les glandes de l'oreille, sur les glandes salivaires et sur celles de la mâchoire inférieure du côté droit. Le mal avait fait d'étonnans progrès depuis cinq jours, pendant lesquels on s'était contenté de lui appliquer des sachets d'herbes médicinales sur les parties affectées. La glande de l'oreille avait la grosseur du poing; il s'y était joint une inflammation phlegmoneuse de tout le côté droit du visage, accompagnée d'une forte fièvre. Le malade se plaignait d'une céphalalgie sourde, pressive, d'une forte tension et d'une douleur brûlante dans la glande de l'oreille; il ne pouvait ni tourner la tête à droite ni la baisser; il avait de la

(1) Guérisons homœop., pag. 26; 1836.

peine à ouvrir la bouche et ne pouvait avaler des liquides qu'avec les plus grands efforts.

L'inflammation phlegmoneuse me détermina à lui donner, le matin, *bellad.* 30, gutt. 1/2. Je lui fis couvrir tout le côté du visage simplement d'un linge, et recommandai de ne pas le tenir dans un lit trop chaud. On devait le laisser tranquille et lui faire suivre une diète toute simple.

Trente-six heures après, l'inflammation érysipélateuse avait tellement diminué, que je crus ne plus avoir besoin de m'en occuper. J'administrai donc, contre l'inflammation de la glande de l'oreille, *mercur. solub.* 3 gr. 1/2.

Le lendemain soir, je ne trouvai plus qu'un léger reste de l'inflammation de la peau sur la glande de l'oreille ; mais celle-ci, ainsi que les glandes voisines, était encore aussi enflée. Fièvre modérée. Déglutition moins pénible.

Je laissai agir *mercur.* jusqu'au lendemain matin. L'enflure n'ayant pas diminué, je répétai la dose. Le lendemain il y eut de l'amélioration ; mais la guérison marcha très-lentement. Je me vis forcé d'en favoriser les progrès par l'administration d'une nouvelle dose toutes les trente-six heures. Le malade fut parfaitement guéri au bout de dix jours.

2910e OBSERVATION, PAR LE DOCTEUR KAMMERER (1).

La femme D. T. était accouchée depuis trois semaines, pendant lesquelles elle avait beaucoup transpiré et avait eu une miliaire puerpérale. Un incendie la força à se lever et à s'exposer à un vent froid d'une nuit de mars. Le résultat en fut la maladie suivante :

Froid et chaleur ; tumeur dure à la mâchoire inférieure du côté gauche avec douleur tressaillante dans cette partie; puis tumeur au dessous du côté gauche de la mâchoire inférieure avec douleur déchirante jusque dans l'oreille et le cou, rendant la déglutition douloureuse. Déchirement partant de la tumeur et repondant dans les dents du même côté. Ce mal de dents alternait

(1) Hygea, vol. IV, pag. 483; 1836.

bientôt avec une violente migraine du côté gauche. La céphalalgie consistait en un serrement et en une sensation comme si le cerveau allait éclater. En outre, constipation et disparition du lait des mamelles. La douleur finit par devenir si violente que la malade fut atteinte de crampes de poitrine et de convulsions générales. On me fit chercher en toute hâte.

Comme je connaissais depuis long-temps la malade, je savais qu'elle était sujette à des crampes de poitrine et à des convulsions quand elle souffrait beaucoup. Je regardai donc ces derniers symptômes comme la suite d'une vieille habitude et de l'irritabilité du système nerveux, et non pas comme intimément liés à la spécificité de la maladie. Je n'y fis donc pas attention; dans le choix du remède, j'eus égard surtout aux douleurs occasionelles, à la violente migraine, à l'odontalgie, à la tumeur. *Bryon.* me parut être le remède le plus convenable, la maladie étant un mélange d'accidens mucoso-gastriques et rhumatismaux. La première dose procura promptement du soulagement, mais la douleur se renouvela tous les quarts d'heure. Il y avait ceci de particulier, que quand la céphalalgie cessait, les tressaillemens dans la tumeur de la mâchoire inférieure étaient d'autant plus forts, et que quand la douleur était moins intense, la tumeur augmentait, devenait rouge et douloureuse au toucher. L'enflure et la dureté sous la mâchoire et ses glandes augmentaient également. Je fis répéter *bryon.* chaque fois que la douleur se renouvela; cependant, ce va-et-vient continuel entre la tête et la mâchoire, me détermina enfin à en administrer une goutte entière 30. Pendant deux jours la malade ne cessa pas d'en prendre des doses pareilles. La douleur devint de plus en plus rare et faible, les crampes de poitrine et les convulsions cessèrent, la tumeur s'amollit et il se déclara enfin une salivation abondante, incolore, quelquefois puante, avec malaises et envies de vomir périodiques.

Après avoir duré trois jours, la salivation prit un goût salé; mais la tumeur de la mâchoire, ainsi que celle sous la mâchoire, quoique plus petite, resta tout aussi dure et immobile. Elle augmentait en grosseur chaque fois et causait une sensation comme si tout allait venir à suppuration. Ayant égard à la complication avec le lait, je donnai *calc. carb.* 30. Cinq jours après, j'eus le plaisir de voir la tumeur se dissoudre. Ce fut ainsi qu'un symptôme qui paraissait très-important, les crampes, fut enlevé sans que j'eusse, que je sache, administré un remède qui y répondît.

2911e OBSERVATION, PAR LE DOCTEUR KAMMERER (1).

M. Auguste Kaufmann, économe, âgé de vingt-huit ans, d'une constitution robuste, avait depuis quinze jours au côté droit du cou une tumeur très-grosse, presque de la grosseur du poing, rougeâtre, ne cédant pas à la pression du doigt et divisée en deux parties. La dureté et la tension s'étendaient en une large bande depuis la fossette du cou jusque derrière l'oreille droite; la rougeur descendait jusqu'au milieu de la poitrine. Sensibilité de l'enflure et douleurs lancinantes lorsqu'on la touchait ou qu'il se couchait dessus. Exacerbation le soir causée par la fièvre. Difficulté à avaler et douleur dans le côté droit de la gorge. En même temps grand abattement, constipation, insomnie. Il pouvait du reste rester levé et se livrer à ses occupations, quoique avec peine. Il portait depuis quinze jours une emplâtre rouge qui couvrait toute la tumeur, mais il n'en avait point encore éprouvé le moindre soulagement. Il s'adressa enfin à moi, le 4 mai. Je fis enlever aussitôt l'emplâtre et laver la peau. *Bryon.* me parut être le remède indiqué, et j'en donnai six gouttes 30 en six poudres, à prendre une matin et soir. Le 6, la tumeur était plus molle; les autres symptômes étaient les mêmes. Je donnai sept nouvelles poudres, chacune d'une goutte 18, une toutes les six heures. Dans la nuit du 7 au 8, la tumeur s'ouvrit après que le malade y eût éprouvé pendant une couple d'heures de violentes douleurs lancinantes. Il en sortit un pus bon, jaune. Depuis quelques jours le malade avait aussi une forte salivation. La guérison fut prompte. La tumeur se fondit et dispa-

(1) Hygea, vol. V, pag. 250; 1837.

rut entièrement en trois ou quatre jours, sous l'influence de *bryon.* 18 gutt. 1, à doses répétées.

2912e OBSERVATION, PAR LE DOCTEUR KAMMERER (1).

Mathilde, fille de M. Steutle, tanneur, âgée de quatre ans et demi, se leva le 28 avril avec une tumeur dure de la grosseur d'une noisette sous le menton. Elle resta trois ou quatre heures l'après-midi dans la rue et rentra le soir avec une grosse tumeur, très-dure, ne cédant pas à la pression du doigt, s'étendant sous le menton d'une oreille à l'autre et ayant l'aspect d'un double menton pendant. Je trouvai la tumeur légèrement rosée sous le menton, où elle était surtout grosse et tendue. La malade y ressentait de la tension et des élancemens. Elle était uniformément dure, et l'on ne remarquait nulle part une graduation de la dureté. Du reste, l'enfant se portait bien. On m'appela le 1er. Je donnai *bryon.* 3/30 gutt. 1, six doses. Le 6, la tumeur était encore plus grosse, plus forte, plus généralement rouge, mais aussi plus molle. Je prescrivis *bryon.* 18 gutt. 1, six poudres, une toutes les cinq heures. Le 7, la tumeur s'ouvrit et jeta une eau jaune d'abord, puis un pus jaune. Salivation très-abondante. Je fis continuer *bryon.* 18, par gouttes. Le 11, la tumeur était réduite à la grosseur d'une noisette et l'écoulement avait cessé. Une couple de jours après, tout était à l'état normal.

2913e OBSERVATION, PAR LE DOCTEUR KAMMERER (2).

Jules Kolesch, âgé de dix ans, petit garçon éveillé et robuste, fut atteint, à la suite d'un refroidissement qu'il avait attrapé en voiture, d'une induration et d'une enflure sans rougeur des deux côtés du cou et de la région des glandes de la mâchoire inférieure. Le côté gauche était plus enflé que le droit. La tumeur s'étendait depuis l'oreille jusqu'au sternum. Il semblait avoir un goître. L'enfant dut se coucher. Une toux catarrhale, qui existait déjà, devint plus violente.

(1) *Ibid.*, pag. 251.
(2) *Ibid.*, pag. 252.

Je lui donnai, le 18 avril, *bryon.* 3/30, trois doses. Le 19, je trouvai l'enflure de la mâchoire inférieure plus circonscrite, dure comme de la pierre et rénitente, mais sensible à la pression du doigt. En avalant, douleur dans la gorge et élancemens dans l'oreille gauche. Je fis continuer *bryon.* Le 20, la dureté était moindre, mais il était venu une nouvelle tumeur derrière et sous l'oreille gauche, laquelle ne le cédait pas à l'autre en dureté ni en grosseur. La première commença à s'amollir et à se dissoudre. Le malade transpirait beaucoup, surtout à la tête. La tumeur avait presque entièrement disparu le 23 avril, et le 24, on n'en apercevait plus de trace.

2914e OBSERVATION, PAR LE DOCTEUR KAMMERER (1).

M. Sch., âgé de quarante-huit ans, fut atteint, le 29 juin, des symptômes suivans :

Dureté du côté droit du cou sous la mâchoire jusqu'à l'oreille sans rougeur; tumeur à la mâchoire inférieure et à la joue du côté droit, avec élancemens et déchiremens, élancemens dans la gorge en avalant, rendant la déglutition presque impossible; quelque difficulté à parler; il ne pouvait pas bien ouvrir la bouche; pas de changement visible dans la gorge elle-même ni d'enflure remarquable, mais seulement teinte rougeâtre, bleuâtre, du voile du palais; pouls plein et rapide; salivation; léger abattement.

Il reçut, le 29 juin, *bryon.* 18, gutt. 1, cinq doses. Le 30, il allait mieux; salivation abondante, beaucoup de sueurs, déglutition plus facile, quoique la tumeur sous la mâchoire eût augmenté et se fût étendue depuis l'oreille droite jusqu'au menton. Constipation; pas d'émission d'urine. Je donnai *bryon.* 18, gutt. 1, cinq doses, une toutes les six heures. Le 1er juillet, déglutition plus facile; diminution considérable de l'enflure; transpiration continuelle; selle normale; urine d'un rouge brun; douleur dans toute la tête en pensant, etc. Le 2, il était parfaitement bien.

(1) *Ibid.*, pag. 253.

2915e OBSERVATION, PAR LE DOCTEUR KAMMERER (1).

M. D., brasseur, âgé de trente-six ans, replet, blond, fut pris d'un mal de gorge à la suite d'un fort frisson. Douleur en avalant; il pouvait à peine avaler; légère enflure des parties extérieures du cou, descendant le long du côté gauche et remontant vers l'oreille et la mâchoire inférieure, sensible au toucher; tuméfaction des glandes; il ne pouvait pas bien ouvrir la bouche. Voix nasillarde; nez sec; langue blanche et chargée; mauvaise odeur par la bouche; constipation. Frisson et chaleur, embarras de la tête; yeux troubles; toux sèche; céphalalgie en toussant; malaise; grande faiblesse par momens; nausées; agitation dans les membres ne lui permettant de garder aucune position et le forçant à aller et venir sans cesse; grand abattement au point de ne savoir où mettre les bras. Il lui semblait avoir le délire; insomnie; urine rouge.

On me fit appeler dans la nuit. L'impossibilité où était le malade d'ouvrir convenablement la bouche, ne me permit pas d'examiner l'intérieur de la gorge. Je lui donnai *aconit.* 24 gutt. 1, quatre doses, une toutes les quatre heures. Le lendemain, je le trouvai dans le même état que la veille, si ce n'est que la gorge était un peu plus libre et qu'il pouvait ouvrir davantage la bouche Je trouvai une tuméfaction considérable des amygdales et le voile du palais couvert d'une quantité de petites veines d'un rouge foncé sur les bords. J'administrai *bryon.* 30 gutt. 1, une toutes les quatre heures. Le malade ne tarda pas à se sentir soulagé. Quelques heures après, il fut en état d'avaler. Transpiration abondante la nuit. Le lendemain, il allait déjà très-bien. Le troisième jour, il se permit de sortir par un mauvais temps, et en fut puni par un rhumatisme très-douloureux dans les mollets. *Rhus* 30, le guérit bientôt.

2916e OBSERVATION, PAR LE DOCTEUR KAMMERER (2).

Un jeune homme, robuste, fut atteint d'une tumeur sous la

(1) *Ibid.*, pag. 254.
(2) *Ibid.*, pag. 255.

mâchoire inférieure du côté gauche, s'étendant jusqu'à la joue et aux gencives d'une part et jusqu'au cou de l'autre. Cette tumeur était dure et il y éprouvait des brûlemens. En avalant, pression dans le côté gauche du cou, sous la mâchoire; langue un peu enflée, lui faisant mal quand il la remuait pour parler, avaler, etc. Pas d'enflure dans la gorge. Palais parsemé de vaisseaux sanguins rouges. Le bord des gencives blanc, comme quand il y a une chaleur intérieure. Il souffrait ainsi depuis trois jours. Je lui fis prendre trois doses *bryon.* 30 gutt. 1, une chaque jour. Dès la seconde, il fut délivré de l'enflure, et la troisième acheva de le rétablir.

2917e OBSERVATION, PAR LE DOCTEUR KAMMERER (1).

Une femme de quarante-trois ans se plaignait depuis trois jours d'enflure des parties internes et externes du cou, du côté gauche. Alternatives de frissons et de chaleur. Constipation. Tranchées périodiques dans le bas-ventre. Douleur lancinante et tressaillante dans toute la tête. Tout tournait autour d'elle quand elle se soulevait. Voile devant les yeux. Catarrhe. Dyspnée. Malaise, surtout après avoir mangé. Appétit, mais les mets lui répugnaient bientôt. Grand abattement. Goût amer dans la bouche. On me fit chercher dans la matinée. Je ne pus l'aller voir de suite et je dus m'en tenir au rapport. Je donnai donc *bryon.* 30 gutt. 1. Le soir, je lui fis une visite. Je reconnus à tout l'état, mais surtout à sa figure d'un rouge brun, à l'amertume de la bouche, à la grande lassitude, qu'un état bilioso-gastrique y était prédominant, et je prescrivis en conséquence *pulsat.* 5/30, quatre doses pour la nuit. Bientôt la tête devint plus libre, et le lendemain la malade eut huit selles diarrhéiques, bilieuses, jaunes, précédées de quelques tranchées, comme si on lui eût donné des coups de couteau dans le ventre. Le soir déjà, elle se sentit beaucoup soulagée. Le troisième jour, elle était guérie.

(1) *Ibid.*, pag. 256.

2918e OBSERVATION, PAR LE DOCTEUR HÉRING (1).

H. H., âgé de trente ans, blond, grand, un peu maigre, avait souffert, trois semaines auparavant, d'enflure des glandes de l'oreille et d'érysipèle, disait-il. Les suites de cette scarlatine méconnue étaient :

Forte enflure du côté gauche du cou, ainsi que de la nuque; raideur de la nuque; douleurs lancinantes dans la gorge répondant dans la tête; suppuration des amygdales et de la cavité du palais; obstruction du gosier par l'enflure et par un amas de mucosité et de pus; impossibilité de manger quoi que ce soit; l'eau même ressortait par le nez; goût putride; tout lui semblait d'un bleu clair de loin; chaleur avec légère sueur, précédée de frissons; les douleurs étaient insupportables; il craignait la mort.

Il reçut *bellad.*, *iod.*, *merc.*, *hepar*, sans se sentir soulagé en rien. Je répétai *bellad.*, *mercur.*, sans plus de succès. *Iod.* le rétablit enfin en deux jours. Il se trouvait mieux portant que jamais.

2919e OBSERVATION, PAR LE DOCTEUR GROSS (2).

Enflure plate des glandes de l'oreille, sans rougeur inflammatoire et sans fièvre, le plus souvent des deux côtés. Dans un cas, un côté enfla d'abord, et l'enflure passa ensuite dans l'autre. Le plus souvent, la bouche s'ouvrait bien; la mastication seule était difficile et douloureuse. L'enflure n'était pas œdémateuse, mais plutôt ferme. Dans un cas où les glandes de la mâchoire paraissaient aussi considérablement enflées, l'enflure était molle et flasque. *Rhus* 6, répété chaque jour, enlevait le mal en cinq, six ou sept jours au plus.

(1) Hygea, vol. VI, pag. 271; 1837.

(2) Gazette homœop., vol. XII, pag. 322; 1838.

PARULIE.

2920e OBSERVATION, PAR LE DOCTEUR MSCHK (1).

Un homme âgé vint me consulter, le 6 août 1826, au sujet d'une excroissance qui lui était venue aux gencives de la mâchoire supérieure du côté gauche et qui lui faisait mal quand il parlait, mais surtout quand il mangeait, pour peu que les alimens vinssent en contact avec elle. Cette excroissance avait la grosseur d'une grosse noisette. J'en découvris une pareille, mais plus petite, vis-à-vis sur la joue.

Regardant *staphisagr.* comme le remède le plus convenable, je lui en fis prendre une dose 24. L'excroissance diminua de jour en jour jusqu'au dixième, où l'amélioration parut s'arrêter. Je répétai donc *staphisagr.* 30, qui fit disparaître le reste de l'excroissance. Elle n'a pas reparu depuis.

2921e OBSERVATION, PAR LE DOCTEUR KNORRE (2).

La gencive des dents incisives canines du haut et du bas se retire, de sorte que les racines sont mises à découvert ; élancemens douloureux pendant la mastication et même sans manger ; elle est pâle et saigne au moindre attouchement ; fréquentes douleurs dans les dents saines et à la racine du nez ; petite éruption rouge et pruriteuse sur divers points du corps. Chez un jeune garçon de huit ans, qui avait eu la gale auparavant. *Carbo veget.*

2922e OBSERVATION, PAR LE DOCTEUR KNORRE (3).

J'ai trouvé *sulphur* efficace contre les abcès de la gencive, dans

(1) Annales homœop., vol. I, pag. 81 ; 1830.
(2) Gazette homœop., vol. V, pag. 86 ; 1834.
(3) *Ibid.*, vol. VI, pag. 21 ; 1835.

trois cas où le mal, après plusieurs mois de durée, avait atteint un haut degré. Le foyer existait au bord inférieur de la mâchoire, à droite. On sentait un gonflement arrondi très-dur, la glande sous-maxillaire était enflée et douloureuse, ainsi que les autres parties molles de la joue droite. Rougeur rayonnante, prononcée surtout à la peau qui couvrait la dureté; la petite ouverture de l'abcès se trouvait au bord supérieur de la gencive enflammée et gonflée, au côté externe de la dent malade. Il en sortait du sang mêlé de pus; impossibilité d'ouvrir largement la bouche, mal de dents tiraillant. Des doses répétées *tr. sulphur* guérirent les trois malades en quelques semaines.

PÉRITONITE.

2923e OBSERVATION, PAR LE DOCTEUR WOLF (1).

Une Suissesse, bonne chez le comte M., fut atteinte d'une péritonite le 27 janvier. Elle prit, à sept heures et demie du soir, *aconit*. A minuit, violente exacerbation. Je répétai *aconit*. A deux heures, aucun changement ne s'étant manifesté, et la malade ne cessant de crier et de se plaindre, on répéta *aconit*. A quatre heures, elle devint plus tranquille; les douleurs diminuèrent de plus en plus vers le matin; il se manifesta plusieurs accidens gastriques, haut-le-corps, vomissemens des alimens et de mucosité, selle un peu liquide. La malade s'assoupit. Après midi, amélioration sous tous les rapports; les douleurs n'avaient pas entièrement disparu, mais elles étaient beaucoup moins fortes. Le soir, elles augmentèrent de nouveau d'intensité. Depuis minuit, les mêmes phénomènes se manifestèrent de nouveau, et cédèrent à deux doses *aconit*. Le matin, accidens gastriques. La nuit suivante, je fis prendre, à onze heures, une dose *aconit.*, que je répétai à trois heures. Les symptômes furent moins intenses.

(1) Archives homœop., vol. XII, cah. 2, pag. 32; 1832.

2924e OBSERVATION, PAR LE DOCTEUR Y. (1).

Le 18 décembre 1835, je fus appelé à neuf heures du soir chez le baron S. Une femme de chambre, âgée de vingt-cinq ans environ, qui depuis quelques semaines déjà se plaignait d'abattement, de peu d'appétit, d'accès de malaises, de pression sur la poitrine et d'oppression de la respiration, venait d'être prise, deux heures auparavant, d'une violente horripilation et se trouvait dans l'état suivant :

Chaleur du corps; peau moite, couverte de sueur au cou et au visage ; pouls très-accéléré, petit et dur; angoisse extraordinaire; face souffrante, défaite ; brûlement excessivement douloureux et constriction depuis le creux de l'estomac le long des fausses-côtes; les hypochondres rentrés, le creux de l'estomac ballonné; la malade ne pouvait y supporter la plus légère pression, pas même celle de la couverture; elle craignait de respirer ; grandes envies de vomir ; elle était couchée sur le dos, les genoux courbés et la poitrine un peu élevée ; la toux, les éternuemens, les hoquets (la première surtout était très-fréquente) exacerbaient la douleur à tel point que la malade avait des soubresauts avec tressaillemens convulsifs des membres, tremblement de tout le corps, regard fixe et hagard, face indiquant une anxiété terrible. Elle faisait tous ses efforts pour s'empêcher de respirer.

A l'exception d'une poitrine étroite, plate, et de l'habitude de la malade de se trop serrer, je ne pus trouver aucune cause à cette maladie.

Bellad. et *bryon.* 3, alternativement toutes les demi-heures. Lait d'amandes tiède pour boisson. La malade ne put supporter l'application de linges chauds sur la région du creux de l'estomac.

La nuit se passa sans sommeil. Le 19 et le 20, il n'y eut pas de changement remarquable. Pendant la nuit, quoiqu'elle ne dormît pas, la malade tenait quelquefois des discours sans suite.

(1) Lettres de propagande homœop., cah. 1, p. 113 ; 1837.

Goût amer dans la bouche. Dégoût pour tout, l'eau exceptée (on lui en donnait en petite quantité) ; brûlemens continuels dans le creux de l'estomac et dans les hypochondres ; accès cruels d'éternuemens et de toux ; quelquefois régurgitations excessivement douloureuses et vomissemens d'une mucosité verdâtre, amère, striée de sang. Des clystères d'huile amenèrent une petite selle solide ; urine rouge, mais peu trouble. *Arsen.*, *secal cornut.*, *phosphor.*, furent administrés avec les médicamens déjà mentionnés, plusieurs fois et à différentes doses, mais sans résultat notable. La malade désespérait de guérir. Madame la baronne, grande adversaire de l'homœopathie, conseillait une saignée ; j'avais moi-même peu d'espoir.

Le 21, après-midi, quatrième jour de la maladie, la malade reçut de trois en trois heures alternativement, *nux vomic.* et *ipecac.* La nuit suivante elle dormit cinq heures d'un sommeil profond et paisible. Transpiration, abondante, continuelle, qui la soulagea tellement, que le lendemain, quoiqu'elle ne pût encore supporter le plus léger attouchement sur le creux de l'estomac, elle toussait sans difficulté et sans douleur, pouvait se coucher sur l'un et l'autre flanc et mangea avec appétit une assiettée de soupe.

Il y eut néanmoins le soir et les deux jours suivans une exacerbation considérable de tous les symptômes. Je fis continuer alternativement *nux* et *ipecac.*, toutes les quatre heures d'abord, puis matin et soir. Le 28, elle se leva, et le 2 janvier 1836, seizième jour de la maladie, elle retourna à ses occupations.

La sensibilité du creux de l'estomac, au toucher, et les violens accès de toux, furent les symptômes qui persistèrent le plus long-temps.

PÉTÉCHIE.

2925e OBSERVATION, PAR LE DOCTEUR MULLER (1).

Le *morbus maculosus Werlhofii* est une des maladies chroniques où il y a tendance à la décomposition des humeurs. Dans deux cas, *rhus* fut efficace avec une promptitude étonnante. Chez un paysan, grand accablement, taches bleuâtres, grandes comme des lentilles, sur tout le corps, hémorrhagies fréquentes par la bouche et le nez. Les hémorrhagies cessèrent deux jours après la prise de *rhus*, et au bout de quatre jours les taches disparurent aussi.

Chez un autre homme de vingt ans, la peau et les mains étaient ecchymosées, comme à la suite de coups violens. Le troisième jour, toute trace de maladie avait disparu.

2926e OBSERVATION, PAR LE DOCTEUR BETHMANN (2).

Le *morbus maculosus Werlhofii* est une maladie fréquente. J'en ai guéri très-promptement un cas, il y a quelque temps, au moyen de deux doses *ledum palust.* 15, en quarante-huit heures.

Le malade était un homme de vingt-huit ans, grand, grêle, qui vivait dans l'aisance à la campagne.

Plusieurs semaines auparavant il avait senti ses forces tomber, puis il avait eu pendant plusieurs jours des maux de ventre et de la diarrhée, auxquels s'étaient jointes enfin une expectoration d'un sang noir, visqueux, et des taches violettes sur tout le corps, sans en excepter le visage. L'intérieur des mains et la plante des pieds en étaient seuls exempts. Toute la cavité buc-

(1) Correspondances pratiques de Thorer, vol. I, pag. 7, 1834.
(2) Gazette homœop., vol. X, pag. 198; 1837.

cale et la langue étaient couvertes de vésicules de la grosseur d'un pois qui s'ouvraient au bout de quelque temps et vidaient un sang noir, liquide. C'était surtout le cas pour deux qui étaient placées par derrière sur le voile du palais et qui surpassaient de beaucoup les autres en grosseur. Elles étaient aussi grosses qu'un sou. Les taches qui couvraient le corps et les membres variaient de grosseur depuis une petite lentille jusqu'à un haricot médiocre, et étaient plates, rondes pour la plupart, d'un rouge foncé, indolentes. Mais la faiblesse était si grande que le malade ne pouvait quitter le lit. Pouls plein et donnant soixante-six pulsations par minute. Peau fraîche et sèche. Pas de soif, manque absolu d'appétit, frisson et vertiges. Tout disparut après l'administration du remède. Deux heures déjà après la prise de la première dose, les frissonnemens diminuèrent et firent place à une chaleur bienfaisante et à une transpiration générale. L'appétit revint bientôt et les forces se relevèrent. Le saignement dans la bouche diminua et se perdit en peu de jours; les taches devinrent plus pâles et moins grosses, mais restèrent visibles pendant vingt jours encore.

PHALLITE.

2927e OBSERVATION, PAR LE DOCTEUR BETHMANN (1).

Il y a dans mon arrondissement un village très-peuplé dans une vallée qui s'étend de l'ouest à l'est, et qui est arrosée au printemps et en automne par un petit ruisseau; sur les bords de ce ruisseau se trouvent une vingtaine de maisons dans quatre desquelles s'est présentée souvent depuis dix ans la forme de maladie suivante. Ces quatre maisons sont situées à peu près au milieu du village et se touchent presque.

(1) Gazette homœop., vol. XI, p. 325, 1837.

Des enfans de deux à quatre ans, bien portans du reste, sont pris de malaises et bientôt il se forme une tumeur aqueuse au prépuce. Le lendemain, le pénis entier, et le troisième jour quelquefois le scrotum, présentent l'aspect d'une vessie pleine d'eau, enflée, tendue, transparente, de la grosseur du poing. Le pénis est également vésiculaire, tout transparent, courbé, replié contre nature. Ce phénomène inquiète toujours beaucoup les parens. Heureusement, les enfans se plaignent peu ; ils mangent un peu, courent la matinée par la chambre, dorment assez bien et ne paraissent pas souffrir, beaucoup au moins, en urinant. J'en ai guéri plusieurs en deux, trois ou quatre jours, au moyen de *rhus* ou *arsenic.* 4/6 à 4/24. Dans quelques cas, le bord du prépuce était enflammé et il existait évidemment de la fièvre. J'ai donné alors, avec succès, une ou deux doses *aconit.* 4/3, avant *rhus* ou *arsen.*

Une seule fois, ces moyens n'opérèrent qu'une légère amélioration. L'enfant était scrofuleux, avait un gros ventre, quelquefois une faim insatiable, les pieds enflés, la peau pâle, inactive.

Une dose *tr. sulphur.*, répétée quatre fois en quarante-huit heures, le guérit promptement. Cependant il fallut neuf jours pour que les parties génitales revinssent à leur grosseur et à leur forme normales.

PHARYNGITE.

2928e OBSERVATION, PAR LE DOCTEUR SCHWARTZE (1).

Cette espèce d'inflammation demande d'abord l'administration de *aconit.* 15 à 18, gutt. 1, toutes les trois à quatre heures. Il est rare que ce remède guérisse ou au moins qu'il guérisse seul; mais il faut l'employer tant que l'inflammation, la brûlure nom-

(1) Guérisons homœop., pag. 41 ; 1836.

mément, n'a pas un peu diminué. S'il y a moins brûlure que sensation de sécheresse et déglutition pénible, causée quelquefois comme par des spasmes dans l'œsophage, c'est *bellad.* 30, gutt. 1/2, qui rend le plus de services. Elle agit avec efficacité même quand la difficulté d'avaler dépend uniquement d'un spasme. Il s'est présenté cependant à moi, il y a quelques années, un cas où la brûlure douloureuse persista même après la disparition apparente de l'inflammation. Le malade, homme débile de trente-quatre ans, avait déjà eu plusieurs affections pareilles. Il se portait du reste bien. *Arsen.* 5/30 le soulagea promptement. *Carbo veget.* 9 gutt. 1, n'avait fait que diminuer le brûlement. Si le spasme est tel que le malade se plaigne en même temps d'une sensation comme s'il avait une boule dans le gosier, *ignat.* 9 gutt. 1, est le meilleur remède dans la plupart des cas. Dans quelques cas particuliers cependant, lorsque le malade doit toujours avaler la salive et ne peut pas le faire sans difficulté, *mercur.* 3 gr. 1, fait cesser le spasme.

2929[e] OBSERVATION, PAR LE DOCTEUR SCHWARTZE (1).

Le traitement doit être dirigé selon la cause occasionelle. La maladie provient-elle, ce qui est très-rare, d'une cause mécanique ou chimique, *aconit.*, *bellad.*, *mercur.*, *arsen.* et *carbo* sont toujours les meilleurs remèdes.

L'inflammation est-elle la suite d'un morceau de verre ou d'os ou de quelque autre corps arrêté dans le gosier, il faut d'abord enlever la cause occasionellé, soit en faisant descendre avec précaution le corps étranger, soit en le retirant.

Ordinairement de pareils corps excitent des envies de vomir et même des vomissemens qui les chassent souvent. Dès que le corps étranger a été enlevé et que les symptômes inflammatoires paraissent, il faut se hâter, avant que l'inflammation ait fait des progrès, d'administrer *arnic.* 3 gutt. 1, toutes les quatre à six heures. Si l'inflammation s'étendait néanmoins, ce qu'on reconnaît à l'aggravation des symptômes, il faut donner les remèdes

(1) Guérisons homœop., pag. 43; 1836.

dont nous avons parlé plus haut, mais surtout *aconit.* et *bellad.* à doses répétées. Ce dernier rend de bons services sous un double rapport, quand aux symptômes inflammatoires se joignent des accidens spasmodiques en avalant, ce qui arrive souvent chez les personnes irritables, faibles, disposées d'ailleurs aux spasmes. Si, dans ce dernier cas, *bellad.* n'atteignait pas le but, il faudrait recourir à *hyosc.* 9 gutt. 1, et si, outre les accidens spasmodiques, il existe dans la gorge une sensation comme si il y avait une boule, on doit administrer *ignat.* 9 gutt. 1.

2930e OBSERVATION PAR H-NN. (1).

Un paysan de quarante-six ans se plaignait d'élancemens douloureux et de cuissons dans le cou, derrière le larynx et au dessous, surtout en avalant. Ces élancemens lui répondaient dans l'oreille et étaient accompagnés de cuissons dans le cou. S'il mangeait ou buvait la moindre des choses, il éprouvait des douleurs insupportables. Goût bon, soif ardente, pouls assez naturel, constipation. Rien d'anormal dans le cou, à l'exception de la rougeur légère de la luette et du voile du palais, quoiqu'il parlât sourdement du nez. Il souffrait ainsi depuis cinq semaines et avait épuisé tous les remèdes domestiques qu'il connaissait.

Je lui fis prendre matin et soir une demi-goutte *petrol.* 6. Le troisième jour déjà il n'éprouvait plus de douleurs, pouvait avaler de la soupe sans grande difficulté ; seulement, en avalant, il ressentait encore une légère douleur qui passait à l'instant même.

Je lui donnai une nouvelle dose *petrol.*, que je répétai trois jours après. Il fut guéri.

(1) Gazette homœop., vol. X, pag. 28 ; 1836.

PHLÉBITE.

2931e OBSERVATION, PAR LE DOCTEUR KÆSEMANN (1).

Elisabeth Rollhaus, âgée de trente-six ans, non mariée, brune, grêle, d'un tempérament irritable et enclin à la colère, d'une constitution veineuse, s'était bien portée jusqu'à l'âge de dix ans, où elle avait eu la gale, qui avait duré six mois et n'avait été traitée que par les frictions. Pendant quelques années elle avait éprouvé ensuite, chaque printemps, un violent prurit à la peau, la forçant à se gratter. Il avait cessé plus tard. A l'âge de treize ans, elle avait été attaquée du typhus contagieux qui règne généralement ici. Il lui en était resté un gargouillement dans le bas-ventre semblable au coassement des grenouilles, lequel n'avait cessé qu'après une couche dont je parlerai plus bas.

A l'âge de dix-neuf ans, pendant qu'elle servait comme domestique à Francfort-sur-le-Mein, ses règles avaient paru pour la première fois et avaient coulé pendant huit jours. Leur apparition avait été précédée de douleurs dans la tête et le dos pendant deux jours. Un mois après, elles avaient reparu au milieu de douleurs dans le bas-ventre et d'accès de suffocation. Elle prit, entre autres, un vomitif, vomit trois ascarides et resta huit jours malade. La menstruation avait été régulière dès-lors jusqu'à ce qu'elle devînt enceinte, quatorze ans auparavant. Elle avait accouché d'un garçon bien portant qui vivait encore. Mais depuis cette époque la menstruation était irrégulière; il lui était même arrivé une fois de ne pas avoir ses règles pendant six années entières; elle n'en avait pas aperçu la moindre trace pendant tout ce temps, sans cesser de se bien porter en général. Il y avait sept ans qu'elle avait été atteinte de spasmes épilepti-

(1) Hygea, vol. VI, pag. 116; 1839.

ques dont les accès se répétaient six ou sept fois par jour. Elle avait dû garder le lit pendant six semaines et avait été malade plus long-temps encore. Le conseiller Weber l'avait traitée homœopathiquement et l'avait guérie, mais sans pouvoir ramener les règles, qui avaient reparu d'elles-mêmes sans aucun médicament, pendant un voyage à Ebringen, dans le Wurtemberg, voyage dans lequel elle avait bu beaucoup de vin. Elles étaient régulières dès-lors et duraient toujours huit jours, lorsque, deux ans auparavant, ayant pris un bain en automne, pendant qu'elles coulaient, elles les avait vu cesser de nouveau. Bientôt après elle avait été attaquée de maux de ventre, de violente anxiété pectorale, etc., que l'homœopathie avait promptement fait cesser. Les règles avaient reparu au mois d'octobre 1836. Elle s'était baignée de nouveau et les avait fait ainsi disparaître. A la suite de cette imprudence elle avait été atteinte de violentes douleurs dans le bas-ventre.

Le 26 novembre 1836, elle me fit appeler. Les règles avaient paru cinq jours auparavant. Le second jour de la menstruation, elle s'était mise à broyer du lin dans une étable froide. Les règles avaient cessé à l'instant, et le lendemain, la malade avait été attaquée d'une violente horripilation générale, avec claquement des dents, etc., pendant une heure, comme dans un accès de fièvre. Le lendemain, douleurs dans le bas-ventre et dans la région des reins, etc. Elle avait voulu cependant surmonter les douleurs et continuer son travail. La veille du jour où je l'allai voir, elle avait dû se coucher à plusieurs reprises. Fortes douleurs dans les reins, semblables à de violentes douleurs d'enfantement; douleurs lancinantes dans la rate, s'étendant de là jusqu'à la colonne vertébrale; cardialgie avec violentes régurgitations et vomissemens d'un sang clair et de mucosité; pas d'appétit. Fréquens accès de défaillance, pieds froids, ce qui était ordinaire chez elle.

Je donnai *pulsat.* 18 gutt. 1, et lui fis mettre les pieds dans du sable chaud.

27, neuf heures du matin. On me manda qu'après la prise de la poudre les douleurs avaient beaucoup diminué, mais qu'elles avaient augmenté de nouveau dans la nuit. La malade avait vomi quatre fois un liquide jaune. Les vomissemens de sang avaient cessé. Quatre heures après, les douleurs étaient devenues plus supportables ; mais elle n'avait pu s'endormir néanmoins. A huit heures du matin, les douleurs dans la rate et la région de l'estomac avaient été très-violentes. Pieds chauds. Pas de soif. *Pulsat.* comme la veille.

On me fit appeler à une heure après midi. Les douleurs dans la rate et la région de l'estomac continuaient sans interruption et s'exacerbaient à un léger toucher et plus encore à un toucher plus fort, ce qui prouve que ce n'étaient point des douleurs hystériques. Température de tout le corps élevée ; peau sèche ; pas de soif ; pouls un peu lent, modérément fort.

Je donnai *aconit*. 30, gutt. 1, deux doses, une de suite, l'autre le soir. Frictions d'huile tiède sur les parties souffrantes.

28, au matin. Après la première dose *aconit.*, les douleurs avaient cessé pour quelques heures, mais elles étaient revenues avec une nouvelle violence vers cinq heures du soir. On avait donné la seconde poudre, qui avait fait disparaître de nouveau les douleurs pour quelque temps. A dix heures, vomissemens de bile, sans soulagement. Vers deux heures du matin, les douleurs avaient cessé et la malade avait dormi d'un sommeil paisible jusqu'à trois heures. Pas de douleurs jusqu'à sept heures du matin, où elles s'étendaient dans la région du foie. Brûlement dans la région de l'estomac. Chaleur dans la tête, peau sèche, soif.

Aconit. 30 gutt. 1, deux doses, une de suite, l'autre trois heures après.

Le soir. Après la première dose, prise vers neuf heures du matin, les douleurs avaient disparu, la malade se sentait beaucoup mieux. A midi, elle avait mangé un peu de soupe ; mais les douleurs étaient revenues. La seconde dose *aconit.* les avait enlevées de nouveau. Je la trouvai assise au lit, gaie, ne souffrant pas et presque sans aucune incommodité.

29. Nuit bonne. A sept heures du matin, douleur brûlante dans la région de l'estomac, dans la région de la rate et dans le

dos, moins violente et moins continue. Mauvais goût. Pas de chaleur. Faiblesse. *Carbo veget.* 30, gutt. 3.

État supportable la veille. De cinq à neuf heures du soir, pas de douleur, puis accès de douleur d'une demi-heure. Sommeil paisible la nuit, jusqu'à cinq heures du matin. À neuf, brûlement continuel et violent dans la région de l'estomac et de la rate, céphalalgie, mains froides, faiblesse croissante, enflure dans le creux de l'estomac; pas de soif, goût amer; pas de chaleur. *Arsenic.* 30 gutt. 1, deux doses, une de suite, l'autre le soir.

1er décembre, huit heures du matin. Après la première dose *arsenic.*, disparition instantanée de toutes les douleurs et de l'enflure du creux de l'estomac. La malade se sentit bientôt plus forte, ce qui la décida à quitter le lit où elle s'ennuyait et à parcourir la maison, quoique en transpiration. Je lui en fis des reproches. Elle me promit de se remettre aussitôt au lit, mais elle n'en resta pas moins levée jusqu'au soir. Ses pieds étaient d'un froid glacial. Pendant la journée, trois selles liquides, et les trois fois, elle était allée les pieds nuds dans la cour. Depuis qu'elle était malade, elle n'avait eu qu'une seule selle toute dure. Urine d'un brun foncé. Elle n'avait guère d'émission d'urine qu'une fois toutes les vingt-quatre heures. La nuit fut paisible jusqu'à trois heures, mais elle fut attaquée alors de violentes douleurs dans la région de la rate et de l'estomac, qui remontaient jusque dans la poitrine. Pendant une heure, elles furent d'une grande violence, puis elles diminuèrent, mais s'exacerbèrent de nouveau le matin. Pas de soif. Pas de chaleur particulière. Goût amer. Extrémités chaudes. Je donnai trois doses *arsen.* 30 gutt. 1, à prendre une de suite, l'autre à trois heures après midi et la troisième à neuf heures du soir.

On me fit appeler à huit heures du soir, mais je ne pus aller voir la malade qu'à neuf heures. Les douleurs avaient continué toute la journée et avaient été par momens si violentes que la malade entrait presque en fureur. La douleur brûlante avait son siége dans la profondeur de l'estomac et remontait vers la colonne vertébrale. Toute la soirée, la malade avait été dans le délire ; elle ne reconnaissait personne, parlait de mort, de cercueil, de cloches des funérailles, etc. Elle avait aussi vomi, le soir, de la bile. Lorsque j'arrivai, elle était tranquille ; les douleurs avaient diminué ; la peau était uniformément chaude et recouverte d'une sueur chaude générale ; pas de soif ; pouls mou, modérément fréquent ; il avait été plus rapide dans l'après-midi. La malade ne se plaignait que d'un grand abattement et d'un goût mauvais. Langue chargée, d'un jaune blanc, peu humide et se collant au doigt. Elle fut prise, en ma présence, d'une violente douleur lancinante dans la région du foie. Elle parlait à voix basse de crainte de réveiller les douleurs. Lorsque je l'avais quittée à trois heures de l'après-midi, elle était couchée plutôt sur le côté droit, ne pouvant rester ni sur le dos ni tout-à-fait sur le côté ; elle était alors couchée sur le dos, mais elle n'osait faire le moindre mouvement. A trois heures, si j'approchais seulement la main de la région de la rate, elle poussait des gémissemens terribles ; je pouvais alors la presser sans qu'elle sentît rien. Le pouls aussi offrait un changement favorable, comme je l'ai déjà dit. Je lui fis prendre une troisième dose *arsen.*

2, huit heures du matin. La veille, au soir, vers dix heures, réapparition des douleurs brûlantes qui persistèrent toute la nuit, en sorte que la malade ne put fermer l'œil. La violence de ses douleurs était encore la même. Pas de soif. Mains toutes froides, les pieds et le reste du corps modérément chauds. Elle but une tasse de café de grains noir et tiède. *Arsen.* 30 gut. 1.

Dix heures du matin. Délire dans la matinée, gémissemens continuels, gesticulation, grattement avec les ongles sur la muraille et la couverture du lit, yeux renversés quelquefois. Elle offrait une si terrible image de la souffrance que tous les assistans s'attendaient à la voir mourir. La cruelle douleur de poitrine s'était étendue en bas et en haut, elle commençait sous le nombril et montait jusqu'au cou, sévissant également dans la région du foie et de la rate. En posant la paume de la main sur le bas-ventre de la malade, on sentait distinctement les pulsations aux places douloureuses, plus fortes au point de départ de la douleur, sous le nombril, jusque dans le creux de l'estomac, moins fortes vers le foie. On n'en sentait aucune vers la rate. D'après ces pulsations, il me fut facile de juger des limites de l'affection. Bas-ventre excessivement douloureux au toucher. La malade avait soif, mais elle ne pouvait avaler, disait-elle, à cause des douleurs. Tournée un peu sur le côté gauche, elle ne cessait d'agiter la main droite, en gémissant, arrachait son mouchoir de cou de dessus sa poitrine sur laquelle il lui semblait avoir une montagne, disait-elle. Elle manquait d'air. Le désespoir et les angoisses la poussaient à se lever et à s'enfuir, mais le moindre mouvement du tronc exacerbait ses douleurs. Mains toutes froides ; pieds froids, mais moins que les mains ; le reste du corps chaud et sec. Langue chargée, blanchâtre et presque sèche ; goût amer. L'urine, d'un brun foncé jusque-là, avait alors l'aspect du cidre et formait de petits nuages de mucosité au fond du verre. Émissions d'urine toujours très-rares.

A l'aspect de ce tableau effrayant, je ne pouvais rien espérer de bon. Les symptômes m'annonçaient une inflammation de la veine cave ascendante descendant aux vaisseaux veineux qui, partant du foie, se déchargent dans elle, et en partie aussi aux veines qui courent de la rate au foie. Je devais même soupçonner que l'inflammation s'étendait encore sur le cœur et avait attaqué nommément la veine cave descendante.

Depuis quelques jours déjà les accidens me faisaient supposer une inflammation dans le vaisseau veineux de la rate, du foie et de l'estomac, et si j'avais redouté quelquefois aussi une inflammation de la veine cave, je n'avais jamais pensé qu'elle s'étendait si loin. Aussi me restait-il peu d'espoir, et mon traitement eut surtout pour but dès-lors de diminuer le terrible brûlement qui continuait sans interruption et qui causait les plus cruelles souffrances à la malade. Ce fut dans cette intention que je fis appliquer, pour essai, des mouchoirs trempés dans de l'eau fraîche et bien tordus ensuite, depuis le nombril jusqu'au cou, sur la place souffrante, ce qui lui procura un véritable soulagement. Je lui fis en même temps envelopper les extrémités dans des linges chauds. Je recommandai d'enlever les mouchoirs humides dès qu'ils occasioneraient à la malade une sensation désagréable, et administrai *phosphor.* 30 gut. 2.

À trois heures après midi, on me fit dire qu'aussitôt après la poudre, la douleur était devenue beaucoup plus supportable et que les extrémités s'étaient réchauffées, grâce aux linges chauds. Mais quand on avait voulu changer les mouchoirs humides, la malade avait éprouvé une sensation de frisson, ce qui avait déterminé à ne pas en mettre d'autres. La douleur était redevenue terrible, la malade était au désespoir, etc., comme dans la matinée. Elle avait mangé un peu de lait de beurre. J'envoyai *phosphor.* 30 gut. 1 dans une cuillerée à bouche d'eau, une cuillerée à thé toutes les deux heures.

J'allai voir la malade à quatre heures. Les douleurs le long de la colonne vertébrale avaient diminué ; elles n'étaient plus prédominantes que vers l'hypochondre droit au point où se termine le lobe gauche du foie. La malade pouvait avaler sans difficulté. Le mouvement de la colonne vertébrale rendait à l'instant les douleurs excessivement violentes et presque insupportables, tandis que les cris, les gémissemens, les gesticulations de la malade ne semblaient avoir sur elle aucune influence. Je fis continuer *phosphor.*

Le 3, neuf heures du matin. Les douleurs avaient persisté la veille dans l'après-midi, mais en diminuant peu à peu jusqu'à dix heures du soir ; elles s'étaient exacerbées de nouveau entre dix heures et minuit. À onze heures, sueur chaude générale. A minuit, vomissement d'une chopine environ d'un liquide bilieux, ainsi que d'une ascaride. Passé minuit la malade s'était endormie, et ne s'était réveillée qu'à six heures du matin. Elle se sentait très-bien, avait pour la première fois un goût de nouveau pur, et avait bu une tasse de café de grains. Alors s'étaient déclarées de nouveau de légères douleurs dans le côté gauche. Urine jaunâtre. *Phosphor.* 30 gut. 4, dans une cuillerée d'eau à prendre de la même manière.

J'allai la voir à onze heures du matin. Elle était couchée, appuyée sur le bras droit ; elle se mettait même quelquefois sur son séant ; mais elle ressentait alors encore quelques douleurs dans la colonne vertébrale. Toutes les heures environ, légères douleurs dans la région de la rate. Elle éprouvait encore une ondulation particulière dans le bas-ventre et un mouvement qu'elle avait éprouvé pour la première fois dans cette maladie, ainsi que les pulsations. Je sentis aussi à la place où s'étaient manifestées les pulsations, une forte ondulation. La malade était très-gaie et se réjouissait d'avoir échappé à la mort. Elle ne croyait pas possible de peindre les terribles douleurs et les angoisses qu'elle avait éprouvées. Elle n'aurait jamais cru, disait-elle, qu'on pût souffrir autant sans mourir. Il n'existait plus ni irritation vésiculaire, ni soif ; l'appétit revenait, elle désirait manger d'une soupe au lait de beurre que je lui permis pour son dîner à condition qu'elle la prendrait très-claire et tiède. Fréquentes émissions d'urine de couleur claire. Continuation du médicament.

Huit heures du soir. A midi et demi, violente douleur comme produite par du feu, derrière le creux de l'estomac, près de la colonne vertébrale, durant un quart d'heure. Le reste de l'après-midi, léger accès des douleurs toutes les demi-heures ou toutes les heures, durant une ou deux minutes, mais avec moins d'intensité que le matin. Si la malade se couchait sur le côté gauche, elle n'éprouvait aucune douleur ; mais le décubitus sur le dos ou sur le côté droit provoquait aussitôt un accès. Après chaque accès, éructations sans mauvais goût. Soif modérée. *Phosphor.* 30 gut. 6 dans une cuillerée d'eau, à prendre comme auparavant.

4, neuf heures du matin. Sommeil paisible depuis dix heures du soir à deux heures et demie du matin ; puis violent accès de douleur brûlante sous le creux de l'estomac, près de la colonne vertébrale, jusqu'à cinq heures. En même temps, chaleur dans la tête et goût amer. Dans l'intervalle, une selle toute dure. Les douleurs cessèrent ensuite jusqu'à sept heures du matin, où la malade fut attaquée de nouveau d'une douleur dans la région de l'estomac qui persistait encore, quoiqu'elle fût moins violente que dans la nuit.

Je donnai donc, pour prévenir le retour des douleurs, *phos-*

phor. 30 gutt. 3, et fis continuer ensuite, toutes les deux heures, l'usage de la mixtion de la veille.

Une heure après midi. Un quart d'heure après la prise de cette forte dose, les douleurs disparurent et ne revinrent pas. Elles recommencèrent cependant après une nouvelle imprudence de la malade, qui se tourna et se retourna sans précaution dans son lit et se permit de manger un bouillon gras avec du celleri et des ognons. Elles étaient cependant moins violentes. *Phosphor.* 30 gut. 6, dans une cuillerée d'eau, à prendre aux mêmes intervalles et à la même dose.

5. La douleur avait bientôt cessé, après la première dose, et elle ne reparut plus. Sommeil paisible pendant la nuit. Le matin, quelques douleurs dans les reins et dans le creux de l'estomac, mais lancinante. Plus d'ondulations dans le bas-ventre, quoiqu'on en sentît encore la veille, ainsi que de légers battemens. C'était une preuve que l'ennemi était vaincu

Même médicament que la veille, mais une dose toutes les douze heures seulement.

Dès-lors les douleurs ne reparurent plus, à l'exception d'une légère sensation douloureuse à côté de la colonne vertébrale que la malade ressentait lorsqu'elle restait long-temps assise. La guérison fut prompte. Comme la malade était fort imprudente, j'exigeai qu'elle gardât le lit encore quelques jours et qu'elle observât une diète sévère, ne lui permettant que des soupes claires sans graisse.

Elle se porte maintenant beaucoup mieux qu'elle ne se portait depuis nombre d'années. Depuis un an, elle éprouvait une pression sur l'estomac, par exemple, dont il ne reste pas de trace.

Au bout d'un mois, la menstruation parut et coula avec plus d'abondance que jamais.

PHTHISIE.

2932e OBSERVATION, PAR LE DOCTEUR BERNHARDI (1).

Jeanne Müller, âgée de trente-six ans, d'une constitution faible, sensible, sujette depuis plusieurs années, au printemps et en automne surtout, à une toux avec expectoration de glaires et respiration oppressée, me fit appeler le 25 août. Je trouvai les symptômes suivans :

Elle était tourmentée jour et nuit par une toux accompagnée d'une expectoration si abondante qu'elle remplissait un crachoir chaque nuit. Amaigrissement extrême, pouls petit et rapide, chaleur brûlante à la paume des mains, surtout après midi, forte transpiration le matin, langue toute rouge. Appétit bon ; cependant elle maigrissait de plus en plus, elle était si faible qu'elle ne pouvait presque plus quitter le lit ; forte diarrhée depuis quelques jours.

Je ne pouvais regarder cette maladie que comme une phthisie pituiteuse, et comme il est rare que l'allopathie la guérisse, je me décidai pour le traitement homœopathique, et j'administrai, le soir même, *stannum* 6 dans du sucre de lait. Pour moyen accessoire, je prescrivis une décoction de salep. Comme elle aimait beaucoup le café, je lui fis boire de la farine d'orge dans du lait et du gruau d'avoine. Pour alimens, œufs mous, sans beurre, bouillon de pigeon ou de poulet.

Tous les médecins savent qu'une pareille maladie ne se guérit pas rapidement. Je répétai la dose tous les huit jours. Les heureux effets du traitement ne devinrent sensibles que le 28 septembre ; la toux et l'expectoration avaient un peu diminué, les forces revenaient, la malade pouvait rester levée quelque temps,

(1) Archives homœop., vol. II, cah. 2, pag. 86; 1823.

et la sueur avait cessé. Elle se plaignait alors de constriction spasmodique du gosier, de déglutition pénible, de pression dans le bas-ventre, surtout dans la région épigastrique. Je lui donnai *bellad.* Une seule dose enleva ces symptômes. La santé n'a pas été troublée depuis.

2933e OBSERVATION, PAR LE DOCTEUR LŒSCHER (1).

C. K., de Lübben, âgée de trente-six ans, mariée pour la seconde fois, mais sans enfant, fut prise au mois de novembre 1822 d'une toux sèche avec élancemens dans le côté gauche, chaleur, soif, céphalalgie et autres symptômes fébriles. Un traitement antiphlogistico-diaphorétique n'ayant pas opéré d'amélioration importante dans son état, elle s'adressa à moi au mois de janvier 1823. Je trouvai tous les symptômes d'une phthisie tuberculeuse commençante, dont la malade devait avoir reçu le germe de feu son mari, et j'employai, pour la combattre, tous les remèdes les plus convenables. Tout ce que j'avais gagné au bout de quatre mois, c'était une légère diminution de la fièvre et de la toux. Mais d'un autre côté il s'était déclaré différens autres symptômes. Je résolus donc de traiter la malade par la méthode homœopathique. Son état était le suivant :

Gorge comme écorchée par la toux et douloureuse ; cuissons au bas du gosier ; amygdales de la luette et toutes les parties molles du palais rouges ; glandes du cou enflées extérieurement et douloureuses. Il lui semblait avoir dans la gorge un corps dur, indolent, excepté lorsqu'elle parlait beaucoup. Voix enrouée, voilée avec cuissons et titillations dans le larynx excitant la toux. Goût pur, mais peu d'appétit. Soif plus ou moins forte selon la chaleur avec sécheresse de la bouche. Selle dure et pénible, en petits morceaux ronds, solides ou comprimés, comme si l'anus était trop étroit. Nœuds hémorrhoïdaux depuis quelque temps, et de temps en temps écoulement de sang par l'anus avec soulagement. Quinze jours après, la menstruation se montrait ordinairement à l'anus une nodosité avec cuisson et sensa-

(1) Archives homœop., vol. III, cah. 1, pag. 74; 1824.

tion d'écorchure. Suppression des règles depuis deux mois, après avoir été long-temps peu copieuses et n'avoir duré qu'un ou deux jours. Huit jours avant leur apparition, elles étaient annoncées par une chaleur fugace, des congestions à la tête, de l'embarras dans les yeux, qui étaient rouges. Après qu'elles avaient cessé, fleurs blanches avec lassitude dans les jambes et sensation comme si quelque chose tombait de l'épigastre ; vide dans le ventre. Il lui semblait sentir des deux côtés du pubis quelque chose pousser en avant. Cuisson dans le vagin en urinant ; urine trouble, ayant pendant huit jours un épais sédiment. Toux sèche, chatouillante ; après trois ou quatre quintes, expectoration d'un peu de mucosité. Le jour, la toux était moins forte qu'en se couchant et en s'éveillant. Respiration souvent oppressée, surtout en montant les escaliers, avec douleur lancinante, s'aggravant par la toux au dessous des fausses côtes droites vers le dos jusqu'entre les épaules. Décubitus sur le flanc droit impossible. Elle avait de la peine à s'endormir ; son sommeil était léger et elle se réveillait en sueur. Le plus souvent toux depuis minuit à deux heures. Fréquens bâillemens le jour. Elle se trouvait le mieux le matin ; à midi, elle était lasse, et c'était le soir que la chaleur fugace, accompagnée de battemens de cœur le jour et alternant avec des frissonnemens, était la plus forte. La chaleur et le repos lui faisaient beaucoup de bien. Ses pieds ne voulaient pas la porter ; ils étaient faibles surtout aux articulations. Humeur capricieuse, mais patiente.

Je réglai la diète et administrai *hydrarg. oxydul. nig.* 1.

Tous les symptômes s'exacerbèrent la première semaine, et je croyais déjà ne pouvoir la guérir, lorsque le septième jour, il y eut amendement de tous les accidens qui disparurent peu à peu et firent place à une santé parfaite, à l'exception de la menstruation spasmodique avec quelque anxiété et chaleur fugace. Je voulus administrer *pulsat.* ; mais la malade refusa de rien prendre, habituée qu'elle était depuis des années à ces accidens qui ne la faisaient pas beaucoup souffrir. Le 13 décembre, elle jouissait encore d'une bonne santé.

2934e OBSERVATION, PAR LE DOCTEUR STAPF (1).

E..., âgé de trente-trois ans, d'une constitution délicate et faible, d'un tempérament irritable et sanguin, pâle, s'occupant principalement de travaux intellectuels, et vivant du reste de la manière la plus régulière, fut atteint au mois de mai 1822, sans cause particulière, d'une toux violente avec expectoration muqueuse abondante. Prenant cette maladie pour un simple catarrhe qui se guérirait tout seul, il n'y fit aucune attention pendant long-temps. Au bout d'un mois cependant, les symptômes étant devenus plus graves, il s'adressa à moi le 20 juin. Je trouvai les symptômes suivans :

Toux violente lui ébranlant tout le corps, tantôt sèche ou au moins accompagnée d'une expectoration pénible, tantôt grasse et avec des crachats abondans. Expectoration tantôt aqueuse, muqueuse, peu épaisse, tantôt épaisse, visqueuse, souvent en morceaux, d'un vert jaune, d'un goût douceâtre et salé, nageant sur l'eau. Quelquefois, quand l'expectoration était pénible, il devait, après de longs efforts, s'exciter à vomir, et alors il lui venait dans la bouche une eau claire ou des glaires. La toux était violente surtout la nuit ; mais c'était le matin qu'elle le faisait le plus souffrir. Elle était accompagnée alors d'une expectoration très-abondante de mucosité visqueuse. Il crachait en vingt-quatre heures au moins deux livres pesant. La moindre irritation, rire, parler, chanter, boire quelques gouttes de vin, provoquait la toux. Il ressentait un chatouillement dans la trachée-artère qui s'étendait rapidement sur toute la poitrine et qui était à l'instant suivi d'un accès de toux. En toussant, toute la poitrine était douloureuse, comme rude et écorchée ; quelquefois aussi il y ressentait un violent élancement. Voix enrouée, sourde. Parler lui faisait mal, tant à cause de l'oppression de la poitrine que de l'enrouement. La trachée-artère était comme écorchée, le larynx était toujours plein d'une mucosité visqueuse. Dans

(1) Archives homœop., vol. III, cah. 1, pag. 95 ; 1824.

toute la poitrine, même hors des accès, sentiment de faiblesse extrême, comme si les organes intérieurs avaient perdu tout principe de vie. Manque d'appétit, goût bon. Grand abattement; il était comme paralysé de tout le corps ; le moindre mouvement lui faisait mal, provoquait des douleurs fugaces et de la transpiration, et laissait un épuisement total. Sommeil très-agité, plein de rêves effrayans. Il s'éveillait après minuit, se sentait épuisé, tout en nage, toussait beaucoup, était agité et tourmenté par les idées les plus pénibles. Fréquens besoins d'uriner, avec émission peu copieuse d'une urine tantôt claire, tantôt foncée. Contre son ordinaire, pollution nocturne avec rêves voluptueux, après lesquels ils se sentait fort épuisé et tombait dans un espèce de désespoir. Tous les soirs de six à neuf heures, fièvre ; frissonnement le long du dos ; avec paumes des mains brûlantes et chaleur lui parcourant tout le corps, sécheresse de la bouche et soif modérée. Pouls petit, fréquent, irrité. Pendant la fièvre, toux plus plus cruelle et expectoration aqueuse. Sueur la nuit et le matin ; la sueur avait comme une odeur de paille pourrie. Aspect très-misérable ; traits défaits, pâleur, maigreur, yeux ternes, enfoncés. Facultés intellectuelles extraordinairement excitées ; il sentait et pensait avec une vivacité, une clarté inaccoutumées. Humeur anxieuse ; irrité ; agité ; très-disposé à pleurer ; inquiet sur l'avenir. Il ne conservait plus d'espoir et s'attendait à mourir bientôt.

Je ne trouvai rien à changer au régime, et j'administrai sur-le-champ, le 20 après midi, *china* 12. Au bout de quelques jours, la sueur était un peu moins copieuse, mais l'état était resté le même du reste, et la transpiration ne tarda même pas à redevenir aussi forte. Je donnai donc, le 27, dans la matinée, *stannum* 6.

Le résultat fut des plus favorables. Le 28 déjà, le malade se sentit beaucoup soulagé, il était plus gai : la toux était moins forte, ainsi que l'oppresion de la poitrine et les douleurs qu'il y éprouvait. Expectoration plus épaisse, cuite, sans goût. Plus de sueur, fièvre beaucoup moins intense le soir. Dans la nuit du 28 au 29, sommeil réparateur ; en s'éveillant à l'heure accoutumée après minuit, il ne fut tourmenté ni par la toux ni par ses idées sombres, et se rendormit bientôt.

L'appétit lui revint, le pouls se releva et se calma ; il recouvra peu à peu des forces et un air de santé. Le 12 juillet, il allait parfaitement bien à l'exception d'une douleur martelante, d'une pression particulière dans le côté gauche de la poitrine et d'un peu d'enrouement. Je lui fis prendre, le 15, *bellad.* 24. Le 18, toute la trace de la maladie avait disparu. Depuis quinze mois, sa santé n'a pas cessé d'être excellente.

2935e OBSERVATION, PAR LE DOCTEUR GROSS (1).

Sr...., homme de peine d'une trentaine d'années, grand, maigre, avec un long cou, les épaules hautes, la poitrine étroite et aplatie, les cheveux blonds, les yeux bleus, en un mot, le type exact du phthisique, souffrait d'une toux depuis trois ou quatre semaines, à la suite d'un refroidissement. Tant qu'il avait pu marcher, il n'en avait pas moins continué à travailler ; mais son état ayant empiré de jour en jour, il avait dû enfin recourir à la médecine. Le 1er mai dernier, je trouvai les symptômes suivans :

Il toussait beaucoup, la poitrine lui faisait mal, surtout le soir et même la nuit où il était obligé de se lever. Le matin, en se levant, toux sèche, devenant peu à peu grasse et s'accompagnant le soir d'une abondante expectoration de couleur jaunâtre vert. Respiration accélérée ; pouls inégal, plus fréquent. Le soir, grande agitation avec chaleur et moiteur dans les paumes des mains ; dans la journée, il avait plutôt froid, avec répugnance pour toute espèce de boisson. Pas d'appétit ; il fallait qu'il se fît violence pour avaler chaque bouchée qu'il mangeait. Pieds extrêmement lourds ; prostration des forces ; amaigrissement visible, aspect plus misérable de jour en jour. Humeur chagrine ; crainte d'une mort prochaine.

Je prescrivis une dose *anemon. prat.* 9, à prendre le matin à

(1) Archives homœop., vol. IVe, cah. 1, pag. 156 ; 1825.

jeun. Une heure après, il mangea une soupe à la farine claire, son déjeuner ordinaire.

Je le revis au bout de huit jours. Les symptômes s'étaient tous amendés, mais le remède paraissant encore convenir à son état, je le répétai à la dose 18.

Tout l'ensemble des symptômes se modifia. Le 10 mai, la maladie présentait les caractères suivans :

Jour et nuit, toux encore considérable ; il ne pouvoit s'endormir avant minuit et expectorait fort peu. Le jour, expectoration abondante, verdâtre, ayant un goût douceâtre désagréable. Après chaque expectoration, sensation dans la poitrine comme si une place était écorchée. En respirant, élancemens dans le côté gauche, surtout, quand il était couché sur le côté droit. La toux s'exacerbait aussi dans cette position. Respiration toujours un peu accélérée, pénible, comme s'il manquait de force pour respirer ; parler difficile. Il se trouvait surtout dans un état de langueur, comme si sa fin était prochaine ; à peine pouvait-il se remuer ; le moindre effort l'épuisait. Fort appétit. Les alimens lui plaisaient et il pouvait manger plus que dans les jours de santé. Au moindre mouvement, et même en repos, sensation anxieuse de chaleur par momens, comme si la transpiration allait s'établir. Il n'avait de repos nulle part et ne cessait d'aller d'un endroit à un autre.

Je lui fis prendre, le 10 mai, *stannum* 6.

Je le revis le 21. Son état s'était beaucoup amélioré.

La toux avait cessé, à l'exception de hoquets rares, sans douleur. La respiration était assez libre et naturelle. Il pouvait se coucher sur l'un et l'autre flanc. Voix gaie et sonore. Appétit naturel. Retour des forces. Esprit plus tranquille. Les nuits seules n'étaient pas encore telles qu'il les désirait. Dès qu'il s'endormait, il était assailli de rêves terribles qui le réveillaient à demi ; cependant il se rendormait bientôt. Sueur au dos continuelle, cessant dès qu'il s'éveillait, mais recommençant aussitôt qu'il s'assoupissait de nouveau. Le jour même, un léger effort suffisait pour le mettre en sueur. Cette transpiration l'affaiblissait.

Je lui donnai pour le lendemain *china* 12. Quelques jours

après, il était parfaitement guéri. Il put aller bientôt travailler dans les champs, sans en éprouver la moindre incommodité.

2936e OBSERVATION, PAR LE DOCTEUR STEGEMANN (1).

Un enfant de quatre ans qui souffrait depuis deux ans déjà d'une phthisie scrofuleuse accompagnée de toux nocturne incessante, de râlemens, de prostration des forces, et qui était tombé dans une espèce d'apathie, fut guéri parfaitement en quelques jours par une seule dose *bellad.* Ce qu'il y eut de remarquable, c'est qu'après la guérison de la phthisie, les glandes du cou et de la mâchoire inférieure, enflèrent un peu.

2937e OBSERVATION, PAR LE DOCTEUR HARTMANN (2).

Antoine Pokorny, âgé de vingt-quatre ans, d'un tempérament sanguino-colérique, assez fort et robuste, ne se souvenait pas d'avoir jamais été malade.

Pendant le carnaval de 1824, dix à douze jours avant qu'on ne m'appelât, il avait éprouvé un violent chagrin, après lequel il était allé danser dans une auberge. Il avait bu, en ayant très-chaud, plusieurs verres de bière froide et n'avait pas tardé à ressentir de forts élancemens dans la poitrine avec respiration anxieuse, toux et expectoration écumeuse, sanguinolente. On avait dû l'emporter à la maison. A ces symptômes se joignirent des alternatives de frisson et de chaleur, une forte soif, de l'inappétence et de l'insomnie. Un grand nombre de remèdes domestiques, des frictions avec des onguens et l'esprit de camphre sur le dos et la poitrine surtout, étant restés sans effet, on m'appela le 2 mars dans la matinée. Je trouvai les symptômes suivans :

Tout le corps excessivement maigre, couvert d'une sueur visqueuse, colliquative ; teint terreux avec rougeur circonscrite de la joue droite. Face défaite, hippocratique. Yeux enfoncés, troubles, ternes, larmoyans et jaunâtres. Lèvres pâles. Langue

(1) Archives homœop., vol. IV, cah. 2, pag. 84; 1825.
(2) Archives homœopathiques, tom. V, cah. 3, pag. 28; 1825.

blême et un peu flétrie. Toute la gorge ou plutôt la cavité du palais écorchée, exulcérée. Voix rude, enrouée, à peine intelligible. Oppression de la poitrine avec respiration très-pénible (la caisse de la poitrine avait un mouvement à peine sensible, les muscles du bas-ventre seuls étaient en activité, et à chaque expiration, les narines se dilataient fortement). Douleur tensive, lancinante dans la poitrine, s'étendant jusqu'aux omoplates. Titillation au bout de la trachée-artère avec excitation continuelle à tousser et nombreux crachats purulens, verdâtres, striés de sang, d'une odeur infecte et repoussante. Abattement extraordinaire et brisure de tout le corps. Douleurs lancinantes çà et là dans les membres. Frissons, surtout le soir, le long du dos, avec extrémités froides et paumes des mains brûlantes. Manque d'appétit. Soif et insomnie. Chute abondante des cheveux qui étaient douloureux au toucher. Ces symptômes étaient évidemment ceux d'une pleuropéripneumonie, qui, abandonnée à elle-même, était devenue une phthisie. J'avais déjà, pendant une pratique de trente ans, traité bien des sujets atteints d'une maladie pareille, mais je puis assurer que je n'en avais jamais guéri.

J'administrai, à neuf heures *ferrum acet.* 6 gr. 1.

Le lendemain le malade était un peu plus tranquille, il avait mieux dormi que les nuits précédentes et n'avait pas autant toussé.

Le 4 mars, troisième jour du traitement, l'amélioration était plus sensible encore sous tous les rapports.

Le 5, le malade put rester levé quelque temps et mangea avec appétit. Le mieux se soutint jusqu'au 12, où l'état parut devenir stationnaire. Le malade présentait alors les symptômes suivans :

Vertiges, démarche chancelante, pâleur de la face et obscurcissement momentané de la vue. Enrouement. Toux avec nombreux crachats jaunâtres, surtout le soir jusqu'à minuit, diminuant toujours quand le malade se mettait sur son séant. Poitrine encore douloureuse, surtout en toussant. Respiration courte, sensation de pesanteur et abattement dans les membres, sommeil inquiet, plein de rêves effrayans. Gargouillemens dans le bas-ventre. Horripilations et frissons, surtout le soir, puis sensation de chaleur de peu de durée avec soif modérée pour la bière, sans qu'elle lui plût cependant. Humeur inquiète, triste, larmoyante.

J'administrai *pulsat.* 12, le matin. Les symptômes disparurent les uns après les autres, il n'en restait plus de trace dix à douze jours après. Depuis deux ans, la santé n'a pas été troublée.

2938e OBSERVATION, PAR LE DOCTEUR GROSS (1).

Une femme qui approchait de la quarantaine me consulta au sujet d'une diarrhée qui l'affaiblissait extraordinairement et qui avait résisté à tous les remèdes domestiques. Je trouvai les symptômes suivans :

Diarrhée ordinairement le matin en se levant et se répétant régulièrement trois ou quatre fois dans la journée. Rarement elle était moins fréquente, et souvent elle l'était davantage. Les excrémens étaient d'un jaune brun, quelquefois muqueux, assez liquides, souvent presque aqueux. Il n'existait pas de douleur particulière ni dans le bas-ventre ni à l'anus, la malade n'éprouvait qu'un sentiment de faiblesse dans l'hypogastre pendant l'évacuation. Appétit très-modéré, quelquefois nul. Souvent elle mangeait sans en sentir le besoin, et y trouvait alors assez de plaisir. Souvent les alimens avaient trop peu de goût. Sommeil ordinairement paisible ; cependant elle se réveillait facilement le matin sans motif, et ne se rendormait que difficilement. De temps en temps, toux brève, ne l'incommodant pas du reste. Perte des forces assez considérable, tout mouvement lui déplaisait. Aspect pâle et maladif. Amaigrissement très-grand. Moral assez tranquille.

Jusque-là elle n'avait rien pris intérieurement, à l'exception d'un verre de bon vin de temps en temps et de quelques verres de bière cuite avec du gingembre. Du reste elle n'avait employé que des remèdes extérieurs, tels que du baume de muscade, de l'huile de menthe poivrée, etc., en frictions sur le creux de

(1) Archives homœop., vol. VI, cah. 1, pag. 40 ; 1827.

l'estomac. Tont ce qu'elle avait pu obtenir par ces moyens, c'était une intermission d'un jour au plus.

Je lui demandai si elle éprouvait quelque autre chose; elle me répondit que non, et que si je parvenais à la délivrer de sa diarrhée, elle se porterait parfaitement bien.

Je lui fis respirer *calcar. acet.* gutt. 1 dans la matinée.

A l'instant de l'olfaction, pour ainsi dire, elle éprouva une sensation indéfinissable de haut en bas dans le bas-ventre, qui dura quelques instans et se changea en besoin d'aller à la selle. Elle eut une évacuation liquide comme à l'ordinaire et particulièrement copieuse, après laquelle elle se sentit plus épuisée que jamais. Je regardai ce phénomène comme un indice favorable et la quittai en lui promettant une prompte guérison.

J'allai la revoir le lendemain matin et je fus reçu on ne peut plus mal. Ma malade croyait que je lui avais donné du poison, tant la simple olfaction d'une quantité si petite de médicament avait agi avec violence sur son bas-ventre. Elle n'était rien moins que guérie. La diarrhée avait cessé sur-le-champ et elle n'avait pas eu de nouvelle évacuation depuis celle de la veille; mais par contre elle éprouvait de fréquentes et cruelles épreintes sans résultat aucun. Il s'y était joint en outre un symptôme tout-à-fait nouveau. Depuis la veille, il s'était déclaré une transpiration débilitante qui avait duré toute la journée et avait tellement augmenté la nuit, qu'en se réveillant, elle s'était trouvée comme dans un bain. La faiblesse était alors plus fréquente que jamais. Je remarquai aussi que la toux était plus fréquente, plus continue et accompagnée d'une expectoration d'un jaunâtre vert. La respiration me parut plus accélérée et plus pénible; le pouls était irrité, dur, fréquent. Le lendemain, l'état était absolument le même que la veille. Le quatrième jour, la transpiration avait cessé, mais la diarrhée avait reparu telle qu'auparavant.

Tout médecin habitué à rechercher les symptômes d'une maladie et à les comparer avec ceux des médicamens, n'aurait pas été moins surpris que moi, en voyant un remède parfaitement analogue aux phénomènes morbides, produire des effets tout différens de ses effets curatifs. Je m'expliquai cependant l'énigme par les observations que j'avais faites à part moi sur les changemens des organes de la respiration et je restai convaincu que la diarrhée n'était qu'un symptôme d'un principe morbide plus profondément enraciné dans l'organisme et suspendu. J'interrogeai de nouveau la malade qui ne pouvait concevoir que je m'informasse de choses qui n'avaient aucun rapport avec sa diarrhée et qui ne me répondait en conséquence que malgré elle.

Elle était née de parens qui n'étaient pas très-sains. Son père avait eu la goutte, et sa mère était morte, jeune encore, de phthisie. Une sœur cadette avait succombé à la même maladie à l'âge de trente ans, après ses secondes couches. A l'exception des maladies d'enfance, elle ne se souvenait pas, quant à elle, d'avoir jamais été malade. Elle avait bien éprouvée quelques incommodités qui pouvaient faire croire à un état scrofuleux, puisque sa constitution paraissait encore scrofuleuse. Elle avait eu dans sa jeunesse une arthrite aiguë. La menstruation n'avait paru que tard. A vingt ans, elle avait été très-corpulente, mais elle avait commencé à maigrir à trente. Elle s'était mariée à cette époque, avait fait trois enfans qu'elle avait nourris chacun plus d'un an, et n'avait jamais eu à se plaindre de ses couches qui s'étaient succédées très-vite. Pendant qu'elle allaitait le premier, elle avait été prise déjà d'une douleur dans la poitrine avec une toux sèche contre laquelle un médecin lui avait prescrit du vin et du quinquina. La toux avait cessé peu à peu; mais elle avait reparu, pendant le second allaitement et avait cédé de nouveau, mais plus lentement et plus difficilement au même remède. Lors des troisièmes couches, qui avaient eu lieu cinq ans auparavant, la toux avait recommencé de suite après l'enfantement et n'avait cessé d'augmenter. Le médecin lui avait conseillé de sevrer son enfant, mais elle n'avait pu s'y résoudre et elle l'avait allaité plus long-temps encore que les autres. Le vin et le quinquina étaient restés cette fois sans résultat; la toux n'avait fait que croître et avait persisté après le sevrage. La malade avait pris depuis plusieurs toniques, mais sans succès. Elle commença à maigrir, éprouva le soir des accès de fièvre lente, caractérisée par de la brûlure dans la paume des mains et dans les lèvres, des frissonnemens alternant avec des chaleurs fugaces dans la journée, une expectoration jaunâtre, assez considérable de temps en temps. Toute la nuit, transpiration débilitante. Tous ces symptômes annonçaient une phthisie tuberculeuse. Le parler et surtout le rire provoquaient les plus violens accès de toux. Oppression de la poitrine très-forte, surtout si l'expectoration manquait, cessant dès que celle-ci redevenait plus abondante. Irrégularité de la menstruation depuis un an, tantôt les règles ne paraissaient pas, tantôt elles arrivaient trop tôt, d'autres fois étaient extrêmement faibles ou bien elles ressemblaient à une métrorrhagie. La diarrhée avait commencé neuf mois auparavant, faible d'abord, mais de plus en plus forte. L'expectoration diminua en proportion et finit par cesser, excepté le matin. Les accès de la toux étaient devenus rares, les mouvemens fébriles presque nuls ; la maladie de poitrine aurait échappé à l'œil d'un observateur superficiel. La sueur nocturne cessa. La malade se trouvait assez bien, relativement à ses souffrances précédentes et espérait que la diarrhée, qu'elle regardait comme critique, achèverait bientôt de la guérir. Depuis quelques mois, elle avait entièrement perdu ses règles; la diarrhée commençait à lui enlever toutes ses forces, l'amaigrissement était étonnant, et elle s'était décidée à me consulter.

Je vis dès-lors pourquoi mon traitement était resté sans résultat. Le symptôme principal était l'affection de poitrine dont la malade ne m'avait pas parlé d'abord; la diarrhée n'en était qu'un effet.

Le pronostic ne pouvait être que très-défavorable, vu la disposition héréditaire à la phthisie, la constitution scrofuleuse, le long allaitement, la durée et l'intensité de la maladie, la prostration des forces vitales, la maigreur extraordinaire, la violence de la diarrhée, la cessation des règles, etc. La malade pouvait être considérée comme perdue.

Je ne pus lui dissimuler qu'il ne serait ni sage ni possible de faire cesser la diarrhée ou même de la diminuer. Cet aveu parut être pour elle un trait de lumière, et je n'entendis plus parler d'elle. Peut-être s'est-elle adressée à quelque autre plus habile.

2939e OBSERVATION, PAR LE DOCTEUR GROSS (1).

Sch., vacher de C., homme d'une quarantaine d'années, de constitution scrofuleuse, d'un tempérament nonchalant, dont la santé s'était altérée par suite du manque de nourriture et qui était sujet depuis sa plus tendre enfance à une toux avec oppression de poitrine, était atteint depuis six mois d'une phthisie très-développée. Depuis quelques années, la toux avait beaucoup augmenté et il s'y était joint une expectoration suspecte. Il crachait souvent le sang, et ses forces baissaient de jour en jour. Deux allopathes habiles l'avaient traité depuis que la maladie avait atteint ce degré de gravité; ils n'avaient rien épargné pour améliorer son état et arrêter les progrès de la phthisie; mais, voyant leurs efforts inutiles, ils avaient déclaré que le malade était perdu sans ressource. Appelé dans le village, en décembre 1826, pour un autre malade, j'appris par le curé l'état de cet infortuné et je demandai à le voir. Je trouvai les symptômes suivans.

Il était alité depuis six mois et ne pouvait rester levé.

Voix faible, cassée, basse, ayant, dans ses intonations, une mollesse particulière, maladive, telle qu'on l'entend souvent chez les phthisiques.

Il respirait faiblement et péniblement; toute la caisse de la poitrine, les omoplates, etc., étaient en mouvement pendant l'acte de la respiration, et il se plaignait d'une oppression continuelle qui devenait insupportable au moindre mouvement.

L'oppression augmentait quelquefois spontanément d'une manière visible; il y avait alors des crachemens considérables de sang qui lui procuraient une espèce de soulagement, mais l'affaiblissaient encore davantage. Ordinairement les crachats qui contenaient visiblement du pus, étaient striés de sang. Grande

(1) Archives homœop., vol. VII, cah. 2, pag. 27; 1828.

propension à sommeiller; mais la toux le réveillait souvent et troublait fréquemment même son repos la nuit.

Il lui était difficile de se coucher sur le dos, et tout-à-fait impossible de se mettre sur le flanc gauche; il était le mieux sur le droit. S'il essayait de se coucher sur le côté gauche, il manquait d'air et la toux devenait excessivement violente. Très-peu d'appétit, lèvres toujours sèches et soif assez forte. Mais ce qu'il mangeait et buvait paraissait ressortir sans avoir séjourné dans le corps et augmenter encore la diarrhée. Peau toujours couverte d'une sueur froide, visqueuse. Chaleur lancinante dans la paume des mains et à la plante des pieds, surtout le soir, précédée de frissonnemens dans la peau. Pouls constamment fébrile, quoique petit, faible, tremblant. S'il était quelque temps sans cracher, la respiration lui manquait.

Il n'y avait rien de bon à attendre, mais je voulus au moins essayer de le guérir, et je me décidai pour un traitement antipsorique, convaincu que, s'il ne faisait pas de bien, il ne pouvait faire de mal. J'administrai donc au malade, vers le milieu de décembre, une dose *phosphor.* 1/30. Il la prit sèche, ainsi que celle que je lui donnai par la suite, sans boire après l'avoir avalée. Il n'y avait rien à changer au régime; la pauvreté l'empêchait de manger des choses nuisibles; mais le curé se chargea de lui procurer des soupes nourrissantes.

Le remède occasiona différentes incommodités jusqu'au 14 janvier 1827. Beaucoup de douleurs dans la poitrine, le dos et les reins, au point de ne pouvoir se retourner et se soulever qu'avec peine, quoiqu'il se sentît du reste assez fort pour le faire. Crachats extrêmement abondans contenant du pus et du sang. Peu à peu les douleurs de poitrine diminuèrent et les forces se relevèrent. Le malade put rester levé quelques instans. La sueur visqueuse disparut, l'appétit revint, l'oppression diminua, les crachats devinrent plus rares et sans mélange de sang. Le pouls se rapprocha de l'état normal. Le décubitus même sur le flanc gauche était possible pendant quelque temps. Sommeil paisible la plus grande partie de la nuit. La diarrhée seule avait plutôt augmenté que diminué, et il devait se relever une couple de fois la nuit même. Il se sentait aussi tous les membres comme rompus et tout le corps lui faisait mal. Tel fut son état jusqu'au 1ᵉʳ février.

Je lui fis prendre *calcar.* 2/12. Mais ce remède ne tarda pas à faire sentir ses effets avec trop d'énergie, peut-être à cause de la grandeur de la dose. Il lui fit plus de mal que de bien. Poitrine extraordinairement oppressée, expectoration de nouveau copieuse, décubitus sur le dos et le flanc gauche impossible, perte de l'appétit, prostration complète des forces, diarrhée violente de matières puriformes. Soif inextinguible. Le malade qui avait repris quelque espoir, était complétement abattu et désespérait de nouveau de sa guérison.

Je crus sage de ne pas laisser agir davantage *calcar.*, et je donnai, le 1ᵉʳ mars, *lycopod.* 1/18. Le résultat surpassa mon attente. Le 27, l'état avait changé d'une manière frappante. Le malade pouvait de nouveau se coucher sur le dos et le flanc gauche, seulement dans cette dernière position, la toux se déclarait pour un instant. La diarrhée avait entièrement cessé dans l'intervalle et avait fait place à des évacuations naturelles. La soif avait diminué. Les nuits étaient assez paisibles, il ne toussait que pendant une heure à une heure et demie. Le jour, les accès de toux encore plus rares et moins forts, bien que toujours accompagnés d'expectoration purulente. Le malade avait visiblement recouvré des forces et de la gaîté, il pouvait non seulement rester levé, mais même s'occuper de petits travaux. L'amélioration continua à faire des progrès jusqu'au milieu d'avril où elle parut s'arrêter.

Je donnai donc *sepia* 1/30. L'état de la poitrine continua à s'améliorer jusqu'à la fin de mai. Le malade pouvait se coucher sur le dos et sur les côtés; les nuits n'étaient plus troublées jamais par la toux. Dans la journée aussi, il toussait peu et les crachats n'étaient plus puriformes, ils contenaient une mucosité bronchiale blanche. Tout son être et son extérieur s'étaient tellement améliorés qu'on avait peine à le reconnaître. Les médecins qui l'avaient traité avant moi et qui avaient déclaré que le mieux n'était qu'apparent, s'aperçurent alors qu'ils s'étaient trompés; mais, contrairement à leur premier diagnostic, ils prétendirent que la maladie n'était pas une phthisie.

Quant à mon malade, il se remit à conduire les troupeaux aux champs. Les forces qu'il avait recouvrées, ne tardèrent pas à être mises à une rude épreuve. Deux bœufs s'étant écartés du troupeau, il les poursuivit à travers les fossés et les marais, et les ramena, tout couvert de sueur. Il ne s'en ressentit nullement cependant.

Toutefois il s'était déclaré quelques nouveaux symptômes qui me déterminèrent à continuer la cure. Le malade avait souvent mal à la poitrine quand il travaillait beaucoup, et s'il s'obstinait à continuer, la respiration lui manquait facilement. Douleur dans les chevilles des pieds. Le matin, en se levant, et même dans la journée, en quittant son siége, il avait de la peine à se remuer jusqu'à ce qu'il se fût mis peu à peu en marche; la douleur cessait alors. Il avait aussi, depuis quelque temps, des accès d'une toux sèche, et éprouvait des douleurs dans les plantes des pieds, lesquelles troublaient son repos, la nuit. Le jour, grande propension à suer, surtout aux extrémités inférieures; transpiration souvent si forte qu'il mouillait deux pantalons de toile. L'appétit continuait à être bon.

Je lui fis prendre, le 1er juin, une nouvelle dose *phosphor.* 1/30. Tous ces symptômes disparurent complétement en un mois; mais le malade fut atteint, par contre, d'une douleur de paralysie dans le bras droit qui en empêchait le libre mouvement. Je n'attendis pas plus long-temps les effets de *phosphor.*, et j'administrai, le 1er juillet, *silic.* 1/18.

Mais le résultat ne répondit pas à mon attente. L'état ne s'aggrava pas, il est vrai, sous les autres rapports, les organes de la poitrine parurent même acquérir plus de force, et le malade put se livrer à des travaux pénibles sans se sentir oppressé ou sans souffrir de la poitrine; mais le bras droit, loin de guérir, devint plus malade. Violens déchiremens dans l'articulation de l'épaule; fortes douleurs en remuant le bras. J'administrai donc, à la fin d'août, *lycopod.* 1/18; le 13 octobre, *graphit.* 1/6; le 2 décembre, *calcar.* 1/18. L'état général s'améliora, mais le bras continua à devenir plus douloureux. Déchiremens continuels dans l'épaule et dans tous les os avoisinans, s'étendant jusque dans la poitrine. Le malade ne pouvait plus se coucher sur le bras affecté, et il lui devint finalement impossible de s'en servir. A cela se joignit une diarrhée considérable, sans douleur, résultat sans doute de la dose trop forte de *calcar.* L'état étant le même encore au milieu de janvier, j'administrai *zinc.* 1/6.

L'état du bras s'améliora peu à peu. La douleur disparut et le malade put de nouveau le remuer bien qu'avec un peu de peine. Quant à la diarrhée, il n'y avait plus qu'une couple d'évacuations molles par jour. L'état général était d'ailleurs très-satisfaisant, et le malade pouvait se livrer sans difficulté à ses occupations.

Je ne l'ai plus revu depuis le mois de mars, quoique je sois d'avis qu'il n'est pas entièrement guéri; l'éloignement m'a empêché de continuer le traitement.

2940e OBSERVATION, PAR LE DOCTEUR GROSS (1).

R., jeune homme d'une trentaine d'années, d'une constitution délicate, tisserand de profession, mais qui jouait souvent de la flûte en amateur, , avait été atteint, à la suite d'un refroidissement, d'une toux sèche avec oppression de la poitrine, qui s'était beaucoup exacerbée en quelques mois, parce qu'il n'avait cessé ni de travailler beaucoup, ni de jouer de la flûte, ni de s'échauffer à la danse, ni de boire outre mesure des liqueurs spiritueuses. Il me consulta au mois de mai de l'année passée. Je trouvai les symptômes suivans :

Il avait perdu son air florissant, gai; face défaite, terreuse; rougeur suspecte aux joues. Respiration un peu courte et oppressée, surtout après une longue marche ou beaucoup de mouvement; toux sèche, la nuit, accompagnée, le jour et surtout le matin, de crachats blancs, écumeux. Poitrine indolente. Voix un peu rude, sourde. Pouls fébrile, accéléré. Chaleur picotante à la paume des mains, surtout le soir. Amaigrissement général et

(1) Archives homœop., vol. VII, cah. 2, pag. 41; 1823.

prostration des forces. Appétit très-modéré; évacuations normales.

Je lui donnai, le 24 mai, *phosphor.* 1/30, et lui défendis de travailler, de jouer de la flûte, de danser, de boire des liqueurs spiritueuses, de manger des mets épicés. Il me le promit et je l'engageai à revenir me voir dans un mois.

Il vint effectivement me dire qu'il lui semblait qu'il allait mieux. La respiration était moins oppressée et les accès de toux plus rares. Je m'assurai qu'il respirait plus facilement; le pouls était plus normal, la voix plus pure et plus sonore. Je laissai donc agir *phosphor.*, et administrai, le 5 juillet seulement, où l'amélioration parut devenir stationnaire, une dose *lycopod.* 1/18.

L'état continua à s'améliorer peu à peu d'une manière notable. On ne pouvait méconnaître que la respiration était revenue à peu près à l'état normal; le teint était plus florissant et le corps moins maigre. Accès de toux très-rares, expectoration facile, ne contenant que peu de mucosité blanche; pouls très-modérément accéléré.

Je lui fis prendre, au milieu d'août, *calcar.* 1/18. Mais si l'état n'empira pas, il ne s'améliora pas non plus. Le pouls était toujours encore un peu accéléré; il y avait encore quelques rares accès de toux et le teint était toujours un peu maladif. Le malade était du reste assez bien rétabli, car il fut en état de faire un demi-mille pour venir me voir, et cela en moins d'une demi-heure, en courant contre un vent très-fort, sans que sa respiration en fût notablement affectée. Cependant, pour confirmer la guérison et enlever ce reste suspect de la maladie, je lui donnai, vers la fin de septembre, *sulphur* 1/9, et cinq semaines plus tard *sepia* 1/30. Je ne remarquai pas plus de changement qu'après l'administration de *calcar.* J'en vins donc naturellement à soupçonner que le malade ne suivait plus mes prescriptions et qu'il commettait de nouveau des excès. Mais il me jura qu'il n'en était rien, et je ne pus m'en assurer.

Le 24 décembre, je lui administrai *carbo veget.* 1/12. Dès-lors, je n'en entendis plus parler, jusqu'à la fin de mars, où l'on me fit appeler auprès de lui. Mon étonnement fut grand de le trouver aussi maigre qu'un squelette et dans le dernier degré de la phthisie. Tout m'annonça qu'il n'avait plus que quelques jours à vivre. Cette rapide et terrible métamorphose ne resta pas long-temps pour moi une énigme. Le malade, plein d'un sincère mais trop tardif repentir, m'avoua que depuis la fin d'août il n'avait plus suivi mes prescriptions, qu'il avait bu souvent de l'eau-de-vie et d'autres liqueurs spiritueuses, qu'il s'était souvent mis en colère et s'était souvent disputé ; que, trouvant mon traitement trop long, et bien que convaincu que je le guérirais s'il se conformait à mes prescriptions, il s'était adressé à un autre médecin moins sévère, au docteur W., mais que le résultat n'avait pas répondu à son attente. On lui avait administré du thé, des poudres et des gouttes ; on lui avait promis de le guérir, mais, au bout de quinze jours, il s'était senti tellement affaibli qu'il avait dû garder le lit. Son état avait empiré de semaine en semaine, et il était réduit à l'état où je le voyais.

Je crus inutile de le sermonner et je me bornai à lui redonner quelque espoir. Mon traitement ne pouvait être que palliatif, et au commencement d'avril il mourut tranquillement.

Depuis dix-huit mois j'ai traité plusieurs sujets atteints de la même maladie, à un degré plus haut même, et je les ai tous guéris au moyen des antipsoriques.

2941e OBSERVATION, PAR LE DOCTEUR KAMMERER (1).

J'ai guéri par deux doses *ledum palustre* 15, *chamom.*, moyen intercurrent, et *opium*, pour terminer la cure, une phthisie, suite d'une pneumonie négligée, avec expectoration très-abondante, puante, verdâtre, toux nécessitant de grands efforts, presque asthmatique, élancemens au côté droit de la poitrine dans la région du foie et amaigrissement déjà considérable.

(1) Archives homœop., vol. VIII, cah. 1, pag. 101 ; 1829.

2942e OBSERVATION, PAR LE DOCTEUR HARTMANN (1).

Madame L., âgée d'une trentaine d'années, avait perdu huit ans environ auparavant son mari, qui était attaqué de la goutte. Pendant six mois, il n'avait pas quitté le lit et avait été tourmenté toutes les nuits d'une sueur débilitante, infecte. La femme, par des raisons d'économie, avait partagé son lit, sans s'en ressentir cependant d'abord. Après la mort du mari, elle se soumit, par le conseil de sa famille, à un traitement médical qu'elle abandonna néanmoins bientôt, le jugeant parfaitement inutile, puisqu'elle n'avait à se plaindre de rien. Bientôt après, elle fut prise de douleurs déchirantes, tantôt dans un membre, tantôt dans l'autre, mais qui cessaient ordinairement d'elles-mêmes sans le secours de la médecine. Elle atteignit ainsi, avec sa santé chancelante, le commencement de cette année où elle fut atteinte subitement, sans cause connue, d'une fièvre catarrhale qui la força à garder le lit, mais qui fut guérie en huit jours par la seule nature. Sa santé s'était renforcée dès-lors, à ce qu'elle prétendait, mais le 18 janvier déjà, il se déclara un fort frisson durant deux heures, auquel succéda une chaleur brûlante presque continuelle, avec soif, oppression douloureuse de la poitrine, toux lui enlevant le repos et le sommeil. Se fiant à la vigueur de sa constitution, et pensant que cette maladie ressemblait à la précédente, elle ne voulut rien faire pour la combattre d'abord, et ce ne fut que sur les instances réitérées de sa famille qu'elle s'adressa à moi, le 21 janvier. Je trouvai les symptômes suivans :

Pression douloureuse au milieu du sternum, lui rendant la respiration brève, oppressée et la forçant à prendre à chaque instant une autre position. Les douleurs étaient plus supportables quand elle était couchée sur le dos. La toux ne la faisait pas trop souffrir; mais, à chaque quinte, elle éprouvait une douleur sourde, lancinante sous le sternum, qui diminuait quand elle appuyait la main sur cette place. Si un accès se déclarait, il ne cessait qu'après l'expectoration de crachats

(1) Archives homœop., vol. VIII, cah. 2, pag. 37; 1829.

écumeux, striés de sang, après quoi elle retombait épuisée sur le coussin. Parler la fatiguait beaucoup, et chaque fois elle cherchait à se soulever en poussant des soupirs. Face vultueuse, joues très-rouges, blanc des yeux enflammé ; teinte bleuâtre autour du nez et de la bouche, lèvres sèches et fendillées ; langue sèche et couverte d'un enduit brunâtre. Chaleur brûlante, sèche, sensible au toucher, accompagnée d'une soif continuelle. Pouls rapide, plein et dur. Selles et urines à l'état normal, seulement les urines étaient un peu rouges. Agitation continuelle, anxiété, inquiétudes sur son état.

Je crus que le plus pressant était de diminuer la fièvre, et à cet effet j'administrai *aconit.* 24, quelques globules. A ma visite du soir, je trouvai la fièvre beaucoup moindre, la poitrine un peu plus libre, les accès de toux plus rares et moins forts. Je ne donnai donc rien. Le lendemain matin, l'état était absolument le même, malgré plusieurs heures d'un sommeil paisible. J'administrai le 22, à huit heures du matin, *bryon.* 13, qui n'opéra ni exacerbation notable, ni amélioration. Le lendemain, on ne pouvait méconnaître une grande exaltation qui avait encore augmenté le soir. Je crus que c'était l'effet du remède et attendis, pour en faire prendre un autre, jusqu'au lendemain matin où je trouvai les symptômes changés, mais non amendés. Le 24, la maladie avait pris un caractère nerveux bien développé. Outre les accidens déjà mentionnés, il y avait état soporeux, insomnie, tressaillemens continuels des tendons, carphologie ; la stupeur cessait pour instant quand on lui parlait à haute voix ; yeux très-rouges, vue inconstante ; pouls rapide, petit ; elle cherchait constamment à découvrir ses jambes ; sécrétions des selles et des urines supprimées.

Les symptômes indiquant *bellad.*, j'en fis prendre le matin même une dose 30. Vingt-quatre heures après, les accidens nerveux avaient disparu. Je laissai agir le médicament jusqu'au 30, où la maladie présentait les symptômes suivans :

Tous les accidens fébriles avaient disparu ; selles, sécrétions d'urine, sommeil et appétit à l'état normal ; mais abattement et faiblesse tels que la malade pouvait à peine rester quelques minutes assise dans son lit, parce que sa respiration s'oppressait dans cette posture. Quoiqu'elle n'éprouvât pas proprement de douleur, elle ressentait toujours une espèce de pesanteur pressive sur la poitrine, qui s'exacerbait au moindre mouvement. La toux avait beaucoup augmenté. Un symptôme nouveau, que je crus produit par *bellad.*, était une espèce de paralysie des nerfs optiques : elle voyait tout comme à travers un épais nuage, qui devenait d'autant plus sombre que la lumière était plus vive. Les lèvres s'étaient couvertes d'un exanthème semblable à celui que produit *bellad.*

Je laissai agir le remède jusqu'au 1er février ; mais l'état resta le même et je vis bien qu'il n'y avait plus d'amélioration à en attendre. J'administrai donc *pulsat.*, qui répondait aux symptômes et était en même temps un antidote de *bellad.* La malade en prit une couple de globules 18. La vue s'améliora un peu, mais ce fut tout. Trois jours après, par contre, c'est-à-dire le 4 février, il se déclara une forte inflammation de la gorge, en sorte que la malade ne pouvait ni avaler ni parler sans de grands efforts et que la salive lui coulait incessamment de la bouche. *Mercur. solub.* 2/12 la fit cesser en peu de temps, mais ne changea rien du reste aux autres symptômes. Le moment étant venu d'administrer avec succès un antipsorique, je donnai, le 10 février, *sulphur* 2 gr. 1/2. L'état s'améliora tellement, que deux jours après la malade put quitter le lit, et qu'au bout de huit jours elle fut en état de rester levée toute la journée et d'aller au grand air.

J'aurais bien désiré continuer le traitement, parce qu'il s'était manifesté plusieurs symptômes nouveaux, qui n'étaient pas cependant très-pénibles, mais qui annonçaient un mal chronique. Ennemie de toute espèce de traitement médical, elle refusa de rien prendre. Deux mois après, on me fit appeler de nouveau, mais il était trop tard.

2943e OBSERVATION, PAR LE DOCTEUR SPOHR (1).

(Phthisie laryngée.)

Henriette S., de G., petite fille de douze ans, blonde, gaie,

(1) Annales homœop., vol. I, pag. 147 ; 1830.

douce, conserva, à la suite d'un catarrhe opiniâtre, un enrouement continuel accompagné d'une toux brève. Ses parens, inquiets, me consultèrent. Je trouvai les symptômes suivans le 6 janvier dernier :

Pression désagréable du dedans au dehors, dans la gorge, dans la région du larynx. Grattement en toussant ou en avalant, intérieurement dans la même région. Enrouement frappant; elle ne pouvait prononcer distinctement un seul mot, et si elle voulait chanter, la voix lui manquait. Parler haut lui faisait mal. Elle toussait beaucoup, mais la toux était toujours brève, surtout quand l'air était sec et pénétrant, et si elle ne tenait pas sa bouche fréquemment fermée. Cette toux était plutôt sèche qu'humide; cependant elle crachait quelquefois une mucosité blanche, rarement striée de sang. Quelquefois l'expectoration était facile; mais souvent elle ne s'effectuait qu'avec peine. Déglutition pénible quelquefois, et alors la sensation dépressive dans la région du larynx se changeait en une véritable douleur à la pression extérieure sur le cou ou lorsque la malade tournait la tête. Cependant elle n'éprouvait aucune douleur dans la poitrine, ni en toussant, ni lorsqu'on la palpait. Depuis quelque temps, la respiration était un peu pénible et produisait une espèce de sifflement. Elle éprouvait une espèce de sécheresse particulière et une sensation désagréable au fond de la gorge. On y apercevait distinctement une rougeur anormale, tirant sur le rouge foncé et sur les côtés des aphthes, mais peu étendus. Quand elle expirait, on sentait une odeur particulière, presque semblable à celle du lait caillé. Vive et enjouée auparavant, elle commençait à devenir paresseuse, et ses forces diminuaient sensiblement.

N'ayant rien à changer au régime, j'administrai aussitôt, le 7, *bellad.* 18 gut. 1. La sensation désagréable dans la gorge et la pression du dedans au dehors parurent diminuer au bout d'une couple de jours. La rougeur au fond de la gorge dans la région du larynx, devint aussi plus pâle; mais l'enrouement et la toux brève ne changèrent pas sensiblement.

Lorsque *bellad.* eut cessé d'agir, c'est-à-dire le 14, je fis prendre *calcar. sulphur.* 2 gut. 1, dans quatre grains de sucre de lait ; mais tout ce que j'obtins, ce fut une diminution de la rougeur dans l'intérieur de la gorge. Quant à l'enrouement et à la toux brève, ils restèrent au même point, et la voix ne devint que légèrement plus distincte. Cependant l'examen de l'intérieur de la gorge me prouva que les aphthes avaient disparu d'un côté.

Le 22, j'administrai *drosera* 15, deux globules dans trois grains de sucre de lait.

Dès le lendemain, il y eut un grand changement. La toux diminua considérablement ; le grattement au fond de la gorge, qui en accompagnait chaque quinte, disparut ; l'odeur douceâtre par la bouche devint beaucoup moins sensible. Au bout de quelques jours, les aphthes avaient disparu de l'autre côté du larynx. On n'apercevait plus aucune trace de la rougeur anormale au fond du gosier.

Mais comme il restait toujours un peu d'enrouement, et de légers accès de toux, je prescrivis, le 2 février, *tr. spong.* 9, dans du sucre de lait. La toux disparut entièrement, et la voix redevint aussi claire que jamais.

Au bout de quelques jours, je déclarai l'enfant guérie, mais je recommandai de ne la laisser ni chanter, ni courir, ni danser, au moins de tout l'hiver, et de la garantir soigneusement du froid.

2944e OBSERVATION, PAR LE DOCTEUR RUCKERT (1).

R., de L., homme d'une trentaine d'années, avait beaucoup souffert de la toux quelques années auparavant ; il n'en avait été débarrassé que très-lentement. Il s'était bien porté depuis ; mais, depuis quelques semaines, cette toux avait recommencé, accompagnée d'expectoration. Il s'adressa à moi le 1er septembre. Une toux violente, venant des profondeurs de la poitrine et accompagnée d'une expectoration copieuse de mucosité, le tourmentait jour et nuit. Il se sentait la poitrine très-faible, comme étendue. Grande tension au dessus de la poitrine ; la respiration lui manquait, surtout au plus léger mouvement. La nuit, le man-

(1) Annales homœop., vol. I, pag. 149 ; 1830.

que d'air l'empêchait de se coucher; il devait rester assis; en respirant, râle dans la poitrine. Pas d'appétit. Fréquentes sueurs nocturnes. Grande faiblesse et abattement dans les membres. Amaigrissement.

Je lui donnai *stannum foliat.* 6 gut. 1. Au bout de huit jours, il vint me dire que tous les symptômes avaient disparu graduellement. Accès de toux rares; expectoration peu copieuse; plus de tension au dessus de la poitrine; respiration plus libre; les forces lui revenaient. Je lui fis prendre une seconde dose *stannum* pour le guérir radicalement.

2945e OBSERVATION, PAR LE DOCTEUR SCHRÉTER (1).

J. M., âgé de trente-six ans, bien portant pendant sa jeunesse et ne se souvenant pas d'avoir jamais eu d'exanthème, était sujet, au printemps, à de fréquens catarrhes avec douleurs de poitrine. Depuis un mois, il se plaignait d'une forte toux accompagnée de crachats puans.

Le 4 août 1828, je trouvai les symptômes suivans :

Dents comme trop longues et vacillantes; beaucoup de mucosités dans la gorge; le matin et le soir, grattement dans la gorge; âpreté dans le larynx avec toux titillante; toux avec crachats verdâtres d'un goût douceâtre répugnant, plus violente le soir; voix enrouée; le soir, constriction de la poitrine avec anxiété; oppression de la poitrine; au moindre mouvement, la respiration lui manquait, et il lui fallait ouvrir souvent son gilet pour mieux respirer; selles verdâtres et peu copieuses; fréquens brûlemens dans les mains et les pieds; lassitude par tout le corps; abattement et somnolence; tous les matins, après quatre heures, transpiration abondante; maigreur; pas de plaisir à parler; dégoût pour toutes choses; découragement.

Je lui fis prendre, le 6 août, *stannum* 3 gr. 1/2, et j'eus le plaisir de le voir guéri au bout de trois semaines.

Un an s'est écoulé depuis. Il est aussi gai et aussi bien portant que jamais.

(1) Annales homœop., vol. I, pag. 150; 1830.

2946e OBSERVATION, PAR LE DOCTEUR BETHMANN (1).

Un menuisier de trente-cinq ans, d'une constitution phthisique, à la face longue et maigre, au larynx très-proéminent, à la poitrine étroite et plate, aux omoplates saillantes, à la taille grêle, qui marchait tout courbé et avait une humeur triste et grondeuse, était sujet chaque année, depuis long-temps, à un accès d'inflammation des poumons qui le prenait ordinairement lorsqu'il s'était mouillé les pieds ou exposé à quelque autre influence nuisible, tantôt en été, tantôt en hiver.

Avant que je le connusse, il avait déjà été traité de pareilles affections par la méthode antiphlogistique, et assez bien rétabli chaque fois en un mois ou six semaines pour pouvoir se livrer à de légers travaux. Des mois se passaient cependant avant qu'il recouvrât quelque force. En général, il sentait ses forces diminuer d'année en année, surtout après une maladie.

Lorsque je le traitai pour la première fois, il y a trois ans, je voulus employer la méthode homœopathique; mais, le malade n'ayant pas eu le courage de renoncer aux liqueurs, il me fallut recourir aux moyens antiphlogistiques. Je ne lui fis pas de saignée néanmoins, et le malade se rétablit de dix à quinze jours plus tôt qu'à l'ordinaire.

Il y a deux ans que je lui donnai des soins dans un cas presque pareil. Avec un appétit assez fort, il se sentait toujours très-faible. Les parties musculeuses diminuaient peu à peu de circonférence; car de graisse, il n'en était plus question depuis longtemps.

Il était déjà malade depuis un mois lorsqu'il vint me trouver l'année passée. Il était excessivement décharné et avait la face toute décomposée. Ses yeux présentaient un aspect singulier de langueur, interrompue quelquefois par un regard vif, presque étincelant.

Il se plaignait surtout de vertiges avec déchiremens dans le front et bruissemens dans les oreilles, beaucoup de toux avec

(1) Annales homœop., vol. I, pag. 340, 1830.

expectoration purulente et muqueuse en grandes masses. S'il prononçait quelques paroles, il devenait aussitôt enroué et éprouvait une sensation particulière de faiblesse dans la gorge et la poitrine. Douleurs fugaces, tiraillantes et lancinantes à travers toute la cavité de la poitrine ; soif ardente, inextinguible, continuelle. Fièvre le soir, insomnie la nuit, prostration des forces ; morosité insupportable.

Quoiqu'il ne menât pas, à proprement parler, une vie irrégulière, il me fut impossible, d'abord, de l'engager à s'abstenir de boissons irritantes, qu'il croyait lui rendre des forces.

Je ne pouvais donc employer des moyens homœopathiques, et je n'aurais pas consenti à céder à son caprice, si je n'avais espéré, en faisant semblant de me rendre d'abord à ses désirs, l'amener insensiblement à un meilleur genre de vie.

Une légère émulsion nitreuse enleva en quatre jours les symptômes inflammatoires prédominans, et quelques amers, surtout *menianthes trifoliata*, parurent agir avec efficacité et relever l'appétit et les forces.

Mais l'illusion ne fut pas de longue durée. Au bout de quinze jours les forces diminuèrent encore davantage et l'appétit disparut à mesure que la soif devint plus violente. Le malade pouvait à peine rester levé une demi-heure.

La gorge était toute rude, brûlante et sèche ; sa poitrine lui semblait suppurer au dedans ; il avait une toux violente dont les accès lui causaient des tremblemens dans tous les membres. Les élancemens dans la poitrine avaient cessé ; l'expectoration jaune, purulente, avait un goût salé et était plus copieuse le matin et le soir. Les yeux tremblaient ; il ne pouvait, pour ainsi dire, pas prononcer une seule parole sans être interrompu par un toussotement bref et pénible. Frissonnemens continuels, surtout le soir, interrompu par des chaleurs fugaces. Tantôt il se plaignait de déchiremens et d'élancemens à travers toute la poitrine, tantôt il croyait y sentir des bouillonnemens et des martellemens, tantôt il lui semblait que toute la cavité de sa poitrine était écorchée et serrée. La nuit, il transpirait beaucoup et se jetait de côté et d'autre dans son lit, plein d'agitation, et ne pouvait dormir. Il couchait sur des copeaux pour moins suer.

N'espérant pas sauver le malade par les remèdes allopathiques, je lui déclarai que je ne continuerais le traitement qu'autant qu'il se soumettrait à toutes mes prescriptions. Son opiniâtreté avait disparu avec ses forces; l'espoir que je lui fis concevoir de le guérir, lui rendit du courage, et il me promit de m'obéir ponctuellement pourvu qu'il réchappât.

Je lui donnai donc, le lendemain matin, une petite dose *phosphor.*

Trois jours après, la grande irritabilité du malade diminua; le quatrième, il put parler pendant plusieurs minutes, sans toussoter, et dormit deux heures, la nuit. La soif diminua également et l'appétit revint un peu. Au bout de huit jours, l'enrouement et la fièvre du soir devinrent moins forts, et la voix, très-faible jusque là, se renforça. L'amélioration fit ainsi de jour en jour des progrès si rapides, que, quinze jours après, le malade pouvait travailler pendant un quart d'heure. Le sommeil et l'appétit s'améliorèrent de plus en plus, et au bout d'un mois, le malade travaillait pendant une heure. Il n'éprouvait plus que par momens quelques déchiremens et un peu de pression dans la poitrine. Il ne crachait que le matin en se levant et le soir après s'être couché.

Cinq semaines après, le convalescent travaillait toute la journée et n'éprouvait que quelques douleurs pressives dans la poitrine, et seulement quand il faisait des efforts. L'expectoration avait beaucoup diminué.

Lorsque je le revis, au bout de six semaines, je le trouvai assez bien pour ne plus lui donner de médicamens. Il y avait longtemps qu'il n'observait plus le régime.

Je suis loin de le regarder comme parfaitement guéri; cependant il va assez bien pour pouvoir travailler sans souffrir. Il s'est même mouillé et refroidi plusieurs fois en allant pêcher, sans s'en ressentir.

Je doute que l'allopathie l'eût rétabli aussi bien et aussi promptement que l'homœopathie.

2947e OBSERVATION, PAR LE DOCTEUR SCHRÉTER (1).

S. G., homme de quarante-six ans, qui avait eu la teigne dans son enfance, et s'était livré dans sa jeunesse à tous les emportemens de l'amour, sans jamais avoir été infecté néanmoins, présentait alors un aspect languissant et cachectique. Il y avait six mois qu'il s'était refroidi, et il avait bientôt commencé à tousser d'une toux sèche qui n'avait pas tardé à devenir spasmodique. Il s'y était joint des vomissemens des alimens et une fièvre générale avec sueur nocturne débilitante qui l'avait encore épuisé davantage. Les médecins qu'il avait consultés, l'avaient traité pour les hémorrhoïdes, et il n'en était devenu que plus misérable. N'espérant plus rien de l'allopathie, il eut recours à moi, au commencement de septembre 1828. Je trouvai les symptômes suivans :

Vertiges en montant ; étourdissement et tremblement avant le déjeuner ; céphalalgie ; battemens au milieu du cerveau ; obstruction du nez par un pus jaune, infect ; enflure des amygdales avec sensation comme de resserrement dans l'intérieur de la gorge en avalant ; dégoût de la fumée du tabac, quoique habitué à fumer ; faiblesse d'estomac et mauvaises digestions ; une selle tous les quatre ou cinq jours seulement ; urine peu copieuse et d'un rouge de sang ; titillation irritante dans la gorge, comme produite par du duvet, le forçant à toussoter le jour ; mais, le soir et la nuit, ce toussotement devenait une toux sèche si violente, que les artères et le cœur battaient ; quelquefois même il devait vomir. Respiration pénible et violens élancemens dans la poitrine en respirant. Angoisses de cœur. Glandes du cou enflées. Maux de reins. Froid continuel avec soif ardente. Grande prostration des forces. Somnolence et lassitude le jour. Sueur locale sur la poitrine l'affaiblissant beaucoup la nuit. Abattement et anxiété extrêmes ; désespoir.

Je réglai d'abord la diète et administrai, le 6 septembre, *calcar.* 2/30. Au bout de huit jours, l'état s'était déjà considéra-

(1) Annales homœop., vol. I, pag. 343 ; 1830.

blement amélioré ; l'humeur était plus sereine ; la sueur sur la poitrine avait cessé ; au lieu de la toux sèche, il s'était établi une expectoration facile. Quelques jours après, la titillation dans la trachée-artère disparut ; l'appétit revint de plus en plus ; et l'amélioration fit de tels progrès que, le 15 octobre, le malade se portait parfaitement bien. Je lui aurais volontiers donné encore un antipsorique ; mais il ne voulut plus rien prendre, se prétendant complétement guéri. Je n'en crois rien pour mon compte ; cependant, depuis six mois, il n'a pas cessé de se bien porter.

2948e OBSERVATION, PAR M. MSCHS (1).

Mon fils, âgé de dix-sept ans, qui étudie la chirurgie à Vienne, entra à l'hôpital au commencement d'avril 1828, atteint d'une inflammation des poumons. On le traita allopathiquement et on lui fit deux saignées. Bien développé, quoiqu'un peu petit de taille pour son âge, il était fort et replet. Il guérit, et on le renvoya de l'hôpital à la fin de la troisième semaine. Ma femme, qui l'était allée voir pendant sa convalescence, accompagnée d'un de nos amis, fut étonnée du changement qui s'était opéré en lui ; à peine le reconnut-elle. En quinze jours, il avait grandi de près de deux pouces. Cette rapide croissance était-elle la suite de la maladie ou la tendance de l'organisme à se développer, était-elle elle-même la cause de la maladie ?

Le 14 mars, je fis un voyage à Vienne, où je le vis. Sa face n'était plus pleine et ronde, mais maigre et pâle. Toutes les fois qu'il mangeait, il ne se sentait pas bien, mais éprouvait des douleurs et de la chaleur dans la tête avec lassitude. Depuis plusieurs jours aussi, il sentait son corps et surtout sa poitrine s'affaiblir. Parler long-temps l'épuisait. Fréquens toussotemens, avec crachats verdâtres. Inappétence. Pouls faible et petit. Anxiété et agitation.

Je fus inquiet et je lui promis de lui envoyer, aussitôt mon retour, un remède homœopathique. Je lui recommandai en même temps de se bien conduire. Le 19, il reçut *hyosc.* 12. Le

(1) Annales homœop., vol. I, pag. 345 ; 1830.

27, je reçus déjà une lettre qui me tranquillisa beaucoup. Je lui envoyai plus tard *china* 16, qui lui rendit bientôt une santé florissante.

2949e OBSERVATION, PAR M. BŒNNINGHAUSEN (1).

Mademoiselle A. de D...., âgée d'une trentaine d'années, blonde, douée d'une grande vivacité d'esprit et de beaucoup de goût pour la musique et la poésie, souffrait depuis plusieurs mois d'incommodités particulières au sexe auxquelles se joignirent des maux de poitrine et de l'oppression. Son état s'exaspéra plutôt qu'il ne s'améliora pendant le traitement d'un allopathe habile. Au printemps de 1829, le plus jeune de ses frères était mort de phthisie. Comme elle l'avait soigné constamment pendant les dernières années de sa vie, elle avait l'idée fixe qu'elle avait aussi attrapé cette maladie et que rien ne pourrait la sauver. Le peu de succès du traitement allopathique ne servit qu'à la confirmer dans cette opinion. Les symptômes s'exacerbèrent et les forces diminuèrent de jour en jour.

Je me trouvai par hasard avec son médecin chez elle, dans les premiers jours du mois d'août 1829. Je n'avais encore éprouvé alors l'effet salutaire des remèdes homœopathiques que sur moi, jamais sur d'autres. Le médecin qui la soignait, et qui était mon ami, lui demanda, en plaisantant, si elle ne se sentait pas disposée à essayer de l'homœopathie, et à se faire traiter par moi, qui faisais grand cas de cette nouvelle méthode. La malade, qui m'était unie par les liens de la parenté et de l'amitié, saisit cette idée avec empressement et me pria de commencer la cure. J'hésitai d'abord, à cause de la gravité de cette maladie chronique; mais le médecin de la maison ayant déclaré qu'une interruption dans le traitement serait d'autant moins nuisible que la malade ne croyait plus pouvoir supporter les remèdes qu'elle avait pris jusque-là, je me rendis. Je fis donc éloigner toutes les mixtions, réglai la diète, et au bout de quelques jours, examinai l'état

(1) Archives homœop., vol. X, cah. 2, pag. 86; 1831.

de la malade qui se caractérisait ainsi, autant que je m'en souviens. J'ai malheureusement perdu les notes que j'avais rédigées.

Maigreur très-grande, grande prostration des forces, rougeur circonscrite aux deux joues qui étaient toutes décharnées, élancemens continuels dans le côté gauche avec oppression de la poitrine, comme produite par une constriction du thorax, selles dures et paresseuses, manque d'appétit, grande propension à se coucher, abattement et peu d'espoir de guérir parce qu'elle se croyait attaquée de phthisie comme son frère. J'appris en même temps que la malade avait eu la gale dans sa jeunesse, et qu'on l'en avait délivrée au moyen de remèdes extérieurs et de fortes doses de soufre. Quelques années auparavant, elle avait encore un goût singulier pour la chaux dont elle avalait chaque jour une assez grande quantité. On n'était parvenu à l'en déshabituer qu'avec peine, et en substituant à la chaux la magnésie qu'on regardait comme inoffensive.

Si la guérison était possible, elle ne pouvait résulter que de l'emploi des antipsoriques. Cependant il était urgent de rendre quelque espoir à la malade, et comme elle était très-sensible à l'action des médicamens, il fallait ne les administrer qu'à la plus faible dose pour ne pas causer d'exacerbation.

Je lui fis donc respirer, le 3 septembre, dans la soirée, *nux vomic.* 2/30. Je fus aussi étonné que la malade lorsqu'une demi-heure après, l'oppression de poitrine diminua considérablement, et que les élancemens dans le côté disparurent. L'amélioration fit de tels progrès qu'elle put aller dîner, le 8, chez une de ses amies. Mais, ayant mangé des mets épicés, les élancemens reparurent dès l'après-midi. Une nouvelle olfaction de *nux* les enleva une seconde fois instantanément.

Les jours suivans, humeur plus gaie, espoir de guérison. La malade, ravie du résultat, se montra prête à suivre le traitement homœopathique, et je pus recourir aux antipsoriques. Je lui fis donc prendre, le 14 septembre, *lycopod.* 3/24, parce que *calcar.*, qui convenait mieux cependant, aurait pu agir d'une manière funeste, vu l'abus qu'elle en avait fait.

Il y eut, le sixième jour, une forte exacerbation homœopathique, preuve que la dose était trop forte. Elle dura jusque dans la soirée du huitième jour, où l'amélioration commença à devenir visible. Les progrès en furent si rapides que vers la fin de la troisième semaine, la malade put aller se promener l'après-midi à un quart de mille, sans s'en ressentir. Elle alla s'établir quelques jours après dans une de ses terres, pour que rien ne vînt la troubler. Le mieux se soutint jusqu'au 6 novembre, où il parut devenir stationnaire.

La maladie présentait alors les symptômes suivans :

Quelquefois élancemens dans la tête. Chaleur fréquente et rougeur d'une joue, ordinairement de la droite. Strabisme. Craquement des mâchoires en mâchant. Sensibilité des dents à la chaleur. Ecorchure du palais. Quelquefois sensation de chatouillemens dans le larynx, avec diminution de l'oppression et des besoins fréquens d'éructer. Besoin continuel d'éructer; si elle y cédait, exacerbation du mal avec douleur continuelle dans le gosier, et oppression de la respiration. Quelquefois régurgitation des alimens, d'un goût tantôt doux, tantôt amer, quelquefois sans saveur. Pression sur le creux de l'estomac et sensation désagréable, pénible de dérangement dans l'estomac. Prurit au creux de l'estomac. Quelquefois encore quelques élancemens, mais plus violens que jadis; quelquefois pression sourde dans le côté. Propension à la diarrhée. Sortie des ascarides. Sensation de constriction dans la poitrine. En étant couchée sur le dos, sensation pressive, comme d'un lourd poids sur la poitrine, oppressant tellement la respiration qu'elle ne pouvait presque pas respirer. Grande propension à se pandiculer, après quoi l'oppression augmentait toujours. Tremblement intérieur comme si les intestins et les viscères étaient constamment secoués, accompagné d'un violent frisson. Oppression continuelle de poitrine. Grande mélancolie avec crainte d'une maladie mentale, pensées de mort, crainte de ne pas guérir, tête pleine de scènes de mort, etc.

L'état de la malade s'était donc amélioré sous le rapport des forces et de l'embonpoint; mais on voit quelles profondes racines avait jetées la psore et combien était dangereuse sa maladie.

Le remède qui répondait le mieux à ces symptômes était *calcarea;* mais il y avait à craindre qu'elle n'agît point ou qu'elle n'agît que d'une manière nuisible, vu l'abus qu'elle avait fait de la chaux. J'envoyai donc, le 8 novembre, *calcar.* 4/24, et un petit flacon d'esprit de camphre pour le cas où ce médicament serait mal choisi. Cette précaution fut cependant superflue; car, au bout de quelques jours, il y eut une légère aggravation homœopathique suivie bientôt d'une amélioration plus évidente de jour en jour. Ce qu'il y eut de remarquable, c'est que toutes ces incommodités que la malade avait éprouvées auparavant, reparurent bientôt, mais à un moindre degré, comme pour prendre congé d'elle.

J'allai la voir le 18 décembre. Le mieux était visible quoique le remède eût cessé d'agir, selon elle, depuis quelques jours. Je trouvai les symptômes suivans:

Douleur tiraillante dans le front, avec embarras des poumons chaque fois. Strabisme. Dyplopie. Le blanc de l'œil traversé par de petites veines rouges. Sensibilité continuelle des dents à la chaleur. Goût amer dans la bouche, par accès subits et passagers. Sensation dans le gosier comme si la luette était devenue plus grande. Eructations à vide, avec besoin continuel d'éructer, et manque d'air. Après des tiraillemens dans les hanches et des accès d'irritation morale, léger soubresaut de tout le corps, qui n'était pas désagréable d'abord, mais qui se changeait peu à peu en véritable terreur. Le lendemain, sensation brûlante dans le gosier, et sensation de dérangement de l'estomac. Pores noirs au nez et au front. Sueur grasse, onctueuse. Sensation de brûlure dans l'œsophage, diminuant après les repas. Douleurs tensives dans le ventre avec maux de dos. Douleur rhumatismale dans le bras gauche. Quelquefois petits boutons sur les joues. Grand appétit pour les fruits crus. Le vin exaspérait ces symptômes. Sensation de tremblement dans les mains et quelquefois dans la jambe gauche. Ardeurs dans la paume des mains. Après s'être échauffée, fourmillemens dans les mains et les doigts. Irritabilité de l'humeur.

J'administrai, le 20 décembre, *phospor.* 2/30, qui se montra si efficace que, quinze jours après, la malade étant venue à M..., tout le monde fut étonné du changement qui s'était opéré en elle.

Phosphor. agit jusqu'au milieu de février 1830. L'état moral s'était tellement amélioré, que tous les symptômes graves avaient disparu. Je répétai *lycopod.*, à la plus faible dose, le 15. La guérison continua à faire des progrès jusqu'au 22 mars, où un accident arrivé à sa maison de campagne vint de nouveau déranger sa santé. On avait voulu y détruire les rats et les souris par le poison (la *noix vomique*, à en juger par les symptômes). Il s'en répandit dans les alimens, en sorte que tous les habitans de la maison ressentirent les traces d'un empoisonnement qui n'eut pas néanmoins de suite funeste. Cependant l'effet de *lycopod.* fut détruit, et je dus administrer *mur. magnes.* 2/18, qui agit avec efficacité jusqu'au commencement de mai, sans faire sentir d'effets primitifs pénibles. Le 8, je donnai *bryon.* 1/24, et le 24 juillet, *silic.* 1/30, qui acheva de faire disparaître les symptômes et de guérir la malade. Depuis le commencement de septembre, elle est à Bonn en visite chez quelques amies. Sa santé n'a pas été troublée.

2950e OBSERVATION, PAR M. BŒNNINGHAUSEN (1).

J. R., âgé de vingt-trois ans environ, avait eu la gale dont on l'avait malheureusement débarrassé par les moyens ordinaires. Il y avait cinq à six ans qu'il avait été pris d'oppression de la poitrine et d'une toux plus violente de temps en temps et accompagnée enfin de crachats d'une odeur et d'un goût cadavéreux. Les forces diminuaient de plus en plus. Tous les remèdes allopathiques étaient restés sans résultat. Le 17 janvier 1830, je le vis arriver chez moi se traînant péniblement. La maladie avait atteint un degré terrible, et chacun s'attendait à le voir expirer d'un instant à l'autre. Je désespérai moi-même de le guérir, mais il me fut impossible de lui ravir son dernier espoir. Après s'être re-

(1) Archives homœop., vol. X, cah. 2, pag. 96; 1831.

posé long-temps et avoir repris haleine, il me dépeignit ainsi son état :

Congestions à la tête avec violens vertiges. Quelquefois des boutons à la face. Prurit aux yeux et dans les yeux devant lesquels était constamment comme un nuage gris. Sifflemens dans les oreilles. En toussant, odeur infecte, comme de chair putréfiée, par le nez. Goût putride, cadavéreux, dans la bouche, en toussant et déjà avant d'expectorer. Éructations aigres. Régurgitations aigres des alimens. Pression continuelle dans le creux de l'estomac. Fréquens et violens éternuemens, sans coryza. Toux au moindre mouvement, violente surtout en montant les escaliers et en se baissant, le plus souvent avec douleurs dans le côté droit de la poitrine comme s'il y avait un ulcère. Respiration excessivement courte à chaque mouvement. Expectoration, en toussant, très-abondante et d'une odeur cadavéreuse, consistant en pus, en sang et en morceaux qui semblaient provenir de la décomposition des poumons. Si on les écrasait, ils répandaient une odeur terrible. Le malade lui-même éprouvait des des nausées à cette odeur qui infectait toute la maison et qu'il était difficile d'enlever par des fumigations. Toutes les fois qu'il semblait au malade que l'abcès dans le côté droit de la poitrine était mûr, la douleur diminuait et l'expectoration augmentait. Le bout des doigts très-enflés et d'un rouge luisant, avec les ongles fortement courbés. Après les repas et le soir envies de dormir. Humeur excessivement triste et chagrine.

Comme il n'avait rien pris depuis plusieurs jours, je lui donnai *spirit. vini sulphur.*, et je réglai la diète.

Il revint le 24 janvier et me dit que le premier jour après la prise du remède, et plus encore le second, il s'était senti des envies de dormir extraordinaires, phénomène que j'ai remarqué souvent après l'administration de ce médicament et qui est toujours un bon signe. L'expectoration était encore très-puante et avait plutôt augmenté que diminué. Depuis deux jours, exanthème violemment pruriteux, symptôme également favorable. Cependant jusqu'au 30 janvier, les douleurs dans la poitrine restèrent tout aussi violentes, l'expectoration ne diminua ni en quantité ni en qualité, et la faiblesse parut augmenter de jour en jour. Je me vis donc forcé d'administrer un autre moyen et je me décidai pour *stannum* 12, la très-petite partie d'un grain dans du sucre de lait.

Ce remède répondit en partie à mon attente et enleva en vingt-quatre heures plusieurs symptômes, mais sans exercer d'influence sur l'expectoration. Cependant l'effet en fut détruit, le six février, par un écart de la diète, et le 7, presque tous les accidens reparurent. Je perdis de nouveau le peu d'espoir que j'avais conçu.

Je lui fis prendre *silic.* 2/30. Il n'y eut pas d'exacerbation notable ; au contraire, au bout de quelques jours, il se manifesta un mieux sensible ; presque tous les symptômes diminuèrent ; le prurit aux yeux, le nuage, les éructations aigres, les régurgitations des alimens, la somnolence, disparurent entièrement. Mais l'expectoration infecte, brune, purulente n'avait que peu diminué le 21 mars, où l'amélioration parut devenir stationnaire. L'état des doigts était resté le même également. La tristesse qu'il éprouvait, l'engagea à venir me voir ce jour-là.

Je lui fis prendre *calcar.* 5/18. Jusqu'au 15 avril, l'effet de ce puissant antipsorique fut si violent, que pendant plusieurs jours le malade fut comme réduit au désespoir. Il y avait exaspération surtout de la douleur dans la poitrine, et l'expectoration putride, purulente avait beaucoup augmenté, ainsi que la somnolence. Mais il finit par se déclarer une amélioration qui fit des progrès de jour en jour. La douleur de poitrine et l'expectoration cessèrent entièrement, le bout des doigts diminua de grosseur et devint plus pâle, les forces augmentèrent et le malade se trouva en état, dans la seconde moitié de mai, de faire à pied, sans trop de peine, une route de plusieurs lieues.

Le 25, par suite peut-être de ce voyage, ou par toute autre cause, *calcar.* sembla avoir cessé d'agir. Je donnai donc *kali carb.* 2/30 pour dissoudre les tubercules qui existaient peut-être dans les poumons. Mes nombreuses occupations ne m'avaient pas permis de comparer avec assez de soin les symptômes, et cette légèreté coupable, j'en conviens, ne tarda pas à recevoir sa juste punition. A mon retour d'une tournée, à la fin de juin, je trouvai l'état empiré et l'innocent pâtit pour le coupable.

Je voulus réparer ma faute et j'examinai avec soin tous les symptômes.

Le 30, j'administrai *carbo veget.* 1/30 qui agit avec tant d'efficacité que le 5 du mois suivant, le malade, qui avait été obligé de garder le lit, vint m'annoncer en personne qu'il allait mieux.

Après cette dose, le mieux se soutint jusqu'au 7 septembre. Le remède avait produit tout ce qu'il pouvait produire, et le malade avait repris un air florissant qui étonnait tout le monde. Ce brillant résultat détermina un médecin de notre ville à étudier l'homœopathie. Je donnai, ce jour-là, *sepia* 1/30, qui, après une légère aggravation, amena une amélioration soutenue jusqu'à la fin du mois, où, à la suite d'un refroidissement vraisemblablement, le malade fut pris subitement de forts élancemens dans le côté et se vit de nouveau obligé de garder le lit. Je lui donnai sur-le-champ *bryon.* 1/30. Mais le mal, vraisemblablement à cause de la complication de la psore, se montra si opiniâtre qu'il ne voulut pas céder de suite et que le malade se crut perdu. Dans cet état désespéré, il donna une preuve de reconnaissance pour mes efforts qui me toucha beaucoup et que je ne veux pas taire. Pressentant sa mort prochaine, et ne voulant pas qu'elle jetât un jour défavorable sur l'homœopathie et mon traitement, il fit appeler le médecin dont je viens de parler et qui fut assez prudent pour ne lui donner qu'une poudre de sucre de lait et lui faire appliquer des linges chauds sur la partie souffrante. Les symptômes menaçans ne tardèrent pas à disparaître, et une dose *nux vomic.* 1/30, administrée le 13 octobre, ramena le malade au point où il en était avant le refroidissement.

Le médicament paraissant agir avec beaucoup d'efficacité, j'attendis jusqu'au 30 octobre de lui faire prendre *kali carb.* 1/30. Le 7 janvier 1831, j'eus recours à *natr. mur.* 1/30 qui ne produisit pas des effets moins heureux, contre des indices d'élancemens dans le côté droit de la poitrine.

Le malade n'est pas encore guéri ; mais il n'existe plus de

danger, et tout me fait espérer de le voir bientôt en parfaite santé.

2951e OBSERVATION, PAR LE DOCTEUR BETHMANN (1).

Une jeune fille de dix-neuf ans, à la taille grêle, au teint blanc comme du lait, à la peau transparente, aux joues rouge foncé, avait depuis plusieurs mois un toussotement qui s'était changé en une toux véritable, avec expectoration de morceaux d'une matière jaune de la grosseur d'un écu, d'une odeur repoussante et d'un goût putride.

Elle était très-maigre, restait couchée presque toute la journée et pouvait à peine, si elle se sentait assez forte pour cela, se traîner par la chambre, à cause du manque d'air et des accès de suffocation.

Je lui donnai une dose *stannum* 4.

Cinq jours après, poitrine plus libre, expectoration moins copieuse, à ce qu'il semblait, et ayant une odeur et un goût moins mauvais. Le mieux se soutint pendant trois semaines, après lesquelles j'administrai *arsenic.* 30, contre l'oppression de la poitrine.

Douze jours après, les symptômes, tels que toux râlante, manque d'air, expectoration jaunâtre, etc., indiquant de nouveau *stannum*, j'en donnai une nouvelle dose. Au bout d'un mois, la malade, dont l'état était désespéré, fut tellement bien rétablie qu'il ne restait plus la moindre trace de l'affection de poitrine. Quatre années se sont écoulées depuis; cette jeune fille s'est livrée aux plus rudes travaux, et sa santé n'a pas été altérée.

2952e OBSERVATION, PAR LE DOCTEUR ATTOMYR (2).

Une femme relevant de couches était atteinte d'une phthisie pulmonaire. La maladie n'avait été préalablement que suspendue pendant la grossesse. Après l'accouchement, la malade arriva à

(1) Annales homœop., vol. II, pag. 334; 1831.

(2) Archives homœop., vol. XI, cah. 2; p. 111; 1832.

l'hôpital dans un état d'extrême épuisement, fatiguée par une toux violente, surtout pendant la nuit, avec une expectoration très-abondante de mucosités d'un jaune verdâtre et de l'odeur des œufs pourris. A la suite d'une dose *sulphur*, l'état des poumons s'améliora sensiblement, après une quinzaine de jours. La malade n'expectorait plus que du mucus bronchial, elle dormait presque toute la nuit, et ses forces revinrent si bien qu'elle voulut absolument quitter l'hôpital avant d'être entièrement rétablie.

C'est le seul cas où l'on ait obtenu par ces médicamens quelques succès contre la phthisie pulmonaire. Dans d'autres cas, où les antipsoriques mêmes n'amenèrent aucune amélioration, on essaya la méthode de dérivation par l'emplâtre de poix. Il est très-vrai que l'on observe une rémission marquée de la phthisie, du moment que l'on a réussi à provoquer une éruption accompagnée de prurit; mais cela ne dure pas, à moins que l'on ne remette l'emplâtre, ce que l'on ne peut obtenir d'aucun malade. Les démangeaisons produites par son emploi leur paraissaient intolérables. Chez une jeune fille d'une vingtaine d'années, on remarqua distinctement, tous les quinze jours environ, le retour régulier des périodes d'inflammation des poumons, annoncés par des points dans la poitrine, des mouvemens fébriles, des crachemens de sang, etc.

2953e OBSERVATION, PAR LE DOCTEUR J. E. VEITH (1).

G. de B., ecclésiastique, âgé de vingt-quatre ans, languissant, affaibli par des efforts pour se préparer à l'examen du doctorat, fut pris, à la fin de l'hiver, d'une toux violente. Fièvre chaque jour. Amaigrissement. Il fut enfin obligé de garder le lit, et prit différens remèdes, entre autres *chinin.* et *ammon. mur.* à fortes doses. Lorsque je le vis, je crus d'abord avoir à traiter une fièvre intermittente; mais la maladie se montra bientôt à moi sous sa véritable forme.

Fièvre terrible tous les matins jusqu'à midi, pouls donnant

(1) Gazette homœop., vol. I, pag. 164; 1833.

cent vingt pulsations et au-delà. Forte toux avec expectoration copieuse de masses vertes, purulentes, qui nageaient cependant sur l'eau. Rémission après midi. Marasme. Faiblesse. Humeur paisible, sereine.

Je lui donnai, toutes les vingt-quatre heures, *china* 5/12 qui diminua considérablement la fièvre. Il en prit trois doses, après quoi j'administrai *silic.* 3/30, toutes les quarante-huit heures, quatre fois de suite. Les crachats devinrent de plus en plus d'un jaunâtre blanc, moins copieux; ils ne consistèrent plus enfin qu'en une mucosité blanche et cessèrent. Au commencement de mai, le convalescent partit malgré le mauvais temps; sa santé n'en a pas reçu d'atteinte. Je lui ai fait prendre cependant par précaution quelques antipsoriques.

2954e OBSERVATION, PAR M. RUCKERT (1).

Lehmann, boucher de St...., âgé de trente ans, s'était toujours bien porté, à l'exception de la gale qu'il avait eue à quinze ans et qu'on avait répercutée, selon la coutume. Dans l'automne de 1827, il se refroidit et fut attaqué de déchiremens dans tous les membres, qui le forcèrent à garder le lit pendant quelques semaines.

Il s'était assez bien guéri, il est vrai, pour pouvoir retourner à ses occupations; mais il lui était resté une toux avec expectoration qui l'affaiblissait extrêmement. Il s'adressa à moi, le 1er avril 1828.

Grande faiblesse dans le corps; s'il faisait quelque effort, tous ses membres tremblaient. Oppression de la poitrine; toux continuelle avec expectoration abondante, épaisse, muqueuse. Maigreur extrême; affaiblissement; quelquefois sueur la nuit. Appétit dégénérant souvent en boulimie. Selles normales. Il allait et venait, mais avec peine; face pâle, jaunâtre, maigre; voix faible.

Je lui fis prendre, sur-le-champ, *spirit. sulphur.* gut. 1, teinture-mère, après avoir prescrit le régime convenable.

(1) Annales homœop., vol. IV, pag. 82; 1833.

Lorsque je le revis, le 26, il s'était opéré un changement considérable. Visage plus gai, plus plein. Il se sentait plus léger, le tremblement des membres était moins violent; la toux et l'expectoration avaient beaucoup diminué.

Je lui donnai *lycopod.* 24. La semaine suivante, il allait parfaitement bien. La toux avait entièrement cessé; le tremblement avait disparu; les forces se relevaient, et son corps eut bientôt repris son volume ordinaire. Sa santé n'a pas été troublée depuis.

2955e OBSERVATION, PAR M. TIETZE (1).

K., de E., âgé de cinquante-cinq ans, fort et grand, brun, d'un tempérament colérique, habitué à de rudes et très-pénibles travaux, grand ami des liqueurs fortes, était malade depuis longtemps et souffrait de dyspnée. M'ayant rencontré par hasard, il me demanda ce qu'il y avait à faire. Je lui conseillai de renoncer à l'eau-de-vie et, s'il ne s'en trouvait pas mieux, d'appeler un médecin. Il s'adressa successivement à plusieurs, mais leur traitement resta sans résultat. Il eut recours enfin au docteur ***, qui le renvoya, en lui disant qu'il n'y avait plus rien à faire.

Sa femme vint me prier de l'aller voir.

Je le trouvai dans l'état le plus misérable. Il était assis sur une chaise, parce qu'il lui était impossible de se coucher; maigreur et faiblesse très-grandes; céphalalgie déchirante dès le matin, cessant vers midi; goût glaiseux dans la bouche; il avait souvent faim, mais aucun mets ne lui plaisait, et il lui fallait bientôt cesser de manger; aussitôt après avoir avalé quelque chose, douleur pressive dans le creux de l'estomac avec oppression; selle tous les jours, plutôt diarrhéique, jaune, avec beaucoup de mucosités; depuis trois semaines, la dyspnée avait extraordinairement augmenté, il croyait qu'il allait étouffer; elle était accompagnée d'une sensation tensive sur la poitrine qui était comme serrée par des cordes, et d'une sensation sur le sternum comme s'il était meurtri, surtout au toucher; toux très-

(1) Annales homœop., vol. IV, pag. 83; 1833.

violente avec expectoration jaune et épaisse; toute odeur le menaçait de suffocation; respiration comme si elle ne venait que de la partie supérieure des poumons, rapide et courte; le matin, fréquens maux de reins et déchiremens dans les membres, mais depuis que la maladie de poitrine s'était déclarée, ces anciens symptômes avaient disparu; frissons continuels, même couvert d'une pelisse et assis au soleil, par tout le corps; pas de sommeil pendant toute la nuit; il ne pouvait se coucher, parce que la respiration lui manquait aussitôt; à peine pouvait-il se tenir couché quelque temps sur le côté gauche; battemens de cœur avec anxiété; sursauts et soubresauts en dormant.

Il reçut, le 18 août 1831, *phosphor.* 2/18.

L'amélioration fut lente, mais incontestable pendant six semaines; sa famille et ses amis en furent étonnés, et mon attente fut surpassée. Il avait un bon appétit, dormait bien, recouvrait des forces; la toux et l'oppression de poitrine diminuaient.

Je lui donnai, le 10 octobre, *petrol.* 3/18.

Le mieux se soutint, et le malade, pensant qu'il achèverait de se guérir tout seul, ne voulut plus rien prendre. Peut-être aussi le désir de boire de l'eau-de-vie s'était-il réveillé en lui.

Le 10 janvier 1832, il vint me trouver, l'amélioration étant devenue stationnaire. Il pouvait alors faire un quart de lieue à une demi-lieue à pied; sa gaieté et ses forces étaient revenues; il ne se plaignait que d'un peu d'abattement en marchant, d'un peu de dyspnée et de toux avec expectoration de mucosités blanches.

Depuis une ou deux semaines, ces symptômes s'aggravaient plutôt qu'ils ne diminuaient. La céphalalgie, la pression dans le creux de l'estomac, la tension sur la poitrine avaient disparu. Selles normales. Sommeil beaucoup meilleur.

Je lui donnai, le 10 janvier 1832, *sepia* 3/18, et le 15 mars, *sulphur* 3/30.

Le 5 avril, il y avait encore respiration courte, toux avec expectoration muqueuse, blanche. Depuis quinze jours, diarrhée. Le malade faisait tous les jours à pied de quatre à six lieues.

Il reçut, le 6, le 9 et le 12 avril, le matin, *phosphor.* 1/30.

Dès-lors sa santé s'affermit de plus en plus et il put se livrer sans trouble à ses occupations.

2956e OBSERVATION, PAR LE DOCTEUR ROSENTHAL (1).

Une jeune fille de quatorze ans, qui n'était pas encore réglée, était très-maladive par suite de la faiblesse de sa constitution et souffrait souvent de la toux l'hiver. Il s'y était joint, l'hiver précédent une expectoration purulente, d'un vert jaunâtre, d'un goût amer, qui était devenue plus copieuse. La malade, dont le corps avait perdu tout son embonpoint, fut enfin obligée de garder le lit en proie à une fièvre hectique. Il s'était déclaré aussi depuis plusieurs semaines des diarrhées colliquatives qui l'affaiblissaient encore davantage. Plusieurs médecins déclarèrent que cette maladie était une phthisie et la traitèrent en conséquence, mais sans succès. Ils finirent par la déclarer incurable. La malade continua cependant à prendre chaque jour de la mousse d'Islande, mais mangeait du reste tout ce qu'elle voulait. L'état empira, et ce fut dans ces circonstances qu'on s'adressa à moi.

Face défaite, pâle ; yeux enfoncés, ternes et troubles, nez pointu; lèvres et langue brûlantes, brunes et sèches; voix entrecoupée, inintelligible, ouïe dure, marasme. L'expectoration avait entièrement cessé depuis quatre jours. Un râlement dans la poitrine, un pouls de plus en plus rapide et affaissé ne laissaient rien attendre de bon.

Je donnai sur-le-champ *drosera* et le lendemain, les symptômes étant restés les mêmes, *pulsat.* 3. La force réactive du corps se manifesta d'une manière frappante. Au bout de vingt-quatre heures, les sens se réveillèrent peu à peu; l'ouïe et la vue s'améliorèrent, le râlement diminua et l'expectoration recommença, quoique pénible.

Le quatrième jour, je fis prendre *pulsat.* 12 gut. 1. L'amélioration continua à faire des progrès, l'expectoration devint plus libre, la fièvre diminua, l'appétit reparut et les selles se régularisèrent.

(1) Annales homœop., vol. IV, pag. 303; 1833.

Du cinquième au vingtième jour, la malade reçut *phosphor.* et *sepia.* Au bout de cinq semaines, elle était parfaitement rétablie, à l'exception de l'abattement, qui céda bientôt à deux doses *china.* Le corps reprit rapidement de l'embonpoint, et la malade jouit maintenant d'une bonne santé.

2957e OBSERVATION, PAR LE DOCTEUR DIEHL (1).

M. B., fille de trente-six ans, avait été attaquée cinq mois auparavant d'un violent catarrhe qui, au bout de deux mois, avait pris tous les caractères de la phthisie pituiteuse. Les symptômes étaient :

Eructations aiguës avec âpreté du gosier. Malaises et envies de vomir, pression dans l'estomac; irritation continuelle dans la poitrine excitant à tousser, comme produite par une grande quantité de mucosité. Intérieurement, sensation comme si quelque chose y rampait et râlait. Pression au fond de la poitrine intérieurement, comme d'un poids, oppression de la poitrine, manque de respiration au moindre mouvement. Il fallait, pour respirer librement, qu'elle ouvrît ses vêtemens qui lui semblaient trop étroits. Toute la poitrine comme écorchée depuis le cou, intérieurement. Douleur sur toute la poitrine, surtout sur le creux de l'estomac, plus forte en respirant. Le matin, mucosités dans la trachée-artère, qu'elle rejetait sans peine. Faiblesse extraordinaire de la poitrine, comme si elle avait été vidée, et abattement dans tout le corps et dans les membres, surtout dans les cuisses et les articulations des genoux, comme si les pieds allaient se ployer. (Le matin, horrible mal de tête avec vomissement de mucosités.)

Je donnai *stan.* 6. Au bout de dix jours, les symptômes avaient disparu, à l'exception du dernier, que *nux* 15 fit cesser. La guérison fut complète huit jours après.

2958e OBSERVATION, PAR LE DOCTEUR BETHMANN (2).

Une jeune fille de vingt-un ans, élancée, au teint blanc, à la

(1) Annales homœop., vol. IV, pag. 334; 1833.
(2) *Ibid.*, pag. 399.

peau transparente, aux joues d'un rouge foncé, crachait, en toussant, des morceaux de mucosité de la grosseur d'un écu, d'une couleur jaunâtre, d'une odeur désagréable et d'un goût infect. Elle était toute maigre, et restait couchée le plus souvent, non pas qu'elle manquât de force, mais à cause du manque d'air et des accès de suffocation. Deux doses *stannum* en huit semaines et une dose *arsen.* dans l'intervalle, suffirent pour la guérir. Elle ne pouvait cependant se permettre de mouvemens un peu violens sans s'en ressentir.

2959e OBSERVATION, PAR LE DOCTEUR WOLF (1).

(Phthisie laryngée.)

Mademoiselle C. C., faible, maladive et contrefaite, voyait sa santé dépérir de plus en plus au mois de mai 1827. Fréquens accès de tiraillemens douloureux le long de l'épine dorsale avec tressaillemens et sensation de froid moindre dans le reste du corps. Il semblait à la malade qu'elle se sentait couverte d'une sueur froide, quoiqu'il n'en fût rien. Tous les matins, à dix heures, exacerbation avec toux sèche, maigreur extrême, face allongée, prostration des forces, respiration un peu courte, surtout le matin, pas de faim ni de soif, langue pure, selles et urines assez naturelles, pouls petit, quelquefois un peu irrité, sans être proprement fébrile.

Je donnai *arsenic.* 2/30. Au bout de huit jours, amendement notable des symptômes; mais du reste pas de changement. Je répétai donc la dose. L'effet fut le même. J'en fis prendre jusqu'à cinq, à huit jours d'intervalle. La malade allait mieux sous tous les rapports, à l'exception d'une douleur qui avait son siége dans la région supérieure du sacrum et qui avait même augmenté. Une dose *bellad.* l'enleva. La malade resta long-temps bien portante et elle vit encore quoiqu'elle soit atteinte une ou deux fois par an d'une maladie grave, mais inqualifiable.

(1) Archives homœop., vol. XII, cah. 2, pag. 18; 1833.

2960e OBSERVATION, PAR LE DOCTEUR SCHRÉTER (1).

J'ai administré avec le plus brillant succès *samb. nig.* dans deux cas de phthisie commençante. Les malades furent promptement rétablis. Chez un troisième atteint d'une phthisie déjà très-développée, *aconit.*, *pulsat.*, *bellad.*, *kali*, *nitr. acid.* et *sulphur* ne produisirent absolument rien. *Sambuc. nig.* l'a soulagé au moins un peu. Mais il me faut en administrer une demi-goutte de la teinture tous les deux ou trois jours, parce que son action ne se fait pas sentir plus long-temps. Si ce dernier malade guérit, *samb. nig.* pourra être mis au rang des meilleurs remèdes contre la phthisie.

2961e OBSERVATION, PAR LE DOCTEUR SCHRÉTER (2).

Une juive de cinquante-deux ans me fit appeler. Je trouvai un véritable squelette; on ne lui voyait que la peau et les os. Elle était attaquée de phthisie et crachait tous les jours une demi-chopine environ de mucosité blanchâtre, visqueuse, qui se tirait en longs et gros filamens. La toux la tourmentait le jour, mais plus encore la nuit et ne lui permettait guère de dormir. Tous les matins elle suait beaucoup. On la traitait déjà depuis cinq mois. On avait cherché à la soulager par l'onguent d'Autenrieth et des vésicatoires sur les jambes et les mollets. Tout ce qu'ils produisirent, ce fut une parfaite contracture des articulations des genoux qui durait depuis trois mois déjà et qui l'empêchait d'étendre la jambe.

Je lui donnai *aconit.*, *bellad.*, *pulsat.*, *sepia*, avec peu de succès; le 7 mars, *kali* et le 1er avril, *acid. nitr.* o. Elle ne fit que respirer ces deux derniers médicamens. N'en ayant plus reçu de nouvelles, je la crus morte. Aussi ne fus-je pas peu étonné de la voir trois mois après me venir remercier. Son état s'était amélioré de jour en jour et elle sortait depuis un mois. Elle se porte assez bien maintenant, son teint est rouge et animé.

(1) Gazette homœop., vol. III, pag. 7; 1833.
(2) *Ibid.*

2962e OBSERVATION, PAR LE DOCTEUR WEIGEL (1).

Kali nitr. 2/30 m'a rendu d'importans services dans deux cas de phthisie pulmonaire caractérisés par d'insupportables douleurs lancinantes dans la poitrine et les poumons, qui permettaient à peine aux malades de respirer et de rester couchés et qui étaient accompagnées d'une angoisse et d'une oppression extrêmes. C'est de tous les remèdes homœopathiques celui qui procure le soulagement le plus prompt et qui enlève le plus vite la douleur lancinante.

2963e OBSERVATION, PAR LE DOCTEUR PESCHIER (2).

M. A..., âgé d'environ vingt ans, me fut amené le 6 juin 1832; il avait une toux fort ancienne, la voix gazée, comme enrouée, il crachait fort souvent, avait d'abondantes sueurs nocturnes, perdait l'appétit et les forces, et jetait ses parens dans la plus vive inquiétude. Je lui donnai *spirit. sulphur.* 30 gutt. 1, en trois doses, pour en prendre une chaque semaine. Il revint au bout d'un mois dans un tel état d'amélioration, qu'il était impossible de se douter du degré de maladie dans lequel il avait été quelques semaines auparavant.

2964e OBSERVATION, PAR LE DOCTEUR PESCHIER (3).

M. L..., marié et père, âgé d'environ vingt-six ans, me fit appeler le 15 juin 1832; il était traité depuis quatre mois par un homme de l'art pour une affection grave de la poitrine, dont voici les symptômes principaux:

Maigreur extrême, forces nulles, appétit nul, toux continuelle jour et nuit, crachats purulens abondans, oppression, orthopnée, fébricule, morosité profonde, résolution de se détruire si je ne venais pas promptement à bout de le soulager et de le rendre à son travail.

(1) Gazette homœop., vol. IV, p. 280; 1833.

(2) Bibliothèque homœop., vol. II, pag. 31; 1833.

(3) *Ibid.*, pag. 32.

La maladie me parut si avancée, que je n'osai rien promettre à sa femme éplorée. Comme le malade avait jusqu'à ce moment pris une grande quantité de tisanes et des potions, et que sa confiance dans l'homœopathie n'était point établie, je crus devoir conserver la forme des médicamens tout en en changeant la nature; je prescrivis donc *spirit. sulphur.* 30 gutt. 1, dans trois onces d'eau sucrée, pour en prendre une cuillerée chaque soir.

Dès la première nuit le malade goûta un peu de sommeil, et en cinq jours il eut pris la potion. Se trouvant beaucoup mieux, il insista au bout de ce temps pour avoir de nouveaux remèdes. Je fis alors diviser *spirit. sulphur.* gutt. 1 en six doses pour en prendre une chaque matin, après quoi le malade fut mis à l'usage expectant du *sacch. lact.* Le 13 juillet la toux avait presque disparu, ainsi que les crachats; l'appétit était revenu, la bonne humeur avait succédé à la mélancolie, l'espérance était entière. La fièvre restant comme le symptôme le plus important, j'administrai *aconit.*, après lequel, le 20 juillet, j'ai repris *sulphur.* Le 25, M. L... vint très-gaillardement à pied de la campagne qu'il habitait, à une petite lieue de Genève, sans fatigue, sans essoufflement, et y retourna de la même façon, se sentant capable de reprendre son travail, et ne doutant plus de sa guérison prochaine.

2965ᵉ OBSERVATION, PAR LE DOCTEUR PESCHIER (1).

Dans le même temps j'ai donné *sulphur* à M. Dem..., âgé de vingt-sept ans, atteint depuis fort long-temps d'une toux qui ne cessait ni jour ni nuit, au point qu'elle inquiétait ses voisins d'appartement; il s'y joignait une grande maigreur, une faiblesse extrême, une voix tout-à-fait gazée; personne d'entre ses relations ne doutait que sa fin ne fût prochaine. Dès la première semaine la toux céda, et elle avait presque disparu entièrement avec les autres symptômes au bout d'un mois. Alors le malade vint chez moi, leste et content, se croyant guéri; et

(1) Bibliothèque homœop., vol. II, pag. 33; 1833.

son bien-être était si grand que, pendant une absence que je fis, M. Dem... se livra avec excès à tous les plaisirs de la jeunesse usant et abusant du punch et des liqueurs spiritueuses. Il ne tarda pas à retomber si bas, qu'il fut obligé de se retirer à la campagne chez son père, et de s'y enfermer dans une étable. Ce séjour, et plus encore peut-être la cessation de ses mauvaises habitudes, lui ayant redonné la force suffisante pour lui permettre de se faire amener chez moi, je l'ai remis, il y a peu de semaines, à l'usage du soufre dont il éprouve déjà les salutaires effets, ainsi que j'ai pu m'en assurer à sa seconde visite, qui est très-récente.

* 2966e OBSERVATION, PAR LE DOCTEUR PESCHIER (1).

Le 22 mai 1832 on m'amena d'une petite ville voisine la jeune Verney, âgée de neuf ans et demi, atteinte d'un marasme évidemment scrofuleux et d'un engorgement visible et sensible des ganglions mésentériques. Les extrémités étaient grêles et émaciées, tandis que le ventre, dur comme une pierre, était proéminent outre mesure; le teint était pâle, blême, l'appétit nul, les évacuations rares, la faiblesse extrême. Comme la distance empêchait qu'on ne ramenât l'enfant à Genève, je prescrivis *spirit. sulphur.* gutt. 6 en vingt-quatre doses, dont la jeune fille devait prendre deux fois par semaine.

Le 20 novembre on m'a de nouveau présenté la malade, que je n'ai pu reconnaître; la saillie du ventre avait entièrement disparu, et l'abdomen était souple comme un gant. L'enfant avait repris de la gaîté et de la force; cependant de nouvelles incommodités s'étaient manifestées; mais elles étaient relatives à la tête, et ont demandé un autre remède.

2967e OBSERVATION, PAR LE DOCTEUR PESCHIER (2).

Le 25 avril 1832 me fut amenée la jeune Tavernier, âgée de neuf ans, habitant à quelques lieues de Genève, et portant tous

* C'est par erreur que cette observation de carreau et la suivante se sont glissées parmi les phthisies.

(1) Bibliothèque homœop., vol. II, pag. 34; 1833.

(2) *Ibid.*, pag. 35.

les signes de l'atrophie mésentérique : faiblesse à ne pouvoir se soutenir sur ses jambes, maigreur extrême, face pâle et blême, dégoût pour les alimens, engorgement considérable et prédominance de l'abdomen dur et incompressible. Je prescrivis *spirit. sulphur.* gutt. 2, en huit doses, pour en prendre deux par semaine. Le succès le plus complet suivit l'usage de ce remède; l'enfant se rétablit totalement. On me l'a présenté de nouveau au mois de février 1833 : nulle apparence de carreau, ventre plat et souple ; quelques douleurs s'y manifestaient, pour lesquelles j'ai prescrit un autre remède.

2968e OBSERVATION, PAR LE DOCTEUR SCHULER (1).

Hempel, péager à Buchholz, âgé de vingt-six ans, fut attaqué en 1828 d'une phthisie bronchiale avec œdème de tout le corps. Il fut gravement malade pendant deux mois : il était alors jardinier à Francfort. Il lui vint aux mains et entre les doigts un exanthème pruriteux et brûlant, qu'un chirurgien du voisinage fit disparaître en quelques jours au moyen d'un onguent de plomb. Vingt-quatre semaines après, il fut atteint d'une paralysie de la partie antérieure des mains, et fut pris d'oppression. Il se hâta de retourner dans sa famille à Rottleberoda. Un adversaire connu de l'homœopathie le traita long-temps sans succès, et prédit enfin qu'il ne vivrait plus long-temps. On me fit chercher le 6 mai 1828 ; je trouvai le malade assis sur son lit, les pieds pendans ; l'œdème des extrémités inférieures menaçait de crever, et l'asthme ne lui permettait pas de prendre une position horizontale ; une assiette pleine de crachats était près de lui ; une enflure hydropique s'était étendue à tout le corps. Comme je ne pouvais conserver aucun espoir, je ne voulus pas qu'on pût accuser l'homœopathie, et je conseillai une infusion de racine enulæ, une cuillerée toutes les deux heures. Le lendemain, on vint me dire que le malade avait beaucoup sué, et qu'il éprouvait des brûlures et un prurit pénibles à la peau. Je lui administrai *sulphur* 2/30 ; au bout de quelques jours parut une

(1) Archives homœop., vol. XIV, cah. 3, pag. 133 ; 1834.

gale, et la toux diminua. La sueur et l'urine répandaient une odeur semblable à celle de la teigne humide. Je fis prendre, comme moyen intercurrent, *heder. terrestr.*, remède que j'estime beaucoup dans toutes les dyscrasies d'origine psorique, surtout quand les organes respiratoires sont fortement attaqués. J'alternai les médicamens tous les quinze jours, et la psore se réveilla tandis que tous les autres symptômes diminuaient. L'exanthème céda en un mois à *acris*, une dose tous les quatre jours. Je dus attribuer la disparition rapide de l'œdème à *caustic.* que j'administrai en dernier lieu, car le malade fut obligé, dès qu'il l'eut pris, d'uriner toutes les heures.

2969e OBSERVATION, PAR LE DOCTEUR SCHULER (1).

La femme Becker, de Güntesberg, âgée de trente-deux ans, avait eu pendant tout l'hiver une toux continuelle avec forte expectoration ayant un goût salé. Ses forces avaient disparu, son corps avait perdu son volume, et une oppression de plus en plus forte l'enchaînait dans sa chambre; la toux était accompagnée de douleurs de poitrine et les pieds œdémateux jusqu'au dessus des genoux. Le médecin allopathe, ne pressentant rien de bon, se retira de son chef. Le 26 mars, le mari de la malade vint me supplier de me charger du traitement. Je la trouvai très-maigre, les joues rouges. Après avoir prescrit le régime convenable, je fis appliquer un vésicatoire entre les épaules, et administrai, pour essai, *cort. sambuc. inter.*, teinture-mère, gutt. 1, avec du sucre de lait dans de l'eau, en en laissant cinq doses pareilles, dont elle devait prendre une chaque jour. J'allai la revoir six jours après, et j'eus tout lieu d'être satisfait du changement qui s'était opéré dans son état. Les accès de toux étaient beaucoup moins fréquens, l'irritation du système vasculaire était moindre, un sommeil de quatre heures avait rendu du courage à la malade, l'enflure était descendue au-dessous des genoux. Au dire de la malade, le médicament avait agi surtout sur les voies urinaires et les organes de la peau; elle avait dû

(1) Archives homœop., vol. XIV, cah. 3, pag. 134; 1834.

se relever chaque nuit, contre sa coutume; trois ou quatre fois pour uriner, et il s'était déclaré sur tout son corps un prurit qu'elle n'avait pas encore remarqué auparavant. Je lui donnai six poudres du même remède dont elle devait prendre une dans de l'eau, le matin, tous les deux jours. L'amélioration fit chaque jour de nouveaux progrès, l'œdème diminua de plus en plus et n'était presque plus visible le matin; toux et expectoration moins fréquentes; retour des forces et diminution proportionnelle de l'oppression. L'urine qui, pendant que la malade avait pris les six premières poudres avait déposé un épais sédiment puant, devint plus claire. Malgré le prurit pénible, il ne parut pas d'exanthème, mais l'épiderme se desquamma au milieu de vives démangeaisons. Lorsque les poudres eurent été consommées, je fis prendre un matin à la malade une infusion de *hedera terrestr.*. avec du lait et du sucre. Le 12 mai, je la trouvai se livrant à ses occupations domestiques.

2970e OBSERVATION (1).

Joseph J., âgé de trente ans, teinturier de S. en Silésie, d'une constitution replète et robuste, avait eu les maladies de l'enfance; mais il ne se souvenait pas s'il avait été vacciné. Du reste, il s'était toujours bien porté. Huit ans et quatre ans auparavant, il avait été attaqué d'une fièvre qu'il ne pouvait décrire. Il y avait six ans qu'il avait eu la gale qu'on avait fait disparaître par l'emploi du soufre à l'intérieur et à l'extérieur. Il avait été très-sujet depuis à des douleurs déchirantes dans les extrémités inférieures. Un an auparavant, il avait été atteint d'une fièvre intermittente qui avait cédé bientôt à l'usage du quinquina; mais il lui en était resté des traces de grande faiblesse. Trois mois après, un incendie ayant éclaté dans l'endroit qu'il habitait, il avait beaucoup travaillé, et quelques jours après, il avait été attaqué d'une fièvre avec toux violente et expectoration abondante. Ces derniers symptômes existaient déjà depuis plusieurs années; mais comme ils étaient peu

(1) Annuaire de l'Institut homœop., vol. II, pag. 30; 1834.

intenses, il n'y avait fait aucune attention. Après avoir gardé le lit pendant deux mois, il s'était senti assez bien rétabli pour retourner à son travail; mais un mois après, les douleurs de poitrine s'exacerbèrent de nouveau et il dut entrer à l'hôpital de Hall, où il resta treize semaines sans que son état s'améliorât. Il l'avait quitté depuis un mois, lorsqu'il entra dans notre établissement, le 17 mars. Nous trouvâmes les symptômes suivans :

Quelquefois douleurs déchirantes dans le côté gauche de la tête, précédées de vertiges tournoyans devant les yeux, de malaises et d'envies de vomir. Forte toux avec expectoration muqueuse, jaunâtre, plus abondante le matin. Douleur d'écorchure et élancemens par momens au milieu de la poitrine. Douleur d'écorchure au dessous des fausses côtes du côté droit à la pression ou pendant l'inspiration profonde. Respiration courte. En étant couché sur le côté droit, douleurs tiraillantes au dessous des fausses côtes du côté gauche. Fréquens frissonnemens. Douleurs déchirantes dans les jambes, les pieds et les genoux, s'exacerbant dans le repos. L'appétit bon. Selles naturelles. Sommeil bon avant minuit, agité ensuite. On prescrivit *aconit.*

Le troisième jour, ne remarquant aucun changement essentiel, on donna *pulsat.* La nuit suivante, sommeil meilleur et moins de toux.

Cinquième jour. Le malade avait mal dormi, sans tousser davantage, du reste l'état était resté le même. On administra *stannum.* Rêves pénibles, sommeil agité, mais moins de toux et de crachats. Le malade souffrait un peu moins de la poitrine. Cet état supportable dura quelques jours.

Dixième jour. Nuit agitée, insomnie, douleurs de poitrine et toux plus violentes, expectoration moindre, âpreté de la gorge et sensation d'abattement général. On donna *sulphur.* Le sommeil devint meilleur, la toux, l'expectoration et les douleurs de poitrine diminuèrent, l'âpreté de la gorge disparut. Mais l'état du malade ne cessait de changer.

Le quinzième jour, la toux était redevenue plus violente; on remarquait dans les crachats quelques stries de sang, les douleurs de poitrine augmentèrent, quelquefois chaleur partout le corps, légère transpiration, pouls un peu irrité. Le malade se sentait très-épuisé et ne pouvait quitter le lit.

Seizième jour. Comme il n'y avait pas de changement essentiel, nous fîmes respirer au malade la plus haute dilution *kali carb.* Il dormit bien jusqu'à quatre heures où recommencèrent la toux ordinaire et l'expectoration. Elles étaient moins violentes cependant qu'auparavant, et le malade se trouvait beaucoup mieux.

Vingt et unième jour. La veille, violente céphalalgie déchirante, mais un peu moins forte ce jour-là. Rêves agités la nuit; toux plus forte, le matin moins de douleurs de poitrine et d'expectoration. Déchiremens et fourmillemens dans les jambes. Olfaction de *kali carb.* La céphalalgie disparaissait lentement; les autres symptômes étaient très-changeans.

Vingt-sixième jour. Pas de selles, sommeil agité. Le malade se plaignait d'envies de vomir., d'éructations. Toux et douleurs de poitrine plus fortes. Il reçut une dose *kali carb.* La céphalalgie disparut; mais l'expectoration augmenta un peu. Les autres symptômes restèrent les mêmes.

Trente-quatrième jour. Accès de chaleurs et faiblesse du corps. Expectoration et toux moindres. En marchant, douleur martelante dans les deux hypochondres. Nouvelle dose *kali carb.* Les battemens douloureux restèrent, mais il se déclara une douleur d'écorchure dans toute la poitrine et une douleur déchirante dans les jambes. Toux moins forte, mais expectoration plus considérable.

Trente-neuvième jour. Toux plus violente la veille, mais moins forte ce jour-là avec expectoration muqueuse blanche. Par momens, douleur d'écorchure dans la région des fausses côtes et en respirant profondément, tension et râlement dans la poitrine. Répétition de *kali carb.* Les symptômes diminuaient de plus en plus d'intensité; s'il y avait exacerbation, elle était de peu de durée et moins forte.

Quarante-huitième jour. La toux était alors plus violente le jour que la nuit; les autres symptômes s'amendaient. Le malade reçut *nux vomic.*. La toux diminua beaucoup, et comme les forces s'étaient relevées et que le malade n'éprouvait plus qu'une douleur peu considérable dans les jambes, les douleurs de poitrine ayant beaucoup diminué du reste, il quitta l'établissement le 4 mai, en nous priant de lui donner encore quelques doses du remède qui lui avait procuré tant de soulagement. Il reçut quatre doses *kali carb.*, à prendre une tous les huit jours.

2971e OBSERVATION (1).

François F., âgé de dix-neuf ans, relieur de A., fut reçu dans l'établissement le 14 avril.

D'une constitution faible, il avait eu dans son enfance la fièvre scarlatine, la rougeole et avait été vacciné. Il avait été très-sujet plus tard à des maux de tête et avait toujours la respiration courte. Tout en lui indiquait une habitude phthisique. Depuis un mois, il se plaignait de douleurs de reins, de toux, de dyspnée pénible; cependant l'exacerbation de sa maladie ne l'avait pas empêché de travailler jusqu'au jour précédent. Nous trouvâmes les symptômes suivans :

Toux violente, le plus souvent sèche. En toussant, douleur lancinante au milieu de la poitrine. Voix enrouée, rude; respiration oppressée. Sécheresse de la gorge. Goût putride dans le bouche. Moins d'appétit. Soif plus forte. Embarras dans la tête, surtout dans le front. Chaque jour, une ou deux selles liquides. Sommeil souvent troublé par la toux. Langue chargée, blanchâtre. Fréquent engourdissement des jambes. Pouls fréquent. On prescrivit *acid. sulphur.*

Troisième jour. Sommeil bon jusqu'à minuit, mais ensuite beaucoup de toux. Nez obstrué; il devait respirer par la bouche, qui était toute sèche. Selle naturelle; expectoration muqueuse; pouls moins fréquent. *Aconit.*

Le malade se trouva un peu mieux, mais il vomit après avoir mangé son déjeuner. Vers le soir, peau brûlante et pouls accéléré. Goût pur et soif modérée; il ne dormait guère qu'avant

(1) Annuaire de l'Institut homœop., vol. II, pag. 77; 1834.

minuit; la toux troublant ensuite son sommeil; il se plaignait de sécheresse de la gorge sans soif; suait le matin et éprouvait des élancemens dans le côté gauche de la poitrine lorsqu'il était couché sur le côté droit. On lui fit prendre, le cinquième jour, *pulsat.*

Septième jour. L'état empirait; la toux et l'expectoration étaient plus fortes; selles liquides; le malade se refroidissait facilement; il était très-faible; pouls irrité. On administra *stannum*. Le sommeil devint meilleur; la toux diminua un peu; expectoration muqueuse et visqueuse; pouls plus plein et moins fréquent.

Les symptômes restèrent à peu de chose près les mêmes. Le décubitus sur le flanc excitait surtout la toux. Quelquefois le malade se plaignait de brûlures et de chaleur dans la gorge.

Onzième jour. L'état avait été supportable la veille; mais pendant la nuit, le malade avait peu dormi et beaucoup toussé. Expectoration souvent pénible, excitant à vomir. Sueur par momens. Sécheresse de la gorge. Une seule selle liquide en vingt-quatre heures.

On prescrivit *acid. phosphor.*

Treizième jour. Selles toujours liquides. Abattement plus grand. Le malade ne pouvait plus marcher sans soutien. Sueur vers le matin, surtout après avoir bu. Les autres symptômes étaient les mêmes. Il reçut une petite dose *calcar. carb.* qu'on répéta le lendemain, aucun changement ne s'étant manifesté.

Quinzième jour. Abattement très-grand. Le malade n'avait plus dormi depuis deux heures du matin; cependant il avait peu toussé. Pas de sueur le matin. Deux selles liquides la veille. *Arsen.* La toux et l'expectoration restèrent peu considérables, mais la faiblesse persista. Peu de sommeil. Respiration très-oppressée. Selle aqueuse.

Dix-septième jour. L'état était le même, à l'exception de l'oppression qui avait encore augmenté. Le matin, le malade avait vomi quelquefois des matières aqueuses et amères en petite quantité.

Dix-huitième jour. Vomissement des alimens la veille. Toux

modérée. Deux selles liquides copieuses. Le malade n'avait presque pas dormi la nuit et avait de nouveau beaucoup toussé. Soif très-forte. Respiration très-oppressée. Il ne pouvait parler qu'avec effort. Voix enrouée. Pouls très-rapide et petit. Le matin, deux selles liquides. Chants dans les oreilles. *China*. Le soir, le malade était très-faible et très-abattu. Respiration très-oppressée. Deux selles aqueuses.

Dix-neuvième jour. Diarrhée colliquative plusieurs fois dans la nuit. Respiration de plus en plus pénible. Voix entrecoupée. Vers le matin, râle qui augmenta de plus en plus. Tremblement de la mâchoire inférieure. Pouls petit, à peine sensible. Sueur froide à la face. Regard fixe. Le malade mourut à huit heures du matin.

2972e OBSERVATION (1).

Christian Frédéric B., âgé de soixante-neuf ans, paysan de G., près de L., fut reçu dans l'établissement le 9 juillet.

C'était un homme d'une constitution faible et maigre. Il n'avait jamais fait de maladie, à l'exception de la gale qu'il avait eue dans son enfance. Il avait toujours beaucoup travaillé et souffrait depuis quelques années de dyspnée et d'une toux violente. Nous trouvâmes les symptômes suivans :

Violente toux périodique, le plus souvent sèche, rarement accompagnée de quelques crachats striés de sang. Respiration très-courte et oppression de la poitrine, surtout le matin. Respiration courte, accélérée et râlante. Dureté de l'ouïe. Toux continuelle avec douleur d'écorchure dans toute la poitrine. Goût amer, dégoût pour la viande. Peu d'appétit. Selles tantôt liquides, tantôt dures. Depuis un an, en toussant, saillie d'une tumeur de la grosseur d'un œuf dans la région de l'épigastre (espèce de hernie de l'estomac), retenue par un bandage. Grand abattement, pesanteur des jambes. Sommeil passable, troublé seulement par la toux qui le forçait à s'asseoir au lit. Frissonnemens du corps et froid des pieds. Pouls un peu dur.

(1) Annuaire de l'Institut homœop., vol. III, pag. 53; 1834.

Nous administrâmes *hepar sulphur.*

Huitième jour. L'état du malade avait été supportable; la toux moins violente, mais les accès le prenaient encore la nuit surtout et vers le matin. Selles paresseuses souvent tous les deux jours.

Nous prescrivîmes *nux vomic.*

Le malade était toujours faible; il se plaignait parfois de frissonnemens. Du reste, les symptômes étaient les mêmes, seulement un peu moins intenses.

Le onzième jour, nous lui fîmes prendre *stannum.* Etat passable le jour, un peu plus de repos la nuit; mais le remède ne fut pas capable d'enlever entièrement une maladie qui avait jeté de si profondes racines. La toux se modéra un peu, il est vrai, et le malade demanda de quitter l'établissement en nous priant de le recevoir plus tard à la polyclinique.

Il revint au bout de quinze jours. Il se plaignait d'une respiration de plus en plus courte avec moins de toux, mais expectoration purulente. Nous lui donnâmes une dose *dulcam.* 30.

Il revint encore une fois. Les symptômes étaient les mêmes. Nous n'en avons plus entendu parler depuis.

2973e OBSERVATION (1).

Charles-Frédéric Dietrich, cordonnier, âgé de vingt-quatre ans, avait souffert dans sa jeunesse d'une teigne qu'on avait fait disparaître au moyen d'emplâtres. Depuis dix-huit mois, il avait mal à la poitrine. Il s'était fait traiter déjà pendant quatorze semaines dans un hôpital et s'était adressé ensuite à un médecin allopathe, puis à un homœopathe. Le traitement de ce dernier seul l'avait un peu soulagé en faisant cesser surtout les cruels battemens de cœur auxquels il était sujet.

Sa maladie présentait alors les symptômes suivans.

Violente toux sèche toute la journée. Expectoration difficile. Matin et soir, vomissemens de mucosité et de bile. Peu d'appétit.

(1) Annuaire de l'Institut homœop., vol. III, pag. 102; 1834.

Beaucoup de soif. Langue blanche et chargée. Goût douceâtre. Sensation de constriction dans le creux de l'estomac et douleur tiraillante dans la poitrine. Elancemens dans le côté droit au dessus des fausses côtes en respirant, exacerbés par la toux et répondant dans le côté gauche. Vertiges, tournoiemens dans la tête en se remuant et se baissant. Sensation de défaillance, en ayant chaud.

China et quatre jours après, *nux vomic.* n'opérèrent rien. On donna *conium macul.* qui ne produisit rien non plus dans un espace de huit jours. La toux, les vomissemens et l'expectoration persistèrent. Frissonnemens fréquens au point que les mains devenaient bleues. Râle dans la trachée-artère. En se couchant d'un côté sur l'autre, sensation comme si quelque chose se déplaçait dans la poitrine.

On administra *ferr. acet.*; mais la semaine suivante, l'état empira au lieu de s'amender. Fortes sueurs. Les quinze jours suivans, il reçut de quatre en quatre jours *kali carb.* qui fit cesser les vomissemens, mais qui n'eut aucune influence favorable sur la faiblesse et l'amaigrissement du malade. Il pouvait à peine marcher et était tout décharné. Brûlemens à l'anus, urine sanguinolente, accès de syncope en allant à la selle.

Arsenic. ne produisit rien non plus. Cinq jours après, le malade se plaignit de douleurs spasmodiques dans le ventre. Fréquentes selles liquides, soif ardente, accès de chaleurs, violente toux continuelle. Face défaite. Urine foncée. Expectoration épaisse, purulente.

Acid. phosphor. fit disparaître la diarrhée la semaine suivante; mais les autres symptômes restèrent les mêmes.

Les quatre semaines suivantes, les forces baissèrent de plus en plus; tous les accidens s'exacerbèrent. Quelques doses *acid. hydroc.* et *aconit.* n'eurent aucun effet et le malade mourut à la fin de la quatrième semaine.

2974e OBSERVATION, PAR LE DOCTEUR CROSERIO (1).

Madame G..., blanchisseuse, âgée de cinquante-trois ans, a toujours été bien portante; mais pendant trente ans elle a cohabité avec son mari, qui était atteint d'une phthisie tuberculeuse à laquelle il a succombé il y a cinq ans. Depuis ce temps, elle tousse avec beaucoup d'expectoration et maigrit à vue d'œil. Cette maladie ayant résisté aux traitemens ordinaires, je me proposai de la traiter homœopathiquement. Le 15 février, son état était celui-ci :

Toux fréquente avec des crachats d'un goût salé, très-abondans le jour et la nuit; étouffemens qui la forcent de rester une grande partie de la nuit assise sur son lit; frissons tous les jours; sueurs nocturnes; mal de tête le matin; visage boursoufflé; pommettes vergetées, rouge foncé; lèvres violettes; bouche sèche; pas d'appétit; grattement dans la trachée; voix enrouée; les mains et les jambes enflées, dévoiement; insomnie; toujours de mauvaise humeur, irritable, colère. *Stannum* 6.

Le 18. La fièvre a beaucoup diminué; un peu d'appétit; les forces et l'espérance de la guérison reviennent.

Le 20. La nuit dernière, elle a éprouvé une douleur violente d'arrachemens dans le côté gauche de la tête, des mâchoires et de l'oreille, comme elle se rappelle en avoir eu une tout-à-fait semblable à l'âge de vingt ans. Le mieux général continue; la toux et les crachats sont très-diminués.

Le 25. La malade se trouve assez bien pour reprendre ses pénibles occupations, et renonce entièrement au régime; son état l'oblige à rester une grande partie des jours sous l'influence du chlore. J'avais cru devoir le lui défendre jusqu'à sa guérison; cette circonstance l'a fait renoncer au traitement.

2975e OBSERVATION, PAR LE DOCTEUR CROSERIO (2).

La petite M..., âgée de deux ans, blonde, yeux bleus, petite,

(1) Bibliothèque homœop., vol. III, pag. 13; 1834.

(2) *Ibid.*, pag. 14.

très-grêle et délicate ; il lui manque encore les petites molaires. Depuis quatre mois, elle tousse beaucoup, dépérit sensiblement ; depuis un mois elle vomit ses alimens, et a un fort dévoiement ; les consultations publiques et différens médecins déclarent l'enfant phthisique et incurable.

Le 15 juillet son état était le suivant :

Toux très-fréquente, très-grasse, le jour et la nuit (l'enfant ne sait pas cracher) ; fièvre, pouls très-fréquent, filiforme ; frissons dans la journée ; sueurs très-abondantes la nuit, surtout vers le matin, visage très-maigre, ainsi que le reste du corps ; yeux cernés et abattus ; pommettes souvent d'une rougeur circonscrite ; appétit de fruits ; soif ; vomissement des alimens aussitôt après le repas, elle garde les boissons ; diarrhée très-claire, muqueuse, souvent d'alimens non digérés ; insomnie; la poitrine raisonne très-clair dans toute son étendue ; pectoriloquie des deux côtés sous les clavicules. En santé elle est d'une humeur très-douce ; actuellement elle est très-irritable et pleure toujours. *Pulsatille* 1/30.

Le 17. Elle n'a vomi qu'une fois après avoir pris la poudre ; la diarrhée ainsi que les autres accidens continuent. *Nux* 1/30.

Le 20. Les vomissemens ont entièrement cessé ; un peu d'appétit ; un peu plus de gaîté ; moins de soif et de fièvre ; moins de toux ; la diarrhée continue. *Stannum* 1/30.

Le 24. La diarrhée a entièrement cessé ainsi que les sueurs nocturnes ; la toux diminue beaucoup ; l'enfant reprend son teint naturel.

Le 30. La toux et tous les phénomènes morbides ont tout-à-fait disparu ; l'enfant a repris toute sa gaîté et sa douceur habituelles.

2976e OBSERVATION, PAR LE DOCTEUR CREPU (1).

Madame Richard, âgée de cinquante-huit ans environ, d'un tempérament lymphatico-sanguin, était alitée depuis deux ans, avec impossibilité de se livrer à la locomotion, soit par l'effet

(1) Bibliothèque homœop., vol. IV, pag. 103 ; 1834.

de la débilité des extrémités inférieures, soit surtout à cause des violentes douleurs tiraillantes dans la région épigastrique et ombilicale.

Elle était minée par une fièvre cachectique, ou à peu près telle, avec exaspération le soir. Son teint était blanc, mat, avec une coloration d'un rose vif seulement aux pommettes ; elle éprouvait des douleurs lancinantes à la partie inférieure droite du thorax, en avant vers la septième côte et en arrière vers l'épine de l'omoplate. Elle crachait tous les huit jours une quantité notable de sang tantôt rouillé, tantôt rose et vermeil. Elle toussait presque sans cesse avec expectoration jaune, épaisse, visqueuse et réellement purulent ; elle était livrée à de perpétuelles insomnies, et dans sa tête toujours douloureuse, elle entendait des bourdonnemens et des tintemens insupportables.

MM. Br...., Nic....., Chan....., et Bill......, médecins de Grenoble, l'avaient depuis long-temps condamnée, après avoir employé tour à tour les saignées, les purgations, les sédatifs, les vésicatoires et tous les emplastiques, et enfin en dernier lieu un cautère potentiel vers le point de la plus grande douleur et de la plus grande matité, c'est-à-dire, entre la sixième et la septième côte droite.

M. Bill. était si persuadé que la mort était très-prochaine, qu'il affirma partout que la malade était perdue, disant qu'il préférerait de beaucoup qu'elle mourût entre mes mains qu'entre les siennes.

Après *dulcamara* qui donna peu de bénéfice, j'administrai *tinct. sulphur.* 30 1/2 en substance, à dose extrêmement faible et répétée tous les huit jours, jetant entre chacune une ou deux doses *aconitum* 1/30. Je donnai *acon.*, *nux*, puis *sepia* deux doses, entremêlées toujours d'*aconit.*, qui me semble devoir être prodigué dans ces affections ; et quarante jours après, *sepia*, *nux vom.* et *ignatia*, toujours à petites doses, plus petites que celles indiquées par Hahnemann lui-même. Aujourd'hui j'emploie encore des quantités plus minimes; car souvent il me suffit en brisant un globule, d'en donner la dixième partie.

L'amélioration se faisant sentir toujours de plus en plus, je donnai deux doses *stann.*, *kali carbonicum*, et le mieux se manifestant encore, j'enlevai le cautère. J'ai donné successivement, toujours avec *aconitum* maintes fois répété : *carb. veget.*, *stann.*, *sulph.*, *calc. carb.*, *sep.*, *nux vom.*, *bellad.*, *china*, *phosphorus* et *silicea*.....

Elle est bien portante aujourd'hui..... Elle marche sans essoufflement, et conserve les jambes faibles sans douleurs ; elle ne tousse plus et ne crache plus... ; elle jouit d'un embonpoint remarquable, dort très-bien et mange de tout. Elle éprouve seulement des vertiges qui, je pense, devront céder à des doses long-temps continuées. Les poumons sont cicatrisés et le retour de la phthisie n'aura certainement jamais lieu.

2977e OBSERVATION, PAR M. SCHELLHAMMER (1).

Joséphine Siegl, jeune fille de vingt-trois ans, grosse, d'un tempérament sanguino-colérique, s'exposa, immédiatement après un échauffement, à un fort refroidissement, le 6 janvier 1833. Une heure après, elle ressentit de violens élancemens dans le côté extérieur du mollet droit, lesquels ne tardèrent pas à s'étendre jusque dans l'articulation du pied, et devinrent si violens que la malade tomba à terre et ne put plus marcher depuis. Du reste, elle ne se plaignait de rien. On fit appeler sur-le-champ un médecin, qu'on changea au bout d'un mois. Le 12 mars, on lui administra les derniers sacremens, et le lendemain on me fit appeler. Je trouvai la malade tellement amaigrie, qu'elle en était méconnaissable. On me raconta que les douleurs du pied étaient devenues plus violens de jour en jour, que les parties douloureuses étaient devenues brûlantes, que la douleur avait fini par attaquer la cuisse, et même le bras et l'avant-bras, jusqu'aux doigts, ainsi que le même côté de la tête. Elle était si terrible que depuis sept semaines la malade n'avait cessé de crier et de gémir jour et nuit à cause des déchiremens et des élancemens qu'elle ressentait; il n'était pas ques-

(1) Lettres d'Altomyr, vol. III, pag. 30 ; 1834.

tion pour elle de dormir. Au commencement de la cinquième semaine, il s'était joint à ces symptômes une toux avec une expectoration muqueuse qui était devenue purulente la semaine suivante. Les crachats avaient bientôt pris une odeur infecte. Elle crachait chaque jour plus d'un pot. Lorsque je la vis pour la première fois, elle avait près d'elle un lave-mains plein de crachats. Toutes les excrétions répandaient une si mauvaise odeur qu'on n'osait presque plus s'approcher du lit. La malade ne mangeait pas, à cause du dégoût qu'elle éprouvait depuis deux mois pour les alimens. Tous les matins entre cinq et sept heures, malaise suivi de vomissemens, avec de grands efforts, d'une mucosité aqueuse, après quoi elle se sentait tout épuisée. La jambe malade très-enflée, presque jusqu'à la cuisse, de plus en plus raide et immobile depuis cinq semaines. Depuis six semaines, la malade était couchée sans mouvement sur le même côté, parce que le moindre mouvement exacerbait cruellement les douleurs. Le tibia et le tarse ramollis; exacerbations des douleurs au moindre toucher. Pas d'enflure aux autres parties souffrantes. Pouls mou, petit, très-accéléré. Peau brûlante surtout aux mains. Langue fortement chargée, brune. Grande soif. Grande tristesse et abattement.

Le médecin, qui la traitait avant moi, l'avait condamnée.

Je fis préparer à la pharmacie *guaiac.* 3, et j'en fis prendre à la malade une goutte, le 15 mars, au soir, au milieu des plus violens douleurs. Après une aggravation homœopathique, les douleurs diminuèrent considérablement, et, pour la première fois depuis plusieurs semaines, la malade jouit d'un sommeil paisible et réparateur de plusieurs heures. Lorsqu'elle s'éveilla, elle assura qu'elle ne ressentait plus la moindre douleur. L'état resta le même jusqu'au 17. Les vomissemens, le matin et l'inappétence persistant, je commis la faute d'administrer *coloc.* 3, gr. 1, le second jour à midi. Les vomissemens cessèrent et l'appétit s'améliora; mais dès le lendemain soir, les douleurs revinrent avec violence, ce qui me détermina à répéter le lendemain *guaiac.* Le 21, il n'existait plus de fièvre. Le 28, plus d'expectoration purulente, de douleurs violentes, d'inappétence, d'insomnie. Le pied se laissa étendre de plus en plus chaque jour et le 20 avril, la malade marchait sans rien ressentir, sinon un peu de faiblesse dans l'articulation du genou.

2978ᵉ OBSERVATION, PAR M. RUCKERT (1).

Le 11 décembre 1827, je fus appelé auprès de la femme de l'économe N. à Seidenberg. Je trouvai une femme de vingt-quatre ans, grande et grêle, pâle et maigre, qui n'avait pas quitté le lit depuis dix-neuf semaines. Elle était dans l'état suivant :

Elle s'était toujours bien portée, à l'exception de crampes d'estomac dont elle avait souffert plusieurs années auparavant. Traitée allopathiquement, elle avait été attaquée d'une inflammation des poumons qui avait menacé de dégénérer en consomption et de la conduire au tombeau. Elle s'était guérie cependant et avait joui dès-lors d'une assez bonne santé. Mariée depuis deux ans, elle avait fait deux fausses couches et avait accouché, le 4 juillet, d'un enfant venu à terme; chaque fois elle avait perdu beaucoup de sang. Six mois auparavant, une de ses sœurs était morte en couches d'accidens phthisiques. Elle s'imagina que le même sort l'attendait. Les trois premières semaines après la parturition se passèrent heureusement, mais il se déclara ensuite de la fièvre. Frissonnement, chaleur sèche, brûlante, soif violente, presque inextinguible, sécheresse de la gorge. Eruption miliaire sur la peau, à laquelle se joignirent de l'enrouement, de la toux, des crachats, des sueurs nocturnes. La fièvre augmenta, revint tous les soirs, les forces baissèrent d'une manière étonnante, et tout espoir de guérison s'évanouit.

Plusieurs médecins allopathes lui donnèrent alors *china* à fortes doses; mais l'état s'exacerba visiblement.

Les symptômes étaient alors les suivans :

Tous les matins froid, à devenir toute bleue, surtout aux

(1) Communications pratiques de Thorer; vol. I, pag. 81; 1834.

ongles, fréquentes et violentes horripilations durant quelques heures. Pendant le froid forte soif et en général soif inextinguible pendant toute la journée. Ensuite chaleur sèche, brûlante, avec soif. Avant que la transpiration commençât, anxiété sur la poitrine, brûlures à la plante des pieds. Sueur, surtout la nuit, au point de mouiller ses vêtemens; elle n'était pas aigre. Pas d'appétit; dégoût pour les alimens avec goût pur. Pression dans l'estomac chaque fois qu'elle mangeait. Après avoir parlé à haute voix, souvent mouvement dans le bas-ventre semblable au battement d'une artère. Douleurs spasmodiques et tranchées dans le bas-ventre. Selles diarrhéiques avec épreintes, ensuite douleur à l'anus, puis faiblesse à tomber en défaillance. Sécrétion d'urine peu copieuse. Défaut de sécrétion du mucus nasal. Mucosité visqueuse, en grumaux dans la trachée-artère. Titillation dans la trachée-artère excitant à tousser. Apreté et écorchure de la gorge. Cuissons dans la gorge après avoir mangé. Grande faiblesse dans les reins. Crampes dans les plantes des pieds. Sommeil bon auparavant, mais insomnie depuis l'usage du quinquina. Les accès de gaieté l'empêchaient souvent de s'endormir pendant long-temps. Faiblesse dans la tête qui ne supportait aucun bruit; la moindre émotion lui faisait mal.

Plusieurs de ces symptômes ne dataient que de l'usage du quinquina. Son humeur, douce auparavant, était devenue irritable, triste, mécontente.

Je donnai sur-le-champ, comme antidote de *china*, *ipec.* 1 et *arnica* 6.

Le 13 décembre, j'administrai *nux vomica* 18, qui me parut convenir surtout à cause de la fièvre et de l'irritation des nerfs.

Le 19, la toux, les brûlemens dans la peau le soir avant de s'endormir avaient un peu diminué; sommeil meilleur. Mais par contre la faiblesse en allant à la garde-robe avait plutôt augmenté et la fièvre avait paru la veille, accompagnée d'un froid général qui avait duré deux heures.

Je fis prendre *chamom.* 12, et quelques jours après *veratr.* 12. Le 30 décembre, *arsen.* 30.

Ce fut en vain. Les accidens colliquatifs continuèrent à augmenter. Comme j'habitais à une distance considérable, on prit un autre médecin, et bientôt la malade mourut épuisée.

2979e OBSERVATION, PAR M. RUCKERT (1).

La femme T., de L., âgée de vingt-quatre ans, d'une famille où s'étaient manifestés plusieurs cas de phthisie, avait joui auparavant d'une santé florissante et s'était mariée à l'âge de vingt ans. Ayant été obligée de faire ses couches dans une chambre humide, elle avait bientôt été prise d'une toux avec expectoration, qui avait cependant cessé au bout de quelque temps, mais qui était revenue dans l'hiver de 1831, avec plus de violence et accompagnée de crachats muqueux abondans, de haut-le-corps spasmodiques. L'état s'améliora pendant l'été; mais la maladie reparut au mois de janvier 1832.

Jusque-là on avait peu employé de remèdes. Le médecin auquel on s'adressa, la traita homœopathiquement, mais la malade effrayée par des ennemis de l'homœopathie, eut recours à un allopathe. Elle prit différens médicamens qui n'empêchèrent pas les symptômes de s'aggraver. Malgré sa grande faiblesse, on lui fit une saignée au pied, après laquelle se déclara une enflure œdémateuse. On m'appela le 13 août 1832. Je trouvai les symptômes suivans :

La malade, blonde, d'un caractère doux, était extrêmement maigre, très-pâle, avec les joues rouges, fortement circonscrites. Toux violente, d'abord sèche jusqu'à ce que les crachats se détachassent; l'expectoration était alors abondante. Toux périodique, cessant souvent pendant des heures, mais revenant avec d'autant plus de violence en l'affaiblissant singulièrement. L'expectoration copieuse de mucosité en partie blanchâtre, en partie jaunâtre et purulente. Respiration courte, oppression de la poitrine, surtout en étant assise, enrouement. La toux lui faisait mal à la tête et lui répondait douloureusement dans le ventre. Dans le côté gauche, sous les fausses côtes, élancemens, surtout après la toux. Peu d'appétit, constipation

(1) Communications pratiques de Thorer, vol. I, p. 85; 1834.

continuelle. Suppression des règles depuis dix-huit mois. Dans la jambe droite, depuis la saignée qui avait été faite un mois auparavant, violente douleur lancinante sur le coude-pied répondant dans le mollet. OEdème des pieds ; pieds constamment froids. Frissonnemens après midi avec joues brûlantes. La nuit, d'abord chaleur brûlante, puis sueur violente. Découragement ; elle désirait beaucoup être guérie.

Je lui donnai, le 14 août, *stannum* 6 ; mais dès le 17, une diarrhée colliquative s'établit. *China* 12 la diminua un peu.

Le 20 août, *arsen.* 30. Plusieurs accidens s'amendèrent jusqu'au 29, où la diarrhée reparut. Je donnai *phosphor.* 2/30, puis *china*, *secale cornut.* 3, mais le tout en vain. La faiblesse augmenta et la malade mourut le 9 septembre.

2980e OBSERVATION, PAR M. RUCKERT (1).

Chez une jeune fille de vingt ans que j'eus à traiter en 1825, les principaux symptômes étaient les suivans :

Elle s'était fortement refroidie deux ans auparavant et était malade depuis cette époque. Depuis un mois, violente toux, plutôt le jour que la nuit, au moins après minuit, titillation dans la gorge excitant à tousser, toux souvent sèche, très-pénible, souvent aussi accompagnée de crachats muqueux. Tension sur la poitrine en se remuant. Règles plus faibles qu'auparavant et paraissant trop tard. Après midi, frissonnemens mêlés de chaleurs, sueur aigre la nuit. Nutrition mauvaise ; dégoût pour les alimens ; diminution des forces ; joues circonscrites, rouges.

Je la traitai depuis janvier jusqu'en novembre 1825, et lui donnai successivement *nux vomic.*, *arsen.*, *pulsat.*, *mercur.*, *stannum*, *dulcam.*, répétant nommément *stannum* après des moyens intercurrrens ; mais sans succès. Elle mourut le 10 novembre.

(1) Communications pratiques de Thorer, vol. I, p. 87 ; 1834.

2981e OBSERVATION, PAR M. RUCKERT (1).

Une fille d'une trentaine d'années, d'une mauvaise conduite, qui s'était fait avorter, à ce qu'on prétendait, me consulta au mois de novembre 1823, après avoir pris vainement un grand nombre de remèdes allopathiques. Je trouvai les symptômes suivans :

Maigreur extrême, elle n'avait presque que la peau sur les os; digestion mauvaise, son estomac ne supportait aucun aliment; le manger lui donnait des crampes d'estomac et des haut-le-corps. Depuis un an, diarrhée; quatre ou cinq selles chaque nuit. Toux jour et nuit avec crachats copieux, grisâtres, comme du pus. Douleur sur la poitrine en toussant, pression sous le sternum, sueurs nocturnes, humeur excessivement triste, morose.

Elle reçut *china*, *drosera*, *stannum*, *arsenic*, mais sans résultat, et mourut au bout de quelques mois.

2982e OBSERVATION, PAR M. RUCKERT (2).

F. O., âgée de dix-neuf ans, mariée depuis cinq semaines à un économe vigoureux et robuste, était née d'un père fort, musculeux, mais psorique à un haut degré, et d'une mère bien portante. Elle avait été très-maladive dans son enfance, avait souffert souvent aussi d'exanthèmes chroniques, et avait eu nommément des boutons prurîteux à la face et sur le dos.

Depuis cinq ans, elle était sujette à des accès périodiques d'une toux plus ou moins moins forte, avec expectoration, sans cesser cependant d'être gaie et bien portante. Elle avait une constitution robuste en apparence, était petite de taille, mais replète, avait la chevelure noire et un air florissant avant son mariage. Bientôt après les noces, au mois de janvier 1831, elle avait dû faire par un froid piquant un voyage de quelques

(1) Communications pratiques de Thorer, vol. I, pag. 87; 1834.
(2) *Ibid.*, pag. 88.

jours. Elle était partie légèrement vêtue avec toute l'imprévoyance de la jeunesse, et s'était fortement refroidie.

Dans sa nouvelle position, elle cessa de mener la vie sédentaire qu'elle avait menée, quand elle était fille, pour s'occuper activement de tous les soins du ménage, et bientôt reparurent les accès de toux périodique à un degré plus haut que jamais. Elle n'y fit d'abord aucune attention jusqu'à ce qu'elle se sentît dans l'impossibilité de travailler.

On me consulta le 28 février. Je ne fus pas peu effrayé en retrouvant dans un si triste état cette femme que j'avais connue si bien portante et si fraîche.

Maigreur de la face avec rougeur circonscrite des joues, yeux enfoncés et regard abattu, tout le corps déjà maigre. La malade se traînait encore par la chambre, toussant sans cesse et crachant abondamment. Je trouvai les symptômes suivans :

Enrouement le soir, chatouillement continuel dans la gorge, excitant à tousser; la toux ne lui laissait aucun repos, surtout la nuit; elle devait s'asseoir et ne dormait presque point. Expectoration abondante jaunâtre-blanchâtre, plutôt muqueuse. Depuis quelques années manque de respiration, plus pénible encore alors; souvent aussi oppression de la poitrine. La nuit, en dormant, râle dans la poitrine. Fréquens frissonnemens le jour; la nuit, chaleur sèche, non suivie de sueur; elle n'était nullement encline à la transpiration. Le jour, soif ardente. Peu d'appétit. Eructations à vide. Selles régulières. Règles en retard et plus faibles qu'auparavant. Humeur larmoyante, silencieuse.

Le pronostic ne pouvait être favorable, cependant je cherchai à rendre le courage à la malade, mais je prévins le mari du danger.

Après avoir réglé la diète, je donnai, du 28 au 12 juillet, selon les indications, *pulsat.*, *aconit.*, *bellad.*, *sulphur* 30, *arsenic.* 30, *stann. fol.* 6, *china* 15, *bellad.* 30, *sepia* 30, *lycopod.* 30, *silic.* 30, *aur. fol.* 12, *phosphor.* 30.

Je ne veux pas fatiguer le lecteur par de trop longs détails; je dirai donc seulement que *sulphur* et *arsen.* nommément agirent avec beaucoup d'efficacité jusqu'au 19 mars. La toux et l'expectoration diminuèrent beaucoup ; l'enrouement du soir disparut, l'humeur se rasséréna, la nutrition s'améliora.

Stannum enleva la fièvre ; la toux et l'expectoration diminuèrent de plus en plus ; la malade put dormir plus tranquillement la nuit, et l'amour de la vie se réveilla en elle. L'état fut très-supportable jusqu'à la fin de mars. Elle avait pris jusque-là *china*, *bellad.*, *sepia*, *lycopod.* J'appris seulement alors malheureusement qu'elle souffrait de la diarrhée depuis plusieurs semaines.

L'état empira de nouveau jusqu'au mois de juillet, sans que tout espoir s'évanouît cependant. Mais plusieurs de ses parens témoignèrent à cette époque le désir qu'on transportât la malade à Salsbrunnen. Je m'y opposai en vain. A peine arrivée, son état empira. Les eaux lui firent tant de mal qu'elle ne put bientôt plus quitter le lit. On la ramena épuisée le 11 septembre. Pendant la cure, elle avait presqu'entièrement perdu l'ouïe. Le 16 déjà, elle était morte.

Je ne sais si j'aurais pu la sauver, mais assurément elle aurait vécu plus long-temps si on avait vulu m'écouter.

2983e OBSERVATION, PAR M. RUCKERT (1).

Le 7 mars 1830, un messager vint me chercher pour un malade âgé de quarante-un ans, qui était très-faible, à ce qu'il me dit et expectorait une quantité de sang et de pus.

Pensant qu'il ne tarderait pas à rendre l'âme, je ne m'informai pas d'abord des autres symptômes, et ce ne fut que sur la prière du messager que j'envoyai *lycopod.* 4/30, pour un peu tranquilliser le malade.

Le 17, le messager revint me dire que le malade allait mieux. Le 31, la toux et l'expectoration étaient encore fortes, le malade transpirait encore beaucoup la nuit ; il trouvait plus de plaisir à boire et à manger, et se sentait mieux en général. Je laissai agir le remède.

(1) Communications pratiques de Thorer, vol. I, pag. 90; 1834.

Le 19 avril, on me manda que la sueur nocturne avait cessé et depuis plusieurs évacuations de sang par l'anus, le malade allait très-bien. Je prescrivis *sulphur* 24. Je ne fus pas peu surpris, le 8 mai, en voyant le malade venir chez moi. Il avait fait à pied une route de sept lieues. Ce ne fut qu'alors que je pus me faire une idée exacte de la maladie.

C'était un homme d'une constitution faible; il avait la poitrine plate. Il était bousilleur de profession et allait jouer de la clarinette aux fêtes de village.

Depuis plusieurs années, il avait une toux accompagnée quelquefois de douleur de poitrine, et était accoutumé à se faire saigner chaque année.

Au mois de février, il avait été pris d'une forte toux avec élancemens et pression à différentes places de la poitrine. Pendant plusieurs semaines, il avait beaucoup transpiré surtout la nuit, et la sueur répandait une mauvaise odeur.

Vers la fin du même mois, il eut subitement la nuit un accès de suffocation, vraisemblablement par suite de la rupture d'une vomique, après lequel il rendit aussitôt une quantité incroyable de pus et de sang noirâtre. Il prétendait en avoir vomi plusieurs chopines; la matière lui sortait à la fois par le nez et la bouche et contenait des morceaux et des nodosités, comme des tubercules.

Après avoir rendu pendant quinze jours du pus et du sang, il reçut *lycopod.* qui opéra un changement instantané dans son corps, à ce qu'il prétendait. Il se sentit soulagé; la chaleur intérieure continuelle qui l'affaiblissait beaucoup, disparut bientôt, et les douleurs de la poitrine diminuèrent.

En même temps qu'il vomissait du pus, il rendit beaucoup de sang par l'anus; il avait une diarrhée fréquente mêlée de sang et si corrosive qu'elle lui brûlait le tube intestinal.

Pendant tout le mois de mars et les premiers jours d'avril, il continua à cracher, en toussant, beaucoup de sang rose d'une odeur infecte. Ce fut surtout le cas le 8 avril, où il rendit une grande quantité de sang; mais à compter de ce jour, il se trouva mieux de nouveau et les douleurs lancinantes qui se faisaient sentir dans la poitrine à chaque aspiration, diminuèrent peu à peu. Il se sentait alors très-bien et avait fait la route sans trop de peine. Il mangeait et buvait avec plaisir; les accès de toux étaient plus rares; le plus souvent il ne crachait que de la mucosité blanchâtre, et ses crachats ne contenaient plus de sang. Quand il ne toussait pas, la poitrine ne le faisait nullement souffrir, mais dans les quintes, il y ressentait des pressions et de l'oppression. Il me raconta qu'il avait essayé huit jours auparavant de jouer de la clarinette; il ne s'en était pas ressenti; seulement le lendemain il avait craché une plus grande quantité de mucosité. Je lui conseillai sérieusement de ne plus commettre de pareilles imprudences; mais il me répondit qu'il fallait qu'il gagnât son pain. Il me demanda aussi de lui faire une saignée parce que depuis quelques jours il avait la tête tout embarrassée et un voile devant les yeux. Je ne voulus pas y consentir et lui donnai quelques doses *aconit.* 24.

Le 23 mai, on me manda que le malade allait très-bien; il avait de nouveau joué de la clarinette pendant quelques heures sans s'en ressentir. L'embarras de la tête avait bientôt cédé à *aconit.*; il ne toussait plus que fort peu. Je lui fis prendre encore une dose *kali carb.* 1/30, et je n'ai plus entendu parler de lui.

Je suis allé plus tard dans le pays à plusieurs reprises et je l'ai trouvé toujours en parfaite santé.

2984e OBSERVATION, PAR M. RUCKERT (1).

Le 13 juillet 1830, A. R., âgé de trente ans, meunier de profession, vint me consulter au sujet de sa santé. C'était un homme de petite taille, faible, aux yeux et à la chevelure noirs, au teint pâle, assez maigre et abattu, avec une poitrine plate. Je trouvai les symptômes suivans:

Quoique d'une constitution faible, le malade s'était toujours assez bien porté. Seize ans auparavant, il avait attrapé la gale, qui avait duré trois mois et avait été répercutée par des moyens extérieurs. Il avait joui ensuite d'une bonne santé; mais depuis quelques années il éprouvait de fréquentes douleurs de poitrine

(1) Communications pratiques de Thorer, vol. I, pag. 93; 1834.

avec respiration courte. Il ressentait surtout de fortes douleurs dans la poitrine lorsqu'il remuait les bras ou éternuait, ce qui l'empêchait de travailler. Dix-huit mois auparavant, il lui était venu, sans prodromes, dans la profondeur de la clavicule gauche un abcès qui avait jeté une quantité considérable de pus et qui laissa apercevoir un canal fistuleux jusqu'au fond de la cavité de la poitrine, se dirigeant plutôt en avant vers le sternum.

Malgré un traitement médical, la plaie resta ouverte pendant plusieurs mois, jetant un pus tantôt plus, tantôt moins abondant. Les forces du malade s'affaiblirent, il fut pris de toux avec expectoration. La fistule guérit enfin, le malade se rétablit peu à peu et put se livrer à de légers travaux ; mais depuis quelque temps, il se sentait de nouveau mal à son aise, toussait quelquefois, mais crachait peu, et se plaignait cependant d'oppression et de serremens sur la poitrine dès qu'il avançait les bras. L'éternuement provoquait une violente douleur dans la poitrine, comme si elle allait éclater. La nuit, il ne pouvait dormir qu'assis et le dos appuyé sur l'oreiller. L'ancienne fistule semblait vouloir se rouvrir. Il était faible, ne pouvait presque point travailler et maigrissait. Les digestions étaient encore assez régulières.

Il était permis de supposer avec quelque assurance qu'il s'était formé un amas de pus dans la cavité thoracique et que le malade avait été sauvé par l'épanchement extraordinaire de la matière dans la fossette de la clavicule. La rougeur de la place et l'élévation modérée de la cicatrice laissaient attendre un nouvel épanchement.

Le pronostic, dans ces circonstances, était très-douteux et le malade avait besoin de la plus grande tranquillité jointe à un traitement convenable.

Je lui fis prendre sur-le-champ *spirit. sulphur.* 30 gutt. 1/2 qui convenait d'autant mieux que la gale était la source de la maladie.

Le 27 juillet, l'état du malade avait été satisfaisant en général ; il avait moins souffert de la poitrine en se remuant et en éternuant, et se sentait un peu plus fort. L'ancienne plaie sur la clavicule se laissa facilement ouvrir d'un coup de lancette, il en sortit un pus épais en petite quantité; cependant la sonde ne fit découvrir aucun canal vers la cavité de la poitrine. Je laissai agir le remède.

Le 15 août, le malade avait continué à bien aller; la plaie s'était fermée. Depuis la veille, il ressentait en respirant et en éternuant de violens élancemens dans la poitrine et le pouls était plus irrité que de coutume. Il était facile de reconnaître une nouvelle inflammation dans les organes respiratoires. Je donnai *aconit.* 24 et trois jours après, *sepia* 2/30.

Le 22 août, le malade m'écrivit que son état s'était promptement amélioré après *aconit.*, mais que *sepia* avait opéré une nouvelle exacerbation; qu'il éprouvait surtout en éternuant des douleurs dans la poitrine, et que le mouvement lui coupait la respiration.

Le 9 septembre, il m'écrivit que depuis huit jours la douleur était moins violente et qu'il pouvait prendre sans souffrir de la poitrine et sans que la respiration lui manquât, plusieurs positions qui lui étaient impossibles auparavant. Je laissai agir le remède jusqu'au commencement d'octobre où j'administrai *phosphor.* 3/30.

Le 15, les symptômes de la poitrine s'étaient de nouveau exacerbés; la toux était plus forte, et il s'y était joint dans les derniers jours un coryza avec mouvemens fébriles.

Le 1er décembre, la poitrine allait mieux; la plaie s'était rouverte d'elle-même; mais depuis huit jours, le malade souffrait d'une salivation abondante. La salive arrivait fréquemment, inopinément et ordinairement plus copieuse du côté gauche, elle l'était davantage cette fois du droit et était accompagnée d'une enflure douloureuse des gencives. Cette enflure dura plusieurs jours et se termina par une salivation telle que la bouche était continuellement pleine d'eau. Cette salivation cessa aussi inopinément qu'elle était venue. Je lui fis prendre *acid. nitr.* 30.

Le 2 janvier 1830, le malade m'annonça qu'il allait fort bien, la poitrine était libre, il ne toussait ni ne crachait; mais la toux reparaissait après chaque refroidissement. La plaie s'ouvrait et se refermait alternativement en très-peu de temps, après avoir jeté un peu de sérosité lymphatique.

Le 15, j'allai le voir sans qu'il m'attendît et je le trouvai bien portant et gai. Il avait repris de l'embonpoint, avait un air serein, un teint frais et s'occupait activement de ses affaires.

Le 5 février, le malade allait parfaitement bien depuis trois semaines, il n'éprouvait aucune douleur de poitrine et ne se plaignait plus que d'avoir la respiration courte. *Sepia* ayant agi avec tant d'efficacité la première fois, j'en donnai une seconde dose 2/30.

Le 6 juin, la santé continuait à être bonne, mais depuis quelque temps, après s'être beaucoup chagriné et avoir mangé beaucoup de graisse, le malade remarquait de l'enrouement. La poitrine était libre. Il reçut *carbo veget.* 30.

Je ne le revis plus qu'au mois de mai 1833, par hasard. A peine je le reconnus tant il était gros et fort. Il me dit ne s'être jamais mieux porté.

2985ᵉ OBSERVATION, PAR M. RUCKERT (1).

P., de Türchau, paysanne de trente-six ans, toujours bien portante auparavant, d'une constitution forte, avait déjà eu huit enfans. Ses couches avaient toujours été heureuses, excepté la dernière fois, six ans auparavant, où elle avait été prise d'une toux qui n'avait pas cessé depuis.

L'automne précédent, elle éprouva un froid violent après lequel il lui vint un panaris qu'elle porta plusieurs semaines, qui la fit beaucoup souffrir et l'affaiblit considérablement. Elle ne se rétablit que peu à peu.

Cinq semaines auparavant, elle avait été attaquée d'une fièvre tierce assez forte d'abord contre laquelle elle avait pris pendant huit jours des gouttes qui contenaient vraisemblablement de l'arsenic et qui chassèrent effectivement la fièvre, mais n'agirent nullement sur la toux. Des écarts du régime lui occasionèrent quelques rechutes qu'elle modéra par la diète.

(1) Communications pratiques de Thorer, vol. I, pag. 96; 1834.

Cependant sa toux augmentait de plus en plus et s'accompagnait d'une expectoration copieuse. Elle était très-sujette à l'ortiaire. Les forces baissaient de plus en plus, elle maigrissait, et finalement il lui fallut renoncer aux soins de son ménage et garder le lit. On m'appela le 10 juin 1829. Je trouvai les symptômes suivans :

Tête trop pleine, battemens comme d'une montre ; il lui semblait que tout allait en sortir. Gencives souvent enflées, douleur indéterminée dans les dents creuses, peu d'appétit, mais soif continuelle. Selles dures, paresseuses, tous les trois ou quatre jours. Les règles avaient paru un mois auparavant, mais en petite quantité. Fréquens coryzas de tout temps. Toux violente surtout le matin, durant toute la journée, et s'exacerbant au moindre refroidissement. Expectoration copieuse, avec râle dans la poitrine, pendant toute la journée, purulente, jaunâtre. Souvent douleur lancinante dans le côté gauche. Grande faiblesse et abattement, à peine pouvait elle se promener un peu dans la chambre. Elle n'avait pas de fièvre alors. Rien de remarquable dans son humeur.

Le pronostic ne pouvait être favorable et le choix des remèdes était d'autant plus difficile qu'il n'y avait pas de symptômes bien caractéristiques néanmoins.

Je me décidai pour *calcar. carb.* 30.

Le 18 juin, la fièvre n'était point revenue ; la malade avait plus d'appétit, les selles étaient plus naturelles ; la toux et l'expectoration moindres par momens.

Je laissai agir le remède.

Le 28 juin, l'état était le même que le 18 relativement à la toux ; souvent une espèce de pyrosis ; faiblesse encore grande ; elle ne pouvait travailler que fort peu. Le 26, les élancemens dans le côté en respirant et en toussant avaient augmenté.

L'état s'améliora beaucoup jusqu'au 26 juillet ; les forces se relevaient, la toux et l'expectoration diminuèrent.

La malade recommença à s'occuper activement dans son ménage.

Je lui donnai *lycopod.* 30, qui acheva de la rétablir.

2986e OBSERVATION, PAR M. RUCKERT (1).

G., valet de ferme, d'une constitution forte et robuste, âgé de trente-huit ans, qui avait eu plusieurs fois la gale et était très-adonné à la boisson, souffrait depuis plusieurs années d'une toux avec expectoration de mucosité et de pus, mais ne s'en livrait pas moins à ses occupations.

Au mois de mars 1829, il fut pris subitement de violentes douleurs dans le côté droit de la poitrine et dans la région du foie. La douleur prenait tout le foie et s'étendait jusqu'à l'omoplate droite; elle revenait par accès et était lancinante en respirant et en toussant. La toux chronique et l'expectoration avaient augmenté en même temps.

Langue fortement chargée, pas d'appétit, constipation, fièvre.

Il reçut, du 26 au 31 mars, *aconit.*, *bryon.* et *nux vomica*, qui enlevèrent l'inflammation et la fièvre.

Mais la toux et l'expectoration restèrent au même point; il crachait de gros morceaux, se sentait extraordinairement faible et suait beaucoup la nuit. Il lui vint sur la poitrine des boutons qui le faisaient cruellement souffrir.

Le pronostic ne pouvait lui être très-favorable; le seul symptôme qui donnât quelque espoir était l'exanthème sur la poitrine.

Je lui fis prendre, le 2 avril, *spirit. vini sulphur.*, gutt. 1.

L'exanthème devint plus violent, se répandit sur presque tout tout le corps; la toux et l'expectoration augmentèrent encore jusqu'au 13. Je commençai à être inquiet sur le résultat du traitement; je n'avais pas alors autant de confiance au soufre que j'en ai à présent, et je me décidai à administrer *calcar.* 24.

L'état s'améliora visiblement, sans que le remède eût fait sentir ses effets primitifs d'une manière particulière. L'exanthème, la sueur nocturne, la toux et l'expectoration cessaient peu à peu. Au mois de mai, le malade put recommencer à travailler, et rentra chez son maître délivré de sa toux chronique.

(1) Communications pratiques de Thorer, vol. I, pag. 98; 1834.

Je lui ai parlé l'année passée. Il se portait parfaitement bien, avait recouvré toutes ses forces, mais avait renoncé à la boisson.

2987e OBSERVATION, PAR M. RUCKERT (1).

Le 30 avril 1831, je fus consulté par la femme H., âgée de trente-deux ans, qui souffrait depuis dix ans de douleurs de poitrine avec toux et expectoration. Quoique faible, elle n'en continuait pas moins à travailler. *Sulphur* me parut être le moyen convenable et je lui en fis prendre une fraction d'une goutte 24.

Je la revis le 2 juin, et je trouvai les symptômes suivans :

Céphalalgie, tiraillement dans la tête, quand elle parlait beaucoup, comme si la tête allait éclater. Extérieurement, sensation comme si on lui tirait les cheveux en haut. Digestion assez régulière, mais constipation continuelle. Menstruation régulière. Elle devait cracher souvent. Violens accès de toux, à des heures indéterminées, sèche la nuit, accompagnée, le jour, de crachats jaunâtres, grisâtres, gras, d'un goût de relent, souvent infects et en quantité considérable. Dans le côté de la poitrine, intérieurement, au dessus des côtes, douleur continuelle s'étendant depuis les reins au côté gauche et en avant, consistant en brûlures et en rongemens. L'expectoration semblait venir de cet endroit. Douleur dans les reins. Engourdissement des membres ; bras et doigts morts. Faiblesse et maigreur générales.

La malade se sentait beaucoup mieux qu'au mois d'avril. Je laissai donc agir *sulphur*. Mais l'amélioration n'ayant fait que peu de progrès jusqu'au 4 juillet, je lui donnai *lycopod.* 30, eu égard nommément aux organes respiratoires.

Le 23 août, la douleur brûlante dans le côté et les reins avait cessé ; les côtes lui faisaient bien encore mal quelquefois, mais ce n'était plus qu'une douleur simple.

La toux était plutôt sèche, l'expectoration était moins copieuse et n'avait plus de mauvais goût. En général, la malade allait beaucoup mieux et recouvrait des forces.

Je la revis le 6 septembre et je trouvai l'état beaucoup amé-

(1) *Ibid.*, pag. 99.

lioré. Elle avait repris de l'embonpoint, son visage était plus plein, ses membres plus légers et elle y sentait plus de force. La tête était plus libre, mais les gencives étaient enflées et causaient des douleurs comme si elles eussent été exulcérées en dedans. Toutes les dents étaient comme mobiles. Pendant la menstruation, elle remarquait des brûlemens dans le bas-ventre; l'écoulement ne consistait qu'en mucosité rouge. La toux et l'expectoration avaient un peu augmenté comparativement au mois précédent; mais la douleur dans le côté malade n'était plus que peu de chose. Si elle s'échauffait ou buvait chaud, elle ressentait un picotement dans toute la surface cutanée.

Lycopod. ayant cessé d'agir, je donnai, le 11 septembre, *sepia* 30, qu'indiquaient plusieurs symptômes.

Le 18 octobre, la maladie se caractérisait ainsi:

La toux avait singulièrement diminué; l'expectoration n'était plus que peu de chose et n'avait aucune mauvaise odeur; la couleur en était blanchâtre. La douleur dans le côté malade était très-légère et ne se faisait sentir que rarement; elle consistait en brûlures et en élancemens à la fois. Les digestions et les menstrues étaient régulières. Les accidens des gencives avaient promptement cédé à *sepia*.

La malade se plaignait surtout des symptômes suivans:

Douleur dans la tête, surtout la nuit, qui l'empêchait de rester tranquillement couchée et de dormir; embarras dans le vertex, sensation comme si on le lui tirait en haut. Raideur des mains et des doigts et tiraillemens dans les épaules. Déchiremens dans les articulations des mains, surtout le jour. Dents encore douloureuses en mâchant.

Je lui fis prendre *phosphor.* 30, qui agit bientôt avec efficacité.

L'état s'améliora de plus en plus.

Le 22 décembre, je répétai la dose *sepia*.

Le 18 février de l'année suivante, elle se plaignit d'une exacerbation des douleurs brûlantes dans le côté droit. Toux et expectoration peu considérables. Etat s'améliorant de plus en plus. Je donnai *arsenic.* 30. Au mois de mars, elle était tout-à-fait guérie, à l'exception d'un peu de toux. Elle ne voulait plus rien prendre, mais je la décidai à recevoir encore *kali* 1/30, pour prévenir toute rechute.

Je la revis l'automne suivant. Elle se portait parfaitement bien, mieux que dix ans auparavant. Il y a quelque temps qu'elle m'a fait dire que sa santé continue à être bonne.

2988e OBSERVATION, PAR M. RUCKERT (1).

La femme du barbier-étuviste K., âgée de quarante-sept ans, toujours bien portante, mère de plusieurs enfans, était alitée depuis plusieurs semaines lorsqu'on m'envoya chercher le 23 décembre 1832, en me faisant dire que ses règles n'avaient point paru depuis long-temps, mais qu'elles étaient revenues cinq semaines de suite avec tranchées dans le bas-ventre. Depuis huit jours cependant, il ne s'était plus montré de sang.

Dans le côté gauche, sous les fausses-côtes, par derrière, elle ressentait depuis quelque temps une douleur qui se dirigeait en avant ; toux ; inappétence ; selles régulières ; faiblesse et maigreur extrêmes. Dès qu'elle s'endormait, sueur assez abondante.

Je lui envoyai *arsenic.* 4/30.

Le 20 décembre, pas de selle depuis huit jours, malgré les épreintes. Grande faiblessse et formation d'une tumeur qui semblait vouloir s'ouvrir à la place où elle avait ressenti long-temps la douleur dans le côté.

Pour amener une selle, je donnai *nux vomic.* 30, qui en procura une effectivement.

Le 2 janvier 1833, toux plus forte depuis la veille avec expectoration de pus pur et diminution de la tumeur. La malade se sentait un peu mieux en général.

Le 6, j'allai la voir. Je trouvai la tumeur molle et fluctuante. Un épanchement de pus à l'extérieur était évident, et c'eût été le cas de l'ouvrir, si elle n'avait pas diminué déjà depuis que la malade crachait du pus. Elle n'avait que la grosseur d'un œuf de pigeon, sans douleur et sans coloration de la peau. Je trouvai en

(1) *Ibid.*, pag. 101.

outre la malade excessivement maigre, faible. Frissonnemens le soir, suivis de chaleur fugace et de sueur en s'endormant. Les crachats, après la toux, ne consistaient qu'en un pus pur.

Je lui donnai *lycopod.* 4/30.

Le 20 janvier, elle allait mieux, avait plus d'appétit et des selles plus régulières L'expectoration n'était plus aussi copieuse qu'auparavant. Je répétai *lycopod.* 30.

La plupart des symptômes s'amendèrent jusqu'au 1er février, et j'avais le meilleur espoir de la guérir, lorsqu'elle fut attaquée d'une affection inflammatoire du poumon gauche avec élancemens violens en respirant. Quelques doses *aconit.* et *bryon.* l'en délivrèrent; mais la toux et l'expectoration en augmentèrent.

J'administrai alors, le 3 et le 10 février, *stannum* 6, sans succès notable, ce qui me força à donner, le 17 février, *kali* 1/30, contre l'expectoration purulente encore copieuse.

Le 3 mars, la toux et l'expectoration avaient entièrement cessé; mais il restait une fièvre lente contre laquelle je fis prendre *pulsat.*, *china*, *nux vomic.* et *sulphur*, et qui finit par céder à quelques doses *sepia* 30.

La malade fut parfaitement rétablie; ses règles reparurent, et au mois de septembre 1833, elle jouissait encore d'une bonne santé. Elle avait repris de l'embonpoint et des forces et se livrait sans difficulté à toute espèce de travaux.

2989e OBSERVATION, PAR M. RUCKERT (1).

Monsieur le chanoine S., âgé de quarante-six ans, grand et maigre, à la poitrine étroite, au cou très-long, aux cheveux noirs et au teint brun, avait souvent souffert de la toux dans son enfance même et plus tard dans sa jeunesse; du reste, il se portait bien et pouvait se livrer sans interruption aux soins nombreux de son ministère. Depuis trois ans, la respiration lui manquait souvent quand il gravissait des hauteurs, et il toussait le matin; son corps restait en outre toujours maigre; quelque-

(1) *Ibid.*, pag. 106.

fois les forces lui manquaient, cependant il continua à s'acquitter de ses devoirs jusqu'à l'hiver de 1833, où il fut attaqué de la grippe, qui régnait alors.

Ce catarrhe épidémique se déclara chez lui avec une violence inaccoutumée. Il fut pris d'une toux violente avec expectoration; il perdit l'appétit; la respiration lui manquait; il dut renoncer à ses travaux. Toux violente, surtout le matin au lit; dès qu'il se mettait sur son séant, il devait tousser long-temps avant que de pouvoir cracher. Fréquentes titillations dans le larynx pendant la journée; dès qu'il mangeait, vomissement; la toux cessait ordinairement par des haut-le-corps. Le décubitus sur le flanc droit excitait la toux; expectoration très-abondante en toussant, blanchâtre, quelquefois jaune, en morceaux, mais en général plutôt muqueuse que purulente. Manque de respiration, surtout en gravissant une hauteur ou en montant les escaliers. Pas de douleur de poitrine; la poitrine ne lui faisait mal que quand il avait beaucoup toussé. Il ne disait que des mots entrecoupés, parce que la respiration lui manquait. Toute émotion lui causait des battemens de cœur. Peu d'appétit; il en avait encore davantage après midi qu'à l'heure du dîner. Goût bon et naturel, selles régulières. Grande faiblesse, épuisement; maigreur très-grande. Sommeil assez bon, mais abondante transpiration la nuit, l'affaiblissant beaucoup. Caractère paisible, tranquille; genre de vie simple, réglé.

Je lui donnai d'abord *stannum fol.* 6, deux doses à six jours d'intervalle.

Le 22 juillet, j'allai le revoir et je le trouvai très-gai. Pour la première fois, depuis sept semaines, il avait pu prêcher d'une voix haute et intelligible, sans grands efforts; il se sentait mieux en général et plus fort. Sa toux était encore forte, mais les accès en étaient plus rares; cependant ils étaient toujours accompagnés de haut-le-corps. La sueur nocturne avait aussi un peu diminué.

Je lui prescrivis deux nouvelles doses *stannum* 2/6.

J'allai le revoir le 14 août et je le trouvai tout joyeux. La toux avait continué à diminuer; la sueur nocturne avait presque entièrement cessé ; l'expectoration était moins copieuse et la respiration plus forte.

Il était sur le point de faire un long voyage d'agrément. J'y consentis.

Je ne le revis que le 24 septembre. Il était un peu mieux que je ne l'avais laissé au mois d'août.

L'expectoration muqueuse était assez abondante, ainsi que la sueur nocturne. Haut-le-corps en toussant, expectoration de mucosités verdâtres. Respiration meilleure. Crachats verdâtres ; s'il toussait beaucoup, le bas-ventre lui faisait mal.

Phosphor. me paraissant répondre le mieux à ces symptômes, je lui en fis prendre le matin, à jeun, une dose 24 1/2.

Le 18 octobre, il me fit savoir qu'il allait beaucoup mieux ; la toux diminuait, l'expectoration était plus facile et il se sentait plus fort en général. Plus de douleur dans le bas-ventre en toussant.

Je répétai *phosphor.* 24 1/2, huit jours après la première dose. J'allai le voir le 1er novembre. Il était tout changé. Son visage était plus plein ; souvent il ne toussait pas de toute la journée, excepté le matin. L'expectoration était presque nulle ; la respiration meilleure.

Comme il ne voulut plus rien prendre, je l'engageai à observer une diète sévère pour laisser agir le remède.

2990e OBSERVATION, PAR M. RUCKERT (1).

Mademoiselle de R., âgée de vingt ans, assez faible dans son enfance, avait grandi très-rapidement. A l'âge de treize et de quinze ans, elle avait été atteinte d'une inflammation de poumons dont il lui était resté une faiblesse de la poitrine et quelquefois des douleurs sous les fausses-côtes avec manque de respiration, surtout en montant. Depuis quatre ans nommément, elle souffrait de toux avec expectoration et d'une douleur fréquente à droite dans la poitrine au dessus du foie.

(1) *Ibid.*, pag. 109.

Je fus appelé le 9 septembre 1833. Elle avait été atteinte, à la suite d'un refroidissement, d'une toux violente avec expectoration, douleurs de poitrine et fièvre considérable.

J'administrai *bellad.*, *aconit.* Les règles ayant paru, j'attendis quelques jours avant de lui rien faire prendre.

Le 17 septembre, je trouvai les symptômes suivans :

Tête libre, mais fréquens accès de douleurs pressives sur le côté gauche jusqu'au dessus de l'œil. Goût amer dans la bouche; les alimens avaient leur goût naturel ; mais elle manquait d'appétit. Soif vive. Selles souvent un peu paresseuses. Règles assez abondantes toutes les trois semaines. Avant leur apparition, flueurs blanches copieuses, l'épuisant beaucoup. Toux extraordinairement violente, ne lui laissant de repos ni jour ni nuit, s'exacerbant ordinairement le soir et la forçant de passer la nuit sur son séant. Beaucoup de mucosité dans la trachée-artère, l'excitant à tousser. Râle continuel dans la trachée-artère, assez fort pour qu'on l'entendît. Expectoration d'une quantité de mucosités verdâtres, suspectes, infectes, surtout le matin. A droite de la poitrine, au dessus de la région du foie, élancement en toussant et en respirant profondément. Vers le soir, frissonnemens avec joues rouges. Faiblesse et épuisement extrêmes. Sueurs abondantes la nuit. Les inflammations précédentes du poumon, la douleur de poitrine qu'elles avaient laissée, les fréquens accès de toux, l'ensemble des symptômes existant alors, la mort d'un de ses frères qui avait succombé à une phthisie, la maladie d'un autre qui souffrait du même mal, tout me faisait douter du succès du traitement.

Je donnai le soir même *calcar. carb.* 2/30.

Le 25 septembre, la malade se sentait beaucoup mieux depuis deux jours. La toux avait beaucoup diminué le jour, mais elle arrivait avec une grande violence le soir, dès qu'elle se couchait. L'expectoration était encore copieuse, surtout le soir; mais, après avoir craché, elle dormait d'un sommeil paisible.

Les frissonnemens, le soir, avaient cessé, mais la transpiration commençait dès qu'elle s'endormait et durait jusqu'au matin. Soif ardente continuelle avec peu d'appétit. Selle de deux jours l'un. Plus de douleur dans la poitrine, ni en respirant ni en toussant.

Je laissai agir le remède.

Le 13 octobre, de violens maux de dents vinrent troubler le traitement principal et exigèrent l'administration de quelques doses *nux vomic.*, *staphisagr.* et *chamom.*

Cependant l'état général continua à s'améliorer, et quelques jours après, la malade put être transportée dans une voiture bien couverte à quelques lieues de distance. Le lendemain, je trouvai les symptômes suivans :

Peu de toux, peu d'expectoration sans mauvaise odeur. L'expectoration paraissait cependant encore très-mélangée, muqueuse, blanche avec des morceaux jaunes. En respirant profondément, elle ressentait encore quelque douleur aux endroits dont nous avons parlé. Plus de fièvre; sueur nocturne très-légère.

Calcar. ayant été troublée dans ses effets par les moyens administrés contre l'odontalgie, j'en donnai une seconde dose 2/30. L'amélioration continua à faire des progrès jusqu'au 24 octobre. Je répétai *calcar.* 1/30.

Janvier 1834. Cette demoiselle continue à se porter parfaitement bien; on n'aperçoit aucune trace ni de toux ni d'expectoration.

2991e OBSERVATION, PAR M. RUCKERT (1).

Une dame, excessivement faible, irritable, âgée d'nne cinquantaine d'années, fut atteinte, au mois de novembre 1833, d'un catarrhe de mauvais caractère. Après avoir été tourmentée pendant quinze jours, par une toux sèche, elle s'adressa à moi au commencement de décembre.

Je lui donnai les remèdes les plus convenables jusqu'au 24 décembre, où j'aperçus les signes d'une prochaine phthisie. Les symptômes étaient alors les suivans :

Tête libre; le coryza avait disparu. Appétit assez bon; selle chaque jour. Toux très-violente, moindre la nuit, mais s'exa-

(1) *Ibid.*, pag. 111.

cerbant vers le le matin, surtout depuis cinq heures, d'abord sèche, puis grasse, mais expectoration difficile. Dans les intervalles, elle devait tousser plusieurs jours de suite, ce qui l'épuisait beaucoup. Excitation à tousser au dessus du creux de l'estomac, sous le sternum. Si elle se couchait sur le côté droit, une titillation la forçait aussitôt de tousser; il fallait qu'elle se retournât. En toussant, écorchure sur la poitrine et oppression en respirant profondément. Jusque-là, irritation particulière causant des haut-le-corps pendant la toux, laquelle céda à *bellad.* Expectoration pénible, d'un goût douceâtre, repoussant, le matin, au point qu'elle se trouvait mal si elle ne crachait pas aussitôt. Expectoration blanchâtre et muqueuse, jaunâtre et suspecte, contenant même des morceaux. Faiblesse et abattement extrêmes; elle ne pouvait digérer. Elle dormait bien la nuit jusqu'à une heure. Souvent, le jour et la nuit, chaleur fébrile avec soif. La malade était en proie au découragement et croyait mourir de consomption.

Je lui fis prendre *stannum* 6.

Le 27 décembre, je trouvai l'état beaucoup amélioré. La toux avait beaucoup diminué; les accès en étaient rares le jour; elle n'expectorait que le matin; les crachats n'étaient plus douceâtres, et elle pouvait se coucher sur le flanc droit sans tousser. Dans le creux de l'estomac et la région de l'estomac, sensation particulière de faiblesse et de vide, phénomène très-désagréable pour elle, qui n'avait été remarqué que depuis les derniers haut-le-corps. Fièvre chaque jour encore. Le matin, elle se plaignait du froid, avait ensuite la vue trouble, puis était prise de chaleur trop forte à la face et par tout le corps. Appétit modéré; selle ordinairement un peu dure. Faiblesse encore grande.

Je laissai agir le remède.

Le 29 décembre, son mari m'écrivit : « Ma femme va bien; la fièvre n'a plus reparu; elle dort bien la nuit, la toux trouble rarement son sommeil et est très-légère; elle ne crache plus, mais la faiblesse est encore grande et elle ne peut quitter le lit. »

Je répétai *stannum* 2/6, qui enleva le reste de toux. La sensation de vide dans la région épigastrique disparut aussi, et la malade aurait été parfaitement rétablie, si l'inquiétude que lui causa la maladie de son mari ne lui avait donné des douleurs dans le bas-ventre, auxquelles elle avait été sujette auparavant et qui exigèrent d'autres remèdes.

2992e **OBSERVATION, PAR M. RUCKERT** (1).

Une jeune fille de dix-huit ans, de constitution phthisique, avait eu ses règles pour la première fois à seize ans. La menstruation était régulière, peut-être un peu trop copieuse.

Dans le courant de l'année passée se développa, chez elle, sans cause connue (je dirai en passant que son père était mort la même année d'une phthisie pulmonaire et d'hydropisie), un toussotement sec auquel elle ne fit aucune attention, quoiqu'il s'y joignît souvent une certaine oppression de poitrine (elle avait la poitrine très-plate). Les règles parurent au milieu de janvier 1833; mais, le feu s'étant déclaré dans la maison qu'elle habitait, la frayeur qu'elle éprouva les fit cesser aussitôt, et elles n'avaient plus reparu.

Après lui avoir fait prendre différens remèdes, sa mère s'adressa à moi le 16 juin, en me priant de la traiter homœopathiquement. Je trouvai une phthisie pulmonaire ulcéreuse au dernier degré, et je prévins la mère de la malade du danger qui la menaçait, en lui promettant de faire tout mon possible pour la soulager.

Corps excessivement maigre, fièvre presque continuelle, enflure des jambes, ainsi que de la main gauche; inappétence, voix extrêmement faible, respiration courte, insomnie, expectoration purulente excessivement copieuse avec douleur brûlante dans le côté droit près des fausses côtes, s'étendant vers le creux de l'estomac, selles diarrhéiques, tels étaient les principaux symptômes contre lesquels j'administrai sans succès *china*, *stannum*, *staphisagr.* et *arsenic*. Le 19 juillet, la mère vint me dire que sa fille souffrait depuis l'avant-veille au soir d'élancemens presque con-

(1) *Ibid.*, pag. 113.

tinuels qui lui coupaient la respiration et qui avaient leur siége dans la région des deux dernières fausses côtes du côté gauche. Ces élancemens avaient été si violens la nuit précédente, qu'ils l'avaient réduite au désespoir et menacée de suffocation. Depuis quelques jours aussi, elle crachait extrêmement sans tousser, surtout quand elle inclinait la tête en avant. Les crachats étaient puans et contenaient un peu de sang.

J'avais tant d'occupations que je ne pus aller la voir, et je dus me contenter de lui envoyer par sa mère *nitr.* 2/30, à prendre de suite. Je lui fis une visite le lendemain matin, et j'appris avec grand plaisir qu'une demi-heure après la prise du remède, les terribles symptômes de la poitrine s'étaient apaisés, après une exacerbation. La malade avait pu dormir la nuit précédente une demi-heure d'un sommeil paisible. La douleur de la poitrine avait presque entièrement cessé et ne se faisait plus sentir en aspirant profondément. La toux était plus modérée et la malade n'avait point de fièvre pour l'instant. Je lui fis prendre *digit.*, *kali carb.*, *china*, *mercur. corros.*, mais ces médicamens ne purent prévenir la mort, qui arriva le 9 août.

2993e OBSERVATION, PAR M. RUCKERT (1).

L'instituteur H., de S., atteint d'une phthisie pulmonaire au dernier degré, s'adressa à moi le 22 juin. C'était un jeune homme de vingt ans; il avait eu trois ans auparavant une inflammation de poitrine dont il lui était resté une douleur brûlante, tensive, ne s'exacerbant pas à la pression extérieure et au mouvement, mais empirant quand il aspirait profondément, presque continuelle, entre les épaules, accompagnée d'un toussotement sec. Un échauffement avait contribué à exacerber ses douleurs de poitrine, ainsi que la grippe, dont il avait été atteint au mois de mai, et finalement, il s'était développé une phthisie complète.

La maladie présentait les symptômes suivans :

Toux plutôt sèche, et accompagnée, dans les dernières semaines seulement, de crachats abondans, purulens. Douleurs de poitrine

(1) *Ibid.*, pag. 116.

légères; mais par contre, douleur brûlante entre les épaules; fièvre hectique modérée. Le malade ne dut s'aliter que peu de temps avant sa mort. Amaigrissement du corps; appétit assez fort; il n'avait été troublé qu'une seule fois par un écart de la diète (peu de temps avant que j'entreprisse son traitement, le malade avait mangé de la pâtisserie très-grasse et d'une salade de concombres). Selles très-paresseuses. Pas de symptôme hydropique; mais par contre, grande oppression de poitrine avec lèvres bleues et yeux troubles.

Je lui donnai *stannum*, *china*, *staphisagr.*, *kali carb.* et *arsenic.*

Au milieu de juillet, le malade m'envoya un exprès avec une lettre où il me marquait que depuis vingt-quatre heures il ressentait une douleur cruelle, s'étendant sur toute la poitrine, brûlante, lancinante, semblable à une douleur d'écorchure, qui se manifestait aussi entre les épaules et l'empêchait de respirer. Il me demandait en même temps quelque calmant. Je lui envoyai *nitrum*. Deux jours après, il m'écrivit que la douleur de poitrine, après s'être exacerbée d'abord, avait diminué de plus de moitié.

Le remède qu'il avait pris auparavant était *stannum*.

Il mourut le 5 août.

2994e OBSERVATION, PAR LE DOCTEUR SCHUBERT (1).

Charles Schmidt, peignier de Warenbrunn, âgé de trente-sept ans, était malade depuis deux ans et se plaignait, surtout au commencement de 1833, de douleurs de poitrine que favorisaient sa constitution phthisique et une disposition héréditaire à cette affection. Il avait déjà pris toutes sortes de remèdes allopathiques; mais, chaque fois, après la cure, son état avait empiré.

Il s'adressa à moi le 13 mars 1833, et je me chargeai du traitement, quoique les symptômes ne me permissent pas un heureux résultat. Sa maladie se caractérisait ainsi:

Pâleur et maigreur, respiration très-courte et rapide, toux

(1) *Ibid.*, pag. 119.

très-fréquente, tantôt sèche, tantôt suivie d'une copieuse expectoration de crachats jaune-vert, douceâtres, surtout le matin et le soir. Céphalalgie lancinante, principalement dans le front, plus cruelle après les quintes. Appétit plus fort que dans les jours de santé, et, quand il mangeait, pression dans l'estomac et selles peu copieuses. Pesanteur et froid des mains et des pieds, qui étaient un peu enflés. Chaleur fugace et soif le soir.

Je lui donnai, le 14 mars, le matin à jeun, *stannum* 3/18, et prescrivis la diète nécessaire. Les deux jours suivans, la toux, la faiblesse et l'agitation générales semblèrent augmenter; insomnie, et inappétence; sueurs nocturnes plus fortes; le malade désespéra de sa guérison.

Je répétai *stannum* 3/28 au bout de plusieurs jours. Tout changea d'aspect.

Tous les symptômes s'amendèrent en peu de temps, et lorsque je revis le malade neuf jours après, j'en pus à peine croire mes yeux. Douleur de poitrine, céphalalgie, sueur nocturne, toux, expectoration, tout avait considérablement diminué; respiration plus libre, voix plus claire, selles plus régulières; appétit et état général meilleurs.

Je laissai agir le remède, dont la durée d'action est souvent d'une vingtaine de jours, en recommandant un régime sévère. Il n'en tint compte, et le 8 mai, il vint me voir, craignant une rechute et me promettant de mieux se conformer à mes prescriptions. Je lui fis prendre une troisième dose *stannum* 3/18. Il fut parfaitement guéri et jouit encore d'une excellente santé.

2995e OBSERVATION, PAR LE DOCTEUR KNORRE (1).

Carbo veget. m'a rendu des services dans la phthisie pulmonaire par suite du passage de la phlegmasie à la suppuration.

Chez deux malades, les symptômes étaient les suivans : toux fatigante le jour et la nuit, tantôt sèche, spasmodique et par violens accès, tantôt, et plus fréquemment, avec expectoration de grosses masses d'un mucus épais, jaune, vert, puriforme, par-

(1) Gazette homœop., vol. V, pag. 85; 1834.

fois aussi d'une matière ténue et jaune, respiration courte, oppressée, accélérée, surtout après les mouvemens du corps et les accès de toux ; ardeur, douleurs pressives sourdes, et parfois élancemens passagers dans la poitrine, principalement sous les omoplates ; fièvre hectique vers le soir, avec grande chaleur générale et ardeur au plat des mains et des pieds ; soif violente pendant la fièvre et dans l'apyrexie ; disparition de l'appétit ; amaigrissement général, sensible surtout au visage, qui est pâle et fatigué ; yeux exprimant la souffrance d'une manière toute particulière ; insomnie, sueur la nuit et le matin ; lassitude générale et perte des forces. Il fallut répéter souvent les doses de *carbo veget.*

Chez un jeune homme de dix-sept ans, qui avait eu des dartres auparavant, j'observai les symptômes suivans :

Depuis trois à quatre mois, toux fatigante avec douleurs continuelles dans la poitrine ; longs accès de toux pénibles, jusqu'à ce qu'il crache un peu ; les crachats consistent en des masses de mucus épais, verdâtre, fétide, puriforme ; ils sont surtout abondans le matin ; perte de l'appétit ; dégoût de la viande et des alimens salés ; parfois vomissement le matin, oppression de la respiration en marchant ; amaigrissement général et perte des forces ; fortes sueurs nocturnes. Plusieurs doses *carbo veget.* 30.

2996e OBSERVATION, PAR LE DOCTEUR KRAMER (1).

Une dame de trente-quatre ans, mère de plusieurs enfans, d'une complexion délicate, scrofuleuse pendant son jeune âge, était atteinte depuis un an d'une phthisie muqueuse (bronchite chronique), suite d'un rhume négligé. Les symptômes essentiels étaient : fièvre lente, toux avec crachats muqueux, respiration oppressée, suppression des règles, faiblesse générale, enflure des pieds. Divers moyens allopathiques, loin d'améliorer le mal, n'avaient fait que l'aggraver de jour en jour. Je prescrivis une dose *tinct. sulph.* 3/30, et six jours après, une seconde ; n'ayant aperçu aucun changement, je donnai *ars.* 3/30, plus tard *calc. carb.* 3/30, et enfin *stann.* 4/9 : ces trois derniers

(1) Hygea, vol. I, pag. 21 ; 1834.

moyens furent répétés trois ou quatre fois de cinq à six jours de distance. Pendant leur usage l'état s'amenda peu à peu ; au bout de trois mois, il ne restait plus que de la faiblesse et la suppression des règles.

2997ᵉ OBSERVATION, PAR LE DOCTEUR ARNOLD (1).

Quoique l'homœopathie ait souvent été insuffisante pour prévenir l'issue funeste de la phthisie pulmonaire, cependant elle est déjà parvenue à combattre les accidens de cette maladie d'une manière souvent aussi sûre et toujours plus commode que l'ancienne école.

Convaincu de l'incurabilité d'une phthisie bien développée, je n'essayai *nux vomic.*, *pulsat.*, et quelques autres moyens, qu'à titre de palliatifs dans celle des tailleurs de pierre ; mais le succès m'enhardit, et je suis parvenu à obtenir des guérisons, au moins pendant quelque temps, par l'usage des antipsoriques. Je me suis servi surtout de *sulphur*, *lycopod.*, *stann.*, *calcar.* et, *silic.*; et quoique j'aie eu sujet d'être satisfait des premiers, c'est principalement aux derniers que j'ai vu produire les effets les plus frappans.

Un malade, long-temps traité par *china* et le lichen, était réduit au plus bas ; il évacuait en vingt-quatre heures trois chopines de matière puriforme d'un jaune verdâtre et de très-mauvaise odeur. Incapable de prononcer une seule parole à haute voix, il se plaignait beaucoup d'oppression, de douleurs et d'élancemens dans la poitrine. La percussion et l'auscultation indiquaient des cavernes dans les deux poumons et une hépatisation de la partie inférieure du poumon droit. Le malade éprouvait en outre une pression désagréable à la région précordiale ; il vomissait souvent, surtout pendant les forts accès de toux qui l'agitaient beaucoup durant la nuit ; il avait des douleurs et des lassitudes dans les articulations, ne pouvait quitter le lit, et éprouvait des sueurs épuisantes le matin. Une dose *nux vomic.*, 24 gutt. 1, diminua la toux et procura un peu de

(1) Hygea, vol. I, pag. 61 ; 1834.

repos la nuit. *Lycopod.* agit aussi d'une manière favorable sur les organes respiratoires, et diminua surtout la raucité de la voix. Je fis prendre ensuite quelques doses *stannum* 3 gr. 1, qui diminuèrent sensiblement les crachats et les sueurs nocturnes, et relevèrent les forces. *Calcar.* paraissant alors le moyen le plus convenable, j'en donnai une dose, 5/30. En peu de jours les crachats furent réduits à une tasse; ils étaient muqueux, blancs et écumeux, amélioration qui se soutint pendant quelques semaines. Au bout de ce temps le malade cracha un peu plus, et des matières de plus mauvais aspect; il se sentait moins bien aussi. Je crus devoir choisir *silic.*, déterminé surtout par la raideur, la faiblesse et la lassitude dans les extrémités, ainsi que par la cause occasionelle de la maladie. Après *silic.*, 3/30, les crachats diminuèrent, ainsi que les accidens du côté des membres. Au bout de quinze jours je donnai *silic.*, 3/30, précédée de *nux*, 24 gutt. 1. Tous les accidens de la poitrine disparurent : le malade ne s'est ressenti de rien depuis neuf mois. Quoique je ne le considère pas comme parfaitement guéri, et qu'il me paraisse probable qu'en reprenant sa profession, il aura une récidive prompte, cette observation n'en est pas moins une belle preuve de l'efficacité des moyens homœopathiques.

2998e OBSERVATION, PAR LE DOCTEUR GRIESSELICH (1).

Un homme de vingt-cinq ans avait eu quelques années auparavant une gale qu'il avait fait disparaître par des onguens. Lorsqu'il me consulta, il offrait l'image parfaite d'une phthisie au dernier degré : grande maigreur, fièvre continuelle, forte expectoration purulente, fréquente diarrhée depuis plusieurs mois déjà.

Je lui donnai deux doses *phosphor.*, plusieurs doses *sulphur*, et enfin *china*. Il mourut sans que j'eusse aperçu le moindre effet des médicamens.

(1) Hygea, vol. I, pag. 367; 1834.

2999e OBSERVATION, PAR LE DOCTEUR HÉRING (1).

Un jeune homme de disposition phthisique avait eu en automne une inflammation de poitrine, et, comme cela arrive une fois sur deux après les évacuations sanguines, il resta maladif, et vint au printemps, tourmenté par une toux continuelle et très-amaigri, demander les secours de l'homœopathie.

La *sepia* sembla d'abord indiquée, et amena en effet pour quelques semaines une amélioration si marquée, que le patient prit courage : toutefois le mieux ne dura que trois semaines, et, après une seconde dose, tout empira de nouveau. Je considère toujours cela comme une indication de la non-convenance du remède. D'autres substances, entre autres *stannum*, n'influèrent que sur des symptômes accessoires, mais eurent l'avantage de mettre plus en évidence pour moi les symptômes essentiels de la maladie, par exemple l'*exaspération de la toux après le sommeil*. Je me décidai à donner le *lachésis*.

Tableau de la maladie. Toux brève, peu profonde, bruyante, très-éprouvante, amenant quelquefois du vomissement; expectoration très-difficile, en général rare, et toujours de deux sortes, savoir : une mucosité claire et filante, et de petits grumeaux ronds et épais qui, expulsés, s'éparpillent dans des directions divergentes. Le patient tousse, crache, expectore, le tout pêle-mêle; mais les mucosités se détachent très-difficilement du cou. Toux *pendant le jour seulement* (symptôme caractéristique pour le *lachésis*, qui a toutefois aussi la toux pendant le sommeil à l'insu du malade). La toux s'exaspère après avoir marché à l'air libre, après avoir parlé; ce qui cause une *sécheresse* au cou, et provoque ainsi la toux; celle-ci augmente aussi par un temps humide, et quand le malade a mangé du poisson; elle semble partir de la région précordiale, où elle débute par un chatouillement qui se change en douleur vive pendant la toux; il s'y joint une douleur comme d'un abcès sous les côtes, et de la salivation à la bouche; respiration pressée, surtout après

(1) Archives homœop., vol. XV, cah. 1, pag. 56; 1835.

un travail des bras. Quand le malade se lève après avoir été assis, il ressent dans les genoux une raideur et une faiblesse telles qu'il peut à peine se mouvoir; son corps se voûte en marchant comme par suite de débilité : avant midi, malaise et anorexie.

Après une dose de *lachesis*, la toux devint très-violente pendant une heure, et il s'opéra, cette fois seulement, une expectoration de mucosités jaunâtres; la toux devint ensuite plus facile et moins fréquente. Au bout de trois à quatre jours tout empira de nouveau, sauf l'amélioration du teint qui persista; après la seconde dose le progrès reprit d'une manière plus marquée et plus soutenue : plusieurs doses successives firent disparaître ainsi peu à peu tous les accidens.

3000e **OBSERVATION, PAR LE DOCTEUR GROSS** (1).

Un jeune homme de vingt-ans, dont l'aile gauche du poumon était fortement attaquée, se rétablit à vue d'œil après avoir pris chaque jour, pendant deux semaines, *silic.* 3/30. Les sueurs nocturnes disparurent entièrement; la respiration oppressée et pénible devint plus normale, le pouls moins accéléré; les forces se relevèrent d'une manière étonnante, et le corps reprit de l'embonpoint.

3001e **OBSERVATION, PAR LE DOCTEUR SCHMIDT** (2).

Les tubercules pulmonaires, depuis leur origine jusqu'à la phthisie confirmée, offrent des phénomènes différens, et exigent aussi plusieurs moyens divers. La phthisie tuberculeuse, la plus commune de toutes, est encore curable dans la période de suppuration, avant l'établissement de la colliquation, si d'ailleurs les circonstances sont favorables. Quoiqu'on ne puisse pas entendre par guérison une destruction complète des tubercules, cependant cette destruction ne paraît pas impossible sous l'influence d'un traitement convenable, suivi avec persévérance et

(1) Archives homœop., vol. XV, cah. 2, pag. 44; 1835.

(2) Gazette homœop., vol. VI, pag. 273; 1835.

au milieu de circonstances favorables. Du moins l'anatomie pathologique nous révèle-t-elle cette possibilité, puisqu'on a trouvé dans plus d'un cadavre des traces de tubercules cicatrisés. La question se réduit ici à deux points : ou les moyens employés sont mal choisis et inconnus, ou la maladie est par elle-même incurable. Comme l'incurabilité absolue est démentie par plusieurs faits avérés de guérison, il faut admettre que nous n'avons pas ou que nous ne connaissons pas les médicamens convenables. Du reste, ce qui a déjà été employé mille fois sans succès dans des circonstances identiques, ne doit plus raisonnablement être essayé de nouveau.

J'étais plein de ces idées, lorsque chez un malade au second degré de la phthisie tuberculeuse, et chez lequel l'affection continuait à marcher malgré un grand nombre de médicamens en apparence appropriés, la mauvaise odeur de l'haleine, jointe à une abondante salivation, me détermina à employer *mercur.* Ce choix semblait d'autant mieux justifié, que je m'étais déjà plusieurs fois convaincu de l'efficacité du mercure dans d'autres maladies, de poitrine surtout, où il y avait mauvaise haleine et copieux écoulement de salive visqueuse et fétide; à cela se joignait l'action spécifique du médicament sur les organes glanduleux, sa puissance dans la syphilis, et les phénomènes de la maladie mercurielle elle-même dont le couronnement est souvent une phthisie pulmonaire tuberculeuse : mais l'effet ne fut point aussi favorable ici. Je me vis donc obligé de chercher secours ailleurs. L'analogie qui me paraissait exister entre la période d'exsudation du croup et la formation des tubercules me suggéra de donner *hepar sulphur. calc.*, que j'avais employé avec tant de succès dans l'angine membraneuse. Comme le mercure, sans produire une amélioration suffisante, en avait pourtant amené une, je le donnai alternativement avec *hepar* à de courts intervalles. Je suivis cette marche chez plusieurs malades. Quoique je n'aie point en vue de prendre la défense d'un pareil cycle de médicamens, il me semble cependant qu'on lui doit attribuer la rapide amélioration qui eut toujours lieu, le mercure paraissant approprié à l'état subinflammatoire des tubercules suppureux et de leurs alentours, et l'*hepar* à leur état de fonte, en en rendant l'expectoration plus facile. Je donne *mercur.* à une dilution inférieure, et *hepar* à la troisième trituration, ou en teinture non étendue et préparée à la manière de la teinture de soufre. L'intensité de la maladie détermine l'intervalle des répétitions ; plus elle est forte, plus celles-ci sont rapprochées ; de sorte que je fais prendre un de ces médicamens toutes les quatre, six, huit, dix heures, etc. Je puis assurer qu'ainsi j'ai été plus heureux, dans la phthisie tuberculeuse, qu'avec tout autre procédé. Plusieurs malades, que j'ai traités presque simultanément de cette manière, jouissent encore de la vie qu'ils semblaient être condamnés à perdre.

3002e OBSERVATION, PAR LE DOCTEUR SCHMIDT (1).

Une phthisie tuberculeuse avait atteint un très-haut degré de violence sous l'influence des moyens ordinaires à doses répétées ; les douleurs de poitrine étaient devenues plus intenses, la chaleur dans la poitrine s'était changée en congestions ; le malade crachait le sang. *Sulphur*, à la dose ordinaire, n'arrêta pas les progrès de la maladie, quoique administré souvent. Ce fut dans ces circonstances critiques que je donnai *tr. sulphur. pur.*, gutt. 1, toutes les deux ou trois heures : amélioration rapide et guérison.

3003e OBSERVATION, PAR LE DOCTEUR HERHARDT (2).

Une femme de trente ans, en couches pour la première fois, souffrait depuis plusieurs années d'une oppression de poitrine, avec toux et expectoration muqueuse, par suite d'un refroidissement en dansant. Néanmoins elle avait continuée à jouir d'une bonne santé et, dans sa grossesse surtout, elle s'était fort bien portée, lorsque tout à coup, après s'être échauffée, elle fut prise d'une inflammation de poumon si dangereuse que le méde-

(1) Gazette homœop., vol. VI, pag. 308 ; 1835.
(2) *Ibid.*, pag. 319.

cin qui la traitait lui pratiqua trois saignées et lui fit appliquer quarante à cinquante sangsues. A dater de ce moment, elle ne put jamais reprendre son ancien état de santé : il lui resta une grande oppression, plus de toux et des crachats plus abondans que par le passé, et immédiatament au dessous du sein droit, dans l'intérieur de la poitrine, une douleur tensive continuelle, surtout lorsqu'elle se penchait de ce côté, avec frisson de temps en temps, et fréquemment de la faiblesse dans le bras droit. L'enfant dont elle accoucha sans difficulté, mourut le jour même de sa naissance, de sorte que la lactation ne put avoir lieu et qu'au milieu d'une exaspération de tous les symptômes de la poitrine, il s'opéra vers les poumons une métastase laiteuse qui pouvait devenir d'autant plus dangereuse que le poumon droit était déjà profondément affecté, et que la malade avait une fièvre continuelle, avec des exacerbations le matin et le soir. Une douleur furieuse de tête, lancinante, térébrante, tiraillante sur une petite étendue de la bosse frontale gauche, tourmentait continuellement la malade depuis son accouchement. Elle revenait par accès pendant plusieurs heures, le soir et la nuit surtout, et avait une violence telle qu'on dut craindre une affection du cerveau lui-même d'autant plus qu'il y eut pendant plusieurs jours du délire et autres symptômes encéphaliques. La malade passa ainsi quinze jours sans le moindre sommeil, au milieu d'une anxiété et d'une agitation extrêmes, privée de tout appétit, dévorée par une soif inextinguible, et, ce qui contribuait beaucoup encore à épuiser ses forces, tourmentée d'un flux lochial copieux, très-fétide, noir, visqueux, et de sueurs colliquatives, tant la nuit que le jour. Elle n'usait que de remèdes domestiques, aimant mieux périr que d'appeler de nouveau un médecin ordinaire, parce qu'elle ne pouvait plus se résoudre à prendre la plus faible dose de médicamens d'un goût désagréable. C'était donc un avantage pour elle de recourir aux remèdes homœopathiques, qui, privés de saveur et d'odeur, s'emploient en outre à de si faibles doses.

Depuis le 30 mai jusqu'au 8 juin, je donnai *bryon.*, *bellad.*, *pulsat.*, *nux*, *arsen.*, *acid. phosphor.*, et *ipecac.*, tous à la dose 1/30, sans obtenir autre chose qu'une légère diminution de la fièvre et du mal de tête.

Le 8, presqu'immédiatement après la prise de *tinct. sulphur.* 1/30, le mal de tête disparut tout-à-fait, et peu après, survint la rupture d'une vomique; car après un violent accès de toux, avec crachement de sang, la malade rendit, dans l'espace de vingt-quatre heures, le contenu de six crachoirs ordinaires, d'un pus liquide, jaunâtre et fétide qui coulait, pour ainsi dire, à la faveur d'une toux facile, et dont la sortie rendait la respiration à chaque instant plus profonde, plus facile et plus libre.

Le 9, il y eut un peu plus de repos; l'expectoration se changea en une masse inodore, de goût fade, d'apparence laiteuse, terne et blanchâtre, qui continua à sortir, en diminuant un peu jusqu'au 12. Vers cette époque les sueurs s'arrêtèrent et le flux lochial cessa; mais la dyspnée et la toux sèche devinrent plus fortes. Une nouvelle dose *tinct. sulphur.* 1/30 n'amena aucun changement, et *china* 1/30 donné le lendemain, n'agit pas davantage.

Le 14, il survint un peu de diarrhée aqueuse et un commencement d'œdème des extrémités inférieures. *Arsenic.* 1/30 fit cesser ces deux accidens et soulagea beaucoup la poitrine.

Jusqu'au 18, il n'y avait encore eu ni une minute de sommeil, ni le moindre appétit; la toux et l'expectoration lactiforme avaient augmenté de nouveau, et, tout à coup, après deux heures d'une toux fatigante, une seconde vomique creva. La malade rendit d'abord plusieurs tasses de sang, puis expectora, en toussant, une quantité de pus fétide égale à celle qui était sortie la première fois. Le lendemain, l'expectoration était redevenue muqueuse et lactescente; elle était très-copieuse, s'accompagnait d'une toux presque continuelle, et rendait la respiration de plus en plus libre. Je donnai alors *sepia* 4/30. Il ne m'est peut-être point encore arrivé de voir un effet curatif aussi rapide. La nuit suivante, du 19 au 20, la malade eut pour la première fois quelques heures d'un sommeil réparateur. Le matin, elle se leva, et je la trouvai habillée, se livrant aux travaux de son ménage. L'expectoration avait beaucoup diminué, la respiration n'était plus que fort peu difficile et stertoreuse ; cependant la malade éprouvait toujours, en se baissant, une douleur comme de plaie dans le côté droit de la poitrine. L'appétit était bon, la digestion se faisait bien, et il n'y avait aucune apparence de fièvre. L'effet de *sepia* dura jusqu'au 23 ou plutôt il opéra ce jour-là une troisième rupture de vomique, avec les mêmes phénomènes que les deux premières fois.

Pulsat. 2/30 diminua la toux, mais sans influer ni sur l'expectoration, ni sur les autres accidens qui s'étaient renouvelés. *Sepia*, donnée le 26, procura un soulagement tout aussi marqué que celui qu'elle avait produit huit jours auparavant. Je fis prendre tous les deux jours la dose 6/30 jusqu'au 6 juillet, avec tant de succès qu'enfin je parvins à obtenir une guérison complète.

La malade eut une petite récidive de toux muqueuse et d'oppression vers la fin de l'automne, à la suite d'un refroidissement; mais elle ne voulut rien faire, parce que la sévérité du régime lui était à charge. Depuis lors, je n'ai plus entendu parler d'elle.

3004e OBSERVATION, PAR M. SCHULZ (1).

Madame K. de L. souffrait depuis quelque temps d'un exanthème pruriteux qui lui couvrait tout le corps et que des remèdes allopathiques internes et externes avaient répercuté. Bientôt après, elle se sentit mal à son aise, fut atteinte de toux avec expectoration, de lassitude dans tous les membres, et commença à perdre son embonpoint. Elle devenait de plus en plus faible, et avait chaque jour plusieurs accès de fièvre avec sueurs nocturnes.

Elle me fit appeler le 13 mai 1832. Je trouvai les symptômes suivans :

Marasme, teint jaunâtre et pâle; prostration des forces et pesanteur des membres; sensation et ardeur dans la poitrine; toux avec expectoration, surtout la nuit et le matin; fréquens besoins de tousser en parlant et toux sèche ; battemens de cœur en se

(1) Communications pratiques de Thorer, vol. II, pag. 7; 1835.

remuant; horripilations et soif après midi; menstruation peu copieuse, et écoulement d'un sang rose ; selles régulières ; somnolence le jour ; peu de sommeil la nuit, mais beaucoup de sueur durant jusqu'au matin.

Le 14 mai, je lui donnai *china* 2/12, et le 17, *sepia* 2/30, amélioration générale.

Le 1er juillet, la sueur nocturne, la fièvre et l'expectoration avaient disparu, et la malade n'était plus tourmentée que la nuit par sa toux sèche.

Le 1er juillet, je lui fis prendre *ammon. carb.* 3/18. La toux cessa, le sommeil devint plus paisible et les forces se relevèrent. La pression dans la région du foie et la teinte jaunâtre de la face étaient les mêmes.

Lycopod. 2/30, administré le 2 août, améliora considérablement cet état. Il ne resta plus que de la faiblesse dans les genoux et des battemens de cœur quand la malade se donnait beaucoup de mouvement. Le teint redevint naturel et une dose *sepia* 3/30 acheva la cure.

3005e OBSERVATION, PAR LE DOCTEUR HARTHMANN (1).

On combat le plus sûrement et sans détruire l'effet des antipsoriques administrés, par une ou deux doses *aconit.*, les fréquens retours de la période inflammatoire dans les phthisies, lesquels s'annoncent par des douleurs lancinantes dans les places affectées, par une exacerbation de la toux avec légère expectoration sanguinolente, par une forte fièvre avec rougeur foncée et circonscrite des joues.

3006e OBSERVATION, PAR LE DOCTEUR RAU (2).

Monsieur Winkler, pasteur d'Allendorf, à trois lieues de Grissen, âgé de trente-huit ans, me consulta le 2 avril 1830 au sujet d'un catarrhe dont il souffrait depuis deux ans et qui l'avait tellement affaibli qu'il avait été obligé de prendre depuis

(1) Sur l'Aconit, la Bryone et le Mercure, pag. 28; 1835.

(2) De la valeur de l'homœop., pag. 250; 1835.

six mois un vicaire. Il avait perdu tout son embonpoint d'autrefois; il était maigre, sans force, sans énergie, et très-inquiet surtout, parce qu'il avait appris que son médecin désespérait de le sauver. Il voulut cependant tenter de l'homœopathie. Il avait été très-sujet dans sa jeunesse à des dartres squameuses et à des catarrhes opiniâtres. Depuis deux ans la toux ne l'avait pour ainsi dire pas quitté. Elle paraissait provenir du larynx, où il éprouvait constamment des démangeaisons, des cuissons, des pressions, et un sentiment comme s'il y eût eu une plaie; Il souffrait souvent en outre de pressions et de tensions dans toute la poitrine, éprouvait, après de légers efforts, et souvent même en repos, des contractions spasmodiques dans la poitrine avec une oppression pleine d'angoisses, avait des accès de toux sourde, expectorait de petits grumeaux purulens, souvent fétides, quelquefois mêlés à du sang. Sa voix était enrouée, faible, il manquait d'appétit, avait presque toujours soif, éprouvait chaque soir des accès passagers de chaleur fébrile, et avait après minuit une transpiration qui l'affaiblissait beaucoup. Je lui fis prendre *hep.* 3 gr. 1/2 et huit jours après, son état étant resté le même, *lycopod* 30.

Le 5 mai, il me manda que les chatouillemens dans le cou, l'oppression de la poitrine, la toux, qui le tourmentait surtout la nuit, et était accompagnée de palpitations de cœur et d'envies de vomir, avaient augmenté d'une manière inquiétante, et qu'il s'était déclaré un nouveau symptôme, une espèce de sifflement dans la trachée-artère quand il respirait. *Ambra* 6, remède qui répondait parfaitement à ces symptômes et qui est trop peu employé peut-être, fit merveille. Toutes les douleurs diminuèrent, en sorte que le malade ne me donna plus de ses nouvelles jusqu'au premier juin. Mais ce jour-là, il m'écrivit que les douleurs du larynx paraissaient augmenter de nouveau. Je lui envoyai *spongia tost.* 30, qui le soulagea beaucoup.

Le 8 juillet, il m'assura ne plus éprouver de douleurs dans le cou depuis trois semaines. La toux avait entièrement disparu. Seulement aux changemens de temps il ressentait encore des douleurs dans la poitrine avec un sentiment de chaleur plus grande et des pulsations du cœur plus fortes. Je lui fis donc prendre *phosphor*. 30.

Le 6 août, l'enrouement avait disparu également; la fièvre avait cessé; il avait recouvré des forces. Je me proposais dès-lors pour but de rendre de l'activité à la peau, d'arrêter la transpiration et de détruire ainsi les dispositions qu'il avait à se refroidir. Je lui envoyai *tinct. sulphur*. 12; le 1er septembre, *sepia* 30; le 8 octobre, *nitri acid*. 30. Les forces lui étaient tellement revenues, les douleurs de poitrine et de cou avaient tellement diminuée qu'il renvoya son vicaire et se remit à prêcher. L'année passée, il a été attaqué d'une violente péripneumonie. Ses parens ont commis la faute de changer trois fois de médecins en cinq jours. Il en est mort.

3007ᵉ. OBSERVATION, PAR LE DOCTEUR RAU (1).

Schwalb, percepteur de l'octroi à Alzey, âgé de quarante-un ans, vint me trouver le 7 mai 1832 pour me prier de lui donner mes soins. Depuis plus d'un an qu'il était entre les mains de médecins allopathes, il avait pris grand nombre de remèdes et son état n'avait fait qu'empirer. Il était maigre, pâle, avait un long cou, la poitrine étroite et une humeur très-irritable. Douze ans auparavant, il avait eu la gale, et depuis cette époque il avait toujours été très-sujet à des embarras de poitrine et à des toux matinales. Cette toux n'avait fait qu'augmenter. Expectoration plus abondante, mêlée à du sang, et d'une odeur fétide. Voix enrouée et faible, respiration difficile, surtout en montant les escaliers. La toux lui causait souvent des envies de vomir et des cardialgies. Cependant il avait un bon appétit. Frisson pendant le jour, chaleur le soir avec cuissons dans les mains et à la plante des pieds. Je ne veux pas raconter tout le traitement que je lui fis subir. Je me bornerai à dire que *lycopod.*, produisit une espèce de petite-vérole sur sa poitrine et son dos, et que *silic.*, *sulphur*, *calcar.*, *carbo veget.* et *sepia*, firent disparaître en huit mois tous les symptômes phthisiques.

(1) De la valeur de l'homœop., pag. 251; 1835.

3008e OBSERVATION, PAR LE DOCTEUR RAU (1).

Madame G., de B., sur le Rhin, âgée de trente-huit ans, me fit appeler le 21 juin 1832. Trois de ses sœurs étaient mortes phthisiques. Enfant à la mamelle, elle avait eu la gale, et depuis elle avait été très-sujette à des éruptions cutanées. Elle avait toujours eu la poitrine faible et avait souffert souvent de catarrhes; mais depuis le mois de septembre de l'année précédente, elle avait une toux pénible, presque toujours sèche, accompagnée de pressions et de cuissons de plus en plus douloureuses dans la poitrine, de palpitations de cœur, d'oppression de la poitrine, d'amaigrissement, de prostration des forces. Cependant son appétit était bon.

Lycopod., *sepia*, *stann.* et *silic.* agirent si efficacement qu'elle se porta bien pendant une année entière; mais tous les symptômes reparurent au mois de septembre 1833. *Lycopod.* et *sepia* produisirent encore d'heureux résultats. En avril 1834, elle retomba cependant malade. Aux anciens symptômes s'en joignirent d'autres. Expectoration de glaires abondante, oppression plus forte, cuissons et élancemens dans la poitrine, chaleur brûlante dans les mains après midi, soif ardente, sommeil agité. Le pied gauche fort enflé. Je lui envoyai *stannum* 6. Le 8 mai, on me manda qu'elle éprouvait dans la poitrine une sensation comme s'il y avait un amas d'eau; fluctuation sensible; oppression extrême avec angoisse et palpitations de cœur; enflure du pied plus considérable. Je lui fis administrer sur-le-champ *bryon.* 30, en prescrivant de lui donner *arsenic* 30 dans quelques jours, si elle n'était pas mieux; mais ce dernier remède ne fut pas nécessaire, le premier ayant produit les plus heureux effets. Deux jours après l'avoir pris, elle sentit sa poitrine se dégager; le sommeil lui revint; l'enflure du pied disparut. Je lui administrai encore de dix en dix jours *conium macul.* 30, et j'eus la joie, quelques semaines après, d'apprendre qu'elle était guérie.

(1) De la valeur de l'homœop., pag. 252; 1835.

3009e OBSERVATION, PAR LE DOCTEUR RAU (1).

Frédéric Schmidt, âgé de trente-huit ans, marchand de vin, souffrait depuis des années de douleurs dans le bas-ventre, d'une expectoration continuelle de glaires, d'une toux brève, forte, qui augmentait ordinairement en hiver et qui diminuait au printemps par suite de l'apparition de furoncles sur différentes parties de son corps. Cette toux fut particulièrement forte dans l'hiver de 1833 à 1834, et accompagnée d'expectoration abondante et d'une grande oppression. Cette fois les furoncles ne parurent pas et les douleurs de la poitrine augmentèrent tellement que le malade fut obligé de recourir à la médecine. Mais son état ne faisant qu'empirer, il se décida à tenter de l'homœopathie. Je reçus dans une lettre le 12 mars, où il me peignait son état, et me demandait de le traiter. A la lecture de cette lettre, je crus d'abord que le germe de la maladie était dans une faiblesse des poumons, qui touchait à la paralysie, et je lui envoyai en conséquence *tart. stib.* 6. Ce remède n'ayant rien produit, j'allai le voir le 30. Je trouvai un homme horriblement maigre, assis sur son lit, appuyé sur ses mains et respirant avec une difficulté extrême. Depuis huit jours la dyspnée l'empêchait de se coucher, et c'était dans cette position seulement qu'il avait sommeillé quelquefois un quart d'heure. Respiration râlante, toux excessivement violente, menaçant souvent de le suffoquer, expectoration extrêmement abondante. Il y avait devant son lit un crachoir qu'il avait à moitié rempli depuis la veille. Cette masse verdâtre, grasse, visqueuse avait une odeur repoussante et l'apparence du pus. Fièvre violente. Tout le corps couvert d'une sueur visqueuse. Je lui donnai *kali carbon.* 30. J'allai le revoir le 7. L'expectoration toujours aussi abondante, mais blanche et glaireuse, sans mauvaise odeur. Dyspnée toujours au même point; transpiration aussi forte. Pendant ma visite, fièvre moins violente, mais l'affaiblissement était beaucoup plus grand. Quelques taches rouges aux

(1) De la valeur de l'homœop., pag. 253; 1835.

mains et aux avant-bras, comme si le pourpre allait se déclarer. Je lui donnai *dulcam.* 24. Le 10, son état s'était sensiblement amélioré. Respiration plus libre, expectoration moins épaisse et plus facile. Il pouvait rester couché et dormir deux heures entières. La fièvre n'était plus forte que le soir, la transpiration nocturne durait encore. *Stannum* 6, fit faire des progrès remarquables à la guérison. Quatre jours après, le malade pouvait rester levé pendant des heures. Je lui fis prendre alors de six en six jours trois doses *stannum*, puis *silic.*, *sepia* et *phosphor.* Toutes les douleurs de poitrine disparurent à l'exception d'un peu d'hypochondrie, et il se porte parfaitement bien. Les furoncles mêmes n'ont pas reparu ce printemps.

3010e **OBSERVATION, PAR LE DOCTEUR RAU** (1).

Eberhard Jhm, tisserand de Wieseck, près de Giessen, âgé de cinquante-deux ans, asthmatique depuis des années, me consulta le 13 septembre de l'année passée. Depuis un mois il ne quittait plus le lit. Sa toux habituelle avec expectoration de glaires l'avait totalement affaibli. Il était maigre, avait une fièvre lente assez forte, une soif ardente, la diarrhée et une transpiration nocturne depuis trois jours; ses pieds commençaient à enfler. Je lui donnai *sulphur* 60. La toux et l'expectoration diminuèrent un peu, mais la diarrhée augmenta. Je lui administrai le 19, *conium macul.* 30, qui diminua la diarrhée, mais l'expectoration augmenta. Le 25, je lui fis prendre *stannum* 30; remède qui répond surtout aux sécrétions séreuses et glaireuses trop abondantes. Je répétai la dose deux jours après. Le 4 octobre, j'appris que la toux était redevenue beaucoup plus forte. La diarrhée avait reparu, la fièvre avait augmenté. Le malade était inondé de sueur depuis plusieurs jours et se plaignait de manquer de respiration. Jambes enflées jusqu'aux genoux. Je lui donnai, jusqu'au 14, trois doses *arsenic.* 30. Son état s'améliora de jour en jour. Le 20, sa respiration était aussi libre qu'elle l'eût jamais été depuis plusieurs années; la

(1) De la valeur de l'homœop., pag. 254; 1835.

toux et l'expectoration avaient diminué, l'enflure des pieds et la diarrhée avaient disparu. Le malade se plaignait de démangeaisons pénibles par tout le corps et de douleur déchirantes dans la jambe gauche. Une dose *carbo veget.* 30, fit disparaître ces symptômes. Huit jours après, il put quitter le lit et il jouit encore maintenant d'une bonne santé.

3011e OBSERVATION, PAR LE DOCTEUR LAURENCET (1).

Le 13 août 1833, mademoiselle ....., âgée de vingt-deux ans, grande, brune, bien constituée, est née de parens qui, malgré une belle santé en apparence, présentait quelques traces de spore. Le père a eu des fièvres intermittentes, pour lesquelles il a fait abus de quinquina ; il a éprouvé des atteintes de rhumatisme goutteux, et il a eu la gale. La mère, quoique bien constituée, est valétudinaire. Enfin plusieurs de leurs enfans ont été depuis, à ma connaissance, menacés ou atteints d'un commencement de phthisie. Tous néanmoins sont porteurs d'un beau physique et d'une belle carnation; ils habitent une riche contrée près de la Loire, aux pieds des montagnes, dans un air très-bon et très-sain.

Malgré ces conditions assez favorables, la jeune personne a présenté les symptômes suivans de scrofules :

Il y a deux ans qu'elle eut une tumeur sur la partie droite latérale et postérieure de la tête, accompagnée de douleurs intérieures de tête. Cette tumeur s'est représentée trois fois. Elle fut traité par les sangsues et la pommade iodée. Sa disparition fut suivie d'une éruption pourprée au cuir chevelu, à ce que j'ai pu comprendre par la description qu'elle m'en a faite, et d'un chapelet de glandes, longeant le bord maxillaire, dont quelques unes sont percées. Il existait encore, sur le cuir chevelu, une teigne humide, assez forte, avec croûtes collées aux cheveux.

Il y a cinq ans, la jeune personne avait été sujette à un coryza fluent, avec enchifrènement et enflure du nez, qui avait duré trois ans.

(1) Archives de la médecine homœop., vol. III, pag. 270; 1835.

Bruissement habituel, comme de bourdonnement, de tintement dans les oreilles. Cuisson des yeux, avec pression, comme par du sable; larmoiement, nuage et voltiges de points noirs. La menstruation a paru à dix-huit ans et demi, puis elle a cessé pendant huit mois, après quoi elle a reparu, mais irrégulière et insuffisante; elle est précédée et suivie de pertes blanches abondantes, avec douleur dans les reins, entre les épaules; digestion presque nulle, coliques de ventre, douleurs dans les cuisses, les jambes et les bras, froid aux pieds, constipation habituelle et très-forte; on ne va à la garde-robe qu'à l'aide des lavemens.

Depuis trois ans, à la suite d'un refroidissement, avec toux sèche, la voix est entièrement rauque ou plutôt voilée.

Une toux sèche, incessante, règne habituellement; mais elle a des redoublemens, des quintes convulsives, durant parfois un jour entier, après lesquelles l'affaissement la tient pendant quatre jours au lit; des attaques de nerfs violentes en sont souvent le résultat.

A l'auscultation on n'entend le murmure respiratoire dans aucun point de la poitrine; partout une respiration sifflante et en même temps rare et courte; la peau est d'un jaune terreux, la maigreur remarquable; aucune autre nourriture que quelque peu de lait ne peut être supportée, et encore la digère-t-on péniblement. Depuis deux mois, un séton était établi entre les deux épaules. En 1830 et 1832, elle avait pris, pendant un mois chaque année, les eaux de Saint-Alban. La silice, le graphite et le lycopode couvraient une grande partie de cet effrayant tableau; la considération d'un symptôme passé, la tumeur de l'occiput, me décida pour *lycopod.* 2/30, et je recommandai à la malade de tenir note de tous les symptômes qui disparaîtraient. Elle n'en eut pas la peine; car tout disparut si complétement qu'elle eût été fort embarrassée de me dire laquelle de ses souffrances lui restait. La toux nulle, l'appétit, les digestions, l'embonpoint, la fraîcheur, la menstruation, tout était à souhait; plus de teigne, plus de glandes, plus de leucorrhée. Je suivis le conseil de Hahnemann; je laissai marcher l'amélioration. Elle continua jusqu'au 19 octobre, c'est-à-dire plus de trois mois.

A cette époque, les règles furent interrompues pendant leur cours, pour s'être assise, à ce que la jeune personne crut, sur un siége frais en allant aux latrines; mais je pense, moi, que c'est parce que la maladie n'était pas éteinte, car le type de la respiration n'était pas redevenu normal, et ne le deviendra jamais. Je considère cette malade comme étant du nombre de celles qu'on est réduit à soigner jusqu'à un âge avancé. La menstruation n'est jamais bien revenue.

Au 19 octobre, elle reçut trois prises *spirit. sulphur.* 1/30, à prendre de dix en dix jours.

Le 10 janvier 1834, je satisfis une fantaisie qu'eut la malade de se purger avec de l'huile de ricin.

Le 8 février, j'essayai, contre les bourdonnemens d'oreilles qui étaient revenus, la toux sèche, des douleurs de tête et des douleurs lombaires, trois globules *bellad.*; ce fut sans résultat. Un emplâtre stibié, qu'elle demanda, parut la soulager.

Le 25 février, je me rendis encore à un de ses désirs en lui pratiquant une petite saignée, dont elle fut soulagée pendant quelque temps.

Le 22 mars, je voulus revenir à *lycopod.*, j'en donnai quatre prises de deux globules, à prendre de vingt jours en vingt jours; la malade retournait dans son pays.

Le 13 juin 1834, deux prises *spong.*, gutt. 1, de vingt jours en vingt jours contre l'enrouement.

Le 15 septembre, elle reçut cinq prises de trois globules de *calcar. carb.*, à prendre de douze jours en douze jours. J'aurais mieux fait de la donner avant de revenir à *lycopod.*, en supposant que j'y dusse revenir.

En novembre, elle reçut *pulsat.* et *aconit.* dans les quintes de toux.

En janvier 1835, *ferrum* et *graphit.* alternés.

Le 3 mai, j'essayai *hyosc.* contre les quintes nocturnes de toux sèche, mais ce fut sans résultat.

Ce traitement est loin d'être complet. Il y a eu beaucoup de temps perdu, ce qui a tenu à l'éloignement de la malade qui ne recourait à moi que lorsqu'elle en éprouvait un pressant besoin. Elle n'a reçu que quatre fois des antipsoriques. Néanmoins sa fraîcheur, son embonpoint se sont soutenus; le défaut de menstruation, la raucité de la voix, les bourdonnemens d'oreilles sont les incommodités qu'elle ressent encore, quoique bien plus faiblement. La toux sèche n'est pas habituelle, non plus que les pertes blanches. Je pense que son état est susceptible d'être beaucoup amélioré, mais non point d'être guéri. Lorsque j'ai commencé à lui donner des soins, personne n'aurait pu croire qu'elle vécût seulement deux mois.

3012e OBSERVATION, PAR LE DOCTEUR LAURENCET (1).

Demoiselle.... de cinq à six ans, blonde, peau blanche, parsemée de veines bleues, caractère doux, très-raisonnable pour son âge, figure encore assez grosse, le reste du corps fort maigre, comme sont du reste les petites filles à cet âge. Son père, qui était mort, avait été dartreux et goutteux; elle n'avait jamais eu aucune gourme depuis le premier âge jusqu'à ce jour. Son cœur battait avec une grande violence; j'ai lieu de soupçonner qu'il y avait hypertrophie et dilatation tout à la fois des deux ventricules; car la main était soulevée quand on la portait sur la région de l'organe; les battemens s'entendaient des deux côtés dans tous les points du thorax, tant en avant qu'en arrière. Dès qu'elle se livrait à quelque exercice avec les compagnes de son âge, cela redoublait et allait presque jusqu'à des accès de suffocation, accompagnés d'une certaine douleur d'anxiété.

Le 1er décembre 1833, je fus la première fois consulté pour cette enfant. La maison entière, sa mère entre autres et jusqu'à divers domestiques, étaient pris de rhumes violens, ce qui détourna mon attention de voir autre chose chez la petite malade. A cause des battemens de cœur, je donnai plusieurs fois *aconit.*, une autre fois *drosera*, parce que la toux revenait par quintes imitant celles de la coqueluche; on ne se souvenait pas positive-

(1) *Ibid.*, pag. 273.

ment si elle l'avait eue; on désira lui poser un vésicatoire au bras, ce que je laissai faire. Enfin tous les rhumes de la maison s'éteignirent, mais celui de l'enfant persista, sans crachats de coction. J'auscultai dès-lors, et je reconnus la respiration sifflante dans tous les points, mais surtout à droite. De ce côté, vers le milieu de l'organe, on percevait assez souvent un quinement que j'ai toujours reconnu comme dénotant un ramollissement prochain; une douleur dans cette partie réveillait les nuits cette enfant d'une manière périodique. Effectivement, elle a eu plusieurs fois, comme on le verra, des exspuitions striées de la matière puriforme jaune serin. Ce qui me parut le plus extraordinaire, c'est que, dans ses divertissemens, où elle ne mettait pas moins de vivacité qu'une autre, elle n'avait non plus qu'à la montée aucune oppression bien notable. Les crachats blancs spumeux ordinaires ne pouvaient me laisser aucun doute sur l'existence des tubercules crus, dont un groupe entre autres était près de se ramollir.

Je débutai par des globules *spirit. sulphur.* dissous dans quelques gouttes d'alcool aqueux, dont on donnait un presque tous les matins dans de l'eau sucrée. J'ai souvent remarqué de bons effets de ce mode d'administration.

Le 25 février, un emplâtre stimulant fut appliqué sur le point douloureux du côté droit. Le soulagement s'ensuivit.

Au 3 mars 1834, on remarqua une déviation du rachis. L'action du soufre était terminée. Je voulus appliquer un ressort à extension; mais à peine fut-il posé, que les palpitations et les angoisses forcèrent à renoncer à ce moyen.

Je m'occupai alors à calmer l'affection du cœur. La toux était en ce moment assez rare. Pendant les mois de mars et d'avril, je donnai fréquemment *digit.* et *aconit.* avec succès. Comme l'incurvation de la colonne inquiétait beaucoup les parens, je parlai de moxas. C'était pour attendre que la saison permît de conduire l'enfant à un mécanicien qui redresse fort bien ces sortes de difformités avec des corsets en fer, lesquels ne sont aucunement gênans. L'enfant eut assez de raison pour s'y soumettre et requérir elle-même ces applications cruelles; on en posa sept en quatre fois jusqu'au 20 mai. A cette époque, le rachis était revenu à sa rectitude naturelle; pendant cet intervalle, il se manifesta des épistaxis fréquentes; elles furent définitivement arrêtées par *crocus* 4 gutt. 1. Plusieurs emplâtres stimulans avaient été employés à diverses reprises. Les parens, encouragés par l'effet du premier, en avaient en quelque sorte contracté l'habitude; j'eus même de la peine à les convaincre que ce moyen était trop irritant; ils consentirent enfin à me laisser traiter l'enfant par l'homœopathie pure. Depuis le commencement de juillet, le *calcaire* fut administré à la dose d'un globule, et quelquefois deux; de douze en douze jours. La toux devint de moins en moins fréquente, et les attaques étaient de peu de durée.

Au mois d'octobre, il eut une expectoration de matière puriforme jaune serin, annonçant la fonte de quelques tubercules; elle cessa au bout de quelques semaines. L'enfant avait pendant ce temps repris de l'embonpoint, de la fraîcheur et de la gaîté.

En décembre et janvier 1835, je donnai *lycopod.*, et de temps en temps *aconit.* comme intercurrent.

Pendant ce temps là maladie de cœur avait perdu les deux tiers au moins de son intensité, les battemens ne couvraient plus par leur violence le bruit respiratoire, ils ne se représentaient un peu forts qu'avec les attaques de toux, qui étaient elles-mêmes de plus en plus rares et de moindre durée.

Au mois de février, il y eut une seconde expectoration puriforme jaune serin. Je résolus de l'arrêter et j'y réussis avec deux globules *pulsat.*

Les 22 février et 9 mars suivant, je donnai *seneca* et *oleander* contre une récidive de la toux, qui était produite par un chatouillement au larynx. Ces deux substances eurent un assez bon effet.

Une troisième expectoration purulente étant survenue, j'ai administré depuis le 2 juin, deux prises d'un globule *kali carb.*, avec deux prises *acid. nitr.*, alternées de quinze en quinze jours; la fonte des tubercules a été bientôt arrêtée, le cœur va de mieux en mieux, l'enfant est gaie, a bon appétit, jouit de la fraîcheur et de l'embonpoint dont son âge est susceptible. La toux revient de temps en temps, mais dure peu. Je suis persuadé qu'il lui faudra encore un grand nombre de remèdes ; elle est en ce moment-ci sous l'influence de nouvelles substances ; comme elle appartient à une maison riche, à une mère qui a toujours été son unique garde, il n'a fallu rien moins que les soins affectueux de toute espèce qui lui ont été prodigués sans cesse. Je ne dois pas taire qu'elle a été presque constamment tenue au lait d'ânesse. Je permets toujours cette médication, si c'en est une, à ceux qui peuvent et veulent en faire usage. Je ne pense pas que cela puisse nuire à l'efficacité de la médication homœopathique.

3013e OBSERVATION, PAR LE DOCTEUR LAURENCET (1).

Madame..., quarante-cinq ans, tempérament sanguin, visage coloré, cheveux bonds, mère de beaucoup d'enfans, appartenant à cette classe laborieuse où l'on travaille beaucoup et où l'on ne se saigne guère. Depuis plusieurs années elle perdait ses forces et n'accomplissait plus les travaux de son ménage que par l'énergie de son courage. Elle avait consulté plusieurs médecins du voisinage sans en recevoir aucun soulagement ; il y avait quinze mois que j'avais guéri son mari d'une gastrodynie dont il souffrait depuis douze ans ; elle n'avait pourtant jamais eu l'idée de me faire part de son état. L'hiver précédent, je l'avais traitée d'une fluxion de poitrine qui, sans doute, ne fut pas une pneumonie franche ; car la phthisie déjà à cette époque devait avoir jeté de profondes racines. Une de ses sœurs en était morte ; elle avait eu la gale il y a fort long-temps.

Le 16 juillet 1834, elle se présenta à moi dans l'état suivant. Poitrine rentrée entre les deux épaules et voûtée, courte haleine à ne pouvoir prononcer trois mots de suite, impossibilité non seulement de monter, mais de marcher un peu vite sur un chemin plat, toux sèche presque incessante, évacuation extraordinaire, alternatives continuelles de frissons et de sueurs, points sous les fausses côtes à droite et à gauche, parfois froid glacial

(1) *Ibid.*, pag. 276.

des quatre membres, douleurs rhumatismales vagues dans les membres, qui pouvaient avoir été contractés dans la maison qu'elle habitait depuis quelques années; car elle était en contre-bas du terrain, et l'aire suintait l'humidité; endolorissement de toutes les parties du corps, au point qu'on ne savait par quel endroit la toucher, et qu'elle souffrait de toutes les positions qu'elle prenait dans son lit. Dégoût de toute nourriture, et cependant digestions toujours bonnes et faciles.

Il y a douze ans qu'elle avait été fatiguée pendant six mois d'un érysipèle à la face, me dit-elle, qui s'était ensuite transportée au dos. Il est à présumer que c'était une tout autre espèce de maladie cutanée moins aiguë. Depuis lors, elle avait éprouvé des démangeaisons par tout le corps, qui la forçaient de se gratter jusqu'au point de s'écorcher, ce qui donnait lieu à de très-petits boutons pruriteux. Les règles n'allaient plus depuis quelques mois, c'était au reste l'époque de la nécropause dans ce pays.

Depuis six à sept ans, à la suite d'un bain dans lequel elle eut froid, elle est sujette à une fièvre ou frisson, qui la prend tous les jours sur les minuit et qui persiste même après son lever.

Le 17 juillet et le 17 août, elle reçut *spirit. sulphur.* 4 gutt. 1, et en septembre, une troisième prise *spirit. sulphur.* 30 gutt. 1. Pendant ce temps-là, deux emplâtres animés furent apposés, l'un entre les épaules, l'autre sur le devant de la poitrine; mais les deux poumons ne parurent pas plus dégagés après qu'auparavant.

Le 6 septembre, une colique très-forte fut coupée par l'inspiration de *nux.*

Le 11 septembre, un flacon de *bryon.* fut donné à flairer pour calmer les points des hypochondres, qui la faisaient cruellement souffrir; le succès fut nul.

Le 18 septembre, il se manifesta une fonte tuberculeuse qui ne s'annonça pas par une expectoration jaune, mais par des crachats aqueux où nageaient des flocons albumineux. A cette époque, je proposai d'ouvrir six cautères, dont trois de chaque côté sur le devant du thorax, un en haut, un au dessous du sein et le troisième en dehors et en arrière, ce qui fut exécuté. Mon but était, par cette suppuration extérieure, de prévenir la désorganisation purulente dont tout l'organe était menacé. J'avoue que je doute beaucoup que cela y ait contribué. L'expectoration dont j'ai parlé se termina avant qu'ils fussent en activité; elle ne s'est pas représentée depuis.

Je donnai en même temps plusieurs doses *caustic.*, à prendre de quinze jours en quinze jours. La première, de trois globules, fut suivie de grands malaises et d'une exacerbation de toutes les douleurs. Je réduisis les suivantes à un globule, et depuis, je ne les ai jamais faites plus fortes pour cette malade, de quelque substance qu'elles fussent.

Le 6 janvier, quatre prises : un globule *lycopod.* de sept jours en sept jours, et plusieurs *aconit.* intercurrent. Les règles se mirent à couler avec une abondance qui allait presque jusqu'à la métrorrhagie; elles ont continué depuis ce temps.

Le 10 mars, trois prises, un globule *kali carbon.* et trois prises, un globule *phosphor.*, alternées de dix en dix jours.

Il se manifesta alors une expectoration jaune puriforme que je jugeai à propos d'arrêter.

Le 13 mai, deux prises, un globule *kali carb.*, et deux prises, un globule *acid. nitr.*, à alterner de dix jours en dix jours.

L'expectoration jaune serin a été arrêtée, et la toux a cessé dès ce moment.

Depuis deux ou trois mois, c'est-à-dire depuis la réapparition des règles, cette malade avait repris quelques forces et de l'appétit; elle pouvait vaquer à quelques petits ouvrages dans sa maison. La perméabilité du poumon, à en juger par l'auscultation, n'avait pourtant pas fait beaucoup de progrès. Les cautères qui poussaient des chairs luxuriantes, étaient fort douloureux. Je résolus de les fermer; on commença par ne plus les panser avec des pois; je n'osai pourtant pas à cet âge supprimer tout d'un coup ces six émonctoires; j'en établis un à chaque bras. Depuis plus de deux mois que ceux de la poitrine sont fermés, la toux n'est pas revenue, l'appétit et les forces se sont conservés ; mais il survint une constipation opiniâtre que je crois pouvoir regarder comme le résultat de l'acide nitrique. *Nux vomic.* répétée, ainsi que l'opium, furent sans résultat. Elle ne pouvait aller à la garde-robe qu'à l'aide des lavemens. Elle éprouvait encore plusieurs autres incommodités, dont voici le tableau le 1er août dernier.

Selles marronnées, entourées de glaires. Sueurs nocturnes et diurnes froides de la face, du tronc et des membres. Douleurs comme de piqûres d'un instrument aigu, partant de la hanche gauche, remontant au flanc et à l'hypochondre du même côté, et ne permettant le décubitus ni sur ce côté ni sur l'opposé. Sensibilité des os de la poitrine au toucher, au dessous de la peau. Goût putride, le matin, à la bouche. Exacerbation de toutes les douleurs la nuit, ainsi que dans le mouvement, accompagnée d'oppression.

Cette fois je donnai, après mûres réflexions et avec plus de discernement, deux prises, un globule *lycopod.*, et deux prises, un globule *graphit.*, alternées de dix en dix jours ; Elle est encore sous leur influence, et la plupart des symptômes du dernier tableau, entre autres, la constipation, les sueurs, une grande partie des douleurs, enfin l'oppression, ont disparu. Il y a long-temps qu'elle ne s'est trouvée aussi bien. La toux n'existe plus depuis un bon nombre de mois ; il semble que les tubercules soient devenus indolens. Si ce bien-être continue pendant l'hiver, je fermerai les deux cautères des bras.

3014e OBSERVATION, PAR LE DOCTEUR LAURENCET (1).

Monsieur...., trente-neuf ans, ancien militaire, aujourd'hui gendarme, grand, blond, très-sec, figure colorée, tempérament sanguin, selles habituellement plutôt molles que dures.

Il a eu sept fois la gale depuis l'âge de sept ans ; elle a toujours été traitée par des pommades répercussives.

Il a eu, étant au service, une gonorrhée avec des bubons qui furent traités par une énorme quantité de mercure en frictions

(1) *Ibid.*, pag. 279.

et de liqueur de Van Swieten. L'haleine est empestée, le malade la sent parfois lui-même. On fit quelques injections, mais seulement avec de l'eau de mauve, dans le traitement de la gonorrhée. Elle dura trois ans, et probablement elle était entretenue par la sycose; car, sur la fin, le canal de l'urètre était rétréci, et l'on fut obligé de faire usage des bougies. Pendant toute sa durée et même depuis qu'elle est terminée, les urines ont toujours été cuisantes, surtout lorsqu'il a bu du vin, ce qui arrive trop souvent à ce malade dans sa profession; elles ne sont cependant pas plus fréquentes que dans l'état normal; mais elles fournissent sur un verre l'épaisseur d'un travers de doigt d'un dépôt blanc, comme fait la liqueur prostatique.

Depuis une arrestation dans laquelle il fut battu, foulé et où on lui dansa sur le ventre, il urina le sang pendant vingt-quatre heures, et la vessie fut plus sensible à la suite de ces traitemens par le mercure. Il en a à présent toute la maladie médicinale. Il a eu des caries ou des nécroses aux os des jambes, des dartres rongeantes sur toute la surface de son corps, dont les cicatrices étoilées se voient encore. Dans cet état, il fut envoyé fort à propos, il y a cinq ans, aux eaux de Barrèges, par un très-bon médecin, qui occupait à cette époque, le poste où est sa brigade. Il en revint guéri de la plupart des accidens mercuriaux, excepté des douleurs dans la tête et de la puanteur de l'haleine. Au milieu de tous ces désordres, il a conservé des dents magnifiques, bien que dans le temps elles aient été toutes ébranlées : cette cure est due à l'hydro-sulfate de potasse.

C'est la phthisie tuberculeuse qui constitue aujourd'hui sa principale maladie. Elle est manifeste par une oppression extraordinaire, qui a reçu une augmentation notable des suites de la batterie que j'ai mentionnée plus haut. Elle ne lui permet ni de monter ni de prononcer un membre de phrase un peu long; elle date de six à sept ans. Les tubercules sont évidemment le résultat de l'hydrargyrisme. Partout la respiration est sifflante, sans aucun murmure, sans amplitude. La toux est sèche et fréquente, et le matin, dit-il, il crache vert et pourri, ce dont je doute fort. Plusieurs fois je lui ai recommandé de cracher dans un mouchoir blanc, je n'ai jamais pu vérifier le fait, à cause de l'éloignement et des absences que sa profession le force à faire.

Le 17 août 1834, je lui ouvris un cautère à chaque bras. Quant aux médicamens, je m'appliquai à choisir les antipsoriques les plus propres à combattre la gale et à servir en même temps d'antidote au mercure, dont l'abus lui avait été si préjudiciable.

Je débutai par trois prises *aurum*, trois globules, de cinq en cinq jours.

Le 12 septembre, je donnai six prises *carbo. veget.*, trois globules, de cinq en cinq jours.

Dès-lors la cuisson pendant l'émission des urines, ainsi que le dépôt blanc laissé, disparurent et ne sont jamais revenus. Les écarts de régime auxquels ses camarades m'ont appris qu'il se livrait trop souvent, n'ont amené aucune influence sur cette indisposition.

Le 13 novembre, six prises *spirit. sulphur.* 4/30, de cinq en cinq jours.

Pendant leur durée d'action, il y eut une amélioration notable dans la toux et l'oppression.

Le 2 février 1835, trois prises, deux globules *caustic.*, de douze jours en douze jours.

Le 27 avril, trois prises, trois globules *calcar. carb.*, de dix jours en dix jours.

Le 25 juillet, la toux et l'expectoration étaient presque nulles. Cet homme était capable de remplir toutes les parties de son service; il pouvait à la montée tenir tête à un bon marcheur ordinaire; mais il lui survint à la jambe et à la partie postérieure et supérieure de la cuisse des plaques dartreuses, rouges brunâtres, d'où s'élevaient de petits boutons à tête jaune, purulens. Je lui ai donné trois prises, de cinq globules *psor.*, et trois prises, trois globules *graphit.*, alternés de sept en sept jours. Cette éruption herpétique a déjà été sensiblement modifiée.

3015e OBSERVATION, PAR LE DOCTEUR LAURENCET (1).

M...., vingt-et-un à vingt-deux ans, grand, bien constitué, châtain, caractère tranquille, contre-maître dans une filature, a eu la gale il y a quelques années, et s'est laissé aller, sans grands excès, à l'onanisme. Depuis quelque temps pourtant les jambes et le courage en général lui manquent. Il a de l'oppression quand il monte les degrés pour se rendre aux salles élevées de l'atelier. La toux n'est pas cependant très-fréquente. Sa fraîcheur ne semble pas avoir beaucoup diminué, mais ses couleurs sont plaquées sur les pommettes. Son appétit a baissé; à part cela, c'est plutôt parce qu'il sent son énergie diminuer que parce qu'il se sent malade, qu'il lui vient à l'idée de me consulter. Son état l'expose, mais médiocrement cependant, à la poussière du coton; ce qu'il y avait de plus mauvais pour lui était probablement de se trouver à l'ordinaire dans des salles où travaillent un assez grand nombre d'hommes réunis. La respiration manquait d'amplitude et était sifflante vers le haut de chaque poumon. Il y avait des points dans les côtés du thorax. Ce malade est de ceux qui sont timorés pour leur santé, qui suivent les avis de leur médecin au pied de la lettre, et savent sacrifier toute espèce d'occasion de s'enivrer et sentent la nécessité du régime.

Le 31 novembre 1833, je lui plaçai un emplâtre stibié entre les deux épaules, et lui donnai trois prises *spirit. sulphur*. 30, de semaine en semaine. Le poumon se dégagea un peu.

Le 22 décembre, la respiration continuait d'être rare seulement vers le haut. Je lui pratiquai, selon mon habitude, d'abord deux cautères, un de chaque côté, dans le troisième espace intercostal. Un voyage me le fit perdre de vue jusqu'au 27 mars 1834. Il avait encore ses cautères qu'il a gardés une huitaine de mois seulement; ils n'ont jamais bien donné, la toux avait été plus rare et l'oppression moins forte; mais il y avait encore de l'une et de l'autre. Je lui donnai deux prises *spirit. sulphur*. gutt. 1. J'aurais pu certainement mieux faire

(1) *Ibid.*, pag. 281.

que de répéter cette substance, soit en en choisissant une autre, soit en intercalant le mercure. L'on a pu voir que j'étais tombé plusieurs fois dans cette faute. J'ai remarqué cependant que ce n'est pas comme le *caustic.* ou d'autres substances auxquelles on ne revient pas impunément quand elles ont une fois épuisé leur action, sans intercaler quelque médicament différent.

Le 13 août, il allait assez bien ; mais il prit des boutons qui lui firent craindre une infection récente de la gale. Je lui donnai trois prises, trois globules de *sepia*, et quarante jours après la dernière, trois autres prises de trois globules *carbo veget.* à prendre de huit jours en huit jours.

Il n'y avait plus ni toux ni oppression, et l'éruption dont je viens de parler avait entièrement disparu au 14 décembre qu'il reçut trois prises *caustic.*, huit globules, à prendre de douze jours en douze jours.

Je l'ai revu plusieurs fois depuis lors ; il n'a pas toussé une seule fois ni ressenti le moindre inconvénient de la suppression de ses cautères au thorax.

3016e OBSERVATION, PAR LE DOCTEUR LAURENCET (1).

M....., petit garçon de cinq ans et demi, très-gros pour son âge et fort bien constitué. Depuis quelque temps il avait perdu l'appétit et toutes ses forces, il était devenu d'une grande maigreur, ne pouvait respirer à la moindre montée, ne courait plus comme auparavant dans la campagne avec ses petits camarades, à peine avait-il fait deux cents pas quand il sortait avec son père et sa mère, que cette dernière était obligée de le porter sur ses bras. Il avait une toux sèche, fréquente, et crachait tout blanc, seulement les matins. Un fils du même âge leur était déjà mort dans cet état ; les petites filles, au nombre de trois, se portaient fort bien. Ce n'est pas la première fois que j'ai vu dans une famille tout un sexe périr de la phthisie et l'autre en être préservé. La mère était très-saine ; mais le père, d'une constitution herculéenne, avait servi et avait contracté sept fois la gale, et une

(1) *Ibid.*, pag. 282.

ou plusieurs fois la syphilis, pour laquelle il avait été *bourré* de mercure. Il lui revint aux oreilles que deux médecins du voisinage qui avaient tour à tour soigné son premier fils, qui était mort, ou traité celui-ci de ses *rhumes*, comme il les appelait, avaient prédit qu'il perdrait également ce second enfant mâle; c'était le seul qui lui restât; il y tenait beaucoup. Le père qui devait sa santé et sa vie à l'homœopathie, ayant appris que je m'y livrais, me consulta. Je reconnus, par l'auscultation, que le poumon droit était affecté dans toute son étendue. Après un emplâtre stibié placé entre les deux épaules, je vis qu'il n'y avait guère que la moitié supérieure de cet organe de malade; je lui administrai en même temps *sulphur tritur*. 1. C'était le 4 avril 1833.

L'enfant reprit bientôt sa gaîté et se remit à courir la campagne avec les autres, à tous les temps. Sur la fin de mai, il était assez bien, éprouvait peu d'oppression, ne toussait que fort peu, seulement le matin. Le père, en me voyant faire, s'était habitué à l'ausculter; la respiration était sifflante dans la partie supérieure droite. Il reçut quatre globules *lycopod.*

Comme on ne pouvait pas tenir cet enfant à la maison, qu'il s'échappait continuellement pour aller dans la campagne à tous les temps, et que c'était mon habitude à cette époque, je lui fis un cautère au bras droit, ce qui n'empêcha pas une récidive de la toux au 28 février de l'année suivante. Je lui posai un deuxième emplâtre sur le devant du thorax, qui le fatigua beaucoup pendant quatre à cinq jours: je lui donnai en même temps trois prises *spirit. sulphur*. 3/30, à prendre de cinq en cinq jours.

Le 28 août de la même année, quatre prises *caustic.*, deux globules, de semaine en semaine.

L'enfant s'est toujours bien porté depuis. Il ne tousse pas et a pris beaucoup d'embonpoint.

3017e OBSERVATION, PAR LE DOCTEUR LAURENCET (1).

Demoiselle....., vingt à vingt-quatre ans, blonde, peau blanche rosée, très-maigre, ayant été très-grosse et fraîche. Deux ans auparavant elle avait eu un enfant d'un jeune homme qui était en ce moment au service ; elle l'avait nourri et élevé. Elle n'avait que son travail joint à celui de son père et de sa mère, qui sont très-âgés, pour subvenir à l'entretien de la maison. Sa profession consiste à tisser le coton dans les caves ; c'est la ressource du pays. Elle est bien insuffisante pour ceux qui, comme ces gens-là, sont locataires dans de misérables huttes de la campagne ; mauvaise habitation, nourriture insuffisante, tout contribuait à favoriser sa maladie. Je passais un jour, avec un confrère d'une commune voisine que j'avais rencontré en route, par le hameau où demeurait cette malade : nous nous rendions à un marché d'une commune peu distante où mon confrère avait un cabinet de consultation qu'il n'occupait que ce jour-là dans la semaine. Il me convia d'entrer avec lui voir deux malades pour lesquels on l'avait mandé dans cette maison. La sœur aînée de celle qui fait le sujet de cette observation était assise auprès du feu ; blanche, les lèvres décolorées, toussant et crachant jaune serin; se plaignant d'une fièvre (hectique) qui la prenait tous les jours. En un mot, elle était dans le dernier degré de marasme. A l'auscultation, je reconnus que les deux poumons étaient pris presque en entier ; j'indiquai par un signe négatif à mon confrère ce que j'en pensais ; le père, qui était présent, le remarqua Il nous dit en même temps que son autre fille, qui était dans l'endroit où nous allions, se trouvait malade comme l'aînée l'avait été dans le principe. Nous la rencontrâmes quelques pas plus loin, à une montée ; l'oppression qu'elle en éprouvait me la fit aisément reconnaître. Elle nous suivit dans le cabinet de mon collègue, où je lui prescrivis un emplâtre stibié et lui donnai je ne me souviens pas combien de doses *spirit. sulphur.*

Je n'y pensais plus lorsqu'environ quatre mois plus tard, le 17

(1) *Ibid.*, pag. 284.

décembre 1833, elle se présenta chez moi, me disant que je l'avais soulagée ; elle me rappela que je l'avais prévenue qu'il y aurait autre chose à faire, qu'elle avait découvert mon nom et qu'elle me priait de la préserver de la mort qu'avait subie sa sœur. Je reconnus un côté très-malade et l'autre un peu moins. C'étaient tous les symptômes de la phthisie tuberculeuse, et entre autres l'aménorrhée.

Je lui fis un cautère thoracique sur le devant du côté malade et lui donnai sept globules *lycopod.* dissous dans une centaine de gouttes d'alcool pour être pris par deux ou trois gouttes tous les matins sur un morceau de sucre. Je voulais savoir si cette manière de faire prendre le médicament produirait autant de résultat.

Le 26 janvier 1834, je lui établis un second cautère sur le côté opposé de la poitrine. Elle n'avait point été incommodée par les gouttes ; il y avait une amélioration générale ; cependant elle n'avait cessé de travailler dans les caves depuis qu'elle s'était trouvée en état de reprendre le tissage.

Je lui redonnai au 2 février douze globules *lycopod.*, dissous dans plus de cent gouttes d'alcool, pour continuer à prendre comme elle avait déjà fait.

Il y avait fort long-temps que je n'avais pas revu cette malade et je n'y pensais plus, lorsque, huit mois après, elle me rencontra dans un magasin d'épiceries, dans une commune voisine. Elle se confondit en remerciemens, en me disant que je lui avais sauvé la vie ; qu'à la suite de mes gouttes, ses règles étaient revenues jusqu'à la métrorrhagie, qu'ensuite elles étaient toujours bien allées quoique sans excès, qu'elle ne toussait plus et n'avait plus d'oppression, bien qu'elle eût laissé fermer ses cautères depuis plusieurs mois ; qu'elle était fraîche et grasse. Elle s'est mariée avec son amant, qui est revenu du service, et je l'ai retrouvée plusieurs fois pendant sa deuxième grossesse, toujours bien portante.

3018e OBSERVATION, PAR LE DOCTEUR LAURENCET (1).

Mademoiselle..., vingt ans, grande, blonde, peau très-blanche; pas beaucoup de fraîcheur, embonpoint passable, ouvrière tisseuse. Elle travaille par conséquent toujours dans les caves, circonstance extrêmement défavorable ; c'est à cela que je crois pouvoir attribuer la lenteur avec laquelle l'amélioration a marché ; les symptômes sont la toux, l'oppression, l'aménorrhée incomplète. Les deux poumons sont tuberculeux, l'un plus que l'autre ; la respiration est presque nulle vers la région claviculaire ; dans tout le reste de l'organe, elle est sifflante et tout-à-fait sans amplitude. Cette malade est au nombre de ceux chez qui j'ai trouvé le plus de mal. Elle a eu la gale.

Le 20 avril 1834, je posai un emplâtre stibié entre les deux épaules, et le 16 mai suivant, un sur chaque côté du devant de la poitrine. Je donnai en même temps trois prises *spirit. sulphur* 4/5 gutt. 1., à prendre de dix en dix jours.

Le 23 juin, je plaçai un troisième emplâtre stibié entre les épaules, mais sans que les lobes supérieurs du poumon devinssent plus perméables.

Le 6 juillet, il survint un enrouement très-fort, la voix était déjà auparavant très-voilée. Je redoutai que cette malade ne fût menacée de la phthisie trachéale.

J'administrai trois prises *conium*, deux globules, à prendre de douze en douze jours.

Au premier septembre, je donnai cinq prises *spirit. sulphur.* 3/30, à prendre de dix en dix jours.

Le 17 et le 20 septembre, je fis flairer *bellad.*, et puis *dulcam.*, pour une éruption ortiée qui survint après s'être endormie sur l'herbe fraîche et au soleil pendant les travaux agricoles, dans la vue de ne pas interrompre l'action de l'antipsorique *spirit. sulphur.*

Le 24 novembre, six prises de trois globules *calcar. carb.*, à

(1) *Ibid.*, pag. 286.

prendre de sept jours en sept jours ; la toux avait repris avec beaucoup d'intensité.

Le 8 février 1835, l'amélioration commençait à se manifester, le flux menstruel était devenu plus abondant ; l'oppression était beaucoup moins forte, la malade commençait à sentir renaître son courage. Elle reçut quatre prises, deux globules *lycopod.* à prendre de semaine en semaine.

Le 14 avril, six prises, trois globules *caustic.*, de dix en dix jours.

Le 19 juin, au milieu de l'amélioration progressive du poumon, il se manifesta chez elle un gloussement sous l'hypochondre gauche, à la région du cul-de-sac cardiaque de l'estomac, qui devenait surtout sensible quand elle se plaçait ou quand elle pressait en passant la main sur la partie.

Je lui donnai deux prises, un globule *lauroceras.*, à prendre à deux jours de distance. Cette incommodité n'ayant pas diminué, elle reçut quelques jours plus tard pour commencer de les prendre seulement à la fin de juin, dans la vue de laisser accomplir l'action de *caustic.*, deux prises de deux globules *oleum animal.*, et deux prises de deux globules *acid. phosphor.* alternées de quatre en quatre jours.

Je l'ai revue quelques jours avant mon départ, elle va tout-à-fait bien depuis plusieurs mois, les tubercules sont devenus indolens, l'indisposition de l'estomac a également disparu.

3019e OBSERVATION, PAR LE DOCTEUR WIDENHORN (1).

Un jeune homme de vingt ans, né de parens phthisiques, avait lui-même hérité d'eux une complexion phthisique. Pendant son jeune âge, il eut à supporter toutes les maladies de l'enfance, comme scarlatine, rougeole, etc. Il eut même quelque commencement d'affections scrofuleuses, dont un allopathe le délivra, suivant son dire. A douze ans, il apprit la profession de tailleur. Durant son apprentissage, il contracta deux fois la gale qui fut traitée à la manière ordinaire. Il eut aussi à dix-sept ans, une

(1) Archives de la médecine homœop., vol. III, pag. 287; 1835.

péripneumonie qui paraît avoir été traitée d'après la méthode de Rasori. Au printemps de 1834, il fut attaqué d'une affection catarrhale pour laquelle il invoqua les secours de l'allopathie; mais inutilement. Son affection alla croissant de jour en jour, jusqu'au point d'être déclarée incurable par plusieurs médecins et de présenter le tableau suivant :

Symptômes de l'affection locale: Toux chatouilleuse provenant de la gorge. *Calc. sulphur.* Toux avec expectoration purulente et fétide (matières tuberculeuses), *calc.*, *sulphur*, *hep.*, *phosphor.*, *lycopod.*, *stannum*, etc. Toux pendant la nuit, *sulphur*, *calc.*, *lycopod.*, etc. Toux sèche, la plupart du temps le soir et la nuit, étant couché, *sulphur*, *calc.*, *lycopod.* Respiration et symptômes de la poitrine. Difficulté de respirer en marchant au grand air, *sulphur*. Perte de la respiration en parlant, *sulphur.*, *calc.* Respiration stertoreuse (râle muqueux et caverneux), *calc.*, *sulphur*. Sentiment de faiblesse dans la poitrine, en parlant, *sulphur*, *stannum*. Élancemens dans la poitrine, en se remuant, dans le côté gauche, *calc.*, *lycopod.*, *phosphor.*, *sulphur*. Chaleur à la poitrine, *calc.*, *sulph.*, *lycopod.*, *phosphor.*

Symptômes sympathiques. Défaut d'appétit, répugnance pour la viande, *sulphur*, *silic.* Diarrhée avec maux de ventre pendant plusieurs jours, *sulph.*, *calc.*, *lycop.* Faiblesse, lassitude, tiraillemens dans les membres, surtout aux changemens de temps, *sulph.*, *calc.*, *lycopod.* Envies continuelles de dormir dans la journée, avec insomnie la nuit, *sulphur*. Fièvre continuelle avec horripilations, surtout le soir, *calc.*, *sulph.*, *hep.* Chaleur passagère, grande fréquence du pouls, *calc.*, *sulphur.* Sueur la nuit, surtout à la poitrine, *calc.*, *sulphur*. Sueur après chaque mouvement au travail, *calc.*, *sulphur*. Amaigrissement, défaut de forces, *calc.*, *sulphur*, *lycopod.* Mauvaise humeur, irascibilité, propension à s'effrayer, mélancolie, disposition à pleurer, *calc.*, *sulphur*, *lycopod.*, *phosphor.*

A ce tableau de maladie correspondent, plus ou moins, quinze ou vingt médicamens, dont trois ou quatre concourent encore ensemble en ne prenant que les symptômes principaux. Il serait donc difficile à un débutant, avec ce tableau très-resserré, et qui ne contient rien d'inutile, de choisir le moyen convenable; je dis sans indications inutiles, pour que les malades et les homœopathes qui débutent signalent beaucoup trop de symptômes et rendent ainsi très-difficile de distinguer l'important de ce qui ne l'est point.

On sait que ce sont principalement les causes et les symptômes tant du temps que des circonstances qui décident du choix.

Ici la cause est une disposition héréditaire, une constitution phthisique et une gale mal guérie. Le soufre y correspond.

Les crachats et les symptômes de la toux ont de l'analogie avec beaucoup de moyens, avec presque tous ceux qu'on a vantés dans la phthisie pulmonaire; la toux pendant le coucher est même produite peut-être par vingt moyens au moins. Il n'y a donc rien de décisif ni dans les crachats ni dans les symptômes fournis par la toux.

Les symptômes de la poitrine et de la respiration correspondent à *phosphor.*, *lycopod.*, *calc.*, *sulphur.*

Ce qui se montre ici décisif est en faveur de *sulphur*, c'est le sentiment de faiblesse dans la poitrine, en parlant, qu'on rencontre bien dans *phosphor.*, *ac.*, *rhus*, et *sulphur*, *ac.*; mais non accompagné des autres symptômes.

Les élancemens dans le côté gauche pendant le mouvement parlent aussi en faveur de *sulphur.*

La répugnance pour la viande est un symptôme très-favorable à *sulphur*. Il parle bien aussi pour *calc.*, *lycop.*, *silic.*; mais à un moindre degré: il y a dans ces médicamens, *silic.* excepté, dégoût, mais non répugnance.

Un autre symptôme très-favorable à *sulphur* consiste dans les tiraillemens des membres, avec aggravation pendant les changemens de temps.

Les symptômes moraux parlent tous pour *sulphur*, surtout l'irascibilité et la mélancolie.

Le 15 mars au soir, je donnai *aconit.* 2/30 pour combattre les mouvemens fébriles. Le lendemain matin, je fis prendre *sulphur* 3/30, d'abord pour attaquer l'affection psorique, qui était manifestement en jeu ici, et en second lieu, parce que ce médicament était indiqué par tous les symptômes circonstanciés, comme: Toux la nuit, étant couché, sentiment de faiblesse dans la poitrine en parlant, élancemens dans le côté gauche pendant le mouvement, répugnance pour la viande, douleurs dans les membres au changement de temps, outre les symptômes moraux. Ici la gale causale pouvait seule déterminer le choix; car *calc.*, *phosphor.*, *lycopod.*, correspondant tout aussi bien aux indications principales. C'est une règle aussi qu'on commence par le soufre, quand la psore est prouvée.

Au bout de huit jours, le 23 mars, je revis le malade. Il se plaignait beaucoup de l'effet du moyen. Le lendemain de la prise, tous les symptômes avaient considérablement augmenté et persisté ainsi pendant trois jours; et depuis trois jours seulement, il se trouvait mieux. Les élancemens dans la poitrine avaient cessé; la toux était moins fréquente; elle n'avait surtout plus lieu étant couché; les douleurs dans les membres ne se faisaient plus sentir, quoique le temps fût très-variable; l'appétit revenait un peu, les sueurs nocturnes diminuaient. J'attendis encore six jours, et le 29 mars, je donnai *calcar* 3/24, d'après le tableau suivant :

Toux brève, sèche avec chatouillement dans la gorge, comme s'il y avait de la poussière dedans. Toux le soir. Il perd la respiration en se baissant. Asthme et tension à la poitrine, qui diminue quand il porte les épaules en arrière. Diarrhée avec des excrémens non digérés. Excitabilité nerveuse; grande fatigue après avoir peu marché; disposition à l'inquiétude.

Tous ces symptômes, mais surtout la diarrhée, l'excitabilité, la lassitude et l'inquiétude, parlaient pour *calc.*

Le médicament agit d'une manière héroïque; tous ces symptômes disparurent complétement dans l'espace de dix-huit jours. On n'entendait plus ni râle caverneux ni pectoriloquie. Mais les symptômes fébriles ne cédaient point, quoique la toux eut considérablement diminué et que le malade eût pris, avant la chaux, deux doses *aconit.* A la vérité, elle n'était plus si forte; mais il y avait encore une fièvre lente. Chaque fois, une sécheresse de la peau et des mains. En outre, le malade avait toujours une toux sèche, à la vérité moins forte, mais qui se manifestait surtout après avoir bu. Pression continuelle à la poitrine, avec battemens de cœur pendant la digestion. Mélancolie tranquille, chagrin et désespoir.

Quoique *calcar.* eût produit de bons effets, je conclus de ces symptômes que *lycopod.* serait mieux indiqué. C'est pourquoi, le 18 avril, je donnai *lycopod.* 2/30; l'effet fut surprenant. Au bout de quinze jours, le malade n'avait plus ni toux ni aucune douleur de poitrine; l'appétit, les forces, le sommeil et le repos d'esprit revinrent parfaitement, et après un laps de temps de dix semaines, la guérison put être regardée comme achevée.

3020e OBSERVATION, PAR LE DOCTEUR WIDENHORN (1).

Un homme de vingt-huit ans, d'une constitution phthisique, ayant le cou long, le larynx saillant, la poitrine étroite, les épaules en forme d'ailes, la peau blanche, etc., très-adonné aux boissons spiritueuses et aimant aussi beaucoup le café, avait été guéri, disait-il, de plusieurs inflammations de poitrine, toujours traitées par d'abondantes émissions sanguines; c'est-à-dire que les douleurs avaient diminué, mais qu'il était resté une affection catarrhale, avec toux le matin et gêne de la respiration.

En 1834, au mois de février, cette toux commença à devenir plus forte, et le malade invoqua les secours de l'allopathie. Jusqu'au mois de septembre, on lui appliqua des vésicatoires sur la poitrine, on établit des cautères, et on donna divers médicamens internes, mais en vain; le mal s'accrut de jour en jour; la guérison fut déclarée impossible, parce qu'il y avait des tubercules et de la pectoriloquie.

Le malade vint me trouver le 12 octobre pour être traité homœopathiquement. Je signalai chez lui les symptômes suivans:

Symptômes de l'affection locale: Percussion, matité à la partie supérieure du côté droit de la poitrine, dans la région de la

(1) *Ibid.*, pag. 291.

clavicule, tant en aspirant qu'en retenant l'air. Matité du côté opposé, en arrière, à la région de l'omoplate. Le reste des poumons ne fournit aucun signe appréciable. Stéthoscopie, absence de bruit respiratoire dans la partie supérieure du poumon gauche; mais râle sibilant dans la partie inférieure, à la région du cœur, du côté droit, au dessus du mamelon, râle caverneux dans l'étendue d'une pièce de cinq francs. Pectoriloquie au même endroit, en dessus et en dessous sorte de râle muqueux. Au dos, bruit respiratoire faible dans tous le côté gauche; râle crépitant à droite. Toux continuelle, augmentant notablement le soir et le matin. (Presque tous les médicamens.) Toux avec sentiment d'oppression dans le milieu du sternum. (*Caust.*, *carb. veget.*, *phosph.*, *stann.*, *silic.*, *sulphur.*) Toux avec expectoration considérable, le matin surtout. (Presque tous les médicamens.) Toux excitée surtout par le rire, le parler. (*China.*, *stan.*, *phosph.*) Toux avec crachats sanguinolens, de temps en temps. (*Arn.*, *bryon.*, *calc.*, *lycopod.*, *ferr.*, *mercur.*, *natr. mur.*, *phosph.*, *pulsat.*, *rhus*, *sulph.*) Gêne de la respiration pendant le mouvement. (*Ars.*, *can.*, *led.*, *phosph.*, *stann.*, *veratr.*, *nux.*) Interruption de la respiration; soir et matin, même dans le lit. (*Caust.*, *cocc.*, *calc.*, *ferr.*, *graph.*, *kal.*, *nux*, *phosph.*, *pulsat.*, *samb.*, *sep.*, *stann.*, *sulph.*, etc.) Oppression de poitrine. (*Phosphor.* avec trente autres.) Battemens de cœur à chaque émotion. Sensation de douleur cuissante dans la poitrine, principalement au dessous du sternum. (*Phosphor*, *rhus* aussi, mais la douleur ne se fait pas sentir précisément après avoir craché.) Pression et douleur lancinante dans les deux hypochondres et, le creux de l'estomac, en toussant, de sorte qu'il est obligé d'y appuyer souvent les mains. (*Phosphor.*, *bryon.*) Lassitude, faiblesse dans la poitrine. (*Bryon.*, *phosphor.*, *calcar.*, *lycopod.*, *staphys.*, *stann.*, etc.)

Affections sympathiques, faim canine, avec nausées après avoir mangé, alternant avec le défaut d'appétit. (*Bryon.*, *calc.*, *china*, *hep.*, *hyosc.*, *iod.*, *kali*, *lycopod.*, *mercur.*, *natr.*, *nux*, *phosphor.*, *sab.*, *silic.*, *staphys.*, *sep.*, *squilla*, *sulph.*, etc.) Forte soif. (*Bryon.*, *hyosc.*) Diarrhée avec émission de vents et de mucosités. (Plus de vingt médicamens.) Perte générale des forces. (*Alum.*, *lycop.*, *calc.*, *phosph.*, etc.) Sueurs nocturnes, surtout à la poitrine. (*Calc.*, *phosph.*, [*lycopod.*, *kali*, *sulphur.*]) Sommeil agité par des rêves inquiétans. (*China*, *lycopod.*, *puls.*, *sepia.*, *phosph.*, *silic.*, etc.) Propension à se fâcher, à s'emporter pour la moindre chose. (*Nux*, *phosphor.*, *natr.*, *mur. rhus.*, *sulphur.*, etc.) Anxiété au creux de l'estomac, en pensant à des choses désagréables. (*Phosphor.*) Accroissement des douleurs pendant les changemens de temps et pendant les orages. (*Calc.*, *phosph.*, *sulphur*, *rhus*, *veratr.*, *silic.*, *mang.*, *mercur.*, *graphit.*)

Dans ce tableau de maladies, qui est sans contredit un des plus compliqués, on voit concourir au moins quarante à cinquante moyens. Mais, dans ce nombre, il n'y en a que trois qui correspondent au symptôme caractéristique de la maladie; car il n'y a qu'un seul symptôme qu'on puisse regarder ici comme caractéristique, savoir : La toux excitée par le rire et le parler. Ce symptôme a le plus grand poids, 1° parce qu'il se rattache à l'affection locale et qu'il est causé par elle; 2° parce qu'il constituait ici la principale souffrance et qu'il englobait en lui les circonstances au milieu desquelles la toux survenait. Les trois moyens sont le quinquina, le phosphore et l'étain.

Tous les autres symptômes n'offrent rien de circonstantiel, ou au moins les circonstances entrent aussi en concurrence avec d'autres moyens.

Le phosphore, fut jugé la substance qui convenait le mieux ici, parce qu'il s'accordait tant avec le symptôme précédent qu'avec l'état du moral, et avec l'influence exercée par les changemens de temps et les orages, ce qui n'a pas lieu pour les deux autres.

Le malade reçut, le 18 octobre, *phosphor.* 2/30, dans un petit flacon avec injonction de ne faire que le flairer le matin, précaution qui me sembla nécessaire parce que je craignais que le médicament n'agît avec trop de force. Et c'est en effet ce qui eut lieu; car il survint un crachement de sang en règle; augmentation de l'oppression de poitrine; douleurs dans la poitrine; mais surtout exaltation des symptômes moraux, le malade étant devenu colère à l'excès, fort agité, et, pour ainsi dire, hors de lui-même.

Je fus appelé le second jour. Comme le malade était très-faible, je ne pus laisser agir le médicament, et je fis respirer plusieurs fois du vin, ce qui calma notablement les accidens et la colère.

Je laissai pendant quinze jours le malade sous l'influence du phosphore. Au bout de ce laps de temps, il y eut accroissement des douleurs de poitrine, avec fièvre présentant le caractère inflammatoire. Je prescrivis deux doses *aconit.* de deux en deux jours; au bout de quatre jours je constatai l'état suivant :

Toux sèche, la nuit, avec douleur de poitrine. Toux après le rire, et parfois aussi après avoir mangé. Battemens de cœur. Défaut d'appétit; sentiment de plénitude dans l'estomac. Diarrhée ; déjection d'alimens indigérés. Faiblesse par suite de fréquentes émissions sanguines. Je donnai *china*, comme moyen intercurrent, parce que *phosphor.* n'avait point encore épuisé son action. Le malade prit *china* 2/24, le 5 novembre.

Au bout de huit jours, je trouvai la matité très-diminuée; on entendait une sorte de râle dans le poumon gauche. Mais le râle muqueux avait entièrement disparu dans le poumon droit, où la pectoliroquie se faisait encore entendre. Toux sèche la nuit. Toux le matin, avec crachats fétides, jaunes. Douleur d'écorchure, surtout à l'endroit où existe la pectoriloquie. Battemens de cœur après avoir mangé. Diarrhée; déjection de matières indigérées. Propension à se fâcher; répugnance à voir d'autres personnes que celles qui se trouvent ordinairement autour de lui. Je donnai *calcar.* 2/24.

L'issue fut surprenante. Au bout de quinze jours, la matité du côté gauche avait totalement disparu, et l'on entendait un râle muqueux bien prononcé dans tous les points qui étaient auparavant sans résonnance. La pectoriloquie était fort peu prononcée et bornée à un très-petit espace. Les crachats avaient perdu de leur abondance, de leur couleur et de leur odeur; ils se composaient en grande partie de mucosités. Plus de battemens de cœur, de douleur cuisante, de pesanteur d'estomac ni de diarrhée. Retour de l'appétit, sérénité du moral, dispositions plus sociables.

Je ne troublai pas l'action de *calc.* Au bout de quinze jours l'amélioration s'arrêta. Ne trouvant pas toutefois de nouvelles indications, je répétai *calc.* 1/12. Quinze jours après, je n'aperçus plus ni pectoriloquie, ni matité, ni râle, si ce n'est dans l'endroit où la caverne existait; là, en effet, on entendait encore du râle muqueux. Appétit bon, retour des forces, plus d'oppression de poitrine, toux réduite presque à rien.

Pour détruire la nature psorique de la maladie, je donnai *sulphur.* 2/24. Trois semaines après, le malade pouvait être considéré comme parfaitement guéri; car il ne se plaignait plus de rien et le bruit respiratoire se faisait entendre dans toute l'étendne de la poitrine.

Comme il avait perdu beaucoup de sang, je lui donnai encore *china* 2/12, qui termine d'ordinaire les traitemens de ce genre.

Depuis lors le sujet a repris ses occupations sans en ressentir aucune incommodité.

Le traitement entier a duré trois mois.

3021e OBSERVATION, PAR LE DOCTEUR CHARRIÈRE (1).

Une jeune demoiselle de dix-huit ans, à la suite d'une gale rentrée, présentait beaucoup de symptômes alarmans d'une phthisie commençante. Cette jeune personne, qui n'était point réglée depuis six mois, l'a été bien régulièrement après l'administration de trois doses *sulphur.* Cette cure a été opérée dans les mois d'octobre et de novembre dernier, et la jeune personne est tout-à-fait bien.

3022e OBSERVATION, PAR LE DOCTEUR CHIO (2).

Madame R..., de Novarre, âgée de vingt-sept ans, mère de cinq enfans, était, dès le mois d'octobre 1834, atteinte d'une toux irritante avec crachats visqueux le matin, lorsque vers le

(1) Bibliothèque homœop., vol. V, pag. 19; 1835.
(2) *Ibid.*, pag. 241.

commencement de 1835, en suite d'un refroidissement, elle fut saisie par une forte fièvre. Un allopathe des plus renommés de Novarre lui prescrivit des saignées et divers remèdes qui n'apportèrent pas de soulagement; et l'état fébrile s'exacerbant chaque dixième ou quinzième jour, on avait recours à de nouvelles saignées. La malade se trouvant de plus en plus mal, ce docteur conseilla à son mari de lui faire changer d'air, en disant qu'il n'y avait plus pour elle de chances de salut, vu que la condition pathologique de la poitrine était héréditaire. (Sa mère et une de ses sœurs sont mortes de phthisie tuberculeuse.)

Le mari conduisit en conséquence sa femme à Crescentino, son pays natal, et le 4 avril 1835, à six heures du soir, il me fit appeler pour tâcher de pallier au moins ses souffrances.

Tableau de la maladie. Sensation de froid et frissonnemens à trois ou quatre heures de l'après-midi, auxquels succède une chaleur brûlante; pouls fréquent, serré, peu résistant; la nuit et le matin sueur générale plus forte à la poitrine et à la tête; chatouillement au larynx et sensations de froid à la gorge; toux le matin, avec crachats visqueux, blancs, douceâtres, très-abondans; pendant le jour la toux est sèche, irritante, plus forte après le dîner, jusqu'à exciter le vomissement des alimens; sensation de poids au sternum; douleur aux dernières vraies côtes droites, avec élancemens par le mouvement et par une inspiration profonde; la douleur diminue par l'application du chaud extérieur; enrouement matin et soir; bouche sèche, soif; pas d'appétit, et même aversion pour les alimens; dyspnée; palpitations de cœur au plus léger effort; sommeil inquiet, agité par des rêves effrayans; mélancolie; crainte de la phthisie. Je donnai aussitôt *aconit.*, 2/15, à répéter trois fois.

Le 5 avril, au matin, la sueur a été moindre; même prescription.

Le 6 le sommeil a été tranquille, pas de sueur, toux modérée; l'après-midi, ni frissons ni fièvre; elle a mangé avec goût.

Le 7 et le 8 le bien-être continue, elle est plus forte; il y a encore cependant de la toux le matin, mais les crachats sont plus faciles. *Nux*, 3/30, le soir.

Le 9 et le 10 la toux a diminué, n'a plus lieu pendant la journée, mais seulement le matin, avec un ou deux crachats muqueux rendus sans efforts. Elle a fait une promenade à pied de plus d'une demi-lieue sans en être fatiguée; elle est de très-bonne humeur, et elle me dit qu'elle est guérie.

Le 11 même bien-être, petits boutons pruriteux au front. *Sulphur*, 4/30, répété trois jours de suite.

Le 16 les boutons ne démangent plus, les forces augmentent, elle mange avec appétit et digère très-bien.

Le 25, madame R... est partie pour Novarre, d'où son mari m'écrit qu'ayant présenté sa femme au docteur qui l'avait soignée, en lui disant qu'elle était redevable de son bien-être à l'homœopathie, celui-ci a répondu que la guérison était due au changement d'air plutôt qu'à la médecine; mais madame R... ayant insisté sur les effets qu'elle a réellement éprouvés des remèdes, le médecin a haussé les épaules en disant qu'il ne pouvait le croire, et que d'ailleurs il ne lui convenait plus d'étudier une nouvelle doctrine.

3023e OBSERVATION, PAR LE DOCTEUR DES GUIDDIS (1).

M. David (Joseph), âgé de trente-sept ans, était atteint d'une phthisie pulmonaire avec crachemens de sang qui duraient depuis dix à douze jours, toux d'irritation avec crachats, etc. Traité jusque-là par l'ancienne méthode, avec vésicatoires, cautères, etc., il vint à moi en février 1831; et en avril il fut hors de danger, moyennant *arnica*, *nux*, *digitalis*, *sulphur* et *kali carbonicum*. Ses deux frères, traités pour la même maladie par le docteur Gueyrard, étaient déjà morts poitrinaires, ainsi que le père plus anciennement. Aujourd'hui, le sieur David, teneur de livres chez MM. Billet-Landon, n'a jamais éprouvé depuis aucune atteinte à la poitrine, et jouit de la meilleure santé.

(1) Bibliothèque homœop., vol. V, pag. 358; 1835.

3024e OBSERVATION, PAR LE DOCTEUR GRIESSELICH (1).

Au mois de mai 1834 je vis entrer chez moi un jeune homme qui me dit d'une voix faible qu'il ne pouvait parler depuis quelque temps qu'avec les plus grands efforts. Il avait fait par écrit la description de sa maladie. Il était de stature moyenne, blond, élancé, grêle, âgé de vingt ans; sa face était pâle, défaite, pointue. Il s'était bien porté jusque dans l'automne de 1832, où il s'était fortement échauffé, et avait bu rapidement quelques verres de moût pour apaiser sa soif. En s'en retournant à la maison par un épais brouillard, il avait éprouvé une violente congestion du sang, qui avait cessé cependant si promptement, que dès le lendemain il avait pu retourner à son travail sans avoir eu besoin de remède; mais l'accès l'avait repris dans la rue, et il avait craché beaucoup de sang plusieurs fois de suite sans tousser fortement. Arrivé à son atelier, les crachemens de sang s'étaient renouvelés avec une nouvelle force; mais, loin de s'en inquiéter, il n'avait fait qu'en rire. Bientôt on l'avait porté dans un hôpital où on lui avait fait prendre de la digitale, en lui recommandant le plus grand repos. De cent vingt pulsations le pouls était descendu à vingt-deux. Il était tombé dans une grande faiblesse, et était resté dix semaines à l'hôpital. Les crachemens de sang ayant cessé, il était retourné à son travail; mais ils avaient recommencé au mois de février 1833. Il était donc rentré à l'hôpital, où il était resté un mois. Il avait éprouvé ensuite de fréquentes rechutes, contre lesquelles on lui avait administré de nouveau *pulv. nitr.* et *sulphur aur.* Quelque temps après le malade avait eu l'idée de suivre le traitement du professeur Oertel. Il avait bu chaque jour de vingt à trente chopines d'eau, et s'était lavé chaque jour aussi la poitrine. L'expectoration était devenue facile; mais au bout de quelque temps les crachats n'avaient plus contenu que du pus mêlé de sang. En outre, on y remarquait souvent aussi des concrétions solides, de la grosseur d'un pois, qui présentaient l'aspect du

(1) Hygea, vol. II, pag. 347; 1835.

fromage. Douleurs de poitrine et forte toux; crachemens de sang, mais moins fréquens. Son médecin lui avait conseillé un voyage en Suisse; mais l'hémoptysie et la faiblesse ne lui avaient pas permis de réaliser ce projet. Il observait une diète sévère, et buvait d'une décoction de *plantago major*; mais son état avait tellement empiré, qu'il s'était vu forcé de recourir encore une fois à la médecine. Je dois faire observer en outre qu'on lui avait pratiqué douze saignées, à ce qu'il m'assura. Son aspect était très-suspect, comme je l'ai dit, son pouls accéléré, la faiblesse de sa poitrine grande, sa maigreur frappante; parler excitait à l'instant un accès de toux; crachats purulens et sanguinolens; douleurs de poitrine continuelles, sourdes, quelquefois lancinantes; respiration très-courte. Il n'avait pas à se plaindre d'autre chose. Si sa santé, son appétit, son sommeil, etc., n'étaient pas aussi bons que jadis, cela dépendait de sa maladie. Il n'avait jamais eu la gale.

Je soupçonne qu'avant la première hémorrhagie pulmonaire le malade avait déjà des tubercules, et que le moût n'avait été que la cause occasionnelle de la maladie.

Je recommandai un régime sévère, et donnai deux doses de *psorin*. et deux doses de *sulphur*. à prendre une tous les cinq jours, en commençant par *psorin*. (23 mai 1834.)

J'ai vu peu de maladies chroniques où l'amélioration eût été aussi prompte que dans celle-ci; elle se déclara le quatrième jour. Le malade, si faible auparavant, qu'il pouvait à peine rester quelque temps devant la casse, se sentit plus fort au bout de ces quatre jours, put travailler plus long-temps et parler davantage. L'expectoration sanguinolente avait cessé.

Le 6 juin, il avait bien meilleure mine; il était gai, content, parlait sans difficulté, n'éprouvait plus qu'une légère douleur pressive sur la poitrine; l'expectoration consistait encore en petits morceaux d'un goût repoussant. Je ne veux pas fatiguer le lecteur par trop de détails; je dirai seulement que l'état s'améliora toujours de plus en plus. Je fis continuer *psorin* et *sulphur* alternativement. Il se relâcha un peu de son régime, et se vit bientôt en état de travailler assidument; mais les crachemens de sang ayant recommencé au mois de septembre 1834, je lui prescrivis de renoncer à toute espèce de travail, et lui fis prendre chaque soir *aconit.* 12 gutt. 1. Sa santé se raffermit en peu de temps à tel point, qu'un vent de nord-est, perçant même, ne l'incommodait pas. La toux avait entièrement disparu; les élancemens dans la poitrine étaient rares; son état était très-bon en général; il avait recouvré des forces, avait repris de l'embonpoint; on avait peine à le reconnaître. Au mois de février 1855, il s'exposa à une forte fumée de soufre sans en éprouver d'autre incommodité qu'une oppression de la poitrine la nuit, laquelle céda promptement à *arsen.* 12. Il continue à se bien porter. (Août 1835.)

3025e OBSERVATION, PAR LE DOCTEUR GRIESSELICH (1).

Un écrivain, âgé de trente-huit ans, vint me trouver le 7 septembre 1832, se traînant comme un fantôme, enveloppé d'un manteau, vrai tableau de désolation. Je fus effrayé en le voyant, et mon effroi augmenta lorsque je l'entendis me prier de le traiter homœopathiquement. Dix-huit ans auparavant, il avait eu pendant plusieurs mois une gale humide qu'on avait guérie par des onguens soufrés : il n'en avait cependant ressenti aucune suite funeste jusqu'au mois de janvier 1832, où il avait été atteint d'un catarrhe avec expectoration muqueuse, mais sans douleur de poitrine. Le catarrhe durant depuis long-temps, et le malade se sentant affaibli, il se mit à boire du vin pour se redonner des forces : il en buvait volontiers, mais sans excès. Il ne fit rien du reste pour se guérir, jusqu'à ce qu'il se vît au plus bas. Il était d'une maigreur extrême, tout courbé, et semblait à chaque instant sur le point de tomber : à peine avait-il pu monter les escaliers pour venir chez moi : il était haletant et tout hors de lui. Ce ne fut pas sans peine et sans maintes interruptions qu'il parvint à me dire ce qu'il éprouvait. La toux était surtout violente le matin; expectoration sans goût, purulente, sans mélange de sang, sans mauvaise couleur; le malade ne pouvait respirer profondément. L'auscultation donna un bruit dans la poitrine. Pas de dou-

(1) Hygea, vol. II, pag. 351; 1835.

leurs de poitrine proprement dites, seulement une sensation sourde. Appétit fort, soif vive, surexcitation après les repas; selles régulières, souvent deux par jour; hémorrhoïdes borgnes; sommeil interrompu par la toux; le soir, au lit, transpiration si abondante, que le malade devait changer de linge; pouls petit, fréquent, difficile à sentir à cause du tremblement de la main; sur le ventre, exanthème psorique causant des brûlures et des démangeaisons très-vives.

Je lui fis prendre pendant quelques semaines *sulphur*, qui améliora considérablement son état. Il était en état de marcher pendant des heures, toussait moins, parlait d'une voix forte et sonore. Il vint même un jour me raconter qu'il avait cohabité avec sa femme, ce qui ne lui était pas arrivé depuis long-temps, et ce qui ne lui arriverait plus de sitôt, ajouta-t-il, parce que cela l'affaiblissait. L'amélioration était si grande, qu'il se remit à boire du vin; mais mal lui en prit. L'affection de poitrine continua à diminuer, il est vrai, sous l'influence de *stannum*, *kali*, etc.; mais le mieux ne fut plus aussi sensible. Cependant le malade se sentit assez fort pour vouloir retourner à ses travaux. Il tomba tout à coup, et mourut après avoir gardé huit jours le lit. Aucun remède ne put le sauver.

3026e OBSERVATION, PAR LE DOCTEUR GRIESSELICH (1).

Le 14 février 1833, je fus consulté par un jeune homme de vingt-trois ans qui avait été attaqué d'une pneumonie six mois auparavant. Il avait eu la gale dans sa quatorzième année; on l'en avait débarrassé par des moyens extérieurs. Il me dit qu'il avait été mal guéri de sa pneumonie, et que depuis il souffrait de douleurs de poitrine. Pendant toute la journée, toux, la plupart du temps sèche, qui semblait venir du fond de la poitrine du côté gauche. Depuis la pneumonie douleur lancinante du même côté, ainsi qu'à l'épaule gauche. Il ne pouvait respirer profondément, était oppressé et avait de la peine à marcher; quelques pas suffisaient pour le mettre hors d'haleine. L'auscul-

(1) Hygea, vol. II, pag. 353; 1835.

tation fournit un bruit tout particulier, isochrone avec les battemens du cœur; c'était comme si on eût agité de l'eau dans un baquet avec la main; le malade l'entendait lui-même, et il n'était pas besoin d'approcher l'oreille très-près de la poitrine pour le percevoir; cependant il était plus sensible quand le malade était couché sur le côté gauche; il préférait se coucher sur le côté droit. Un mouvement rapide occasionait des douleurs lancinantes dans le côté gauche de la poitrine. Le sujet était grand, maigre, défait, marchait courbé en deux, et avait tout l'aspect d'un phthisique. Quelques doses *aconit.* enlevèrent les douleurs lancinantes dans la poitrine. Je donnai ensuite quatre doses *sulphur*. En cinq semaines, à dater du commencement de la cure, le bruit du cœur cessa : quant à la toux, elle resta la même. L'état s'était beaucoup amélioré en général : le malade, qui connaissait son état, revenait à l'espérance. Mais on le dégoûta de l'homœopathie, et il mourut dix-huit mois après entre les mains d'un autre médecin.

3027e OBSERVATION, PAR LE DOCTEUR GRIESSELICH (1).

Un homme replet, d'une trentaine d'années, avait eu la gale dans sa jeunesse; il en avait été promptement délivré. Bacchus et Vénus étaient ses amis les plus chers. Quoiqu'il n'eût pas une constitution phthisique, et qu'il ne fût pas d'une famille phthisique, il souffrait depuis huit ans de douleurs de poitrine. Pression et tension dans la poitrine et la région de l'estomac; sensation de constriction de la poitrine le forçant à rejeter les épaules en arrière pour respirer; plusieurs fois crachemens de sang; expectoration alors salée, purulente, quelquefois mêlée d'un peu de sang; dyspnée au moindre effort; digestions bonnes; hémorrhoïdes borgnes; sommeil agité; chaleur sèche, l'empêchant de s'endormir; beaucoup de soif la nuit.

C'était évidemment un commencement de phthisie; les tubercules commençaient à s'amollir. *Sulphur* le rétablit en peu de temps, assez pour que le développement des tubercules s'arrêtât.

(1) Hygea, vol. II, pag. 355; 1835.

est encore sensible à l'air vif ; mais depuis des années il se livre à ses occupations par tous les temps, ce qui ne lui était pas possible auparavant.

3028e OBSERVATION, PAR LE DOCTEUR GRIESSELICH (1).

Un curé de campagne, grand et maigre, courbé, âgé de trente ans, avait eu jadis des scrofules. Il avait attrapé plusieurs années auparavant un fort refroidissement qui avait eu pour suite ses douleurs actuelles de poitrine. Tous les remèdes qu'il avait pris n'avaient servi de rien. Pression sourde au côté droit de la poitrine, s'étendant de là dans toute la poitrine, s'exacerbant quand il se penchait pour écrire, mais non pas quand il se remuait ou respirait profondément. Toux, le plus souvent sèche, avec expectoration de petits morceaux. Parler lui faisait mal : chaque fois qu'il prêchait ou disait la messe, il devait se reposer comme après le travail le plus pénible. Sa voix n'était pas enrouée, mais pleine ; cependant il lui fallait de grands efforts pour arriver à la fin de son sermon. Poitrine plate, épaules saillantes en avant. Toutes les fonctions étaient normales du reste. Il guérit en quelques mois par l'usage de *psorin.*, assez bien pour faire ses sermons ou dire sa messe sans souffrir ; cependant la douleur sourde dans le côté droit de la poitrine ne disparut pas entièrement ; elle se faisait sentir moins souvent, et s'était circonscrite à une petite place.

3029e OBSERVATION, PAR LE DOCTEUR GRIESSELICH (2).

Un instituteur de campagne, âgé de quarante ans, grand, maigre, sec, avait tout l'extérieur d'un phthisique. Il avait eu la gale à seize ans, et depuis cette époque il était sujet à toutes sortes d'infirmités. On apercevait encore sur son corps, de temps en temps, des pustules galeuses très-pruriteuses. Depuis plusieurs années, forte affection de la poitrine ; ses fonctions lui devenaient de plus en plus pénibles. Parler lui faisait mal. Toux sèche ;

(1) *Ibid.*, pag. 356.
(2) *Ibid.*, pag. 357.

pression caractéristique dans le creux de l'estomac. Il devait s'abstenir de toute chose irritante. *Sulphur* et *psorin.* le guérirent assez bien en deux ou trois mois pour qu'il pût retourner dans sa classe. Parler l'affectait moins. La toux avait disparu. Aspect meilleur. Il pouvait même boire du vin sans en être incommodé.

3030e OBSERVATION, PAR LE DOCTEUR GRIESSELICH (1).

Un négociant, élancé, maigre, défait, pâle, descendant d'une famille phthisique, s'adressa à moi en décembre 1833. Il avait bu en ayant chaud au printemps de 1833, et depuis cette époque il ressentait de la pression dans le creux de l'estomac, des élancemens surtout du côté droit, et quelquefois du gauche. Le matin, toux sèche; dyspnée. Ce qu'il y avait de remarquable, c'est qu'il ne toussait que dans la chambre, jamais au grand air. Abattement et pesanteur dans les membres. Il devait s'abstenir de tout échauffant. Tous les remèdes qu'il avait déjà pris n'avaient rien produit. Je n'obtins rien d'abord de mes médicamens; mais *psorin.* et *sulphur,* administrés alternativement pendant plusieurs mois, finirent par rendre les accès de toux très-rares; ils n'avaient plus guère lieu que quand le malade mangeait quelque chose de froid. Aspect meilleur. Le sujet se sentait très-bien. Il fut attaqué ensuite d'une fièvre gastrique qui régnait pendant l'été et l'automne de 1834, et en mourut. Ce ne fut pas moi qui le traitai dans cette dernière maladie.

3031e OBSERVATION, PAR LE DOCTEUR SCHRŒN (2).

J'ai aussi employé avec succès *calc. sulph.* dans les maladies du poumon, avant que le docteur G. Schmid de Vienne eût fait connaître son procédé. Notamment dans la phthisie tuberculeuse avec oppression, élancemens périodiques, accès de toux avant la nuit, et le matin, toux d'abord sèche, puis séreuse, avec de petits flocons. Parfois les malades en toussant rejetaient de petits

(1) *Ibid.*
(2) Hygea, vol. III, pag. 165; 1835.

globules de la grosseur d'un pois et même plus petits, lesquels, lorsqu'on les écrase, exhalaient une odeur fétide. L'oreille appliquée à l'endroit malade (le plus souvent dans la région des côtes supérieures), entend peu de bruit d'air; mais la percussion rend un son mat. Dans ces circonstances où les tubéreuses ne suppurent pas encore, *hep. sulph.* 2, donné tous les trois à quatre jours, par dose d'un grain, écarte les symptômes incommodes, et les malades se trouvent soulagés pendant quelque temps. J'ai traité, il y a quelques années, un jeune homme qui offrait l'image complète de cette maladie, et qui assez souvent rejetait en toussant des matières tuberculeuses. Il ne se plaint plus maintenant de rien, mais il faut qu'il se garde bien d'attraper quelque catarrhe, parce que chez lui il devient très-violent et de longue durée, et menace de passer plus ou moins en pneumonie.

3032e OBSERVATION, PAR LE DOCTEUR HARRIS DUNSFORD (1).

Une demoiselle, âgée de vingt-trois ans, souffrait depuis plusieurs mois d'une maladie de poitrine, qui menaçait évidemment ses jours. Son médecin, voyant que la terminaison ne serait pas heureuse en continuant les moyens allopathiques, lui conseilla d'essayer l'homœopathie. Etant appelé, je la trouvai dans l'état suivant :

Grand amaigrissement, pâleur de la face, yeux enfoncés et cernés de bleu, respiration courte, presque suspendue en montant; toux violente, surtout le matin; l'accès dure alors une demi-heure, mais la toux ne la quitte ni jour ni nuit; crachats abondans, épais, verdâtres, ronds, quelquefois striés de sang; placés dans un verre d'eau, ils vont au fond; elle a craché trois fois du sang pur; douleurs aiguës qui se font sentir en divers points de la poitrine, mais surtout entre les omoplates et dessous le sternum. Dans ce dernier lieu, il existe toujours une titillation très-fatigante; le parler la met hors d'haleine; elle ne peut se coucher sur le dos; le soir, chaleur sèche par tout le

(1) Bibliothèque homœop., vol. IV, pag. 261; 1836.

corps, surtout à la paume des mains; rougeur circonscrite des joues; la nuit, transpirations abondantes; pouls à 100 et 120; humeur triste, néanmoins sans grande alarme sur son état.

Il serait trop long de la suivre pendant tout le traitement qui a nécessairement duré quelques mois. J'ai commencé par donner *aconitum*, *bryonia*; puis j'ai donné *conium*, qui a eu l'heureux résultat d'arrêter les quintes de toux. Quoique la guérison ait marché rapidement, de temps en temps, il y a eu quelques petites récidives, suite d'imprudence. Après avoir employé *pulsatilla*, *carbo-vegetabil.*, *phosphorus* et quelques remèdes intercurrens, la malade s'est si bien rétablie, qu'elle a quitté le célibat, et est entrée dans les doux liens de l'hymen.

3033e OBSERVATION, PAR LE DOCTEUR BIGEL (1).

Une petite fille de six ans, contracta la coqueluche, qui régnait épidémiquement. Un médecin allopathe soumit cette affection au traitement le plus régulier. Les premières voies furent évacuées, suivirent les remèdes incisifs et dérivatifs, puis les sédatifs propres à enchaîner le type nerveux qui fait l'essence de cette maladie. Tous ces moyens demeurèrent sans succès. Une fièvre vive, accompagnée d'une soif ardente et de beaucoup de chaleur générale, spécialement à la face, réclamait l'usage des antiphlogistiques. Les sangsues furent appliquées, d'abord à la tête, puis à la poitrine. La fièvre tomba et avec elle tous les symptômes qui l'escortaient. Un dépôt critique semblait vouloir se former sur les glandes du cou qui se gonflèrent, mais sans phlogose. Le nouveau symptôme fut suivi d'une éruption de nature miliaire dont on favorisa la sortie par l'application de sinapismes et de vésicatoires. La toux convulsive en fut éminemment soulagée. La malade, à quelques quintes près de cette toux qui avait perdu sa férocité, semblait toucher à l'époque de sa guérison; elle ne se plaignait plus que de quelques démangeaisons à la peau, que l'on calma et fit disparaître à l'aide de quelques bains tièdes. Mais la fièvre ne tardu pas à

(1) Archives de la médecine homœop., vol. V, pag. 172; 1836.

se relever, et prit le caractère de fièvre lente ; la toux se ranima et reprit la forme convulsive première. Point d'expectoration. Soif, chaleur permanente, faim canine, goût exclusif pour la viande, le ventre est relâché et resserré. Emaciation des membres. La peau devient dans toutes les parties du corps rugueuse et ressemble à la peau de chagrin; absence presque totale de sommeil, interrompu par les accès de toux devenus plus fréquens. Tel était l'état de la malade quand je fus appelé.

J'étais évidemment en face d'une phthisie pulmonaire, parvenue à ce degré qui ravit tout espoir de guérison. Certes de tous les symptômes, celui de la toux convulsive était le symptôme dominant et primitif, dont tous les autres dérivaient. Je dirigeai contre elle les propriétés médicales de *bellad.* Son influence fut marquée par la toux dont les quintes perdirent de leur violence et de leur fréquence.

La malade put goûter quelques heures de sommeil. Mais la fièvre continuait, avec elle la soif et la chaleur : n'ayant rien de plus à attendre du remède, je lui substituai *drosera rotund.*, véritable spécifique de la toux convulsive. Ce remède ne fut pas plus heureux que la belladone. La toux seulement perdit complétement son caractère nerveux pour ne ressembler plus qu'à une toux catarrhale, avec expectoration abondante qui, loin de soulager, ajoutait chaque jour à la faiblesse et à l'épuisement. Frappé de l'inefficacité de ces remèdes, déçu dans les espérances que j'avais fondées sur leur héroïque spécificité, j'osai pour la première fois soupçonner la psore d'entretenir cette maladie. Je dus cette inspiration à la circonstance de l'éruption dont j'ai parlé, dont l'apparition avait calmé tous les symptômes, dont la disparition fut suivie de leur exacerbation. J'accusai cette métastase de tout ce désordre qui lui succédait ; préoccupé du caractère psorique de cette éruption, j'attaquai son miasme avec son spécifique. Pour proportionner le remède à l'excessive impressionnabilité de la malade, je me bornai à lui faire flairer la friction décillionnième de la teinture de soufre, Je répétai jusqu'à trois fois ce procédé dans l'espace de vingt-quatre heures ; ce n'est qu'après ce laps de temps que je remarquai une réaction caractétisée par de l'agitation, de l'augmentation de la fièvre, de la toux et de la soif. Cette exacerbation n'eut qu'une durée de quelques heures, après lesquelles un long et doux sommeil s'empara de la malade, qui, en se réveillant, était couverte d'une sueur générale et abondante qui fit tomber la fièvre. Elle ne revint plus que par paroxysmes irréguliers avec une diminution successive de leur durée et de leur intensité. Le remède fut renouvelé le sixième jour; mais cette fois, à la dose de la goutte entière de la fraction décillionnième dont la malade pouvait supporter l'activité. Cette seconde dose acheva ce que la première, trop faible, n'avait pu opérer, c'est-à-dire la chute de la fièvre et de tous les symptômes concomitans. La toux diminua sensiblement de jour en jour, avec elle l'expectoration dont les produits n'avaient pas peu contribué à émacier la malade. La convalescence fut alors décidée. Les glandes du cou seules, froides et rénitentes, avaient résisté à l'action du soufre. Elles cédèrent plus tard à *mercur.*, *hepar sulphur.* et *calc. carb.*, qui, ensemble, formèrent un traitement de la durée de trois mois.

3034e OBSERVATION PAR LE DOCTEUR KIRSCH (1).

Le 29 mai, le père de Jean N., âgé de vingt-un ans, vint me consulter au sujet de son fils, qui souffrait depuis sa dixième année d'une toux avec une expectoration contre laquelle avaient échoué tous les remèdes. Il était alité depuis neuf semaines. Maigreur extrême. Frisson à midi, puis chaleur. Crachats copieux, ayant un goût salé. La toux l'empêchait de dormir. Il avait eu toujours auparavant un grand nombre de furoncles.

Ne pouvant l'aller voir, je donnai au père deux doses *aconit.* 30, dont il devait lui faire prendre une de suite et l'autre quatre jours après.

Il me fit dire que les poudres avaient fortement agi sur le malade, mais qu'il s'était levé au bout de quelques jours, et

(1) Hygea, vol. IV, pag. 29; 1836.

qu'il allait mieux. J'allai le voir bientôt après. Il était alité de nouveau. « La guérison ne s'est pas soutenue, me dit-il. Je me suis senti assez bien pendant quelque temps; je toussais moins et je dormais la nuit. »

Je trouvai les symptômes suivans:

Il crachait chaque jour, en toussant, quatre ou cinq crachoires d'une matière purulente, jaunâtre, blanchâtre. L'état était le plus insupportable la nuit. Pression dans la tête. Vertige quand il se remuait. Il avait eu auparavant un écoulement infect par une oreille. Pincement dans la poitrine avec douleurs autour du creux de l'estomac, et forte toux. Quelquefois expectoration très-pénible. Sifflement dans la poitrine. Dyspnée à un haut degré. Beaucoup de frissons à midi; chaleur et sueur le matin et la nuit. Quelquefois bouillonnement du sang. Douleurs dans les membres. Douleurs déchirantes, quelquefois lancinantes dans les yeux et les oreilles, toujours du même côté. Constipation continuelle. Epuisement tel qu'il ne pouvait plus quitter le lit. Teint terreux, aspect misérable, pouls inégal. Sueur d'une odeur repoussante. La maladie était au second degré.

Je donnai, le 27 juin, *nux vomic.*, afin d'augmenter la réceptivité pour le remède convenable. Le malade se plaignit encore de l'effet de ce médicament; et ce ne fut pas sans peine que je l'engageai à prendre, le 3 juillet au soir, *kali carb.* 2/30.

J'allai le revoir au bout de huit jours. Il était levé, et me raconta, plein de joie, qu'il n'avait pas fermé l'œil pendant quatre jours et quatre nuits après la prise du remède qui avait fortement agi sur sa poitrine et ses membres. Il lui était venu ensuite un exanthème pruriteux aux pieds, consistant en petits boutons pleins d'eau, qui lui causaient des douleurs comme si c'eût été de l'eau salée. Je me fis montrer ses pieds. Toute la peau se levait et on apercevait encore çà et là quelques places suintantes. La toux et l'expectoration avaient diminué. Il pouvait dormir paisiblement la nuit. Sa mine n'indiquait plus la souffrance.

Il ne prit plus rien. L'état s'améliora de jour en jour. Il y a un mois qu'il est venu me consulter au sujet d'une téléangiactasie en forme de laurier à la bouche, que j'enlevai au moyen d'une ligature. Il était frais, bien portant et gai.

3035e OBSERVATION PAR M. JAHR (1).

Emilie Kenest, petite fille de cinq ans, souffrait depuis plusieurs mois des douleurs suivantes :

Amaigrissement général ; douleurs de poitrine; haleine courte, surtout au moindre mouvement ; toux sèche, plus forte la nuit et en plein air ; le stéthoscope indiquait une respiration libre, normale ; du côté gauche l'air ne pénétrait pas jusque dans les ramifications les plus petites des bronches, en sorte que dans presque tout le tiers supérieur des poumons, la respiration avait le caractère de la respiration bronchiale, le plessimètre indiquait à cette place un son évidemment mat. Malaise et vomissemens produits, tantôt par la toux, tantôt par les alimens, tantôt par la marche. Manque d'appétit et soif ardente. Douleurs variables dans la région ombilicale. Sur les bras de petits boutons semblables à la gale, et lui causant de vives démangeaisons, qui diminuaient quand elle se grattait. La nuit chaleur brûlante avec sueur partielle à la tête, au cou, à la poitrine. Tristesse. Pleurs fréquens. Elle n'aimait pas à parler.

Quelques doses *sulphur*, en cinq semaines, firent sortir de nouveaux boutons, augmentèrent l'appétit, diminuèrent la toux et rendirent la respiration plus libre. En même temps se montra sur la peau une espèce de dartres en forme d'anneaux isolés d'un rouge de cuivre pâle. Au milieu de ces anneaux la peau était saine. J'administrai plusieurs doses *sepia*, et au bout de six semaines, le malade était guéri.

3036e OBSERVATION, PAR LE DOCTEUR WURDA (2).

Phthisie du larynx après une violente fièvre nerveuse traitée pendant un mois par la méthode allopathique ; extinction de

(1) Gazette homœop., vol. X, pag. 53 ; 1836.

(2) *Ibid.*, pag. 61.

voix complète ; douleur dans le larynx, toux violente ; forte expectoration de pus ; fièvre lente ; transpiration affaiblissante pendant la nuit, diarrhée, etc. Le malade, jeune domestique de vingt-cinq ans, venait de se guérir d'une fièvre nerveuse, lorsque la crainte de manquer un grand voyage, le fit courir de toutes ses forces. Se sentant épuisé et inondé de sueur, il crut se rendre des forces en buvant du vin de Hongrie.

Stannum 24 fit des prodiges; car dès le second jour, la transpiration cessa ainsi que la diarrhée ; l'extinction de voix disparut, et au bout de quinze jours le malade put se remettre en route pour Paris, où il arriva radicalement guéri.

3037e OBSERVATION, PAR LE DOCTEUR SCHWARZE (1).

Je fus invité par un partisan décidé de l'homœopathie à traiter un cas qu'il eut soin de me peindre comme désespéré. Le malade était un homme de trente-quatre ans, blond, plutôt grand que court, dont tout l'extérieur annonçait une habitude phthisique, qui était très-maigre, père de deux enfans, avait plusieurs fois été malade depuis sa huitième année et chez lequel enfin une phthisie purulente s'était déclarée depuis plusieurs mois. J'allai le voir néanmoins, et je me convainquis qu'il n'existait pas de moyen de le sauver ; mais je pouvais au moins le soulager.

Ma première visite eut lieu le 22 octobre 1832. Le malade me fit connaître sa vie par écrit ;

A l'âge de huit ans, il avait été atteint de la rougeole. Un refroidissement lui avait donné une fièvre nerveuse très-longue dont il ne s'était guéri que lentement. Depuis cette époque, il avait été pris régulièrement au printemps et en automne pendant quatre ans d'une forte inflammation ; il avait été attaqué chaque automne, chaque hiver et chaque printemps d'une forte toux muqueuse précédée ordinairement d'un coryza. Les remèdes qu'on lui avait administrés, avaient toujours, il est vrai, diminué le mal, mais ne l'avaient jamais enlevé. Il attribuait cette

(1) Guérisons homœop., pag. 65 ; 1836.

inefficacité des médicamens à son genre de vie sédentaire, et citait pour preuve que, dans l'année 1813, le mauvais temps continuel, le tumulte de la guerre, la fièvre nerveuse qui régnait à cette époque n'avaient eu aucune influence sur sa santé parce qu'il s'était donné alors beaucoup de mouvement. La toux et l'expectoration avaient reparu ensuite avec plus ou moins de force jusqu'au mois de décembre 1822. Au mois de janvier 1823, par une des plus froides nuits de l'hiver, le vent ayant brisé une fenêtre de sa chambre à coucher, il s'était refroidi et avait été attaqué d'une dangereuse inflammation de poitrine qui l'avait retenu au lit pendant cinq semaines. Il s'était très-bien porté ensuite jusqu'au milieu de 1834 ; mais la mort de son père, arrivée vers cette époque et le chagrin qu'elle lui causa avaient rappelé la toux et l'expectoration muqueuse. C'était de ce moment que dataient aussi ses douleurs de poitrine qui s'étaient exacerbées d'année en année, en dépit de tous les remèdes. Depuis près d'un an, il était réduit à l'état misérable où je le voyais, attendant la mort à chaque instant.

Je trouvai les symptômes suivans :

Tout le corps très-maigre, faiblesse générale, tremblement des mains, voix tremblante et assez enrouée, respiration pénible, brève, anxieuse, pression, ardeur et tension dans toute la poitrine, s'exacerbant par la toux, l'action de parler et le mouvement. Fréquens accès de toux jour et nuit, plus forts le soir après s'être couché et le matin, et par conséquent peu de sommeil. Expectoration copieuse, jaune vert, puante, ayant un goût salé, plus forte le matin, dont une partie tomba au fond d'un verre en partie plein d'eau. Il fallait toujours qu'il eût la tête haute au lit, et il ne pouvait se coucher que sur le dos. Toutes les nuits, sueur débilitante, visqueuse, ayant une odeur aigre, commençant déjà après minuit. Pouls petit, rapide, faible, à cent vingt pulsations. Soif continuelle, peu d'appétit, langue blanche et chargée, selles irrégulières, urine trouble, séreuse.

Après avoir réglé la diète, je lui fis prendre *lycopod.* 5/30 dont j'attendis huit jours les effets. L'état resta le même, seulement le malade toussait avec moins d'efforts. Je répétai la dose jui, au bout de six jours, diminua un peu la toux le matin et l ioir, ainsi que les douleurs de poitrine. Quatre jours après, le nalade se plaignit d'un abattement extraordinaire, ce qui me létermina à lui faire prendre en huit jours deux doses *china* 9 gut. 1, qui agirent avec efficacité contre la faiblesse, puis je re-vins à *lycopod.* tous les huit jours. La toux et l'expectoration continuèrent à diminuer, et les crachats tombèrent en moindre quantité au fond du verre. La nuit surtout, le malade était une ou deux heures sans tousser, et il pouvait dormir dans l'inter-valle, ce qui, joint à un régime nourrissant et de digestion facile, contribua beaucoup à relever ses forces.

Dans de pareils cas où la maladie est déjà parvenue au troi-ième degré, nous devons nous estimer heureux, si nos remèdes e montrent efficaces ; aussi ne changeai-je rien au traitement. Je continuai donc à administrer *lycopod.* tous les huit à dix jours usqu'au 19 janvier 1833. A cette époque tous les symptômes avaient considérablement diminué, nommément les douleurs de poitrine, la toux, l'expectoration, la fièvre, la sueur nocturne et la faiblesse générale.

Je fis prendre ce jour-là une nouvelle dose *lycopod.* ; mais l'état étant resté le même pendant une semaine entière, et s'étant nême évidemment exacerbé les deux derniers jours, je me vis forcé de choisir un autre remède.

Je donnai donc, le 27 janvier, *kali carb.* 5/30 que je répétai deux fois en trois semaines. La toux et l'expectoration diminuèrent, et cette dernière surtout prit un aspect un peu moins purulent. Mon chagrin fut d'autant plus grand lorsqu'un refroidissement vint arrêter l'amélioration. Le malade se plaignit d'une aggrava-tion de la toux, accompagnée d'élancemens dans le côté droit, mais de peu de crachats, ainsi que d'un nouvel enrouement et d'une sensation de grattement dans la gorge. Redoublement de la fièvre. Grand abattement. Je me déterminai à administrer *pulsat.* 12 gut. 1, qui enleva en trois jours ces symptômes catar-rhaux. Je revins donc à *kali carb.* qui répondait toujours aux symptômes principaux du mal de poitrine, surtout à l'expecto-ration, à la toux et aux douleurs de poitrine.

Mon étonnement ne fut pas médiocre de n'apercevoir aucun changement au bout de neuf jours. Je répétai le remède, mais dans ce cas encore; je devais éprouver qu'il est bien difficile de choisir le remède convenable dans les maladies chroniques.

Je donnai deux fois *kali carb.*, et à la seconde dose il s'opéra un tel changement que j'en vins à craindre de nouveau pour les jours du malade. Depuis quelques jours les pieds étaient œdémateux.

Je fis un nouvel examen des symptômes et je me décidai pour *sepia* 6/30.

L'état resta tout aussi grave pendant plusieurs jours ; mais il finit par se déclarer un peu d'amélioration. La toux cessa quelques heures la nuit et permit ainsi au malade de dormir, ce qui paraissait lui faire plus de bien que de manger.

Au bout de neuf jours, je répétai la dose *sepia*, qui cette fois eut des résultats plus favorables. La toux, l'expectoration et la sueur nocturne diminuèrent de nouveau. L'amélioration fut surtout sensible pendant le jour, relativement à la toux. Le soir, légère exacerbation de la fièvre. Humeur plus sereine en général. Les douleurs de la poitrine restèrent seules les mêmes.

L'amélioration marcha lentement, mais sans s'arrêter, sous l'influence du remède répété tout les huit ou neuf jours, jusqu'au 25 avril où le malade se plaignit de nouveau tout à coup d'une lassitude terrible dans tous les membres, sans qu'on sût d'où cela provenait. Il était surtout chagrin de la faiblesse de sa poitrine qui lui permettait à peine de respirer sans y ressentir à l'instant de la tension et de la pression. Pouls plus petit et plus faible que dans les dernières semaines. Son œil terne annonçait sa faiblesse ; l'expectoration au contraire avait diminué de moitié et paraissait moins purulente ; le malade se plaignait moins aussi de son odeur.

Il n'est pas rare dans les maladies chroniques que l'amélioration s'arrête subitement sans cause connue et que le malade se sente en proie à une faiblesse extrême qui le met de mauvaise humeur et lui enlève l'espoir de guérir. C'est ce qui arriva.

Je m'empressai d'administrer *china* 12 gutt. 1, avec tant de succès que dès le quatrième jour tous ces accidens avaient disparu. Je revins donc à *sepia* dont j'attendais beaucoup, quoique je ne dusse pas trop m'en promettre puisque le malade était débile depuis son enfance, qu'il avait fait plusieurs maladies graves, et qu'il avait une habitude phthisique. Il sentait bien lui-même tout cela, aussi avait-il peu d'espoir de se guérir et s'attendait-il, dans tous les cas, à ne se rétablir que lentement. *Sepia*, répétée tous les huit ou dix jours, se montra très-efficace ; mais les progrès de la guérison n'en furent pas moins très-lents jusqu'au 13 juin.

L'état se caractérisait ainsi à cette époque :

Le jour, peu de toux avec expectoration ; la nuit et le matin, toux plus forte ; expectoration jaune, liquide, muqueuse, ayant peu d'odeur et de goût ; le malade crachait à peu près une tasse toutes les vingt-quatre heures ; le matin, sensation de grattement dans la gorge, pression sur la poitrine avec constriction ; respiration encore courte ; nécessité d'avoir la tête haute. Accès de toux, dès qu'il respirait profondément. Pouls donnant le matin quatre-vingt-dix pulsations et plus, petit. Aspect un peu meilleur. Appétit passable. Peu de soif. Selle régulièrement chaque jour. Un peu plus de forces.

Je revins à *kali carb.*, espérant hâter les progrès de la guérison.

Il en reçut donc une nouvelle dose le 13 juin. Je la laissai agir jusqu'au 9 juillet, et je la répétai jusqu'au 27 novembre, quand l'amélioration semblait devenir sationnaire, ce qui arrivait tous les quinze jours ou toutes les trois semaines.

L'état s'était tellement amélioré alors que la toux ne paraissait plus que rarement le jour ou la nuit et qu'il n'avait plus qu'une expectoration liquide, blanche, toujours copieuse relativement à la toux. La pression sur la poitrine avait considérablement diminué, en sorte que le malade pouvait aller et venir sans trop de peine. La fièvre avait disparu et les forces s'étaient beaucoup relevées.

Je cessai d'administrer *kali*, et je donnai à la place *stannum* 3 gr. 1, tous les quinze ou seize jours, contre le reste de la toux que je parvins à enlever complètement au bout de deux mois. Dans l'intervalle, la convalescence fit de nouveaux progrès, et le malade retourna à ses pénibles travaux, guéri de sa dangereuse phthisie.

3038e OBSERVATION, PAR LE DOCTEUR SCHWARZE (1).

La femme d'un ecclésiastique, mère de cinq enfans, blonde, de taille moyenne, d'un caractère doux et aimable, âgée de 38 ans, avait fait heureusement les maladies de l'enfance et s'était toujours bien portée à l'exception de quelques rhumes et de maux de dents rhumatismaux. Il y avait six ans qu'elle avait été atteinte d'un catarrhe pulmonaire que l'on devait regarder comme la cause immédiate de la phthisie mucoso-purulente qui s'était déclarée ensuite ; car, malgré les remèdes qu'elle prit, non seulement le catarrhe ne guérit pas ; mais la toux, l'expectoration, les douleurs de poitrine atteignirent en quelques mois un tel degré d'intensité qu'on ne put méconnaître une transformation phthisique. Tous les soins du médecin ne purent en arrêter les progrès, qui étaient tels au bout de quatre mois qu'on crut devoir en appeler un second. Pendant plusieurs mois, ils eurent recours à tous les remèdes que leur offrait l'allopathie; mais, voyant que tous leurs efforts n'aboutissaient à rien, ils finirent par déclarer la malade incurable.

Son époux et son père crurent de leur devoir de ne rien négliger pour la sauver, et ils s'adressèrent à l'homœopathie qui aurait assurément guéri en peu de temps le catarrhe. Mais tel est le sort du médecin homœopathe, on ne l'appelle qu'à la dernière extrémité. Et malheur à nous, si le malade meurt!

J'allai la voir à cinq heures de l'après-midi, et je trouvai les symptômes suivans : tension continuelle et plénitude sur la poitrine, surtout le long du sternum, avec respiration courte et pénible. En respirant profondément, ce qu'elle ne pouvait faire qu'en partie ; violens accès d'une toux un peu creuse avec expectoration jaune, un peu salée. Elle avait d'ailleurs de fréquens

(1) Guérisons homœop., pag. 71; 1836.

accès pareils le matin en s'éveillant et le soir surtout. Pendant la nuit, il y avait des intervalles de deux à trois heures. Elle crachait plus d'une tasse en vingt-quatre heures. Elle devait avoir la tête haute au lit, se trouvait mieux sur le dos, ne pouvait se coucher sur le flanc gauche, parce que la toux augmentait et qu'elle éprouvait alors une forte oppression de la poitrine ; à peine pouvait-elle rester une demi-heure sur le côté droit. Le soir, exacerbation de la chaleur et de la soif jusqu'à dix heures avec désir de boissons froides et rougeur circonscrite des joues. Pouls petit, mou, à cent dix pulsations par minute ; fréquens battemens de cœur, surtout le soir au lit et en marchant dans la chambre. Température de la peau élevée, langue très-rouge, mais assez pure et humide. Appétit passable, selles irrégulières, règles tous les mois, mais peu copieuses. Légère transpiration vers le matin. Maigreur remarquable. Elle ne prenait plus de remède depuis deux jours.

Quoique cette maladie ne parût point avoir sa source dans la psore, comme j'étais convaincu que la guérison n'en était possible que par les antipsoriques, j'administrai *lycopod.* 5/30, après avoir réglé la diète. Cacao à déjeûner, bouillon avec un jaune d'œuf, sagou, riz, etc. Peu de viande légèrement rotie. Lait pour boisson. Je recommandai en outre à la malade de se tenir chaudement.

Les quatre premiers jours, l'état resta à peu près le même, mais le cinquième, il y eut un peu de soulagement ; les accès du matin et du soir furent moins intenses.

Je laissai donc le remède agir pendant quinze jours. Le douzième, l'amélioration était sensible, mais elle devint dès-lors stationnaire, ce qui me détermina à donner, le quinzième jour, une nouvelle dose *lycopod.*, que je répétai tous les douze ou quinze jours, dès que l'amélioration, qui faisait toujours des progrès, semblait s'arrêter. Au bout de deux mois, l'état s'était tellement amélioré que la toux et l'expectoration avaient diminué de moitié et que cette dernière ne consistait plus qu'en crachats blancs, plutôt muqueux et écumeux. La toux même avait perdu son son creux ; la respiration était plus facile et la poitrine moins sensible. La malade pouvait rester couchée plus long-temps sur le flanc droit, ce qui la soulageait beaucoup; mais elle ne pouvait encore se coucher sur le côté gauche. La fièvre avait notablement diminué, les battemens de cœur avaient cessé; le sommeil, que la toux n'interrompait pas souvent pendant quatre heures, était réparateur. Les règles avaient paru le trente-et-unième jour sans prodromes particuliers; mais elle n'avaient coulé que deux jours à peine et avaient été très-peu copieuses. La transpiration ne cessait pas encore cependant, et incommodait la malade non seulement par son odeur acide, mais par la faiblesse qui en résultait pour elle. Elle me pria de l'en délivrer avant tout.

A cet effet, je lui fis prendre, en deux jours, quatre doses *acid. phosphor.* 9 gutt. 1. Il ne resta plus qu'une légère moiteur de la peau entre cinq et six heures du matin. Mais d'un autre côté, l'amélioration avait fait peu de progrès dans l'intervalle, car depuis quelques jours, la toux était plus forte et accompagnée d'une expectoration visqueuse, blanche, en grande quantité. La poitrine était aussi plus douloureuse.

J'administrai *stannum* 3 gr. 1, tous les sept jours. La toux et l'expectoration diminuèrent en cinq semaines à tel point que la première ne paraissait plus que le matin et le soir pour quelques instans et que la malade n'en éprouvait pas d'accès pendant presque toute la journée.

Les autres symptômes s'étaient amendés en proportion. La fièvre avait disparu. La malade pouvait rester quelque temps couchée sur le côté gauche; elle ne se plaignait de pression de poitrine que quand elle parlait long-temps et un peu vivement, selon sa coutume. Les forces et le pouls s'étaient considérablement relevés; la nutrition se faisait mieux; les règles avaient paru le trente-troisième jour, et avaient coulé deux jours seulement, mais en plus grande quantité.

Je répétai *stannum* deux fois en quinze jours. La toux et l'expectoration disparurent presque entièrement, et la malade fut guérie à l'exception d'un peu de faiblesse qu'enleva *china* 9 gutt. 1, deux doses, une tous les six jours.

Quelques mois après, cette dame avait repris tellement de l'embonpoint qu'il n'existait plus de trace de la maladie, et depuis cette époque, elle s'est toujours bien portée à l'exception d'une inflammation du foie qu'elle a eu il y a deux ans.

3039e OBSERVATION, PAR LE DOCTEUR MOLIN (1).

M. R..., âgé de trente-deux ans, tempéramment nerveux, constitution sèche, ayant déjà perdu deux sœurs phthisiques, a eu depuis cinq ans plusieurs hémoptysies contre lesquelles on a chaque fois employé saignées, sangsues et vésicatoires.

Dans l'intervalle des accès, il conservait de la gêne dans l'inspiration, surtout en marchant, et la nuit, une toux sèche avec expectoration, moiteur la nuit.

Appelé auprès de lui le 10 février 1833, je le trouvai dans l'état suivant :

Maigreur extrême. Teint pâle, fatigué. Haleine fétide. Apreté, sécheresse de la gorge. Langue un peu rouge. Soif le soir. Appétit bon. Renvois acides, surtout après le dîner. Selles dures, difficiles, cependant quelquefois liquides. Forte excitation génitale. Gêne de la respiration en marchant et le soir au lit. Respiration parfois sifflante. Toux sèche qui est accompagnée d'envies de vomir et de brûlement dans la poitrine. Expectoration jaune mêlée de pus. Le côté gauche de la poitrine résonne mal. Un peu au dessous de la clavicule, on trouve parfois du râle muqueux, d'autres fois la respiration est caverneuse, et l'on distingue de la pectoriloquie. Le soir, rougeur des pommettes. Chaleur générale. Peau sèche. Quatre-vingt-quinze à cent pulsations. Nuit mauvaise jusque vers le matin, où le malade dort trois à quatre heures environ. Au réveil, sueur abondante qui affaiblit considérablement. Irritation extrême, peur de la mort.

Le malade est plus fatigué le soir. Le froid et l'air aggravent ses souffrances.

Malgré le pronostic fâcheux que je portai et la manière formelle dont j'annonçai que l'homœopathie était dans l'impos-

(1) Archives de la médecine homœop., vol. VI, pag. 81 ; 1837.

sibilité de rien opposer à une maladie aussi avancée ; les parens du malade voulurent absolument que j'essayasse l'emploi de quelques médicamens.

Cédant à leurs désirs, je donnai *sulphur* 2/30 qui durent être répétés de quatre jours en quatre jours, le matin.

Dans la nuit qui suivit la troisième dose, la toux fut plus sèche, plus forte, plus continue, et vers deux heures du matin, il survint une nouvelle hémoptysie.

Comme j'étais éloigné du malade, l'on fit appeler un médecin allopathe qui saigna largement et fit appliquer un vésicatoire à chaque bras. Malgré l'emploi de ces moyens, les accidens continuaient quand j'arrivai le lendemain. A l'état ordinaire se joignaient rougeur de la face, plénitude et raideur du pouls, picotemens à la gorge et à la poitrine, expectoration fréquente de crachats sanguinolens.

Six globules *aconit.*, pris d'heure en heure, enlevèrent l'hémoptysie.

Pendant cinq ou six jours, le malade conserva beaucoup de faiblesse, puis les forces se relevèrent, l'appétit devint plus vif, les digestions se firent parfaitement, et pendant un mois (temps durant lequel on n'administra rien), on put suivre l'amélioration qui fut vraiment prodigieuse.

Vers le milieu de mars, la figure était moins pâle, la sécheresse à la gorge et la soif n'existaient plus. La respiration était moins gênée. La toux moins fréquente, ne s'accompagnait plus d'envies de vomir, et les crachats étaient bien moins purulens. La parole était plus forte et moins fatigante. Les nuits moins mauvaises et les sueurs avaient cessé.

Le soufre fut de nouveau administré, mais deux globules seulement à huit jours l'un de l'autre. Nul accident ne suivit son emploi, et pendant une quinzaine de jours, l'amélioration continua. La nature des crachats qui étaient devenus muqueux et jaunes, une douleur de plaie dans la poitrine, l'anxiété, la crainte de la mort, me firent donner *pulsat.* qui continua l'amélioration qu'avait si bien commencée le soufre.

Le malade prit successivement et suivant les indications

calcar., *arsen.*, *bryon.*, *kali*, *lycopod.* Sous l'influence de ces divers modificateurs, le retour à la santé continua d'une manière rapide, et six mois après, ce malade, soumis à l'examen de deux médecins allopathes, fut trouvé parfaitement bien portant.

3040e OBSERVATION, PAR LE DOCTEUR MOLIN (1).

Madame D..., âgée de vingt ans, d'un tempérament lymphatique, a eu dans son enfance des dartres à la partie interne des cuisses; elles ont été guéries par des lotions sulfureuses. Depuis l'âge de seize à dix-sept ans, elle s'enrhume avec la plus grande facilité, et ses rhumes sont de plus en plus longs et difficiles à guérir.

A dix-sept ans, époque à laquelle elle fut mariée, elle toussait depuis cinq ou six mois, crachait beaucoup, surtout le matin et transpirait un peu, toutes les nuits.

Elle devint enceinte peu de temps après son mariage.

Tous les symptômes cessèrent presque complétement pendant la grossesse; à peine accouchée, le mal prit une nouvelle intensité, et sembla vouloir en quelque sorte réparer la perte du temps pendant lequel il avait sommeillé.

Appelé auprès d'elle, le 13 février 1833, pour une métrorrhagie dont je me rendis maître avec deux doses *ferrum*, je pus, quelques jours plus tard, constater l'état suivant :

Maigreur. Faiblesse. Impossibilité de se mouvoir seule dans son lit. Face pâle, tirée. Parole faible. Peu d'appétit. Pincemens à l'estomac après avoir mangé. Selles molles, une ou deux dans les vingt-quatre heures. Matières verdâtres. Enrouement. Toux sèche, plus fréquente le soir. Crachats abondans, muqueux, quelquefois purulens, ayant un goût putride, adhérens au vase. Vive douleur de plaie à la partie moyenne du poumon droit.

Vers l'aisselle droite, un peu en avant et dans une étendue de deux pouces environ, on entend distinctement, tantôt la pectoriloquie, d'autres fois du râle muqueux. Le soir, la peau

(1) *Ibid.*, pag. 84.

est brûlante, surtout aux mains. Le pouls donne dans le jour quatre-vingts à quatre-vingt-cinq, le soir de quatre-vingt-quinze à cent cinq pulsations. Le sommeil est agité et de peu de durée. Le matin, sueur abondante, moral calme, résigné. Plus fatiguée la nuit.

Ce ne fut que vaincu par les prières du mari que je consentis à donner quatre globules *stannum*, qui durent être pris à huit jours l'un de l'autre.

Je ne comptais plus revoir cette malade que je regardais comme vouée à une mort prochaine ; aussi quelle ne fut pas ma stupéfaction quand, deux mois plus tard, je reçus la visite de son mari qui me priait de revenir chez lui, en m'annonçant que je trouverais un grand changement dans l'état de sa femme.

Rien n'était plus vrai. L'appétit était revenu, et les digestions, complétement rétablies, avaient relevé les forces. La toux et les crachats étaient moins fréquens, et les derniers purulens. Les sueurs avaient disparu, et il était difficile de se persuader que deux mois et quatre globules d'étain eussent pu amener une pareille amélioration.

Je répétai encore le médicament, puis successivement et plusieurs fois *sulphur*, *mercur. solub.*, *calcar.*, *pulsat.*, *bellad.*, *lycopod.*, et au bout de huit mois, cette femme était complétement rétablie.

Depuis cette époque, elle n'a plus été sujette à s'enrhumer, et une seconde couche, survenue l'été dernier, n'a été suivie d'aucun accident.

3041e OBSERVATION, PAR LE DOCTEUR CLÉMENT (1).

M. Guillerie fils, âgé de vingt-cinq ans, demeurant près de Saint-François, était dévoré par une phthisie au troisième degré, dont la marche rapide alarma les parens. M. Scudéri, médecin ordinaire, justement considéré pour sa franchise, me dit qu'il l'abandonnait de bon cœur à l'homœopathie. Luther vint le soir, reconnut l'extrême danger où il se trouvait, et cependant pro-

(2) *Ibid.*, pag. 95.

mit de donner les remèdes nécessaires. Ceux qui agirent avec le plus d'efficacité furent : 1° *aconit.* ; 2° *silic.* ; 3° *phthisin* (formé avec la propre suppuration du malade). La silice surtout fut remarquable par une forte aggravation à chaque administration. A la dernière prise, il y eut une hémoptysie effrayante par sa quantité ; le malade était désespéré. J'osai, au contraire, concevoir quelque espérance ; elle fut, en effet, réalisée, et depuis ce moment, le malade a marché vers la convalescence. Le docteur Scudéri peut affirmer qu'aujourd'hui ce malade est bien guéri.

3042e **OBSERVATION, PAR LE DOCTEUR HARTMANN** (1).

Nous avons eu à traiter neuf sujets attaqués de maladies chroniques de poitrine ; quatre surtout avaient déjà été condamnés unanimement par leurs médecins. L'un d'eux mourut ; aucun médicament ne put lui procurer le moindre soulagement. Un autre ne resta que quinze jours dans l'institut et alla à l'hôpital Saint-Jacques, parce qu'il trouvait que nous n'employions pas un traitement assez énergique. Un troisième, qui resta dans l'établissement depuis le 7 décembre jusqu'au 17 avril, fut considérablement soulagé par *stannum* 6, répété tous les quatre jours. Plusieurs doses *dulcam.* 12, *bryon.* 12, *sulphur* 30, et enfin *calcar. carb.* 12, fréquemment répétées, rétablirent assez bien le quatrième, relieur, âgé de trente-deux ans, pour qu'il pût retourner à ses travaux.

3043e **OBSERVATION, PAR LE DOCTEUR HARTMANN** (2).

Antoine G., âgé de vingt-six, compositeur d'Halberstadt, d'une constitution un peu faible, à la chevelure rouge, avait été traité deux fois dans l'institut de la fièvre intermittente. Il y était resté la seconde depuis le 10 avril jusqu'au 8 mai 1836. Dans l'intervalle, il avait été attaqué d'élancemens dans la poitrine, dont l'homœopathie l'avait également délivré. Après s'être assez

(1) Gazette homœop., vol. XII, pag. 7 ; 1837.
(2) *Ibid.*

bien porté pendant quelque temps, il revint le 29 novembre 1836. Il n'avait jamais recouvré parfaitement la santé, et depuis trois mois déjà, il souffrait beaucoup de la poitrine. Les accidens étaient tantôt plus tantôt moins intenses. Il avait pris *aconit.*, *seneca*, *pulsat*, *sulphur*, *carbo veget.*, *arsen.* et *aconit.* de nouveau.

A son entrée dans l'établissement, il accusait les symptômes suivans :

Toux assez forte, surtout le matin, s'exacerbant par l'effet de l'air extérieur, avec expectoration peu copieuse, difficile, épaisse, jaune. Dyspnée. Apreté dans la gorge et titillations excitant à tousser. Transpiration assez forte la nuit. Pouls irrité. Prostration des forces, maigreur, appétit et selles bons. Sommeil souvent troublé par la toux.

Plusieurs doses *dulcam.* 6 et 3 parurent agir favorablement; mais pour peu de temps; car les sueurs nocturnes, l'enrouement et la toux sèche reparurent constamment avec une nouvelle violence. Il s'y joignit dès le quinzième jour une douleur lancinante cruelle à l'anus, douleur qui avait déjà existé auparavant et qui s'exaspérait beaucoup par la toux. Quelques doses *ignat.* 12 enlevèrent ce symptôme accessoire; mais par contre, l'enrouement et la toux atteignirent un tel degré, que le malade se plaignait de violentes douleurs de poitrine. *Drosera* 12 et *tr. sulphur.* les firent cesser momentanément; mais quelques jours après elles se changèrent en douleurs lancinantes dans le côté droit de la poitrine avec alternatives de frissons, de chaleurs et de soif, oppression de la poitrine, toux plus forte. Il fallut pour les faire disparaître plusieurs doses *aconit.* et *bryon.* L'état continua ainsi à s'améliorer ou à s'aggraver, présentant des symptômes qui demandaient tantôt *acid. phosphor.*, tantôt *carbo veget.*, remèdes qu'on administra, mais sans aucun succès.

Au commencement de février, la maladie augmenta tellement d'intensité qu'on s'attendait à voir mourir le malade d'un instant à l'autre. Il se joignit aux symptômes déjà existans une hydropisie universelle, à la suite de laquelle se déclarèrent des accidens asthmatiques qui menaçaient le malade de suffocation, surtout la nuit. Diarrhées colliquatives.

Deux gouttes *arsen.* 18 dans 4 ℥ d'eau, une cueillerée toutes les trois heures, le premier jour, et deux cuillerées seulement les jours suivans, firent cesser cet état inquiétant, mais n'arrêtèrent pas les progrès de l'hydropisie, auxquels *digit.* 6, gutt. dans 4 ℥ d'eau, deux cuillerées par jour, mit enfin un terme.

Cette mixtion fit non seulement disparaître l'hydropisie du huit au vingt février, mais diminua même la toux creuse, profonde. De fréquentes émissions d'une urine rouge foncé amendèrent beaucoup les symptômes hydropiques, et une expectoration facile débarrassa la poitrine de la mucosité qui s'y était amassée.

Bref, je fis continuer l'usage de *digit.*, à la neuvième dilution dans les derniers temps, avec de légères interruptions, jusqu'au 16 mai, où le malade quitta l'établissement pour retourner dans sa famille à Halberstadt.

Cette guérison ne sera pas durable, mais elle prouve au moins tout ce que peut l'homœopathie avec ses petites doses même dans de pareilles maladies incurables.

3044e OBSERVATION, PAR M. EHRENFLECK (1).

Le boulanger Z., de N., âgé de cinquante ans, qui souffrait évidemment de tubercules pulmonaires, avait eu la gale quinze ans auparavant. Il était grand, élancé, maigre, avait le teint jaunâtre, la poitrine plate. Il était sujet depuis plusieurs années à une toux nocturne pénible avec forte expectoration. Les crachats étaient de différentes couleurs, jaunes, verdâtres, souvent grisâtres, sans mélange de sang. Il crachait souvent des morceaux de la grosseur d'une lentille, caséeux, jaunâtres, qui répandaient une mauvaise odeur quand on les écrasait. Il expectorait en outre presque régulièrement tous les quinze jours un concrément cartilagineux, consistant en un tuyau de la longueur d'un quart de pouce à un demi-pouce, dont l'ouverture avait quelques lignes de diamètre, en sorte qu'on aurait pu presque y

(1) Hygea, vol. VI, pag. 134; 1837.

introduire un pois. La couleur de ce concrément était verdâtre, et il répandait un odeur infecte. Dès que ce produit s'était formé, le malade éprouvait une forte pression sous le sternum, sa respiration devenait pénible, les accès de toux nocturne augmentaient. Le concrément sortait ensuite au milieu d'angoisses terribles et d'accès de suffocation. Dès cet instant, l'affection de la poitrine diminuait; mais au bout de quinze jours, c'était la même scène. Pas de fièvre, Les autres fonctions à l'état normal. Je fis prendre *psorin.* 7, gutt. 100, deux ou trois gouttes matin et soir dans de l'eau.

Trois semaines après; amélioration frappante. Toux et expectoration moindres; crachats gris; il expectorait plus rarement des morceaux caséeux; le concrément cependant continuait à se former; mais il sortait avec moins de peine.

Je traitai pendant neuf mois cet homme dont les forces avaient déjà singulièrement baissé. Dans ce laps de temps, il prit quatre cents gouttes *psorin.* 7. Le troisième mois, toute sa poitrine se couvrit d'un exanthème psoriforme. Le concrément ne se forma plus que tous les mois ou toutes les cinq semaines. Il diminua de grosseur ; les forces se relevèrent.

Le quatrième mois, j'administrai *spirit. sulphur.* 1 gutt. 200, deux ou trois gouttes matin et soir. Après la prise du soufre, à la fin du cinquième mois, la toux et l'expectoration avaient encore diminué ; le malade ne crachait plus de morceaux caséeux, mais il expectora encore une fois un concrément.

Le sixième mois, je lui fis prendre *spirit. sulphur.* 1 gutt. 200 de la même manière.

Le sixième, le septième et le huitième mois, il expectora deux fois un anneau cartilagineux dont l'ouverture était aussi grande que celle du tuyau.

Le neuvième mois, je donnai *spirit. hepar sulphur. calc.* 1 gutt. 100, trois gouttes chaque soir. Vers la fin du mois, le malade vint me voir pour m'annoncer qu'il ne voulait plus continuer le traitement, parce que son état était très-supportable.

Cinq mois se sont passés depuis. Je l'ai rencontré, il y a quelques jours ; il m'a dit n'avoir plus expectoré de corps étrangers depuis les dernières gouttes. Il avait bien encore toussé à la fin de l'automne; mais la toux était tout autre; il croyait que c'était un simple catarrhe. Il ajouta qu'il pouvait sans difficulté se livrer à son travail.

3045e OBSERVATION, PAR LE DOCTEUR HEICHELHEIM (1).

François Wenz, âgé de dix-huit ans, cordonnier de Nordheim, bien portant auparavant, avait été infecté de la gale l'hiver précédent et l'avait fait promptement disparaître au printemps au moyen d'un onguent. Depuis cette époque, toux avec expectoration copieuse, amaigrissement, etc. Il me consulta le 21 septembre 1836. Je trouvai tous les symptômes de la phthisie pulmonaire au second degré : sueurs nocturnes, quelquefois selles diarrhéiques, faiblesse telle déjà que le malade ne pouvait plus se lever.

Je lui donnai trois doses *sulphur* 6 gutt. 1, une toutes les quarante-huit heures. Le 26, on me fit dire qu'il allait mieux. Je répétai *sulphur* à la même dose.

Le 22 octobre, on me manda que l'amélioration continuait. Il lui était venu sur tout le corps un exanthème fortement prurileux. Je répétai encore *sulphur*, une dose tous les trois jours.

Le 22 octobre, tous les symptômes de l'affection de poitrine avaient disparu; le malade reprenait de l'embonpoint, mais l'exanthème persistait, surtout aux mains. Il reçut trois doses *sulphur* 20/30, une toutes les quarante-huit heures.

Le 31, l'exanthème avait disparu. Je donnai encore par précaution trois doses *sulphur* 20/30, une tous les huit jours. La guérison fut parfaite.

3046e OBSERVATION, PAR LE DOCTEUR MALAISE (2).

Charles Dehousse, âgé de seize ans, taille petite et constitution faible, a été fréquemment atteint d'affections catarrhales depuis son enfance.

Son père, ses frères et sœurs sont tous morts de phthisie pulmonaire.

(1) Hygea, vol. VI, pag. 201; 1837.

(2) Clinique homœopathique, pag. 237; 1837.

Ce jeune homme vint me consulter, le 8 février 1836, d'après le conseil d'un partisan de l'homœopathie. Il souffrait, depuis trois semaines, d'une forte toux, accompagnée d'expectoration blanchâtre. Une marche un peu précipitée et la pression des vêtemens augmentaient la toux, qui provoquait alors des battemens douloureux au dessus des yeux. Il était court d'haleine et ressentait des battemens de cœur.

Le malade prend trois globules de la teinture forte *sulphur*. Pendant l'action de ce médicament, il éprouva des serremens d'estomac, et dans le larynx une sensation très-pénible qui l'obligeait de se livrer à des efforts de tussiculation, comme s'il allait détacher de cette partie un corps étranger.

Le 23 février, Charles Dehousse se portait bien. N'envisageant que sa santé actuelle, ce jeune homme ne voulut point se soumettre à prendre d'autres remèdes.

Le 26 mai, il vint me consulter de nouveau pour une affection semblable, mais à un degré plus aigu. Il éprouvait, en outre, un râle sibilant, très-bruyant, dans la fossette du cou, et une sensation d'un corps étranger qui paraît monter et descendre le long de la trachée-artère. Je prescrivis *calc.* 3/30.

Le 6 du mois suivant, le malade était revenu à son état de santé habituelle. Cependant la respiration était courte et un peu gênée. Le moindre mouvement occasionait des battemens de cœur. Cet état de santé se maintint environ pendant quatre mois.

Le 26 septembre de la même année, une nouvelle affection catarrhale l'obligea à venir me consulter pour la troisième fois.

Depuis quinze jours, il avait une toux très-forte la nuit, produite par une sensation de grattement à la gorge et par le besoin d'expectorer quelque chose qui ne pouvait se détacher des voies respiratoires; la face était légèrement tuméfiée. Je prescrivis *silic.* 30 gutt. 3. dans neuf onces d'eau distillée, avec addition de quinze gouttes d'alcool, pour prendre une cuillerée à soupe tous les soirs. Sous l'influence de ce médicament, la santé de ce jeune homme s'est entièrement rétablie; depuis lors, il a continué à se bien porter.

3047e OBSERVATION, PAR LE DOCTEUR MALAISE (1).

M***, âgé de vingt-quatre ans, souffre depuis cinq semaines d'une maladie de poitrine, une de ses sœurs a succombé à une phthisie pulmonaire, sa mère est morte depuis long-temps, je ne sais pas de quelle maladie. Son père crache très-souvent du sang, et est atteint d'une toux chronique depuis nombre d'années.

Ce jeune homme, qui est d'une constitution lymphatique et frêle, est d'une pâleur remarquable. Les dents sont belles et d'un blanc mat, les yeux clairs et brillans, les prunelles se colorent à la moindre émotion. La poitrine est large, mais aplatie dans son diamètre antéro-postérieur.

Le 3 mai 1836, je fus prié d'aller voir le malade qui ne pouvait plus sortir de chez lui. Je le trouvai atteint d'une suffocation; la respiration était haute, très-courte et fort embarrassée; sa conversation était interrompue à chaque parole: toux fréquente, parfois suivie d'une expectoration blanche et épaisse; douleur entre les omoplates; impossibilité de se coucher sur le côté droit; cette position lui occasione des élancemens qui empêchaient la respiration; sueurs nocturnes; céphalalgie frontale, gravative; langue blanche; perte d'appétit; soif; pouls agité et très-fréquent.

On avait eu recours à diverses applications de sangsues, qui n'avait produit aucun effet avantageux et qui n'avaient eu pour résultat que d'affaiblir beaucoup le malade.

Je prescrivis *china* 15 gutt. 2, dans huit onces d'eau distillée, pour prendre une cuillerée toutes les deux heures.

Ensuite j'eus recours à la *silice* 30 qui fut répétée plusieurs fois dans l'espace de quatre semaines.

Sous l'influence de ce traitement, on vit sa santé s'améliorer de jour en jour, et dans le mois de juin, ce jeune homme jouissait d'une bonne santé. Il n'existait plus de toux, et la respiration était entièrement libre. Je l'ai rencontré dernièrement; il n'avait plus été malade depuis cette époque.

(1) Clinique homœop., pag. 239; 1837.

PLÉTHORE.

3048e OBSERVATION, PAR LE DOCTEUR MALAISE (1).

M. Gaspard G., d'Argenteau, homme d'une taille élevée et d'une forte constitution, menant une vie régulière et d'une sobriété remarquable, a contracté l'habitude des sangsues et des saignées, deux fois chaque année.

Désirant renoncer à ces fréquentes évacuations sanguines dont l'abus lui faisait craindre des suites fâcheuses pour l'avenir, il vint me consulter le 18 janvier 1836.

Il souffrait depuis trois semaines et se plaignait d'élancemens sous le sein gauche, plus vifs dans la matinée: il semblait au malade que l'extérieur de la poitrine était gonflé ; cette sensation était soulagée en se redressant en arrière, il était très-court d'haleine; le pouls était dur, plein et développé ; la tête était comme vide; il éprouvait une céphalalgie gravative, surtout dans la région du cervelet, et principalement le matin ; grande sécheresse du conduit auditif de l'oreille droite; renvois fréquens et sensation de plénitude dans l'estomac, après avoir pris des alimens ; trois selles molles par jour ; démangeaison et prurit à l'anus ; la nuit, inquiétudes causées par des rêves, ce qui ne lui arrive que lorsqu'il approche de l'époque habituelle des saignées ; dans l'état de santé, il dort d'un sommeil profond, sans être agité par le moindre songe; lassitudes dans les jambes. Je prescrivis plusieurs doses *aconit.* 24.

Le 22, le pouls était souple et à l'état normal, les pointes de côtés étaient dissipées ; les autres symptômes persistaient, quoiqu'ils fussent légèrement améliorés. Je prescrivis *phosphor.* 3/30.

Le 30, les souffrances de la poitrine et de la tête étaient entièrement guéries ; les voies digestives étaient dans un meilleur état ; les selles étaient régulières et n'avaient plus lieu qu'une fois par jour.

(1) Clinique homœop., pag. 265 ; 1837.

Ce médicament produisit plusieurs effets pathogénétiques très-remarquables, et, entre autres, un écoulement blanchâtre de l'oreille gauche; cet écoulement persista pendant trois semaines.

Le 23 février, M. C..., jouissait de la meilleure santé, et depuis dix-huit mois il n'a pas eu recours à une seule évacuation sanguine.

3049e OBSERVATION, PAR LE DOCTEUR MALAISE (1).

M. D..., âgé de trente-huit ans, est habitué d'être saigné quinze à vingt fois par an.

Lorsqu'il vint me consulter, il avait été saigné il y avait environ trois semaines, et son médecin venait encore de lui prescrire une nouvelle saignée.

Il y a quinze ans qu'il a été atteint de la gale, et c'est depuis cette époque qu'il a contracté l'habitude de ces évacuations sanguines.

Le 20 décembre 1835, il éprouvait les souffrances suivantes:

Assoupissement; douleurs pressives et lancinantes au front, de dedans au dehors; lourdeur de tête; face fortement colorée; la nuit, tressaillemens dans les bras; éruption à la peau de gros boutons rouges, ulcérés, avec grand prurit; le pouls est dur, fort et plein. M. D..., est d'une grande vivacité de caractère et se met en colère pour le moindre motif. Il est soumis à l'usage *tr. fort. sulphur.*, et dix jours après, il ne ressentait plus aucune souffrance.

J'ai eu l'occasion dans le mois de juillet de revoir cet homme. Il continuait à jouir d'une bonne santé et depuis huit mois, il n'avait pas éprouvé la moindre nécessité de se faire saigner.

3050e OBSERVATION, PAR LE DOCTEUR MALAISE (2).

Une cuisinière habituée à être saignée chaque année, éprouve les symptômes suivans:

Lassitudes spontanées; grand maux de tête; vertiges qui augmentent en fléchissant la tête; vue trouble; soif; perte d'appé-

(1) *Ibid.*, pag. 267.

(2) *Ibid.*, pag. 269.

til; respiration gênée ; pouls plein, dur. Elle chancelle sur ses jambes.

Le 25 juillet 1833, elle prend une goutte *aconit.* 15.

Les jours suivans, elle se trouvait entièrement débarrassée de tous ces accidens qui nécessitaient habituellement une saignée de huit à douze onces. Depuis lors, elle n'a plus eu recours aux évacuations sanguines et continue à jouir d'une bonne santé.

3051e OBSERVATION, PAR LE DOCTEUR MALAISE (1).

Gilles Dehain, serrurier, âgé de vingt-neuf ans, ayant contracté l'habitude de la saignée depuis plusieurs années, vint me consulter le 26 août 1836, se plaignant, depuis plusieurs jours, des mêmes souffrances pour lesquelles on lui tire ordinairement du sang. Céphalalgie frontale, avec battemens et élancemens; respiration courte et gênée; pouls plein et dur; toux sèche, parfois avec expectoration glaireuse qui existe depuis trois mois; sensation d'augmentation de chaleur au creux de l'estomac, soulagée par l'expectoration ; tempérament sanguin, constitution athlétique. Cet homme a été atteint de la gale il y a deux ans.

Je prescrivis *aconit.* 24 gutt. 2 dans sept onces d'eau distillée avec une once de sirop commun, pour prendre une cuillerée à soupe toutes les deux heures.

Le 30, je revis le malade. Le pouls était régulier; les maux de tête étaient dissipés; il ne restait plus de la maladie que la toux. Je prescrivis deux doses *tr. sulphur.* 6/30, pour prendre à huit jours d'intervalle.

Le 17 octobre, j'appris qu'il s'était bien porté jusqu'à cette époque; depuis quelques jours il était sujet à des accès de tussiculation produits par un chatouillement au larynx ; il éprouvait aussi divers élancemens passagers à la poitrine lorsqu'il était obligé de se livrer à de grandes fatigues.

Je lui ordonnai *bellad.* 30 gutt. 1, et lui recommandai de ne venir me voir que dans le cas où il aurait besoin de mes services. Depuis ce temps, je ne l'ai plus revu.

(1) *Ibid.*, pag. 270.

PLEURÉSIE.

3052e OBSERVATION, PAR LE DOCTEUR GROSS (1).

B., campagnarde forte, robuste, replète, âgée de trente-deux ans, s'était singulièrement échauffée lors de la récolte de 1818, le 18 juillet, et avait bu de l'eau froide pour étancher la soif ardente qui la dévorait. Immédiatement après, elle avait été prise de violens frissons qui, au bout d'une demi-heure, s'étaient changés en une chaleur brûlante, alternant d'abord avec les frissons. A l'instant s'étaient déclarés tous les symptômes d'une dangereuse inflammation de poitrine. Son état empirant sans cesse, elle s'adressa à moi le 20 juillet.

Violens élancemens au côté droit de la poitrine, augmentant lorsqu'elle aspirait ou lorsqu'elle toussait (elle avait une toux sèche). Le moindre mouvement même les rendait insupportables. Elle retenait involontairement son haleine ou haletait. Horrible oppression; douleurs dans la partie antérieure et le côté droit de la poitrine, comme si un poids énorme pesait sur elle. Insomnie complète, suite de ces insupportables douleurs, qui lui causaient d'ailleurs de cruelles angoisses. Face enflée et d'un rouge foncé. Elle respirait la bouche ouverte; sa respiration était pénible, rapide et courte. Pouls dur, faible, interrompu. Violens battemens de cœur. La tête embarrassée et lourde; bourdonnement dans les oreilles. Urine d'un rouge foncé et brûlante. Peau brûlante et sèche. Plus de selles depuis le 18. Lèvres sèches, langue rude et noire, soif ardente.

Les principaux symptômes offrant de l'analogie avec les effets primitifs de la *bryon.*, je fis prendre à la malalade une goutte

(1) Archives homœop., vol. I, cah. 2, pag. 47; 1822.

12 de ce remède. Je prescrivis en même temps pour sa boisson de l'eau panée, et pour sa nourriture, dès que l'appétit lui reviendrait, une légère soupe de gruau d'avoine. Je défendis en outre tous les autres alimens.

Dans la nuit du 20 au 21, les symptômes redoublèrent de violence, mais la crise ne tarda pas à aller en diminuant. Le 21, toute la journée se passa sans fièvre, la poitrine n'était plus douloureuse, la respiration était plus facile, la toux avait disparu. Il se manifesta une légère transpiration, et la malade eut une selle naturelle.

Le 22, elle put déjà se lever, et, moyennant des ménagemens, elle n'eut pas de rechute.

3053e OBSERVATION, PAR LE DOCTEUR MULLER (1).

Le 27 octobre, je fus appelé le soir auprès d'une femme d'une cinquantaine d'années, qui avait été traitée long-temps déjà d'une prosopalgie par les moyens homœopathiques, et qui, assez bien rétablie, n'avait plus rien pris depuis deux mois. S'étant exposée à un courant d'air quarante-huit heures auparavant, elle avait été atteinte, non pas de la prosopalgie, comme c'était autrefois le cas après un refroidissement, mais de frissons suivis d'alternatives de frissons et de chaleurs.

Je trouvai les symptômes suivans :

Pouls très-fréquent, dur, chaleur sèche, soif, inappétence, impossibilité de rester levée. Respiration brève, rapide, toux sèche avec élancemens dans le côté gauche. Douleur continuelle au dessus du sternum, tiraillemens spasmodiques des bras vers la partie supérieure de la poitrine. Selles et urines naturelles.

Je lui fis prendre aussitôt *aconit.* 24 gutt. 1.

Le 28, l'état s'était beaucoup amélioré; transpiration la nuit, ce qui n'avait pas lieu auparavant, urine d'un rouge brun. La malade demanda à se lever.

Le 29, mauvaise nuit à cause de la transpiration. Appétit fort.

(1) Archives homœop., vol. III, cah. 1, pag. 8; 1824.

Urine trouble. Tous les symptômes fébriles et les douleurs de la poitrine avaient disparu. Légère prosopalgie.

Lorsque j'allai la voir, je la trouvai levée, bien que je l'eusse défendu.

Le 30, cette imprudence lui avait été funeste, et elle souffrait de nouveau, mais de douleurs d'une autre espèce. Chaleur. Pouls plein, fréquent. Tête entreprise, vertigineuse. Douleur autour des yeux. Nez sec. Eruption aux angles de la bouche. Pas de goût. Toux sèche, brève, excitée par une titillation au dessous du sternum. Contre sa coutume, elle avait beaucoup parlé la nuit. Sueur vers le matin, surtout à la tête.

Je lui donnai *mercur. solub.* 2 gr. I. Le lendemain, tous les symptômes avaient disparu. Le second jour, elle quitta le lit sans en éprouver de suites funestes, et resta guérie dès-lors.

3054e OBSERVATION, PAR M. RUCKERT (1).

B., de R., maçon, âgé de trente-un ans d'une taille moyenne, d'une constitution assez robuste, d'un tempérament sanguin, habitué aux boissons spiritueuses, et ayant eu jusque-là une santé florissante, se sentait malade depuis quelques semaines et avait été finalement obligé de cesser de travailler, lorsqu'il s'adressa à moi le 17 février 1823. La maladie présentait les symptômes suivans :

Violens accès d'élancemens dans le côté dans la région des fausses-côtes du côté droit, subits, tous les jours, ordinairement avant midi, si cruels souvent, qu'il devait pousser les hauts cris et se pencher de côté. En même temps on sentait des nodosités dures dans cette partie. En même temps, soif violente et respiration brève, oppressée. Tiraillemens dans la tête, mais seulement du côté droit, avec violens élancemens dans la tempe droite. Constipation surtout avant les accès ; épreintes. A l'approche de l'accès, il devait se coucher ; il ne pouvait rester debout. Même hors des accès, violente pression sur la vessie, comme s'il devait

(1) Archives homœop., vol. III, cah. 2, pag. 34; 1824.

constamment uriner, et cependant l'urine ne coulait que goutte à goutte, au milieu des plus violentes cuissons dans l'urètre. Bon appétit du reste. Exacerbation, après avoir mangé, surtout de la pression sur la vessie. Il ne se plaignait de rien d'autre ; seulement il éprouvait une grande lassitude dans les membres, surtout après les accès, qui le prenaient une ou deux fois par jour.

Je lui administrai *nux vomic.* 6, gutt. I.

Le 25, le malade vint me revoir pour m'annoncer, plein de joie, que ses souffrances avaient beaucoup diminué. La première nuit, après avoir pris le remède, tous les symptômes s'étaient exacerbés par suite de la quantité un peu forte de *nux*, principalement les élancemens dans le côté, qui, auparavant, ne s'étaient jamais fait sentir la nuit. Le matin, violente diarrhée, qui était devenue aussi liquide que de l'eau et mêlée de gros flocons semblables à des membranes. Cette diarrhée avait duré quelques heures et avait été suivie bientôt d'une amélioration sensible. Dans la même matinée, selle naturelle de consistance et de couleur normales. Les points de côté ne reparurent pas, non plus que les autres symptômes. Le malade ne se plaignait plus que de fréquens besoins d'uriner la nuit. Urine peu copieuse, sanguine, coulant goutte à goutte, accompagnée de cuissons.

Je lui donnai donc *tr. cannab. sat.* gutt. I, à prendre le soir même.

Il revint le 16 mars. Ces derniers symptômes avaient disparu aussitôt après avoir pris le médicament, mais ils étaient revenus par suite d'un écart de la diète. Je répétai *tr. cannab. sat.*, et trois jours après *nux vomic.* Il fut bientôt parfaitement guéri.

3055e OBSERVATION, PAR LE DOCTEUR HARTMANN (1).

La femme H., de K., âgée de cinquante-huit ans, délicate, quoique née et élevée à la campagne, n'avait jamais fait cependant de maladie grave et était mère de plusieurs enfans bien portans. Le 29 janvier dernier, sans autre prodrome que de

(1) Archives homœop., vol. III, cah. 2, pag. 100; 1824.

l'abattement et un léger frisson qui dura pendant quelques jours, elle fut prise tout à coup, dans l'après-midi, d'un violent frisson qui dura une demi-heure et qui fut suivi d'une chaleur brûlante avec soif et sueur, accompagnée d'oppression de la poitrine. La faiblesse l'obligea à garder le lit. Il se déclara la nuit une toux violente avec élancement dans la poitrine, et l'exacerbation des symptômes l'obligea à recourir à la médecine. On m'appela le 31 dans la soirée.

Violens élancemens au dessous de l'omoplate gauche jusqu'au cœur, devenant insupportables par la respiration et la toux. Respiration courte, rapide, anxieuse. Dans le creux de l'estomac, sensation brûlante, sensible même au toucher, lui causant, avec les élancemens, une grande anxiété. Toux forte, continuelle, fréquente, l'agitant beaucoup la nuit même, avec crachats jaunâtres. Elle devait se serrer la poitrine avec les mains, parce qu'elle menaçait d'éclater. Céphalalgie avec chaleur sensible à l'extérieur, comme si la tête s'écartelait. Après midi, accès de chaleur durant deux ou trois heures, avec soif légère. Le reste du temps, forte soif; elle buvait beaucoup à la fois, ce qui ne diminuait pas néanmoins l'ardeur intérieure. Constipation. Urine rouge. Pas de sommeil; si elle s'assoupissait, agitation et rêvasseries. Inappétence; elle ne demandait pas à manger, quoique le goût fût bon.

Je donnai *bryon. alb.* 18 gutt. 1, à l'instant même à cause du danger. Pour boisson, du lait, du gruau d'avoine et de l'eau panée.

J'allai la revoir deux jours après, et je la trouvai levée. Tous les symptômes avaient disparu; mais les forces revenaient lentement. Il y avait eu une exacerbation peu importante de la toux et des élancemens dans la poitrine dans les deux premières heures après la prise du médicament. Elle s'était ensuite endormie d'un sommeil doux et paisible qui avait duré plusieurs heures et s'était réveillée beaucoup mieux.

3056e OBSERVATION, PAR LE DOCTEUR PLEYEL (1).

Mika Pribilovich, aubergiste à Brood, âgé de vingt-quatre ans, d'un tempérament sanguin, fut pris subitement, le 4 mars dernier, d'un violent élancement dans le côté gauche de la poitrine. Tant qu'il restait immobile, il n'éprouvait pas de douleur; mais dès qu'il remuait un membre ou respirait profondément, des élancemens brûlans lui traversaient la poitrine de gauche à droite, et il était pris de violens accès de toux avec expectoration sanguinolente. En outre, forte chaleur par tout le corps, soif, pouls plein, dur, grand, urine rouge foncé. Ces symptômes inflammatoires annonçaient la nécessité d'une saignée, mais comme le seul chirurgien de Brood était précisément absent, je prescrivis *bryon.* 30, qu'on alla chercher à la pharmacie. On fit prévenir en même temps un chirurgien qui habitait à une lieue de distance. Il arriva quatre heures après, mais il trouva le malade guéri, et servant déjà ses hôtes. Bientôt après la prise, il était tombé dans un doux sommeil, et s'était reveillé bien portant au bout de deux heures.

3057e OBSERVATION, PAR LE DOCTEUR SONNENBERG (2).

Une domestique, âgée de vingt-deux ans, jeune fille aux joues rouges, fut prise, après un refroidissement, de chaleur brûlante avec céphalalgie, goût amer, efforts inutiles pour éructer, douleur pressive, comme de pesanteur, dans les hypochondres. Sept à dix selles molles, peu copieuses, accompagnées d'épreintes, chaque jour. Respiration très-courte en dormant, ne pouvant s'effectuer par le nez; anxiété, coupant la respiration; sueur chaude au front. A chaque aspiration, élancemens partant des dernières côtes des deux côtés, et répondant à l'extrémité de l'omoplate en traversant la poitrine. Plaintes et gémissemens extraordinaires. Serremens doulou-

(1) Archives homœopathiques, tom. V, cah. 1, pag. 94; 1826.
(2) *Ibid.*, cah. 2, pag. 78.

reux dans la poitrine; douleur pressive, constrictive dans le côté, assoupissement avec rêvasseries anxieuses.

Je lui donnai *aconit.* 24 gutt. 1. Le troisième jour, je la trouvai parfaitement guérie et occupée déjà de ses travaux.]

3058e OBSERVATION, PAR LE DOCTEUR BAUDIS (1).

Schalko Franz de Darno, âgé de trente-deux ans, d'une constitution faible, d'un tempérament flegmatique, se plaignit, le 12 décembre 1824, à sa femme, d'éprouver, en respirant, de forts élancemens dans le côté droit de la poitrine. Anxiété. Beaucoup de toux. L'état empirant d'heure en heure, on m'appela le 13. Je trouvai les symptômes suivans :

Vertiges. Céphalalgie en se baissant, comme si le cerveau allait lui sortir de la tête. Ardeur dans les yeux. Bruissemens dans les oreilles. Goût fade avec langue couverte d'un enduit jaune. Inappétence. Pression dans l'estomac. Constipation depuis trois jours. Gargouillemens dans le ventre avec émission de flatuosités. Fréquentes excrétions d'urine. Respiration pénible. Toux sèche avec forts élancemens dans le côté droit vers la dernière côte. Il avait tantôt froid, tantôt chaud. Peau sèche. Peu de soif. Pouls rapide, sans être plein. Sommeil, agité plein de rêves; il ne rêvait que de disputes. Humeur triste, irritable.

Je lui fis prendre *bryon. alb.* 18 gutt. 1.

Le 14, il me dit que trois heures après la prise du médicament, les maux de tête, la toux et les élancemens dans la poitrine avaient augmenté. Cependant ils avaient diminué ensuite graduellement jusqu'au soir. Son corps se couvrait souvent de sueur. Il avait eu une selle. Fièvre modérée. Expectoration d'une mucosité jaune, visqueuse, provenant des poumons. Sommeil paisible. Il mangea un peu de riz et but de l'eau panée. Je lui recommandai de rester tranquillement au lit.

Le 15, le 16 et le 17, tous les symptômes avaient disparu les uns après les autres. Le 17, il put se promener pendant quelques heures dans la chambre. Respiration entièrement libre.

(1) *Ibid.*, cah. 3, pag. 20.

Le 18, sa femme vint m'annoncer que son mari était parfaitement guéri et avait repris ses occupations.

3059e OBSERVATION, PAR LE DOCTEUR CARAVELLI (1).

Pietro Brandi, de Mosciano, homme robuste de soixante-trois ans, fut atteint d'une pulmonie à la suite d'un refroidissement.

Face gonflée. Douleur pongitive près du cartilage xyphoïde, s'exacerbant quand il respirait ou toussait. Resserrement pénible de la poitrine l'empêchant de rester couché. Douleur sourde dans l'intérieur même de la poitrine. Toux avec expectoration abondante de matières cuites, surtout le matin. Fièvre avec pouls plein. Sensation d'aridité dans la bouche. Peau sèche. Sécrétion fréquente d'urine. Selles liquides. Angoisse d'esprit et agitation de corps. Mélancolie. Il croyait sa mort certaine et prochaine.

Il reçut *scilla* 16 gutt. 1, le 3 décembre, au matin, second jour de la maladie. Le lendemain, son fils alla annoncer au médecin que son père avait reposé la nuit et que les douleurs avaient disparu. Il ne restait plus que la toux, qui cessa trois ou quatre jours après, sans autres médicamens.

3060e OBSERVATION, PAR LE DOCTEUR CARAVELLI (2).

La belle-fille de Vincenzo Strippo, de Mosciano, bien constituée et d'un tempérament sanguin, était accouchée un mois auparavant, lorsqu'elle se refroidit en allant laver des langes à la rivière, et tomba malade. Sa maladie présentait les symptômes suivans le lendemain :

Pesanteur et embarras de la tête. Rougeur et accès subits de chaleur à la face. Fièvre ardente. Pouls dur et fort. Douleur pongitive à la partie gauche de la poitrine, alternant avec une douleur pareille sous l'épaule, s'exacerbant quand elle respirait. Toux sèche et continuelle, et après un violent accès, cra-

(1) Discours sur l'Homœopathie, pag. 192; 1828.
(2) *Ibid.*, pag. 193.

chats purulens, striés de sang. Angoisse. Décubitus sur les côtés douloureux, sinon impossible. Sensation de chaleur par tout le corps. Soif. Constipation depuis deux jours. Esprit inquiet. Humeur colérique.

Elle prit *bryon.* 30 gutt. 1/3, le 16 décembre 1827, dans la soirée. Le lendemain la douleur de l'épaule avait cessé, mais c el à la partie gauche de la poitrine persistait. Il y eut une évacuation de matières liquides. Pas de lait dans les mamelles. Elle reçut *rhus* 30 gutt. 1/2. La guérison marcha à grands pas. Le sixième jour, la malade était levée.

3061e OBSERVATION, PAR LE DOCTEUR GROSS (1).

Je fus appelé au mois de juillet dernier auprès du meûnier N., qui était atteint d'une pleurésie. On me dit que six mois auparavant il avait consulté un médecin au sujet d'hémorrhoïdes fluentes. Ce qu'il prit, je n'en sais rien; mais ce qu'il y a de certain, c'est que le médecin promit de le guérir. Au bout de plusieurs mois, les hémorrhoïdes avaient quitté l'anus pour se jeter sur la vessie. Les douleurs qu'il éprouvait, l'inquiétant, il s'adressa à un autre médecin, qui parvint avec beaucoup de peine à rendre les hémorrhoïdes fluentes de nouveau, mais qui ne put guérir le mal de la vessie. Le malade, mécontent des médecins et de la médecine, avait renoncé dès-lors à tout traitement, jusqu'à ce que l'affection aiguë qu'il avait alors, l'eût forcé à recourir à moi. Je le trouvai dans un triste état. Il souffrait depuis des années d'enflure et d'induration du foie, ainsi que me l'annonça l'inflammation chronique de cet organe. Il avait en outre des hémorrhoïdes à l'anus, une affection de la vessie et une pleurésie, avec forte toux et crachement de sang. Je lui promis de guérir la poitrine, sans aggravation de son ancien mal, ce qui le tranquillisa beaucoup, et je lui fis prendre à des intervalles convenables *aconit.*, *bryon.* et *nux*. La pleurésie céda en peu de temps. Ayant gagné sa confiance et ayant appris à connaître dans l'intervalle les antipsoriques, je le décidai à

(1) Archives homœop.; vol. VIII; cah. 1; pag. 75; 1829.

laisser traiter son ancienne affection. Le 13 août, il prit *calcar.*, et douze jours après environ, le mal de la vessie s'exacerba et le malade pissa du sang. A dater du 29, il commença à lui sortir de l'urètre des masses polypeuses, semblables à des polypes de la matrice. Il en sortit une telle quantité pendant trois semaines, que la femme du malade m'assura que si on les avait toutes réunies, elles auraient présenté le volume d'un œuf. Le mal de la vessie fut entièrement guéri. Quant aux hémorrhoïdes, elles continuaient toujours à couler, et le foie était encore dans le même état qu'auparavant. Je ne savais trop si je réussirais à le guérir. Malheureusement je ne revis plus le malade depuis la guérison de l'affection de la vessie. Je lui fis prendre *lycopod.*, après lequel il se sentit très-bien; mais lui ayant administré *chamom.* contre un accès de fièvre à la suite d'un violent chagrin, il me fit dire, huit jours après, qu'il allait bien, mais qu'il voulait attendre une semaine encore avant de rien prendre. J'appris ensuite qu'il se portait bien, à l'exception des douleurs du foie qui étaient quelquefois cruelles. Le 9 décembre, je lui donnai *spirit. vini sulphur.*, et lui recommandai de me donner de ses nouvelles. Je suis curieux de voir ce qui en résultera

3062e OBSERVATION, PAR LE DOCTEUR KAMMERER (1).

Aconit. 24, deux ou trois doses, ou gutt. 1, s'est montré très-efficace dans les fièvres inflammatoires, avec toux brève, élancemens dans le côté, au dessous des fausses côtes, empêchant les malades de respirer profondément, avec ou sans expectoration, et dans le premier cas avec crachats sanguinolens; respiration anxieuse; grande faiblesse et abattement; frisson et horripilation par tout le corps; face tantôt pâle, tantôt rouge; joues violettes; brûlures sur le dos; voix tremblante; lèvres sèches, ainsi que la bouche; constipation; vue trouble, comme dans les congestions du sang vers la tête; haleine puante; râle dans la poitrine; urine d'un rouge foncé; perte de la connais-

(1) Archives homœop., vol. VIII, cah. 1, pag. 85; 1829.

sance ; délire, les yeux ouverts, la nuit ; pouls plein, ondoyant ou souvent entièrement interrompu ; soulagement en se couchant sur le dos. Dès la première dose *aconit.*, la fièvre diminuait beaucoup ordinairement et les douleurs de poitrine devenaient moins fortes, ainsi que l'irritation du pouls. La fièvre disparaissait après la seconde ou la troisième ; la rougeur des joues, caractéristique dans cette maladie, se perdait et la santé se rétablissait bientôt. Il paraissait quelquefois un exanthème de boutons blancs autour de la bouche.

3063ᵉ **OBSERVATION, PAR LE DOCTEUR WEBER** (1).

Kamehl, cocher du docteur Mühlenbein, tomba subitement malade. Je trouvai les symptômes suivans :

Depuis plusieurs jours déjà, il se sentait très-mal à son aise et éprouvait de temps en temps des frisonnemens et des élancemens passagers dans la poitrine. Il n'en avait pas moins continué à faire ses affaires, et avait été pris tout à coup des plus violens élancemens dans la poitrine. Il lui était impossible de se coucher ni sur le flanc droit, ni sur le gauche à cause des douleurs dans la poitrine ; le décubitus sur le dos était insupportable ; parler et respirer lui causaient des douleurs et provoquaient une toux brève avec crachement de sang. Douleurs lancinantes dans toute la tête. Vertige en se soulevant ; tout tournait autour de lui, et il devait se recoucher bien vite. Le mouvement exacerbait aussi les douleurs. Face d'un rouge foncé et brûlante ; yeux étincelans ; langue sèche et couverte d'un enduit blanc, soif ardente ; manque d'appétit ; la nuit précédente, deux vomissemens de matières jaunes, amères ; goût encore amer ; pression dans la région de l'estomac ; pas de selle depuis trois jours. Pouls dur, donnant de quatre-vingt-dix à cent pulsations par minute.

Je lui donnai sur-le-champ *aconit.* 25 gutt. I, que je répétai le soir. Le lendemain, l'état s'était déjà essentiellement amélioré. Le malade avait un peu mieux dormi ; les douleurs

(1) Archives homœop., vol. VIII, cah. 2, pag. 62 ; 1829.

avaient diminué, la tête était plus libre, le pouls moins dur et ne donnant qu'environ quatre-vingts pulsations, la peau moite en général. Je lui fis prendre *bryon.* 30, et le troisième jour de la maladie, entre dix et onze heures du matin, il pouvait être considéré comme convalescent; il ne se plaignait plus que d'embarras dans la tête; du reste, toutes les douleurs et le malaise avaient cessé. Cependant on me fit appeler de nouveau dans l'après-midi. Le malade avait éprouvé une rechute et était dans un état plus dangereux en quelque sorte que la première fois. Outre les symptômes déjà mentionnés, la voix était brève, basse, il y avait déjà du délire, et le malade commençait à désespérer de guérir. Je lui administrai *aconit.* 25, et seize heures après, *bryon.* 30. L'amélioration fut aussi prompte que la première fois. Trois jours après, les douleurs avaient disparu, toutes les fonctions étaient régulières; l'embarras de la tête, lorsqu'il était levé, persistait seul et plus long-temps que dans les cas ordinaires, en sorte que je me vis forcé, pour enlever ce reste de la maladie, de donner une dose *coccul.* Cette rechute avait été occasionée par un écart de la diète et un chagrin.

Je pourrais facilement citer un grand nombre d'inflammations de poitrine, guéries par *aconit.* et *bryon.*, sans que jamais ni saignée ni sangsues eussent été nécessaires. Je ne me souviens pas d'avoir jamais vu aucun de mes professeurs guérir en si peu de temps et d'une manière si sûre les maladies de cette espèce. Leur traitement était d'autant plus long que les malades avaient été plus affaiblis par les saignées. J'en ai même vu mourir entre leurs mains un bon nombre, malgré tout l'appareil antiphlogistique.

3064e OBSERVATION, PAR LE DOCTEUR HARTLAUB (1).

S., femme robuste, à la mine florissante, âgée de trente-deux ans, tomba malade sans cause connue au mois de décembre de l'année passée. Elle avait toujours été bien réglée, mais ses règles étaient un peu trop copieuses. Mariée depuis douze ans,

(1) Annales homœop., vol. I, pag. 18; 1830.

elle n'avait jamais eu d'enfant. Dans sa jeunesse, elle avait été attaquée de la gale, que l'on avait fait disparaître au moyen du soufre à l'intérieur et à l'extérieur. Elle était d'un tempérament irritable, violent, disposée à se chagriner. Après chaque émotion un peu vive, elle était sujette depuis plusieurs années à des attaques d'épilepsie. Elle perdait connaissance, devenait toute raide, tremblait de tous ses membres; tous les muscles de son visage tressaillaient. Du reste, elle ne se souvenait pas d'avoir jamais fait de maladie.

Au mois de décembre, elle perdit l'appétit et éprouva un sentiment de pesanteur au dessous du sternum, ainsi que des élancemens dans le côté droit de la poitrine, tout en bas dans la région des fausses côtes, lui répondant dans le dos. Cette douleur la faisait beaucoup souffrir et l'empêchait presque de respirer. Respiration courte, rapide, inquiète. Elle devait avoir la tête et toute la partie supérieure très-hautes quand elle était couchée. Face d'un rouge foncé. Pas de toux. Urine trouble. Insomnie complète. Pouls un peu accéléré, mais sans être ni plus dur ni plus plein qu'à l'ordinaire. Légers frissons chaque soir, sans chaleurs. Soif continuelle.

Je lui fis prendre *aconit.* 1/24, sans succès. Le seul résultat produit par *bryon.* fut qu'il se déclara une légère toux sèche qui augmenta bientôt et qui la faisait beaucoup souffrir parce que les douleurs l'empêchaient de tousser. Je lui administrai donc *scilla* 2/9. Amélioration générale. Le même jour, les élancemens dans le côté disparurent en majeure partie, la toux devint humide. Au bout de trois ou quatre jours, les douleurs de poitrine disparurent presqu'entièrement. Sommeil bon. Mais il se déclara un nouveau symptôme, une espèce de paralysie de l'articulation des hanches, surtout du côté gauche, qui l'empêchait presque de marcher, et la forçait à traîner la jambe. A chaque pas, violentes douleurs dans les reins et les hanches, avec déchiremens dans la jambe gauche. Quant à la poitrine, elle n'y éprouvait plus qu'une légère douleur quand elle aspirait profondément. L'appétit ne lui était pas encore revenu. Un mois après, son état s'était beaucoup amélioré. Elle n'éprouvait plus qu'un peu de faiblesse dans la hanche gauche, qui la forçait à boiter, et de temps à autre des déchiremens dans la jambe gauche. Plus de douleurs de poitrine. Appétit bon. Menstruation régulière. *Calcar.* 3/30 fit disparaître ce reste de maladie en quinze jours. Depuis trois mois, la malade n'a pas eu de rechute ni d'attaque spasmodique, quoique les occasions n'eussent pas manqué.

3065e OBSERVATION, PAR LE DOCTEUR TRINKS (1).

Fr. Dr. V., âgée de vingt ans, d'une constitution très-délicate, nerveuse, mariée depuis un an, s'attendant à accoucher dans quinze jours, était singulièrement disposée à se refroidir, et ses refroidissemens étaient toujours suivis d'une inflammation de gorge. Elle souffrait souvent en outre de crampes d'estomac et de crampes dans le bas-ventre pendant sa menstruation, qui était régulière du reste. Elle sortit un jour légèrement vêtue par un vent piquant et froid. De retour au logis, elle éprouva tout à coup dans le côté droit de la poitrine des élancemens violens qui l'empêchaient presque de respirer, et auxquels succédèrent une toux sèche continuelle et des frissons.

On me fit appeler. Elle se plaignait de violens élancemens dans tout le côté droit de la poitrine. A peine pouvait-elle respirer. Une toux sèche, plus violente par intervalles, augmentait tellement ses douleurs, qu'il y avait fort à craindre qu'une espèce de crampe de poitrine ne la suffoquât. Son pouls était petit et contracté, sa peau sèche et brûlante, sa face pâle et défaite. Violentes angoisses. Bouche sèche. Désir ardent de boire.

Je craignais une fausse couche, si je ne faisais pas cesser promptement les crampes. Je lui administrai donc sur-le-champ *aconit.* à la dose convenable. Deux heures après, rémission des douleurs et de la toux. Dès-lors les crampes de poitrine ne reparurent plus. Nuit assez tranquille. Abondante transpiration vers le matin. Le lendemain, tous les symptômes avaient beaucoup diminué d'intensité. Expectoration de morceaux globu-

(1) Annales homœop., vol. I, pag. 22; 1830.

leux, jaunes, sans effort. Respiration libre et plus profonde ; seulement il lui était impossible de se coucher sur le côté malade. Pouls plein, plus mou.

Je lui donnai contre ce reste de maladie une petite dose *bryon.*, qui opéra avec tant d'efficacité qu'en trois jours, la malade put quitter le lit. Elle se sentait parfaitement bien.

Quinze jours après, elle accoucha heureusement.

3066e OBSERVATION, PAR LE DOCTEUR THINKS (1).

M. T., servante de vingt ans, d'une constitution scrofuleuse, d'un tempérament flegmatique, vivant dans une maison malsaine, humide, sans air, où ne pénétrait jamais le soleil, éprouva subitement, au mois de mars, un accès de frissons et fut prise d'une toux sèche, douloureuse, accompagnée de violens élancemens dans le côté gauche de la poitrine et de tiraillemens douloureux dans le dos et les membres.

On me fit appeler le soir même. Je trouvai les symptômes suivans.

Pression douloureuse dans le front. Face rouge, enflée. Toux sèche continuelle. Vifs élancemens dans le côté gauche de la poitrine, exacerbés par la toux, par chaque aspiration. Sentiment d'angoisse pesante dans la poitrine. Raideur douloureuse de tout le dos. Tiraillemens et déchiremens dans les membres. Soif. Sécheresse de la bouche. Langue blanche, chargée. Constipation. Urine rouge, brûlante. Chaleur sèche alternant avec des frissons ; pouls petit, dur. Affaiblissement général.

Je lui donnai sur-le-champ *aconit.*, en prescrivant pour boisson du gruau d'avoine et de l'eau bouillie avec du sucre. Elle dormit, la nuit, plusieurs heures d'un sommeil paisible, eut le lendemain matin une transpiration abondante pendant laquelle les douleurs dans la poitrine et les membres disparurent, la fièvre diminua et la soif devint modérée. Le soir du second jour, plus de fièvre ni de douleur. Elle demanda à manger. Mais la toux, quoique les accès en fussent moins fréquens, était toujours

(1) Annales homœop., vol. I, pag. 23 ; 1830.

sèche. Voix enrouée, et sentiment de plénitude dans le larynx et la trachée-artère. Je lui administrai *nux vomic.* 30. Le lendemain la toux était devenue humide ; la malade se leva et se remit à l'ouvrage le jour même. L'abattement qui lui restait de sa maladie, se perdit les jours suivans.

3067e OBSERVATION, PAR LE DOCTEUR SCHNIEBER (1).

La femme St., de Sorau, âgée de quarante ans, d'une constitution assez robuste, mais sujette à la toux, tomba malade le 6 février 1826. Frissons et élancemens dans le côté. On m'appela le lendemain matin.

Pouls très-fréquent, plein, sans être dur. A chaque aspiration et à chaque accès de toux, violent élancement dans le côté gauche dans la région de la sixième côte. Toux sèche, continuelle. Maux de tête augmentés par la toux. Déjà avant sa maladie, elle était disposée à la constipation; pas de selles depuis vingt-quatre heures. Manque d'appétit. Langue humide, peu chargée. Soif modérée. Peau brûlante, mais humide. Elle n'avait pu dormir de toute la nuit ; sa maladie l'inquiétait et la rendait triste.

Je prescrivis aussitôt *tr. bryon. alb.* 15 gutt. 1.

Le 8, amendement des symptômes ; le 9, les maux de tête et les élancemens dans le côté avaient disparu ; la toux et la fièvre avaient diminué. Selle naturelle. Transpiration abondante. Sommeil paisible de plusieurs heures. Le 10, expectoration de quelques glaires. pouls presque naturel. Appétit. Le 11, pas de fièvre ni de toux. La malade se plaignait d'abattement.

Je lui donnai donc, le 12, une goutte *tinct. chin.* 12. Le 13, elle quitta sa chambre et s'occupa des travaux du ménage.

3068e OBSERVATION, PAR LE DOCTEUR SCHWARTZ (2).

Mademoiselle P., âgée de trente-quatre ans, de taille moyenne, corpulente et d'une humeur gaie, fut attaquée un soir d'une péripneumonie catarrhale qui avait déjà atteint un haut degré de

(1) Annales homœop., vol. I, pag. 24 ; 1830.

(2) *Ibid.*, pag. 25 ; 1830.

gravité lorsque j'allai la voir le lendemain matin à huit heures. Je lui fis prendre une goutte *aconit.* 24. Sept heures après, les élancemens, la toux brève, douloureuse, et la fièvre avaient beaucoup diminué. Le lendemain matin les élancemens avaient cessé et la fièvre n'était plus très-considérable ; seulement elle avait encore une toux sèche et forte. Son état étant le même le soir, je lui donnai une goutte *nux vomic.* 30. Le lendemain, la fièvre avait disparu. En même temps elle commença à expectorer des crachats cuits. Cette expectoration dura six jours seulement, sans être copieuse. La guérison fit des progrès rapides. Dès le cinquième jour, elle put quitter le lit.

3069e **OBSERVATION, PAR LE DOCTEUR SCHWARTZ** (1).

M., employé, âgé d'une vingtaine d'années, de taille moyenne, corpulent, pléthorique, fut pris un soir à la suite d'un refroidissement, d'un violent frisson qu'il espéra guérir au moyen de quelques tasses de thé avec beaucoup de rum. Mais, après avoir duré plusieurs heures, ce frisson fut remplacé par une forte chaleur accompagnée de violens battemens de tête, d'élancemens dans le côté gauche de la poitrine, d'une toux sanguinolente, d'oppression de la poitrine et d'une soif intarissable. Ces symptômes le tourmentèrent toute la nuit. Le lendemain, à 9 heures du matin, je le trouvai encore dans le même état : inflammation de la poitrine, des organes de la gorge et du cerveau. Je lui fis prendre une goutte *aconit.* 24. A six heures du soir, relâchement considérable de tous les phénomènes. Deux heures après avoir pris le remède, l'expectoration avait cessé d'être sanguinolente. Il passa la plus grande partie de la nuit à dormir, et le lendemain, en s'éveillant, il n'avait plus ni maux de tête, ni maux de gorge, ni élancemens dans la poitrine, ni fièvre. Il éprouvait seulement encore quelques accès de toux. J'allai le voir à dix heures du matin, il venait de se lever. A cinq heures du soir, je le trouvai gai et travaillant à son bureau.

(1) Annales homœop., vol. I, pag. 25 ; 1830.

3070e OBSERVATION, PAR LE DOCTEUR MARTINI (1).

F., jeune domestique de vingt et quelques années, fort et vigoureux, s'étant refroidi pendant une nuit fraîche, fut attaqué d'une maladie qui présensait les symptômes suivans :

Face d'un rouge foncé, enflée. Chaleur générale. Violens maux de tête. Soif inextinguible. Manque absolu d'appétit. Langue blanchâtre, sans être chargée. Toux accompagnée d'expectoration sanguinolente. Élancemens dans le côté droit de la poitrine. Pouls plein et dur.

Je lui fis prendre à huit heures du matin une goutte *tinct. aconit.* 12. A quatre heures, pouls beaucoup meilleur, mou, lent. Chaleur, rougeur de la face, soif, moindres. Élancemens moins violens. Plus d'expectoration de mucosité sanguinolente.

Le lendemain, je fus agréablement surpris de trouver le malade tout joyeux. Il me dit qu'il se portait bien, qu'il avait dormi tranquillement presque toute la nuit, qu'il ne souffrait plus, qu'il avait bu de temps en temps et qu'il désirait manger un peu, si je le lui permettais. Je lui prescrivis une diète homœopathique, et lui recommandai de ne pas quitter la chambre de quelques jours.

3071e OBSERVATION, PAR M. RUCKERT (2).

M., de H., cordonnier, âgé de 28 ans, d'une constitution saine, tomba malade au mois d'avril 1823. Il souffrait d'élancemens dans le côté avec fièvre. On m'appela le 7 ; je le trouvai dans l'état suivant :

La veille au soir et le matin du jour même, vomissemens amers plusieurs fois répétés. Goût amer dans la bouche. Pas de soif. Constipation. Violens élancemens continuels dans le côté gauche au dessous des fausses côtes et dans la région du creux de l'estomac, plus forts à chaque aspiration ou au toucher. Il

(1) Annales homœop., vol. I, pag. 26 ; 1830.
(2) *Ibid.*, pag. 34.

lui était impossible de se coucher sur l'un ou sur l'autre flanc. Toux cruelle, avec expectoration sanguine. Chaleurs alternant avec des frissons. Pouls dur, plein, accéléré. Je lui fis prendre sur-le-champ une goutte *bryon.* 15.

Le lendemain, ses parens accoururent en toute hâte m'annoncer que le malade n'allait pas mieux, au contraire. Je les rassurai et je leur promis d'aller le voir à dix heures. Peut-être la dose avait-elle été administrée trop forte.

A mon arrivée, le malade me dit, plein de joie, que le mieux s'était déclaré à huit heures. Il respirait avec plus de facilité, les élancemens diminuaient petit à petit, il pouvait respirer profondément sans trop souffrir et n'éprouvait plus d'élancemens. Les crachemens de sang avaient cessé. Il fut gai toute la journée.

Le 9, dans la matinée, légère exacerbation. Je lui fis prendre, à dix heures, *aconit.* 18. Il se déclara une abondante transpiration suivie de quelque amélioration.

Le 11, plus d'élancemens. Il ne se plaignit plus que d'avoir le creux de l'estomac douloureux. Pression, tension, serrement, plénitude après avoir mangé. Je lui administrai *pulsat.* 9, qui n'agit pas ; aussi le lendemain, je lui donnai *nux vomic.* 12.

Le 14, il était beaucoup mieux, mais l'amélioration paraissait s'être arrêtée. Je lui fis prendre *rhus toxicod.* 12.

Le 16, il allait mieux sous tous les rapports. Plus de fièvre. Appétit. Selle chaque jour. Cependant les élancemens dans le côté ne voulaient pas cesser, surtout quand il se remuait.

Je lui donnai, le soir, *arnic.* 6 gutt. 1.

Le 19, élancemens de plus en plus rares, cependant ils n'avaient point encore cessé, et pour faire disparaître ce reste de maladie, je lui administrai le lendemain une goutte *chamom.* 6.

Le malade fut bientôt parfaitement guéri. Depuis six ans il n'a pas cessé de se bien porter. Il se sent même plus fort et respire plus librement qu'avant sa maladie.

3072e OBSERVATION, PAR M. RUCKERT (1).

K., de H., âgée de vingt-quatre ans, grande, mais d'une constitution délicate, d'un tempérament flegmatique mélancolique, souffrait depuis trois semaines d'une forte toux avec expectoration, à laquelle s'était jointe de la fièvre depuis quelques jours.

Le premier février 1828, j'allai la voir et je trouvai les symptômes suivans :

Depuis la veille, la toux était un peu moins violente ; mais cette demoiselle se plaignait alors de violens élancemens dans le côté droit, au dessous des côtes vraies, exacerbés par la toux et l'inspiration profonde. Alternatives de frissons et de chaleurs ; pouls un peu plein et accéléré ; langue sèche avec soif ardente ; pas de selle depuis quelques jours. Grand abattement dans tous les membres ; bourdonnemens et bruissemens dans les oreilles, mais plus forts dans la gauche que dans la droite. Sommeil agité.

Je lui fis prendre aussitôt *aconit.* 15 gutt. 1. La nuit suivante fut plus tranquille. Le 2, les élancemens dans le côté persistant, je donnai *bryon.* 15.

Dans l'après-midi, à la grande inquiétude de sa famille, les bourdonnemens dans les oreilles devinrent plus violens, et il s'y joignit un bruit dans toute la tête, sans céphalalgie néanmoins. La malade n'entendait qu'avec peine ce qu'on lui disait.

Elle s'imagina qu'elle allait mourir et me demanda si elle ne m'en avait pas averti déjà la veille. Elle voulut qu'on fît tous les préparatifs, qu'on appelât le pasteur et qu'on la préparât à la mort.

Le pouls était modérément fréquent, plutôt petit, et facile à comprimer ; la langue était pure, pas très-sèche. J'assurai à la malade et à sa famille que cet état serait de peu de durée et que la guérison ne tarderait pas être complète, convaincu que j'étais

(1) Annales homœop., vol. I, pag. 216; 1831.

que ces symptômes ne devaient être attribués qu'à la dose un peu forte du médicament. Comme il n'y avait pas encore eu une selle copieuse, je prescrivis un lavement d'eau tiède : si quelque accident particulier se manifestait, je recommandai qu'on me fît prévenir, et je quittai la malade certaine de me voir pour la dernière fois.

Le 3, on me fit dire que l'état s'était amélioré au bout d'une heure. Les élancemens dans le côté avaient presque entièrement cessé, ainsi que la fièvre, les bruissemens et le bruit dans la tête. La malade avait eu une selle. Elle se sentait ranimée. La toux était redevenue plus violente.

Le mieux se soutint jusqu'au 6 février, où je lui fis prendre *pulsat.* 12 gut. 1, contre une toux grasse qui la tourmentait, surtout la nuit, et l'empêchait de dormir. Après une dose *nux vomic.* 15, administrée le 10, la toux disparut et la malade fut guérie.

3073e OBSERVATION, PAR M. RUCKERT (1).

La femme R., de R., âgée de cinquante ans, s'était toujours bien portée, lorsqu'elle fut prise subitement le 30 décembre 1823, de violentes pandiculations avec bâillemens, puis d'horripilations avec délire, jactation et malaise. On me fit demander un remède le jour même dans l'après-midi. Je ne pus donner que *nux vomic.* 12, à prendre quelques heures avant de se coucher.

Le 31 décembre, j'allai voir la malade, le matin, et je la trouvai dans l'état suivant :

Le malaise avait cessé, ainsi que le délire ; mais il s'était déclaré des élancemens dans le côté gauche, que l'inspiration profonde, la toux et l'action d'éternuer rendaient violens. En se découvrant, elle avait froid, quoique son corps fût chaud. Pouls lent, petit. Grande agitation. Elle ne cessait de se jeter de côté et d'autre. La tête lui causait de cruelles douleurs, mais elle ne pouvait les décrire. Soif violente.

(1) *Ibid.*, pag. 217.

Les symptômes ayant subi de tels changemens et la fièvre menaçant de prendre un caractère nerveux, je me vis forcé d'administrer promptement un autre remède, et je donnai *bryon.* 15, en recommandant une diète sévère et une grande tranquillité.

Lorsque je revis la malade, le 1 janvier 1824, son état s'était essentiellement amélioré; le pouls montrait un peu plus d'énergie, était plus plein et un peu plus accéléré, tel qu'il devait être dans l'état inflammatoire qui existait. Jusqu'à trois heures du matin, il y avait eu une exacerbation considérable, suite de la forte dose du médicament.

Le mal diminua dès lors d'heure en heure ; la malade devint tranquille et dormait par momens. Le danger avait cessé.

Le 2, elle pouvait respirer librement, se sentait mieux en général ; cependant elle dormit peu la nuit et eut des rêves angoissans. Il lui vint un exanthème autour du nez qui enfla.

Je lui fis prendre encore une dose *nux vomic.* 12. Ces symptômes disparurent et la guérison fut complète.

3074e OBSERVATION, PAR LE DOCTEUR TRINKS (1).

E. D., petit garçon de neuf ans, né de parens scrofuleux et scrofuleux lui-même à un haut degré, avait eu toutes les maladies de l'enfance avec une intensité très-grande et même, à ce qu'on me dit, une pneumonie. Il lui était venu ensuite au menton une dartre rongeante, qu'un allopathe habile avait fait disparaître en aussi peu de temps que possible par des moyens extérieurs ; mais il était tombé dans un état fébrile, avec perte rapide des forces, contre lequel on avait eu recours aux irritans les plus énergiques. Mais ce n'avait pas été sans suite funeste qu'on avait maltraité ainsi un organe délicat. Une paralysie du côté droit du visage et du côté gauche du corps s'était développée rapidement. Elle durait depuis six mois déjà, lorsque j'entrepris le traitement de l'enfant.

Le malade s'étant refroidi au mois de janvier dernier, il fut pris à l'instant de violens frissons avec élancemens vifs dans la

(1) Annales homœop., vol. II, pag. 226 ; 1831.

région des fausses côtes du côté gauche, s'exacerbant par l'aspiration profonde et la toux, s'étendant de plus en plus et provoquant une oppression de plus en plus forte. Mis au lit, les frissons se changèrent en une chaleur sèche, générale, avec soif ardente continuelle. Appelé sur-le-champ, je reconnus une inflammation de la plèvre, à la violence des douleurs dans la région des fausses côtes du côté gauche, qui augmentaient beaucoup encore par l'aspiration profonde et la toux. Respiration accélérée, s'effectuant plutôt au moyen du côté droit du thorax, qui n'était pas attaqué. Soif ardente. Langue chargée, muqueuse. Urine brûlante. Peau sèche et brûlante. Pouls dur et très-accéléré. Grande agitation.

Je n'hésitai pas à administrer aussitôt *aconit*. 24 gutt. 1/2. Le soir, les élancemens dans le côté avaient disparu déjà ; le malade pouvait respirer profondément et tousser, sans souffrir ; la toux sèche était devenue grasse, une sueur générale couvrait le corps, le pouls était mou et plus plein. Je prédis une nuit paisible.

Le malade dormit effectivement la plus grande partie de la nuit ; vers le matin, il se sentit un besoin d'aller à la selle. On le leva, mais il attrapa un nouveau refroidissement qui eut pour suite une rechute. Au bout d'une heure déjà reparurent les violens frissons avec douleurs lancinantes dans la région des fausses-côtes du côté droit, s'exacerbant par la toux et l'aspiration profonde. La peau redevint sèche et la respiration très-accélérée.

Ces symptômes me décidèrent à répéter *aconit*. J'allai revoir le malade à neuf heures du soir. L'affection de poitrine était au même point, à peu de chose près. Transpiration abondante. Pouls moins dur, mais très-accéléré. Urine brûlante. Soif ardente. Je laissai une dose *aconit*. à faire prendre à deux heures du matin, époque à laquelle les douleurs, la toux et l'agitation avaient beaucoup augmenté. Le lendemain, à huit heures, l'état étant le même, je donnai une troisième dose *aconit*. Deux heures après, l'affection locale diminua, ainsi que la toux et la fièvre. Le soir du troisième jour, le malade n'avait plus de fièvre ; il était tranquille ; la toux était devenue grasse et l'expectoration facile ; la douleur dans la région de la plèvre avait disparu et il n'en existait plus de trace ni en respirant, ni en toussant. Peau humide. La nuit suivante, sommeil paisible. Le lendemain, le malade était très-bien. Il demanda à manger et eut une selle.

3075e OBSERVATION, PAR M. TIETZE (1).

M., de O. E., femme de cinquante-six ans, brune, était malade depuis huit jours lorsqu'on s'adressa à moi, après avoir épuisé tous les remèdes domestiques. Je trouvai les symptômes suivans :

Céphalalgie lancinante au vertex. Manque d'appétit. Langue sèche, couverte d'un enduit blanc sale. Elancemens dans le côté gauche au dessous des fausses côtes, sans cause, par accès, sans relation avec la respiration, répondant dans le creux de l'estomac. Exanthème de petits boutons dans la région du creux de l'estomac avec douleur brûlante, lancinante. Selles auparavant régulières, quotidiennes ; mais pas encore d'évacuation depuis le matin. Sensation presque continuelle de chaleur intérieure, interrompue par de légères horripilations. Sommeil troublé par les élancemens dans le côté. Pouls dur, paresseux. Exacerbation l'après-midi et le soir. Humeur très-inquiète, d'autant plus qu'elle n'avait jamais encore été alitée.

Je lui donnai, le 1er février dans la matinée, *aconit.* 2/24, qui ne produisit aucune amélioration jusqu'au 3, dans la soirée, non plus que *bellad.* 2/30, administrée le 2. Constipation depuis trois jours.

Je lui fis prendre, le 3 au soir, *bryon.* 2/30.

Le 4, au soir, elle allait beaucoup mieux. Elle avait eu une selle.

Le 5, les élancemens dans le côté avaient presque disparu ; la céphalalgie avait entièrement cessé. Un peu d'appétit. Les boutons du creux de l'estomac commençaient à guérir.

Le 8, guérison parfaite.

(1) Annales homœop., vol. II, pag. 231 ; 1831.

3076e OBSERVATION, PAR M. N.-G. (1).

Une jeune fille de vingt-six ans, d'une constitution faible et d'un caractère assez doux, dont la mère était morte quatre ans auparavant d'une fièvre nerveuse, s'alita en se plaignant des douleurs suivantes :

Céphalalgie comme étourdissante ; chaleur avec soif, élancemens dans le côté droit et la région des reins, depuis quatre jours, plus forts alors qu'auparavant. Le premier accès avait commencé par des frissons suivis d'une chaleur continuelle. Pas d'appétit du tout, goût amer, langue blanche, vertiges en se mettant sur son séant, respiration brève, élancemens plus violens dans le côté lorsqu'elle respirait. Les règles n'avaient point paru depuis six mois ; elles s'étaient montrées seulement le 6 janvier 1831. Urine jaune avec dépôt nuageux. Pas de selle depuis vingt-quatre heures.

Je lui donnai, le 6 février, *bryon.* 2/30. Le soir, je trouvai que la chaleur et les élancemens avaient considérablement diminué. La malade s'était endormie d'un sommeil paisible bientôt après la prise, et en s'éveillant, elle s'était aperçue qu'elle avait ses règles. Les maux de reins avaient cessé dès-lors. Le vertige seul était encore si fort qu'elle ne pouvait s'asseoir. Je laissai agir le remède, et le lendemain, tous les symptômes avaient disparu. Les règles mêmes avaient cessé, sans que les maux de reins se fissent sentir de nouveau. La malade eut une selle ordinaire, et le quatrième jour elle se leva. Sa santé n'a pas été troublée depuis.

3077e OBSERVATION, PAR LE DOCTEUR KOPP (2).

S., homme de lettres, de quarante-neuf ans, grand, maigre, sujet aux inflammations de poitrine, fut pris au mois de mars d'un violent frisson suivi d'une chaleur très-forte. En même temps étourdissement, pouls fréquent et plein, délire, beaucoup

(1) Annales homœop., vol. III, pag. 51 ; 1832.

(2) Faits mémorables de ma pratique médicale, vol. II, p. 304 ; 1832.

de soif, forte douleur lancinante continuelle dans le côté droit de la poitrine, respiration courte, toux, d'abord sèche, puis accompagnée d'expectoration d'un sang rose, urine rouge, causant des cuissons douloureuses à la sortie, brisure des membres.

Je prescrivis un régime simple, maigre, et lui donnai, le soir même du jour où avait commencé la maladie, une goutte *essent. aconit.* 24. Le lendemain déjà les symptômes les plus graves avaient disparu, nommément l'étourdissement, la respiration courte, les violens élancemens de côté, le pouls plein et la forte fièvre. Le malade eut une très-bonne nuit, et m'assura qu'aussitôt après avoir pris la poudre, il avait senti les douleurs de la poitrine diminuer. Je répétai la dose au bout de vingt-quatre heures. Le lendemain, c'est-à-dire le troisième jour de la maladie, la fièvre avait entièrement cessé, l'urine perdit sa rougeur brûlante, et déposa un sédiment briqueté. Le reste de toux et un léger élancement dans la poitrine cédèrent à *bryon. alb.*, *mercur. solub.*, *rhus rad.*, *arnica*, administrés alternativement. Dès le sixième jour, le malade put se lever. Le neuvième, il sortit.

Il avait fait une pareille maladie quelques années auparavant. On lui avait pratiqué alors deux saignées, appliqué des sangsues, des vésicatoires et administré un grand nombre de médicamens. Ce n'avait été qu'avec peine qu'il avait pu sortir au bout de trois semaines. Pendant un mois et demi encore, il avait dû continuer à se médicamenter pour faire disparaître les restes de la maladie et la faiblesse physique, suite du traitement.

Un an après, il fut attaqué de nouveau d'une violente inflammation du poumon, contre laquelle elle ne se montra pas beaucoup moins efficace, et où la guérison dut être opérée par d'autres moyens.

3078e OBSERVATION, PAR LE DOCTEUR KOPP (1).

Un domestique, grand amateur de l'eau-de-vie, fut attaqué, à une époque où régnaient beaucoup de pneumonies, d'un violent frisson, de chaleur, d'élancemens dans le côté, de tussiculation, de céphalalgie, etc.

Je lui fis prendre, le jour même, *essent. aconit.* 18, qui fit disparaître, peu de temps après, les élancemens de côté et la fièvre. Dès le lendemain, il se leva parfaitement guéri.

3079e OBSERVATION, PAR LE DOCTEUR KOPP (2).

H., fille de vingt-cinq ans, grosse, replète, pléthorique, fut atteinte, au mois de mars 1828, de tous les symptômes d'une grave pleurésie. Il faisait un vent du nord-est, et le baromètre était très-haut. Les principaux symptômes étaient : chaleur, face rouge, tête entreprise, fièvre. Toux très-brève. Pouls comprimé. Douleur lancinante excessivement violente dans le côté gauche de la poitrine. J'allai la voir à cinq heures du soir. La chambre où elle était étant humide et trop chaude, je la fis transporter dans une autre plus sèche et plus fraîche. Je défendis le bouillon, les irritans, toutes les substances médicamenteuses, et j'administrai, à six heures du soir, *aconit.* 18 gutt. 1. Le mieux ne devint sensible qu'après minuit. Le lendemain, je la trouvai qui se promenait dans la chambre, sans fièvre et presque sans douleur. Quarante-huit heures après, je répétai *aconit.* 24. Le troisième jour, elle put retourner à ses travaux.

Deux ans auparavant, elle avait eu une maladie pareille dont il lui était resté de la toux avec respiration courte. Un jeune médecin lui avait pratiqué alors plusieurs saignées en un seul jour et lui avait fait prendre une quantité de remèdes. Le traitement avait duré plusieurs mois.

(1) *Ibid.*, pag. 306.
(2) *Ibid.*, pag. 307.

3080e OBSERVATION, PAR LE DOCTEUR KOPP (1).

Une jeune fille de vingt ans, qui avait eu à dix-huit une violente inflammation du poumon, fut attaquée d'une pleurésie au mois de janvier 1829, où il faisait très-froid et où regnaient des pneumonies. Elle avait eu quelque temps auparavant un fort catarrhe. Pendant un jour, on lui fit prendre différens remèdes domestiques. Le lendemain matin, je prescrivis *aconit.* 12 gutt. 1, que je répétai l'après-midi. Le soir, les élancemens de côté cessèrent et il se déclara une transpiration générale qui la soulagea beaucoup. La guérison cependant ne fut pas complète, et pour enlever la douleur de côté, la toux, la fièvre, etc., il fallut recourir à la saignée, aux vésicatoires, à l'oxyde d'antimoine, à l'ammoniac, etc.

3081e OBSERVATION, PAR LE DOCTEUR KOPP (2).

J'ai employé quelquefois avec succès *arnica* contre les pleurésies chroniques, surtout si le malade prenait deux jours de suite, le matin, l'après-midi et le soir, *tr. arnic.* 3 gutt. 1.

3082e OBSERVATION, PAR LE DOCTEUR GUEYRARD (3).

Une femme de quarante-huit ans, non réglée, forte, brune, grave, éprouve depuis une année une douleur vive et lancinante au côté gauche, plus forte en respirant et en marchant. Elle a épuisé les moyens ordinaires : cette affection a résisté à plusieurs vésicatoires, aux ventouses, aux frictions stimulantes, aux bains de vapeur, etc. ; l'aération se fait librement. Tout indique donc que les muscles intercostaux sont le siége fixe de cette maladie. Il n'y a pas de fièvre, et l'ensemble fonctionnel n'est pas troublé. Deux fortes doses de *bryonia* 1/18, à deux jours d'intervalle, les 16 et 18 février 1832, provoquent, le 19, une aggravation très-sensible, suivie d'une guérison brusque et sans retour.

(1) *Ibid.*, pag. 308.

(2) *Ibid.*, pag. 313.

(3) Doctrine homœopathique, pag. 168; 1832.

3083e OBSERVATION, PAR LE DOCTEUR GUEYRARD (1).

Un jeune homme de trente-sept ans, brun, sec, nervoso-bilieux, affecté depuis huit jours d'un rhume sans fièvre, auquel se joint une douleur pongitive sous les côtes gauches, plus vive en respirant, gênant l'inspiration et augmentant la nuit. Il prend, le 8 février, *bryonia* 1/30, se trouve guéri le lendemain et vaque à ses affaires. Soit infraction au régime, soit impression de l'air froid, la douleur reparaît le 12; même traitement, même guérison, sans récidive cette fois.

3084e OBSERVATION, PAR LE DOCTEUR SEIDEL (2).

F.-W. Keller, de Hillersdorf près de Freiberg, âgé de vingt-quatre ans, d'une constitution assez robuste, quoique petit, s'était toujours bien porté. Il se plaignait depuis quelques jours de dyspnée et d'une toux sèche qui avait beaucoup augmenté depuis la veille, 3 septembre 1826, et qui était accompagnée d'élancemens superficiels dans le côté droit de la poitrine. Expectoration peu copieuse mêlée de sang. Agitation anxieuse. Sensation de tremblement comme s'il sentait battre tous les vaisseaux de son corps. Beaucoup de chaleur. Peu de sommeil. Fréquente jactation la nuit. Céphalalgie déchirante, surtout dans les tempes et le front. Beaucoup de soif. Presque pas d'appétit. Langue sèche, blanche. Pouls donnant quatre-vingt-dix pulsations par minute. Trente-deux aspirations et expirations par minute. Pas de selle depuis vingt-quatre heures.

Je lui donnai sur-le-champ *arnic.* 6 gutt. 1.

Le 5 septembre, la nuit avait été paisible; le malade avait dormi pendant une heure à plusieurs reprises; il transpirait beaucoup. Le matin, deux selles liquides. Plus d'élancemens dans la poitrine. Respiration plus libre. Expectoration facile et sans mélange de sang. Il n'eut pas besoin d'autre remède. Le 7, il reprit son service.

(1) *Ibid.*, pag. 169.

(2) Annales homœop., vol. IV, pag. 170; 1833.

3085e OBSERVATION, PAR M. N.-G. (1).

Une femme de H., âgée de trente-quatre ans, mère de quatre enfans, d'une humeur douce, qui avait déjà fait plusieurs maladies, tomba subitement malade le 27 décembre 1830.

Toux sèche qui ne lui laissait de repos ni nuit ni jour, violente céphalalgie pressive, élancemens dans le côté droit de la poitrine, l'empêchant de se coucher sur ce côté, oppression de la poitrine lui coupant la respiration. Le soir, froid sans soif, et la nuit, violente chaleur sans soif, qui continuait le jour. Pas d'appétit du tout. Dégoût pour tous les alimens avec amertume dans la bouche. Constipation. Lorsque j'allai la voir, elle était inondée de sueur. La chaleur de la chambre, le voisinage du poële et le lit de plumes y contribuaient sans doute. La malade était très-abattue et pouvait à peine parler. Face rouge. Moral très-abattu. La maladie durait depuis sept jours.

Je lui fis prendre *aconit.* 2/30. Le lendemain, j'appris que l'état s'était beaucoup amélioré. La toux avait diminué; la chaleur et la soif avaient disparu; la malade eut une selle; l'oppression avait cessé; les élancemens dans le côté étaient encore sensibles, mais une dose *bryon.* 2/30 les enleva en quelques heures.

Le troisième jour, la malade fut en état de se lever. Elle fut bientôt complétement guérie.

3086e OBSERVATION, PAR LE DOCTEUR HARTLAUB (2).

C., jeune fille de vingt-deux ans, régulièrement réglée, était malade depuis quelques jours.

Élancemens dans la poitrine aux fausses-côtes gauches (elle en avait déjà éprouvé auparavant pendant ses règles) à chaque aspiration un peu forte, en éternuant, en riant, en se remuant. Fréquens bâillemens. Décubitus sur le côté gauche impossible. Elle devait avoir la tête haute. Urine un peu foncée. Pas de fièvre ni de toux.

(1) Annales homœop., vol. IV, pag. 185; 1833.
(2) *Ibid.*, pag. 197.

Je lui donnai en vain, pendant un mois, *aconit.*, *bellad.*, *sepia* et *ammon.*

Aux symptômes déjà mentionnés se joignirent les suivans :

Violente douleur pressive dans toute l'aile gauche du poumon avec serrement à travers la poitrine et douleur entre les omoplates. Impossibilité de se coucher sur le flanc.

Cet état était d'autant plus cruel qu'il interrompait souvent le sommeil et inquiétait beaucoup la malade.

Je fis respirer *lycopod.* 1/30. L'amélioration se déclara bientôt et marcha sans interruption. Le dixième jour, la malade ne ressentait plus de sensation dans la poitrine qu'en aspirant très-profondément ; ce n'était d'ailleurs ni une pression ni des élancemens. Elle pouvait se coucher à sa fantaisie ; seulement la marche la mettait vîte hors d'haleine.

L'olfaction répétée de *lycopod.* acheva de la guérir.

3087e OBSERVATION, PAR LE DOCTEUR HOFFENDAHL (1).

Je fus appelé en toute hâte dans le bourg de Furstenwersen auprès de l'échevin Stahlberg, qui, me dit-on, était dangereusement malade. Je m'empressai de l'aller voir. Quelques années auparavant, je l'avais déjà guéri d'une fièvre nerveuse ; aussi avait-il une entière confiance en l'homœopathie ; à mon arrivée, j'appris qu'il avait été pris la veille de violentes horripilations continuelles et que, pour les faire cesser, on lui avait donné quelques tasses d'une forte infusion de camomille. Il s'était senti réchauffé, mais en même temps, il s'était déclaré de violens élancemens dans la poitrine qui avaient augmenté peu à peu et auxquels s'était jointe bientôt une toux brève et douloureuse. Sa face était d'un rouge foncé, ses yeux saillans et rouges, sa respiration courte, accélérée et douloureuse. Fréquens accès de toux accompagnés d'élancemens dans la poitrine et lui répondant dans la tête au point qu'il lui semblait que son crâne allait se briser. Expectoration mêlée de sang. Il restait presque constamment couché sur le dos, parce que toute tentative pour

(1) Annales homœop., vol. IV, pag. 281 ; 1833.

changer de position lui causait des douleurs. Soif violente, pas d'appétit ni de selle. Il répondit à mes questions en mots entrecoupés. Parler excitait la toux et augmentait les élancemens dans la poitrine. Pouls dur et très-accéléré, donnant environ quatre-vingt-dix pulsations par minute.

Je lui donnai sur-le-champ *aconit.* 3/24, mais sans résultat favorable. Non seulement les symptômes ne s'amendèrent pas, mais il se déclara des tressaillemens dans les muscles des extrémités avec violent délire. L'état devenant de plus en plus grave, je fus un instant en doute si je ne ferais pas une saignée. Je ne pus cependant m'y résoudre et j'essayai *aconit.* 2 gutt. 1. Je passai la nuit à son chevet. Mais au bout de quelques heures, le malade devint plus tranquille ; les tressaillemens des muscles cessèrent; la respiration cessa d'être aussi brève et aussi saccadée, et bientôt il s'endormit d'un sommeil qui dura quatre heures. En s'éveillant, il m'assura que le sommeil l'avait singulièrement restauré. Il n'était plus aussi oppressé ni aussi inquiet; cependant les élancemens ne tardèrent pas à reparaître avec une grande violence. Je répétai *aconit.* 2 gutt. 1, toutes les quatre heures. Je le quittai vers le matin. Le danger avait disparu. Les symptômes avaient beaucoup perdu de leur violence. L'espérance était rentrée dans son âme. Il se sentit un peu d'appétit.

Appelé quatre jours après à Furstenwerder auprès d'un autre malade, je rencontrai monsieur Stahlberg qui allait visiter ses champs. On n'apercevait plus la moindre trace de la maladie. Je ne pus cependant m'empêcher de lui reprocher son imprudence de s'exposer sitôt au grand air.

3088e OBSERVATION, PAR LE DOCTEUR HARTMANN (1).

Un enfant de neuf ans, à qui je faisais prendre de temps en temps, ainsi qu'à ses frères et à ses sœurs, un antipsorique à cause des signes évidens de psore qu'on remarquait en eux, fut pris subitement, sans cause connue et après avoir été dix semaines sans recevoir de médicament, d'élancemens dans les deux

(1) Archives homœop., vol. XII, cah. 1, pag. 109; 1833.

côtés de la poitrine, mais par accès seulement, provoqués ou exacerbés par la respiration ou le mouvement et accompagnés d'un violent coryza. La bonne humeur de l'enfant, son appétit, l'absence de toute espèce de fièvre firent croire aux parens, malgré l'agitation et les rêvasseries pendant le sommeil, que la nature seule le guérirait et ils attendirent deux jours avant que de me faire appeler. Mais le 18 février, les symptômes s'étaient fortement exacerbés ; les élancemens s'étaient surtout concentrés dans le côté gauche et augmentaient beaucoup par l'aspiration, ainsi que par un toussement bref, sec. Le coryza avait cessé, mais il s'était déclaré par contre une fièvre considérable avec pouls rapide, plein et soif ardente. Pas d'appétit. Constipation. Urine peu copieuse et de couleur foncée. Sommeil excessivement agité et plein de rêves.

J'administrai *aconit.* 2/24, le matin. Quatre heures après, l'amendement des symptômes était notable, et le malade se mit à courir dans la chambre, guéri en apparence. Mais dans l'après-midi reparut un peu de fièvre qui devint de plus en plus violente jusqu'au soir, et à laquelle se joignit une inflammation dans le côté droit de la poitrine. Une seconde dose *aconit.* eut des effets tout aussi favorables que la première sur l'affection locale, mais elle ne put enlever la fièvre qui continua à augmenter. Nuit très-agitée. Le lendemain matin, affection évidente du cerveau. L'irritation de cet organe se manifestait par des soubresauts, les yeux fermés; par des regards craintifs, par une grande volubilité en parlant, par une avidité considérable en buvant et en mangeant. L'enfant voulait avoir constamment la tête très-basse ou l'enfonçait dans les coussins. Il fallait attendre longtemps la réponse aux questions qu'on lui adressait. En outre, fièvre brûlante, chaleur ardente à la tête et aux mains ; soif pas trop grande; urine peu copieuse.

Bellad., à la plus haute dilution, était le remède le plus convenable. Il opéra effectivement une amélioration marquée. Le lendemain matin, les symptômes nerveux et l'irritation du cerveau avaient disparu. Mais la fièvre persistait, et il s'y joignit même, le lendemain, une diarrhée et des vomissemens contre lesquels je ne prescrivis rien, puisque *bellad.* n'avait été administré que seize heures auparavant. Le soir, l'état était le même. Vomissemens de mucosité et d'eau aussitôt après avoir bu; selles muqueuses, floconneuses, liquides, toutes les trois heures, avec de légers pincemens dans le ventre. Ces symptômes ayant continué sans interruption jusqu'au lendemain matin, je crus devoir recourir à un nouveau médicament, et je me décidai pour *chamom.*; mais les parens m'ayant dit que leur enfant avait mangé beaucoup de porc quelque temps avant la maladie, je lui préférai *pulsat.*, dont j'administrai une dose 12. Il n'y eut pas d'exacerbation. Les vomissemens cessèrent à l'instant et la diarrhée diminua. Du reste l'état resta le même. Peau toujours brûlante. Soif modérée, mais envie continuelle de s'humecter la bouche. Nuits excessivement agitées. Sommeil troublé par de la gesticulation, des sursauts; des rêves pénibles. Le second jour après l'administration de *pulsat.*, les symptômes n'ayant subi aucun changement, je fis respirer *arsenic.* 30, pour faire cesser toute aggravation artificielle de la maladie. La crise bienfaisante qui se déclare dans les maladies aiguës de cette espèce et surtout chez les enfans, se manifesta au bout de quelques minutes. Le malade tomba dans un doux sommeil dont il se réveilla une heure environ après, fort soulagé. La guérison fit dès-lors des progrès si rapides que le lendemain, il put rester levé quelque temps. Guérison complète au bout de quelques jours.

3089e OBSERVATION (1).

J. Gottfried Kœnig, homme de quarante-huit ans, fort, robuste, adonné aux liqueurs fortes, fut pris, à la suite d'un chagrin, d'élancemens au milieu de la poitrine en respirant, de douleurs pressives périodiques dans la tête, de constrictions spasmodiques dans la poitrine, de tremblement des membres, d'inappétence. Pouls plein, alternatives de frissons et de chaleurs, abattement général, malaise.

Nux vomic. enleva en trois jours tous les symptômes. Le ma-

(1) Annuaire de l'Institut homœop., vol. I, pag. 170; 1833.

lade ne se plaignait plus que de déchiremens dans les pieds et d'abattement. Deux jours après, il s'y joignit un prurit dans les extrémités qui persistait le neuvième jour du traitement. Pas de selle depuis huit jours. Les déchiremens dans les pieds avaient cessé dans l'intervalle.

Une seconde dose *nux* amena une selle. Cinq jours après, le malade se plaignant encore de tiraillemens dans la tête, d'agitation pendant le sommeil et de malaise dans la chambre chaude, on lui donna *rhus*, qui fit disparaître ces accidens.

3090ᵉ OBSERVATION, PAR LE DOCTEUR FIELITZ (1).

Il s'est présenté au mois de décembre dernier plusieurs cas de pleurésie rhumatismale avec métastase nerveux.

La femme Sp., âgée de cinquante-cinq ans, débile, fut attaquée d'élancemens dans le côté avec diarrhée, toux et fièvre. *Mercur.* et *bellad.* enlevèrent ces accidens; mais il se déclara une faiblesse terrible avec respiration brève, surtout en se levant et en se mettant sur son séant, nouveaux élancemens dans le côté; anxiété, gargouillemens dans le bas-ventre, diarrhée la nuit avec tranchées, soif inextiguible, langue sèche; dureté de l'ouïe et bruissemens dans les oreilles. *Arsenic.* fit disparaître tous ces symptômes à l'exception des suivans: regard fixe, égaré; perte de l'ouïe, lèvres sèches, brunes; pas de désir, presque pas de besoins; faiblesse extrême; marmottement et délire en dormant; il était difficile de la tirer de sa torpeur; elle était presque insensible. Je donnai *spirit. nitri. dulc.*, gutt. 2, *aq. destill.* ℥j. s., à prendre par cuillerées en vingt-quatre heures. Le lendemain, son état avait entièrement changé comme par enchantement. Elle avait pleine connaissance; yeux ternes, mais naturels; air joyeux. Elle demanda à manger, ne souffrait que d'une faiblesse générale, et avait un pouls faible, mais régulier.

(1) Gazette homœop., vol. IV, pag. 266; 1834.

3091e OBSERVATION, PAR LE DOCTEUR HIRSCH (1).

Jean Riesler fut atteint d'une pleurésie fébrile. Trois doses *aconit.* 3/30 enlevèrent tous les symptômes de la fièvre, mais n'eurent aucune influence sur la pleurésie. Je donnai *bryon.* 2/30, deux doses en deux jours, mais sans succès. Le troisième jour, j'administrai *bryon.* 12 gutt. 1. Au bout de six heures, amélioration notable, et le lendemain, guérison parfaite.

3092e OBSERVATION, PAR UN ANONYME (2).

Une domestique de dix-neuf ans, qui avait toujours joui d'une santé florissante, fut prise au mois de janvier de l'année passée d'un accès de fièvre avec frisson, chaleur et soif, suivi d'élancemens si violens dans le côté gauche de la poitrine qu'elle en versait des pleurs. Lorsque je la vis, elle avait la peau brûlante, le pouls accéléré et tendu, la face rouge, de la toux et la respiration coupée par les douleurs. Je prescrivis trois doses *aconit.* 24, une toutes les deux ou trois heures. Le soir, après la seconde dose, la soif et la douleur dans le côté avaient diminué. Cette dernière s'était retirée sur le sternum et vers le creux de l'estomac, et était exacerbée tant par la toux que par le toucher. La nuit suivante, pas de sommeil, et en outre, douleurs dans le dos. Le lendemain, je donnai *bryon.* 30. gutt. 1. État supportable pendant la journée. Le troisième jour, plus de douleurs de poitrine ni de toux. La malade ne se plaignait plus que d'un peu de céphalalgie et se leva. La guérison fit dès-lors de rapides progrès et elle reprit son service.

3093e OBSERVATION, PAR M. TIETZE (3).

La veuve Kuhnel, âgée d'une cinquantaine d'années, était malade depuis plusieurs jours lorsqu'elle m'appela. Tout le thé qu'elle avait bu ne lui avait fait aucun bien.

(1) *Ibid.*, pag. 307.

(2) *Ibid.*, pag. 324.

(3) Communications pratiques de Thorer, vol. I, pag. 197; 1834.

Elle avait une forte fièvre, de fréquentes horripilations avec chaleur continuelle; face rouge, brûlante; pouls fréquent et dur; elle ne pouvait respirer ; à chaque aspiration, élancemens dans toute la poitrine au point de pouvoir à peine s'empêcher de crier; respiration brève, anxieuse; elle ne pouvait marcher et chancelait tant elle était faible. Peu ou point de toux ; pas d'appétit, pas de soif ; selles paresseuses et dures.

Je lui fis prendre aussitôt *aconit.* 5/24 que je répétai au bout de six heures. Dix-huit heures après, je lui donnai *bryon.* 3/30.

Le mieux se déclara bientôt; la fièvre et la douleur de poitrine diminuèrent considérablement; le sommeil revint.

Au bout de trois jours, l'amélioration devint stationnaire. La malade pouvait marcher par la chambre, n'avait plus de fièvre, avait une selle tous les jours, mais n'avait point encore d'appétit comme à l'ordinaire. Elle se plaignait encore de douleur de poitrine; toute la poitrine lui faisait mal à chaque aspiration, comme si elle eût été meurtrie.

Je lui donnai *arnica* 5/18. Au bout de trois jours, elle fut parfaitement rétablie. Il ne resta ni toux ni douleur.

3094e OBSERVATION, PAR LE DOCTEUR KNORRE (1).

Si nous possédions pour les autres inflammations un moyen aussi certain que l'aconit l'est dans celle-ci, le traitement homœopathique des inflammations aurait fait un grand pas. De nombreuses observations m'ont appris qu'il vaut mieux, dans la pleurésie et la péripneumonie, employer les hautes dilutions, à doses répétées en cas de besoin, que les basses, même à une seule dose. Celles-ci produisent une aggravation trop longue ou trop intense, ou bien même laissent l'inflammation continuer en apparence sans changement dans son intensité primitive, de manière à faire douter qu'on ait choisi le remède convenable ou que la guérison en soit possible par cette voie. Après les hautes dilutions, au contraire, on voit l'amélioration survenir sans aggravation, souvent au bout de quelques heures déjà. Je n'ai

(1) Gazette homœop., vol. V, pag. 18; 1834.

donc jamais employé pour les adultes que *aconit.* 15 et 24 et pour les enfans *aconit.* 30.

Les symptômes indiquant cette substance étaient :

1° Symptômes appartenant à l'organe malade : douleurs lancinantes, tiraillantes, plus ou moins vives, fixées la plupart du temps sur un point, dans l'un ou l'autre côté de la poitrine, et une fois seulement dans le dos, s'étendant de là en diverses directions, par exemple, vers les épaules, les bras, le foie, la rate, etc., augmentant par les inspirations profondes, la toux, l'éternuement, le parler, le mouvement et quelquefois la pression extérieure; respiration rapide, courte, superficielle, pénible, plus facile en se tenant assis le corps penché en avant ; envie continuelle de tousser; toux d'abord brève et sèche, mais bientôt accompagnée de crachats écumeux, muqueux, striés de sang ou composés de sang pur.

2° Symptômes produits par le reflet de l'affection locale ; à la suite de froid, augmentation permanente de la chaleur par tout le corps, avec sécheresse de la peau; tête entreprise, douloureuse; céphalalgie pulsative; face rouge, chaude, vultueuse, ou taches rouges circonscrites sur les deux joues ; yeux rouges ; soif vive ; langue blanche ou sèche et brunâtre; ventre resserré; urine rare, chaude, foncée en couleur ; pouls accéléré, plein, dur ; grande agitation, anxiété, perte de l'espérance, crainte de la mort.

3095e OBSERVATION (1).

Jean-Auguste St., âgé de vingt-six ans, porte-faix à L., fut reçu dans l'établissement le 16 mars. Il avait eu souvent dans son enfance des crampes et la teigne ; il n'avait eu la petite-vérole que l'année précédente et avec assez de violence ; mais il ne se souvenait pas d'avoir fait d'autre maladie. Il souffrait depuis long-temps cependant d'une toux avec expectoration qui ne l'empêchait pas toutefois de travailler. Le 11 mars, à la suite d'un refroidissement, il avait été pris d'un violent frisson, de malaise qui l'avaient forcé de se coucher. Toux, élancemens dans

(1) Annuaire de l'Institut homœop., vol. II, pag. 40; 1834.

la poitrine et dyspnée. On lui avait appliqué une emplâtre de poix sur le dos et on lui avait fait prendre différens remèdes domestiques, mais l'état n'avait fait qu'empirer. Nous trouvâmes les symptômes suivans :

Il était assez grand et maigre. Douleur lancinante dans le côté gauche de la poitrine, moins forte dans le droit, augmentant par la toux et l'aspiration profonde. Toux fréquente accompagnée d'une expectoration muqueuse peu abondante, mais difficile. Respiration très-fréquente, courte, et oppression de la poitrine. Décubitus sur le flanc gauche pénible. Douleur lancinante dans le front. Les mains s'engourdissaient très-facilement et souvent. Peau brûlante, moite, puis transpiration générale. Face rouge par momens. Beaucoup de soif, aucun appétit. Quelques selles aqueuses dans la journée. Langue blanchâtre, chargée. Sommeil agité avec rêvasseries. Abattement général. Pouls plein, fréquent. Il reçut matin et soir, *aconit*.

Second jour. Pendant la nuit, peu de sommeil; six selles aqueuses pendant le jour ; beaucoup de chaleur et de soif; élancemens dans la poitrine, toux et respiration courte, tête libre, le matin, langue paraissant vouloir devenir sèche ; pouls encore assez plein et fréquent. Dans la journée, la langue devint plus humide; toux, élancemens et oppression toujours violens ; par momens, forte chaleur, tressaillemens dans les muscles et léger délire. Vers le soir, soif un peu moindre, un peu d'appétit. Il reçut deux doses *aconit*.

Troisième jour. Nuit très-agitée, délire par momens; toux forte, violens élancemens dans la poitrine, oppression de la poitrine, chaleur et soif. Pouls assez plein et fréquent. Expectoration plus facile, jaune et bilieuse. *Bryon.*

Dans la journée, élancemens dans la poitrine moins forts, toux et expectoration moindres; quelquefois rougeur de la face; chaleur et transpiration.

Quatrième jour. Avant minuit, quelques heures d'un sommeil paisible, plus agité ensuite, mais sans délire. Vers le matin, transpiration générale à la suite de laquelle les élancemens cessèrent presque entièrement. Par contre, sensation de tension et de pression dans la poitrine en respirant profondément et en toussant. Depuis la veille, deux selles liquides, puantes, pouls modérément fréquent, sans être plein.

Cinquième jour. Transpiration générale presque toute la journée et la nuit précédente ; sommeil paisible et bon, toux et expectoration un peu plus fortes, le matin; douleurs de poitrine moindres, ne consistant plus qu'en un serrement et en une pression ; pas encore de selles ; appétit meilleur ; presque pas de soif.

Sixième jour. Transpiration plus légère, la veille, moins de toux et de douleurs de poitrine, peu de chaleur, tête libre. Nuit bonne: respiration beaucoup plus facile, toux, expectoration modérées ; appétit assez bon, peu de soif, selle régulière ; grand abattement. *Bryon.*

Neuvième jour. Le malade allait mieux depuis deux jours ; douleurs de poitrine peu considérables, ne laissant un peu de tension qu'en aspirant profondément, peu de toux. Mais la nuit précédente, toux plus forte et le plus souvent sèche, quelques élancemens dans la poitrine suivis de pesanteur, pouls encore un peu plein. État supportable pendant la journée. *Nux*, le soir.

Sommeil bon, peu de toux, les douleurs de poitrine consistaient plutôt en une pression pendant la toux ; pouls régulier, appétit passable, langue pure, pas de soif, selle normale.

L'amélioration fit des progrès de jour en jour. Le malade put rester levé plusieurs heures. Toux modérée, expectoration peu considérable; mais en toussant et en respirant profondément, il ressentait encore de la pression dans la poitrine. Appétit bon.

Quinzième jour. Le malade ressentait, en étant couché, une douleur pressive et de la pesanteur dans le côté droit de la poitrine, se dirigeant vers l'épaule, s'exacerbant quand il se couchait sur le flanc, avec respiration courte. On répéta *nux.*

Ces symptômes disparurent en quelques jours, ainsi que la toux et l'expectoration. Le malade avait recouvré ses forces, et il quitta l'établissement le vingt-et-unième jour, parfaitement guéri.

3096e OBSERVATION (1).

Jean-Chrétien W., âgé de trente-quatre ans, manœuvre de Tammendorf près de Landsberg, entra dans l'établissement le 31 mars. Il n'avait jamais eu aucune des maladies de l'enfance, avait été vacciné et avait eu, à sept ans, une gale très-forte qu'on avait fait disparaître au moyen d'un onguent mercuriel. En 1822, il avait eu la fièvre pendant neuf semaines.

Le 22 mars, pendant qu'il soulevait une poutre, il fut atteint d'une douleur si violente dans la poitrine qu'il ne put plus continuer à travailler. L'état empira de plus en plus. Il se rendit à la polyclinique homœopathique où on lui fit prendre deux doses *aconit.* qui ne produisirent rien. Sa maladie présentait les symptômes suivans :

Douleur lancinante, en respirant profondément, en toussant ou en se remuant, au dessus du côté droit de la poitrine vers l'aisselle. Toux avec expectoration muqueuse difficile. Respiration très-pénible, brève, le gênant en parlant. Douleur terrible dans le front et vertige tournoyant avec voile devant les yeux. Peu d'appétit, goût amer, langue blanche. Il pouvait se coucher sur le flanc sans difficulté. Faiblesse et maigreur très-grandes. Pouls plein et modérément fréquent. On lui donna *arnica*, eu égard à la cause occasionelle.

Second jour. Sommeil bon, douleur de poitrine moindre, expectoration plus facile et un peu plus abondante, pouls presque naturel. Le malade était levé et pouvait sans grande douleur respirer profondément. Il ne se plaignait plus que de battemens douloureux dans la tête. On répéta *arnica* le troisième jour.

Les douleurs de poitrine diminuèrent de plus en plus ; toux et expectoration moindres. La tête seule était encore lourde et il y ressentait une douleur martelante.

Sixième jour. Les douleurs de poitrine avaient entièrement cessé. La céphalalgie seule persistait, mais à un moindre degré.

(1) Annuaire de l'Institut homœop., vol. II, pag. 54 ; 1834.

On administra *rhus*, qui la fit disparaître dès le lendemain. Le malade étant en état de travailler sans avoir à craindre pour sa santé, on le laissa sortir de l'établissement.

3097e OBSERVATION (1).

André B., âgé de dix-neuf ans, maçon de W. près de Gotha, entra dans l'établissement le 28 avril.

Il prétendait n'avoir jamais été malade auparavant, à l'exception d'une fièvre avec douleurs lancinantes dans le bas-ventre qu'il avait eu l'hiver précédent. Il avait été vacciné.

A la suite d'un refroidissement, le 18, il avait été atteint d'un mal de gorge, puis d'abattement général dans les membres, ce qui ne l'avait pas cependant empêché de travailler. Mais des frissons, un coryza, de la toux, des élancemens dans la poitrine et des douleurs dans le dos l'avaient obligé à y renoncer. Ces symptômes avaient été jusque-là plus ou moins violens. A son entrée dans l'établissement, la maladie se caractérisait ainsi:

Vertiges. Douleur lancinante à une petite place du côté droit de la poitrine près du sternum, s'exacerbant quand il respirait profondément. Oppression de toute la poitrine. Légère toux, brève, sèche. Pas d'appétit, beaucoup de soif, goût amère, langue blanche et chargée. Depuis quelque temps, deux selles liquides par jour. Souvent rougeur et chaleur à la face; température de la peau élevée. Grand abattement et brisure dans les membres. Peu de sommeil, jactation, léger délire. Respiration et pouls fréquens. Il reçut *aconit.*

Second jour. Délire continuel pendant le sommeil, la nuit. Douleur de poitrine en respirant profondément, toux plus violente avec expectoration copieuse, la veille au soir et le matin même, une selle liquide, beaucoup de soif, vertige tournoyant, tête embarrassée, pouls fréquent et dur. Il prit le matin *arsen.* Pendant la journée, agitation et quelquefois délire. Le soir, il reçut *aconit.* La nuit suivante, délire continuel, pas de sommeil, il voulut plusieurs fois se lever. Le délire continua le len-

(1) Annuaire de l'Institut homœop., II, pag. 97; 1834.

demain. Soif modérée, langue paraissant vouloir se sécher, pouls rapide, dur, fort rouge, yeux brillans, regard fixe, pupilles dilatées. *Bellad.*

Le quatrième jour se passa au milieu des mêmes accidens, ainsi que la nuit suivante. Vers le matin, épuisement extrême, sans connaissance, mais tranquillité.

Cinquième jour. Sommeil assez bon. Il avait un peu de connaissance. Pouls peu fréquent, presque normal.

Septième jour. État supportable depuis la veille. Le délire avait cessé. Le malade avait sa connaissance et ne s'était plaint que d'une douleur pressive dans la poitrine et d'une toux sèche. Ce soir-là, il allait encore mieux, il avait bien dormi, avait toute sa connaissance. Toux et expectoration légères. Faiblesse moindre. Pouls régulier. Seulement pas de selle depuis trois jours. *Nux.*

L'état s'améliora de jour en jour; la toux et l'expectoration diminuèrent de plus en plus. Sommeil bon. L'appétit revint peu à peu, les forces se relevèrent graduellement et le douzième jour, le malade put se lever et même aller au grand air pendant quelque temps. Le lendemain, il quitta l'établissement en parfaite santé.

3098e OBSERVATION (1).

Jean-Gottfried T., âgé de soixante ans, manœuvre de L., entra dans l'établissement, le 16 juin.

Il était sujet depuis son enfance à des convulsions épileptiques. Son père et son grand-père en avaient souffert également. Les accès revenaient à des intervalles plus ou moins longs, mais le plus souvent après quelque chagrin. Enfant, il avait eu la gale, plus tard, une fièvre intermittente et une fièvre nerveuse, ainsi que plusieurs autres maladies fébriles et les hémorrhoïdes.

Depuis le 10, il était mal à son aise, se plaignait de frisson, d'abattement, de toux, de douleurs dans le bas-ventre, sym-

(1) Annuaire de l'Institut homœop., vol. II, pag. 121; 1834.

ptômes qui s'étaient exacerbés si rapidement que depuis le 14, il avait dû garder le lit.

Nous trouvâmes les symptômes suivans :

Fréquens accès d'une toux la plupart du temps sèche, lui ébranlant tout le corps, avec élancemens dans l'hypochondre gauche. Respiration brève, quelquefois sifflante. Elancemens partant de l'hypochondre gauche et traversant tout le bas-ventre. Beaucoup de soif. Peu d'appétit. Le matin même, selle peu copieuse. Goût amer dans la bouche. Céphalalgie pressive d'un côté, surtout dans le front. Alternatives de frissons et de chaleurs. Face rouge le plus souvent. Pouls plein, un peu accéléré. Abattement et grande faiblesse. Il reçut deux doses *aconit.*

Second jour. Peu de sommeil. Pouls moins rapide. Etat le même du reste; on prescrivit *bryon.*

Troisième jour. Tête plus libre. Persistance des douleurs dans le ventre et de la toux qui était plus grasse. Un peu de délire en dormant. Transpiration modérée. Deux selles liquides. La veille après midi, pouls interrompu. Il ne l'était plus, mais il était plein. *Rhus.*

Vers le soir, plusieurs selles liquides, aqueuses; mais sommeil bon et paisible. Respiration encore oppressée et sifflante.

Cinquième jour. La veille, dans la journée, et la nuit précédente, encore quelques selles liquides. Les autres symptômes étaient encore les mêmes.

Sixième jour. Toux moins forte. La douleur dans le bas-ventre avait entièrement cessé; mais la diarrhée continuait. Cependant le malade se sentait mieux et pouvait rester levé. Les symptômes inflammatoires disparurent entièrement. La diarrhée diminua peu à peu, jusqu'au septième jour, où elle cessa. Le dixième jour, le malade était assez bien pour quitter l'établissement.

3099e OBSERVATION (1).

Emilie H., de S., âgée de six ans, d'une constitution faible,

(1) Annuaire de l'Institut homœop., vol. II, pág. 141; 1834.

quoique bien portante du reste, souffrait depuis trois mois d'une violente toux périodique, accompagnée, dans les derniers temps, d'une expectoration blanche, muqueuse.

Depuis trois jours, à la suite d'une frayeur, beaucoup de chaleur, pas d'appétit, soif violente, respiration courte et accélérée, toux plus forte, sommeil agité, mauvaise odeur par la bouche, langue couverte d'un enduit blanc, transpiration, impossibilité de rester levée, humeur très-capricieuse, douleur dans le côté gauche du bas-ventre, s'exacerbant par la toux et le toucher.

On lui donna deux doses *aconit.*, à prendre une de suite, l'autre le lendemain matin, en cas qu'il n'y eût pas d'amélioration.

Le troisième jour, l'état était le même, la douleur dans le côté et la dyspnée persistaient. La malade avait eu une selle. Toux grasse et délire nocturne. On donna une dose *bellad.*.

Trois jours après, la chaleur avait cessé, la toux était la même; constipation, inappétence, langue chargée.

On administra *nux vomic.* Le neuvième jour, la malade allait beaucoup mieux, la toux diminuait. Selles et appétit réguliers.

Le treizième jour, le mieux se soutenait; cependant il y avait encore une toux brève et grasse qui disparut après une dose *pulsat.*, au bout de huit jours.

3100e OBSERVATION (1).

Marie K., âgée de neuf ans, avait eu cinq ans auparavant la petite vérole, dont il lui était resté un fréquent larmoiement des yeux, surtout au grand air, pour lequel on lui faisait suivre avec succès, depuis un mois, un traitement homœopathique. Elle avait aussi au côté droit de la mâchoire inférieure une petite dartre qui ne l'incommodait pas du reste.

Depuis huit jours, elle avait une toux et un coryza dont la première s'était exacerbéee depuis la veille et s'était accompagnée d'une douleur lancinante dans la poitrine. L'enfant ne pouvait plus rester levée, était prise le soir d'une forte fièvre avec délire,

(1) *Ibid.*, pag. 142.

passait la nuit sans dormir et était très-agitée. Elle se plaignait alors de violens élancemens continuels dans la poitrine, s'exacerbant à chaque aspiration et rendus insupportables par de fréquens accès d'une toux sèche. Ils lui répondaient jusque dans l'omoplate droit. La toux était sèche, la soif violente, l'appétit nul, la respiration très-accélérée et brève. Pas de selle depuis deux jours, violente céphalalgie, surtout dans le front, vers les yeux; peau plutôt sèche; pouls très-fréquent.

On lui fit prendre, le matin, *aconit.* qu'on répéta le soir, la douleur de poitrine ayant diminué et la fièvre ayant augmenté.

La nuit fut agitée; délire par momens et état soporeux qui continuait le lendemain matin. Soif encore vive. Langue assez sèche. Lèvres toutes sèches. Respiration très-courte et pouls toujours accéléré.

Après une dose *bryon.*, l'état resta à peu près le même; seulement il y eut plus d'instans lucides pendant lesquels la malade se plaignait de douleurs de poitrine et de tête. La nuit fut encore très-agitée, la malade était presque constamment sans connaissance. Fréquentes émissions involontaires d'urine.

On répéta *bryon.*, le lendemain matin. Il y eut dans la matinée plusieurs selles liquides et après midi, sommeil paisible de plusieurs heures avec légère transpirarion. En s'éveillant, la malade possédait davantage sa connaissance, et pour la première fois, elle demanda à manger; mais elle ne prit que quelques cuillerées de soupe. Le soir et toute la nuit, elle fut plus tranquille; cependant il y eut encore du délire avant minuit. Après minuit, transpiration générale assez abondante, et le lendemain, amélioration sensible. Respiration beaucoup plus libre. Toux plus forte, mais plus rare. Douleur de poitrine moindre. Selle plus consistante.

Le lendemain, elle allait assez bien. Elle avait dormi presque toute la nuit, n'avait que peu déliré et avait eu une transpiration assez forte. La tête était plus libre et la toux plus grasse.

Le sixième jour, les douleurs de poitrine s'exacerbèrent de nouveau et attaquèrent surtout la partie supérieure du côté droit de la poitrine. Elles s'étendaient jusque dans l'épaule et causaient une sensation de paralysie dans le bras. Expectoration plus copieuse en toussant et striée de sang. Nuit de nouveau agitée. Délire plus fort. Tête plus entreprise. *Bryon.* fut encore répétée. Le soir, la malade se sentit soulagée ; elle dormit assez bien la nuit et sua beaucoup. Le lendemain matin, elle n'éprouvait plus dans la poitrine qu'une sensation pressive. Toux modérée. Expectoration facile sans stries de sang. Selle régulière. Peu d'appétit. Peu de soif. Pouls beaucoup plus paisible et transpiration modérée.

Le huitième jour, le mieux continuait à faire des progrès. Tête libre. Douleurs de poitrine et toux plus légères. Appétit et sommeil meilleurs.

Le lendemain, la malade resta assise dans son lit pendant plusieurs heures. Les douleurs de poitrine avaient entièrement disparu. La toux n'était plus que peu de chose. L'appétit était bon et les selles régulières.

Le onzième jour, l'enfant resta levée quelques heures, et le douzième, une demi-journée. Elle se sentait fort bien, à l'exception d'un peu de faiblesse. On put cesser le traitement.

3102e OBSERVATION (1).

Charles St., âgé de vingt-trois ans, manœuvre, fut reçu dans l'établissement, le 27 juin.

Il avait eu les maladies ordinaires de l'enfance, avait été attaqué plusieurs fois de la fièvre et était sujet à des épistaxis. Le 25, après un effort physique et un refroidissement, il avait été pris subitement de maux de tête et de vertiges tournoyans. Il avait dû se coucher de meilleure heure que de coutume, et le lendemain, il s'était plaint de fièvre et d'élancemens dans la poitrine, contre lesquels on lui avait donné *aconit.*, et le jour même *bryon.*

Sa maladie présentait les symptômes suivans :

Céphalalgie déchirante, surtout dans le front. Vertiges en se levant. En avalant, gorge comme enflée et extérieurement ten-

(1) Annuaire de l'Institut homœop., vol. III, pag. 37; 1834.

sion dans les muscles du cou en remuant la tête. Elancemens dans la poitrine en respirant profondément et en toussant. Toux sèche. Agitation dans les membres ; il ne pouvait rester long-temps à la même place. En se remuant, douleurs dans les articulations. Ni appétit ni goût. Langue blanche et chargée. Malaises et haut-le-corps. Tranchées après avoir bu de l'eau. Pas de selle depuis la veille. Beaucoup de soif et forte transpiration. Pas de sommeil ; agitation, jactation. Pouls modérément fréquent.

Second jour. La veille et pendant toute la nuit, aggravation des maux de ventre qui diminuèrent un peu après une selle peu copieuse, provoquée par un clystère. Peu de sommeil ; mais toux forte et grasse. Douleur de brisure dans les mollets et les cuisses. Il ne pouvait se lever ni laisser long-temps ses jambes à la même place. Peu de céphalalgie, mais pesanteur de la tête. La veille, dans l'après-midi, vomissemens ; goût amer. On administra deux fois encore *aconit.*, et le soir, on fit respirer *nux.*

Il y eut peu de changement. Les douleurs du bas-ventre s'exacerbèrent de nouveau et le bas-ventre ne supportait pas le toucher. Après un clystère, le malade eut une selle copieuse suivie d'un amendement des douleurs. Pouls de plus en plus rapide et plein. On administra donc, le troisième jour, une nouvelle dose *aconit.*

Le malade eut plusieurs selles en bouillie avec diminution des douleurs du bas-ventre. L'agitation dans les jambes et les pieds était toujours très-grande ; cependant le sommeil était meilleur et le pouls plus tranquille.

Cinquième jour. L'état avait été supportable la veille ; mais le soir, après avoir mangé sa soupe, le malade avait vomi et saigné du nez. D'un autre côté les douleurs dans les jambes n'étaient plus sensibles que quand il se tenait debout. Rêves inquiets, anxieux, impatience. Il reçut *bryon.*, le soir.

Tous les symptômes disparurent, à l'exception des douleurs dans les jambes, qui diminuèrent cependant peu à peu. L'amélioration continuant à faire des progrès, on ne lui donna plus rien, et le dixième jour, il quitta l'établissement en bonne santé.

3102e OBSERVATION (1).

Ch. F. B., âgée de vingt-trois ans, servante de Q., entra dans l'établissement, le 17 juillet.

Elle avait eu la teigne dans son enfance, puis la scarlatine et la rougeole, et deux ans auparavant, de nombreux ulcères sur le corps. Elle avait été réglée à dix-neuf ans. Il y avait deux ans que ses menstrues s'étaient arrêtées et avaient cessé de couler pendant dix-huit mois, sans qu'elle en fût incommodée. Elle avait eu ensuite la petite-vérole naturelle pour laquelle on l'avait traitée pendant sept semaines dans un hôpital. Ses règles s'étaient arrêtées de nouveau pendant trois mois, mais elles venaient de reparaître depuis quinze jours.

Le 15 juillet, elle avait été attaquée subitement de violentes douleurs de poitrine et de tête, avec frisson et malaise. Elle dut se coucher. On lui fit prendre *bryon.* avec de bons résultats. Lorsqu'elle entra dans l'établissement, nous trouvâmes les symptômes suivans :

Pesanteur dans la tête. Pression dans le front. Apreté dans la gorge. Peu d'appétit. Soif. Langue assez pure. Douleur le long du sternum, partant du creux de l'estomac. Oppression de toute la poitrine. Douleur tiraillante entre les épaules et les reins. Pas de selle depuis trois jours. Sommeil quelquefois agité avec rêves anxieux. La plante des pieds s'écorchait facilement depuis qu'elle avait eu la petite vérole; elle y éprouvait des brûlemens. La peau était mince et rouge. Ses pieds suaient beaucoup. La sueur avait une mauvaise odeur. Abattemens, vertiges, épuisemens.

On lui fit prendre *bryon.*

Le résultat fut des plus favorable; tous les symptômes s'amendèrent et diminuèrent de jour en jour, en sorte que le sixième, elle n'avait plus à se plaindre que d'une douleur dans le mollet causée par une croûte qui était restée à la suite de la petite-vérole. Une dose *sulphur* termina le traitement.

(1) Annuaire de l'Institut homœop., vol. III, pag. 45; 1834.

3103e OBSERVATION (1).

Guillaume Krey, âgé de quatorze ans, avait eu, cinq ans auparavant, une maladie inflammatoire de la poitrine, mais s'était toujours bien porté du reste. Il y avait trois jours qu'il avait éprouvé un fort frisson suivi de chaleurs, de maux de tête et de poitrine; il avait dû se coucher. Ces symptômes avaient augmenté de jour en jour, et sa maladie se caractérisait ainsi lorsqu'il entra dans l'établissement :

Violens élancemens dans le côté droit de la poitrine, s'exacerbant considérablement au moindre mouvement, ainsi que par l'aspiration profonde et la toux. Toux brève, sèche. Décubitus sur le côté droit pénible. Vertige en se soulevant, pesanteur dans la tête et céphalalgie pressive. Pas d'appétit. Soif violente. Pas de selle depuis quelques jours. Epistaxis la veille au soir et le matin même. Délire continuel la nuit, par momens le jour. Difficulté à remuer le bras droit et douleur dans l'épaule droite. Face alternativement rouge et pâle. Peau brûlante, quelquefois sueur. Pouls très-fréquent.

On lui fit prendre sur-le-champ *aconit.*, qu'on répéta le soir, l'état étant resté le même à pu de chose près.

La nuit fut agitée; violent délire; le lendemain matin, tête plus libre; le bout de la langue et les lèvres secs, quoique la soif fût légère. Vers midi, délire de nouveau violent; le malade voulait à chaque instant se lever; pouls dur, rapide.

On administra *bellad.*, douleur dans le bras et l'épaule moindre; selle régulière.

La nuit suivante se passa paisiblement au milieu d'une abondante transpiration; le délire continuait, il est vrai, mais il était moins violent et il était facile de faire reprendre sa connaissance au malade. Le lendemain matin, la toux était plus forte; mais la douleur de poitrine s'était changée en une douleur pressive; respiration libre, plus de céphalalgie ni de pe-

(1) Annuaire de l'Institut homœop., vol. III, pag. 79; 1834.

santeur dans la tête, pouls assez normal, soif légère, voix plus forte et parler moins difficile.

L'état continua à s'améliorer de jour en jour sans autre remède. La nuit suivante se passa sans délire; la douleur de poitrine disparut entièrement; l'expectoration devint facile. Le malade se sentit de l'appétit, et le cinquième jour, il pouvait déjà passer quelques heures hors du lit. Le huitième, il était parfaitement guéri.

3104ᵉ OBSERVATION (1).

Rosine Röder, de Connewitz, âgée de trente-cinq ans, avait eu, dans son enfance, la rougeole et la petite-vérole. Elle avait fait deux enfans, était bien réglée; seulement la menstruation était un peu abondante.

Depuis quelques jours elle se plaignait de douleurs lancinantes dans la poitrine, qu'elle croyait devoir attribuer à un effort. La douleur augmentait quand elle était couchée ou se penchait, et gênait la respiration. Elle se plaignait aussi d'une céphalalgie lancinante, plutôt dans la tempe droite; de chaleurs fugaces, de frissons et de tranchées après avoir mangé.

On donna *chamom*. Six jours après, l'état était le même. Les douleurs de poitrine avaient diminué, il est vrai, pendant quelques jours, mais elles étaient revenues et s'étendaient, surtout quand elle respirait, jusque dans le dos. Après un accès de frisson, chaleur avec délire, puis transpiration avec soif.

Une dose *aconit.* la soulagea bientôt. Cinq jours après, elle allait beaucoup mieux. Sommeil bon et paisible, la malade bâillait presque constamment et avait souvent le hoquet.

On lui donna *bryon.*, qui fit faire de nouveaux progrès à l'amélioration; cependant il restait toujours quelques douleurs lancinantes dans la poitrine en respirant. On répéta donc *bryon.*, le seizième jour, et huit jours après, la malade était rétablie.

(1) *Ibid.*, pag. 81.

3105e OBSERVATION (1).

Marie Sophie Kuntz, de Connewitz, âgée de cinquante-six ans, mariée, avait eu cinq enfans et avait perdu son mari vingt ans auparavant. Jusque-là elle avait toujours été bien réglée. Elle avait eu un exanthème dans son enfance, une fièvre intermittente quatre ans auparavant, et des douleurs de bas-ventre qui ne l'avaient pas forcée cependant à s'aliter.

Depuis huit jours, brisure dans tous les membres. En respirant, élancemens dans l'hypochondre gauche répondant dans le dos. Toux modérée avec expectoration muqueuse, blanche, surtout le matin. Vertiges dans la tête avec douleur pressive, s'exacerbant au moindre mouvement. Elle devait avoir la tête haute, et il lui était impossible de se coucher du côté gauche. Peu d'appétit, goût nauséabonde dans la bouche. Malaise; éructations dégoûtantes, selles régulières. Violente pression dans le creux de l'estomac qui avait beaucoup diminué alors. Caractère bon, mais irritable; tristesse.

Pulsat. diminua beaucoup les symptômes en quatre jours; toux moins forte; céphalalgie plus intense surtout après-midi. Cinq jours après, la malade se plaignait de lassitude dans les jambes, d'élancemens dans le côté gauche, de légères douleurs déchirantes dans le front, de vertiges. Elle reçut *nux*. Au bout de sept jours, tous les accidens avaient diminué. La malade ne se plaignait plus que de lassitude dans les jambes et de quelques élancemens au dessous des fausses côtes. Ce dernier symptôme n'ayant point encore disparu douze jours après, on lui fit prendre *bryon*. En huit jours, la santé fut parfaite.

3106e OBSERVATION (2).

Gottlieb Peter, valet de Gautzsch, âgé de vingt-deux ans, avait eu la teigne dans son enfance, puis la grippe le printemps dernier, et depuis cette époque un mal de poitrine, dont il

(1) *Ibid.*

(2) Annuaire de l'Institut homœop., vol. III, pag. 108; 1834.

souffrait depuis quatre ans, s'était beaucoup exacerbé. Il se plaignait de pression et de pesanteur dans la poitrine en respirant; élancemens dans le côté droit; toux sèche, le matin surtout grattemens dans la gorge; douleur pressive, tournoyante dans la région du front; bourdonnemens et tintemens dans les oreilles en se mouchant; pression dans les yeux; appétit assez bon; goût amer; langue chargée, blanchâtre; selles dures, pas tous les jours; tension et pression continuelles dans le bas-ventre; éructations; vents ascendans; douleurs brûlantes dans les reins, surtout en se baissant; sommeil bon; visage jaune; grand abattement; il se sentait plus mal aux changemens du temps.

On lui donna *nux vomic.* Les quatre jours suivans, céphalalgie moins intense, selles plus régulières, mais continuation de la toux. On administra *sulphur*, qui n'opéra aucune amélioration la semaine suivante. Pendant quinze jours encore l'état resta presque le même; la céphalalgie seule disparut.

On fit prendre alors au malade une dose *calcar. carb.* qui ne produisit pas non plus de changement essentiel. Dans les derniers temps la céphalalgie reparut, et il se déclara en outre des déchiremens dans les membres.

On donna *pulsat.*, qui diminua un peu les déchiremens; mais du reste l'état resta le même. On fit prendre encore une dose *arsenic.* au malade qui renonça à se faire traiter plus longtemps.

3107e OBSERVATION, PAR LE DOCTEUR MULLER (1).

Une femme de soixante-quatre ans, flegmatique, corpulente, disposée aux affections gastriques, tomba malade le 13 mai 1833.

Toux, élancemens dans le côté gauche de la poitrine, respiration oppressée, battemens de cœur, embarras de la tête, vertiges, insomnie, grand abattement, langue chargée, goût fade dans la bouche, fréquens crachemens d'une mucosité visqueuse, chaleur fébrile, pouls petit et rapide.

(1) Hygea, vol. I, pag. 39; 1834.

Elle reçut, le 13 mai, *aconit.* 2/30. Les symptômes de la poitrine disparurent. Sommeil plus paisible.

Le 14, je lui donnai *bryon.* 2/30. Un quart d'heure après, nausées qui disparurent au bout d'une heure.

Le 15, elle était guérie et se leva.

3108e OBSERVATION, PAR LE DOCTEUR PESCHIER (1).

M. N...., âgée de vingt-trois ans environ, nourrice, tempérament sanguin, toussant depuis plusieurs jours, fut prise dans l'après-midi d'un point pleurétique extrêmement violent, dont la douleur lui faisait pousser un cri à chaque accès de toux. Je fus appelé auprès d'elle à neuf heures et demie du soir; je la trouvai assise dans son lit, angoissée, toussant à chaque instant, ayant le pouls dur et fréquent, la face rouge et la tête douloureuse. Je lui donnai un globule *aconit.*, annonçant que vers les deux heures de la nuit elle serait soulagée, après néanmoins une augmentation du point et de l'angoisse.

Le lendemain, à huit heures du matin, je trouvai la malade dormant du sommeil le plus paisible; et j'appris que, comme je l'avais prédit, depuis deux heures le point s'était abaissé avec la toux, et que la malade avait pu se coucher et s'endormir : dès qu'elle se réveilla, celle-ci demanda à manger; je le lui permis aussi bien que de reprendre immédiatement son travail et de remettre son enfant au sein; elle était guérie, parfaitement guérie; elle n'a usé d'aucun autre remède.

3109e OBSERVATION, PAR LE DOCTEUR PESCHIER (2).

Une cuisinière, âgée de vingt-cinq ans, fut prise d'une affection catarrhale générale, avec vives et constantes douleurs de tête, soif, dyspnée, chaleur à la peau, angoisses continuelles, douleurs et brisure des extrémités, constipation, urines rares et rouges; elle se croyait dans le plus grand danger, et ses alentours partageaient son opinion. Je fus appelé au troisième jour

(1) Bibliothèque homœop., vol. IV, pag. 13; 1834.

(2) *Ibid.*, pag. 136.

de cette maladie, dont l'intensité croissait incessamment. Un seul globule *aconit.* forma tout le traitement. Dès le lendemain, la céphalalgie avait cessé, la transpiration s'était établie, les douleurs des membres avaient disparu, le ventre s'était ouvert, les urines avaient repris leur couleur naturelle, la malade demandait de la nourriture, qui lui fut accordée. Le troisième jour après *aconit.*, elle était à ses affaires.

3110e OBSERVATION, PAR LE DOCTEUR PESCHIER (1).

Frédéric Besson, manœuvre, probablement peu sobre, fut saisi à son ouvrage d'une violente hémoptysie; on le transporta chez lui, où on le fit saigner. L'hémorrhagie ne s'arrêtant point, je fus appelé vingt-quatre heures après la saignée. Je trouvai le malade crachant à pleine bouche le sang, dont son vase de nuit était à moitié plein. Sa face était très-rouge, les yeux paraissaient vouloir sortir de leurs orbites, la toux le tourmentait et un point violent qui, partant du côté gauche de la poitrine atteignait le côté droit, le forçait à s'étreindre très-fortement le corps avec les bras, à chaque accès de toux, pour en diminuer la douleur. Tous les alentours du malade désespéraient de lui.

Saisissant un court intervalle entre deux espectorations de sang, je lui donnai une dose *aconit.* et prescrivis de l'eau pure pour boisson, interdisant tout autre remède interne ou externe. Quatre heures après, je revis le malade. L'hémorrhagie était arrêtée; les crachats n'étaient que de la salive sanguinolente, la fièvre avait beaucoup baissé, la toux avait diminué; le point seul persistait. *Aconit.* ayant à peu près terminé son action, je donnai *pulsat.* Besson ne pouvait pas encore se coucher. Cinq heures après, neuf heures du soir, je le vis de nouveau. Il était couché dans ses draps, ne toussant ni ne crachant, baigné dans une transpiration agréable et ne se plaignant que de la soif. Je fis mettre à côté de son lit deux grands pots d'eau, pour qu'il en pût boire suivant son désir, et dis qu'il était inutile de le veiller parce que la nuit serait bonne.

(1) Bibliothèque homœop., vol. IV, pag. 137; 1834.

Le lendemain matin, à neuf heures, je le trouvai habillé, assis près de sa fenêtre, ayant passé une nuit excellente, ne sentant aucun mal, et me demandant la permission de s'aller promener. Je la lui accordai, ainsi que celle de manger modérément.

Le troisième jour, il était disposé à aller travailler; mais c'était jour de fête, il alla au cabaret.

3111e OBSERVATION, PAR LE DOCTEUR PESCHIER (1).

Le jeune Kemmerling, âgé de dix ans, né de père et de mère chez lesquels les affections inflammatoires sont fréquentes et violentes, fut saisi d'un épistaxis très-copieux, le sang coulant à fil continu. Appelé le soir, après trois heures de cette hémorrhagie, je trouvai le malade atteint d'une fièvre très-forte; le pouls battait plus de cent vingt, et les carotides étaient violemment agitées. Je donnai une dose *aconit.* et en laissai une autre dans un verre d'eau, dont l'enfant devait prendre une cuillerée à café toutes les demi-heures. Durant la nuit, l'épistaxis diminua, mais la fièvre persista. Le remède fut administré très-exactement. Le lendemain, l'épistaxis reparut de temps en temps, la fièvre continuant, rien ne fut changé au remède. Le troisième jour, la fièvre s'abaissa, l'épistaxis cessa et l'enfant fut tranquille. Le quatrième jour, la guérison fut presque complète; tout remède fut cessé; aucun autre n'a été employé plus tard. Les parens, qui avaient regardé leur enfant comme perdu, ont considéré cette guérison comme une seconde naissance.

3112e OBSERVATION, PAR LE DOCTEUR PECHIER (2).

La domestique de Perilliat était prise depuis huit jours de pleurésie avec irritation de la muqueuse des bronches. Le 7 novembre 1834, je trouvai la malade dans une agitation extrême, la toux était sèche, fréquente; elle ne pouvait articuler deux paroles sans l'exciter plus fort. Le pouls était violent et battait 120 à 130; sans soif, grande chaleur sèche, urines rouges et

(1) Bibliothèque homœop., vol. II, pag. 138; 1833.

(2) *Ibid.*, vol. IV, pag. 255; 1834.

chaudes ; un point au côté droit lui semblait être un fer chaud et aigu qui lui traversait la poitrine.

Je débutai par un globule *aconit.*, et quatre heures après elle prit deux globules *bryonia.*

Le lendemain, le point de côté et la toux avaient disparu, et la malade était guérie.

3113e OBSERVATION, PAR LE DOCTEUR GROSS (1).

Un homme qui approchait de la soixantaine, et très adonné à la boisson, à en juger par sa mine, fut attaqué d'une violente pleurésie qui prit bientôt un caractère nerveux. *Aconit.* 30 et *rhus* 30, enlevèrent bientôt les symptômes inflammatoires, mais il resta une toux violente avec expectoration purulente, ce qui était d'autant plus naturel que le malade souffrait depuis longtemps de tubercules au poumon. Il ne tarda pas à s'établir une fièvre nerveuse stupide. Je prescrivis deux cuillerées, toutes les demi-heures, d'une solution *acid. muriat.* 2/30 *in aq. dest.* ℥ iv. Le lendemain matin, il n'existait plus de symptômes nerveux. Une couple de doses *lycopod.* 2/30 firent cesser graduellement la toux purulente et le malade se retrouva au moins sur ses jambes, bien que le poumon ne soit pas encore débarrassé des tubercules.

3114e OBSERVATION, PAR LE DOCTEUR SCHLEICHER (2).

Jean Dietzel, âgé de quarante-huit ans, avait eu la gale vingt ans auparavant. Il avait perdu plus tard un œil par une violente ophthalmie. Cette inflammation guérie, sa santé semblait se raffermir et il avait pris du corps. Dans la nuit du 12 au 13 août 1833, il ressentit, sans motif, de violens élancemens dans la poitrine, accompagnés de toux qui les exacerbait, de respiration douloureuse, de grande chaleur et de soif. *Aconit.* et *bryon.* ne produisirent rien. Le 14, les élancemens dans les deux côtés de la poitrine étaient si violens que le malade pouvait à peine respi-

(1) Archives homœop., vol. XV, cah. 1, pag. 102 ; 1835.

(2) *Ibid.*, cah. 2, pag. 131.

rer. Je m'armai de ma lancette, mais j'eus honte de pratiquer une saignée, et j'administrai trois fois de suite, toutes les trois heures, *lycopod.*, un globule. J'allai le revoir le lendemain de grand matin. Le remède avait fait merveille. Après la troisième dose, la malade avait éprouvé une soif presque inextinguible et s'était trouvé très-mal ; mais deux ou trois heures après déjà, il n'existait presque plus d'élancemens dans la poitrine. Je le trouvai tout changé. La couleur brun-rouge du visage avait disparu, le regard qui, la veille, était égaré, était devenu doux. Les glandes des paupières sécrétaient une sérosité laiteuse. Sur le bord des paupières et aux coins des yeux se trouvaient de tout petits boutons à peine visibles à l'œil nu, dont quelques uns avaient crevé et formaient une petite croûte. A côté du nez étaient deux pustules de la grosseur d'une lentille. Toute la peau était très-pruriteuse, la poitrine et l'épigastre couverts de boutons blancs et pleins d'une sérosité visqueuse d'un jaunâtre blanc. Le lendemain l'exanthème sécha et le malade fut parfaitement guéri.

3115e OBSERVATION, PAR M. TIETZE (1).

Güttler, de Frederichsdorf, homme de cinquante ans, d'un tempérament colérique, grand et fort, fut pris, le 7 février 1834, d'une forte horripilation suivie de chaleur, puis de douleurs lancinantes continuelles dans le côté droit avec toux, manque de respiration, expectoration jaune et épaisse. Peau brûlante. Soif cruelle. Éructations après avoir bu. Goût amer dans la bouche. Pas de selle depuis le 8. Il ne me fit appeler que le 10. Je lui envoyai *aconit.* 2/30 et *bryon.* 3/30, à prendre huit heures après.

Le 11, dans la matinée, expectoration mêlée de sang. Après midi, selle qui se répéta la nuit.

Le 12, j'allai le voir. Les violentes douleurs lancinantes et déchirantes qu'il avait éprouvées d'abord dans tous les membres avaient disparu. La face était alternativement rouge et pâle. La langue, d'un jaune sale, chargée. En respirant profondément, violens élancemens pénétrans dans le côté droit, dans la région

(1) Communications pratiques de Thorer, vol. II, pag. 173 ; 1834.

du mamelon, et aussitôt accès de toux. Expectorations de mucosités blanches et épaisses. Côté droit de la poitrine douloureux, extérieurement, comme meurtri. Le froid n'avait pas reparu depuis *aconit.*, mais chaleur continuelle, transpiration, soif pour l'eau. Pouls presque normal, peu irrité. Pas d'expectoration sanguinolente ce jour-là.

Le 13, dans l'après-midi, l'état étant resté le même, je donnai *arnica* 4/6.

Le mieux se déclara bientôt; la douleur dans la poitrine disparut rapidement, et au bout de trois ou quatre jours, le malade n'avait plus à se plaindre que de faiblesse et de propension à la constipation. Il fut bientôt parfaitement rétabli.

3116e OBSERVATION, PAR M. TIETZE (1).

Une domestique d'Ebersbach, âgée de vingt ans environ, grande et forte, blonde, fut atteinte subitement d'une violente horripilation suivie de chaleur sans sueur. Soif ardente. Face rouge. Peau brûlante. Céphalalgie. Goût mauvais, dégoûtant, sécheresse de la bouche. Langue chargée, jaune. Toux sèche avec élancemens cruels au côté droit de la poitrine dans la région du mamelon. Elancemens dans la poitrine à chaque aspiration. Crachement de sang. Grand abattement. Elle gardait le lit.

Je lui donnai, le 4 juin 1831, au matin, *aconit.* 5/24.

Le 5, au matin, le pouls, dur et plein vingt-quatre heures auparavant, était mou ; plus de frissons. Chaleur brûlante continuelle. Constipation. Elancemens dans la poitrine un peu moindres. En toussant, quelques crachats muqueux. Crachement de sang moindre. Soif plus modérée. Pas d'appétit. Pas de sommeil la nuit précédente. Peau un peu humide et moins brûlante.

Bryon. 5/30, le 5 au matin.

A midi déjà, la malade se leva et s'occupa de légers travaux. La fièvre et les crachemens de sang avaient entièrement disparu le soir, la douleur avait beaucoup diminué. Langue un peu plus pure, mais pas encore d'appétit. Poul normal.

Le 8, dans la matinée, la malade retourna à ses occupations.

(1) *Ibid.*, pag. 183.

3117e OBSERVATION, PAR LE DOCTEUR HARTMANN (1).

Aconit. est toujours indiqué dans cette espèce d'inflammation, s'il y a violentes douleurs lancinantes en respirant dans l'un ou l'autre côté de la poitrine ; état de crainte, d'anxiété, par suite de la difficulté à respirer ; facilité à s'effrayer ; tristesse ; fièvre vive. Ordinairement on trouve une toux brève, sèche, excitée par chaque inspiration et rendant plus douloureux les élancemens. Le malade cherche à se soulager en appuyant la main sur la place souffrante. On donne *aconit.* 24, deux ou trois globules, en répétant la dose toutes les trois ou quatre heures, si la maladie est violente.

3118e OBSERVATION, PAR LE DOCTEUR PESCHIER (2).

Le 17 mars, Huber, tailleur de pierre, âgé de vingt-huit ans, rentra chez lui le soir avec un point de côté qui l'empêchait de respirer ; la nuit fut très-mauvaise, ainsi que la journée du 18 ; néanmoins le malade, ne se doutant point de la gravité de son mal, se refusait à ce qu'on appelât un médecin ; la maladie ayant augmenté pendant la seconde nuit, et la position n'étant plus tenable, le troisième jour, je fus demandé, et le vis le 19 au matin.

Voici quel était son état :

Impossibilité de se coucher, à cause d'un point violent dans le côté gauche de la poitrine, qui ne cessait pas une seconde, et forçait le malade à rester à moitié assis et penché du côté douloureux ; face étirée, contractée par la douleur ; teint grisâtre, joues injectées, ainsi que les conjonctives ; pouls dur et fréquent ; peau sèche, ardente ; toux sèche et fréquente, dont le malade s'abstenait autant que possible, à cause de la douleur de côté ; langue rouge, blanchâtre au milieu ; appétit nul, selles nulles, urines rouges de sang.

(1) Sur l'Aconit, la Bryone et le Mercure, vol. II, pag. 9 ; 1835.

(2) Bibliothèque homœop., vol. V, pag. 200 ; 1835.

Le diagnostic était facile, et le pronostic pouvait être favorable ; ce fut celui que je portai.

Six globules *aconit.* dans un demi-verre d'eau, à prendre par cuillerée de trois en trois heures ; de l'eau fraîche en abondance pour boisson ; aucune nourriture sans exception.

Le soir, moins d'angoisse, attitude un peu plus naturelle, légère moiteur.

Le 20, second jour du traitement, le point persiste, la fièvre est un peu moins forte, *le malade crache du sang* et des viscosités transparentes ; urines rouges. *Bryon.* 6, dans un demi-verre d'eau, par cuillerées, pour vingt-quatre heures ; eau pour boisson.

Le 21, troisième jour, le point a diminué ainsi que la fièvre ; le malade s'étend et se tourne dans son lit, il a dormi ; les urines sont moins rouges et forment aisément un dépôt briqueté ; les crachats sont moins rouges, quoique abondans ; la toux est le symptôme qui inquiète le plus le patient. *Ipec.*, dans un demi-verre d'eau ; eau panée pour boisson ; un bouillon à la semoule pour nourriture.

Le 22, quatrième jour, l'amélioration marche rapidement ; le malade est très-content : il tousse moins, crache facilement, mais ses crachats sont encore sanguinolens, quoique le point soit très-léger. *Bryon.*

Le 23, cinquième jour, le malade est disposé à se lever et à manger, tellement il est soulagé ; mais, comme il règne un vent du nord très-froid, je l'engage à rester au lit ; le point est à peine sensible, la fièvre tombée, la toux rare, les urines ne déposent guère et passent à la couleur jaune ; les crachats diminuent notablement en quantité, mais sont encore rouges. *Phosphor.* Un peu de nourriture.

Le 24, sixième jour, on me dit que le malade s'est levé la veille et qu'il a fait sa barbe ; la nuit a été excellente ; le point se laisse à peine apercevoir ; les crachats sont rares, mais encore rouges ; le malade voudrait sortir et aller du côté de son travail ; à cause du vent du nord, je l'engage à rester chez lui, et pour l'y forcer, je lui donne encore *bryon.*, quoique je pusse m'en dispenser.

Le 25, septième jour, je ne trouve plus le malade chez lui; il est allé travailler.

Sans doute ce cas le cède beaucoup au précédent en gravité; mais aussi avec quelle promptitude et quelle facilité la guérison a été obtenue. Sans aucune émission sanguine, sans aucune évacuation ou perturbation, le malade, au sixième jour du traitement, était sur pied et mangeait; nulle convalescence, nulle affection secondaire; le lendemain de la cessation de la maladie le patient taillait la pierre; un peu de faiblesse seulement résultait d'une abstinence complète de huit jours.

3119e OBSERVATION, PAR LE DOCTEUR CHUIT (1).

Le 26 mars 1835, une jeune paysanne, âgée de dix-sept ans, d'un tempérament sanguin, et menstruée depuis deux ans, fut surprise, après s'être exposée à un vent froid étant en sueur, par des frissons et par une fièvre très-forte avec point de côté. Un chirurgien lui fit une saignée d'une livre. A ma première visite, qui eut lieu le 27 au matin, je trouvai les symptômes suivans : douleur de tête frontale, rougeur du visage, yeux étincelans, soif ardente, rougeur et sécheresse de la langue, douleur avec élancemens au côté droit de la poitrine, entre la quatrième et la cinquième côte; toux continuelle et irritante, crachats sanguinolens, respiration courte, anxiété extrême, nausées et vomissemens de matière jaune et liquide, chaleur brûlante et sécheresse de la peau, pouls dur, serré, fréquent; subdélire, insomnie.

D'après l'ensemble de ces symptômes, il était évident que j'avais sous les yeux une violente inflammation de poitrine, maladie fréquente en Piémont, qui ne cède, comme m'en a convaincu l'expérience, qu'à des saignées abondantes et répétées, à une diète rigoureuse et à de copieuses boissons mucilagineuses. Je savais que, en cas d'une heureuse terminaison de la maladie

(1) Bibliothèque homœop., vol. V, pag. 237, 1835.

par l'emploi de moyens allopathiques, la convalescence n'aurait pas lieu avant la fin du premier, du deuxième et même du troisième septenaire, et que nécessairement elle serait plus ou moins longue avant le retour complet des forces et de la santé. La saignée faite avant mon arrivée n'avait point diminué l'intensité du mal, qui avait plutôt augmenté pendant la nuit. Un tel cas me parut propre à constater l'efficacité de la méthode homœopathique. Je choisis *aconitum* 3/8, à répéter chaque troisième heure dans la journée.

Le 28 mars, légère rémission de la fièvre; mais la toux et la douleur de côté persistent : même prescription d'*aconitum*.

Le 29, rémission marquée de tous les symptômes; le pouls est presque dans son état normal; mais il y a encore de la céphalalgie, de la toux avec douleur latérale, nausées et vomissemens. *Belladonna* 4/10 dans deux onces d'eau, à prendre en trois fois à la distance de six heures.

Le 30, cessation de la céphalalgie, toux moins fréquente, douleur de côté encore assez forte seulement pendant l'expectoration d'un mucus toujours strié de sang : les efforts de la toux occasionent alors des vomituritions jaunâtres. *Bryonia* 3/4, répétée deux fois dans la journée.

Le 31 mars, sixième jour, peu de toux avec expectoration facile de mucus jaune, épais, sans douleur et sans vomissement. La malade est assise sur son lit, et demande des alimens.

Le 3 avril, je rencontre sur la route la jeune fille qui allait travailler à la campagne; elle me dit qu'il ne lui semblait pas d'avoir été malade.

3120e OBSERVATION, PAR LE DOCTEUR DUFRESNE (1).

Un garde de police, ayant bu de l'eau froide, et s'étant déshabillé dans un lieu frais tandis qu'il avait chaud, fut saisi d'un point pleurétique qu'il comparait à l'action pongitive de la pointe de son sabre. Il se disposait à se rendre à l'hôpital, se sentant très-malade, lorsque je lui demandai d'attendre jusqu'au

(1) *Ibid.*, pag. 180.

lendemain, et lui donnai trois doses *aconit.* à prendre de trois en trois heures. Après l'usage de ce remède le malade éprouva une transpiration si abondante, que son matelas en fut percé. Le lendemain il était beaucoup mieux, ne sentant qu'à peine son point contre lequel il reçut *bryon.* Le troisième jour il reprit son service comme auparavant.

3121e OBSERVATION, PAR LE DOCTEUR SODENBERG (1).

J'ai administré nommément contre les pleurésies et les pneumonies avec point de côté, ou contre les fièvres avec le caractère général de l'inflammation, une très-petite dose *pulv. fol. aconit.* gr. 1/3, par exemple, prise chez le pharmacien. Si le remède était bien choisi, le résultat était des plus satisfaisans. Les élancemens dans le côté cessaient peu à peu et la santé du malade se rétablissait.

K. Sundberg, âgé de dix-huit ans, domestique chez M. le pharmacien Wahlberg, tomba malade dans l'hiver de 1830. Dès le début de la maladie les symptômes indiquèrent une pleurésie fausse. M. Wahlberg administra d'abord un vomitif, et bientôt après un purgatif; mais, ces moyens n'ayant rien produit, on m'appela. Je prescrivis des sangsues, du *calomel* et de l'*opium*. Les douleurs ayant diminué, je pus, dès le lendemain, administrer ammoniac avec *tartar. stibiat.* Mais le troisième jour l'état avait empiré; les élancemens dans le côté et la fièvre augmentaient d'heure en heure, ainsi que la toux et la difficulté de respirer. Je donnai le soir *aconit.* gr. 1/3 dans du sucre de lait. Le lendemain le malade était parfaitement guéri, et put retourner à ses travaux. Pendant toute l'année sa santé fut parfaite. Mais, au printemps de 1831, il eut un nouvel accès d'élancemens dans le côté : une seule dose *aconit.* gr. 1/3 le rétablit parfaitement en douze heures.

(1) Hygea, vol. II, pag. 402; 1835.

3122e OBSERVATION, PAR LE DOCTEUR GRIESSELICH (1).

Un homme d'une cinquantaine d'années, trapu, un peu asthmatique depuis assez long-temps, fut atteint de violens points de côtés après un refroidissement par un temps fort rigoureux. Le malade espéra faire passer le mal par la transpiration, et ne me consulta qu'à la fin du troisième jour. Il se plaignait de douleurs constantes, violentes, lancinantes dans le côté droit de la poitrine, ne pouvait ni se mouvoir ni se retourner sans augmenter ses douleurs; quand il respirait profondément la toux devenait plus forte, de même que les souffrances; toux avec expectoration de glaires; peau brûlante, sans être entièrement sèche; le pouls, à quatre-vingt dix pulsations, dur; soif forte; manque d'appétit et abattement. J'ordonnai *rp. herb. aconiti napelli* gr. 8, *fiat infusum aquos. fervid. colat. unc.* 6, *adde syrup. sacch. unc. dim. s.*, à en prendre une cuillerée de deux en deux heures; en outre, pour boisson, de l'eau sucrée et de la soupe à la crême. Dans les premières vingt-quatre heures après l'usage de cette médecine, survint une très-forte sueur et une urine abominable (comme disait le malade). Je compris ensuite que c'était ce qu'on appelle *urina rheumatica*. Au bout de vingt-quatre heures le malade se trouva mieux; les douleurs de poitrine avaient presque entièrement cessé, et le troisième jour je le trouvai dès le matin hors du lit.

3123e OBSERVATION, PAR LE DOCTEUR CLAYVAZ (1).

Marie Bourgeois, âgée de vingt-cinq ans, dix jours après ses couches, s'est exposée au froid et à l'humidité, et tombe malade le 3 mai 1835. Appelé le troisième jour de sa maladie, j'observe les symptômes suivans :

Céphalalgie avec élancemens, face rouge, bouffie, toux brève, sèche, avec élancement dans l'intérieur de la poitrine, douleur pongitive au côté gauche du thorax, respiration courte

(1) Hygea, vol. III, pag. 86; 1835.

(2) Bibliothèque homœop., vol. VI, pag. 160; 1836.

avec anxiété excessive; peau brûlante avec horripilation, parfois légère expectoration sanguinolente; pouls dur, plein, intermittent. Deux globules *aconit.* sont donnés, le 7 à neuf heures du matin, et deux autres à trois heures après midi.

Le lendemain, à ma grande surprise, je trouve la malade, non seulement hors de tout danger, mais en pleine convalescence. Il reste pour tout symptôme morbide un peu de toux avec expectoration facile.

3124e OBSERVATION, PAR LE DOCTEUR CLAYVAZ (1).

Madame Moret, âgée de trente-trois ans, accouchée heureusement le 3 juin 1835, était en pleine convalescence, quand, le 7, effrayée d'un accident survenu à son mari, elle se sentit accablée d'un froid général, suivi de chaleur, de vertiges, comme si elle eût été ivre; douleur au fond de la gorge, avec sécheresse, envie de vomir avec borborygmes, ventre tendu, ballonné; lochies supprimées, pesanteur des membres, avec douleur et tiraillement; pouls petit, fréquent, saccadé, urine peu abondante, d'un rouge foncé, inquiétude, découragement. Deux globules *puls.* sont donnés à l'instant dans un peu d'eau, et un troisième six heures après. Le 9, au matin, je trouve à la malade un air serein, l'anxiété a disparu, l'abdomen est souple, les lochies ont commencé à couler, la convalescence est ouverte; aucun autre remède n'a été donné à cette femme, qui put bientôt quitter son lit.

3125e OBSERVATION, PAR LE DOCTEUR SCHRŒN (2).

Après que *aconit.* avait diminué la fièvre et la participation de l'organisme général aux souffrances locales, *bryon.* était le remède que j'employais le plus souvent et avec le plus de succès dans les inflammations des organes de la respiration. Les symptômes qui appelaient ce remède, étaient les élancemens douloureux, les plus violens de tous dans cette espèce de maladie. Je ne puis

(1) *Ibid.*, pag. 160.

(2) Hygea, vol. V, pag. 110; 1837.

m'empêcher de faire remarquer que l'administration de *bryon.* dans de pareils cas amenait ordinairement le quatrième ou le cinquième jour des sueurs qui étaient presque toujours suivies d'un mieux sensible. Ces sueurs sont extrêmement fortes et brûlantes ; le malade est à la lettre dans un bain de vapeurs. Autour de la bouche paraissent ensuite vingt à trente petits boutons qui se remplissent bientôt de pus ; crèvent et forment des croûtes. (Ces sueurs ressemblent beaucoup à celles que j'ai observées dans des maladies pareilles traitées par le médecin en chef, D. Schiffner à Vienne. Il faisait prendre toutes les unes ou deux heures plusieurs doses *calomel*, et de 1/4 à 1/2 grain *digit.* En deux ou six fois vingt-quatre heures, la maladie se décidait au milieu des sueurs les plus violentes. Mais, hélas ! c'était pour devenir une maladie mercurielle !...) Sans doute, lorsque le système reproductif était plus affecté, ou que la maladie était une pleurésie bilieuse, une dose *nux vom.* ou *magnes. mur.* était quelquefois nécessaire à une guérison complète ; cependant *bryon.* paraissait être, même dans ce cas, le remède principal. Dans les pleurésies rhumatismales sans fièvre, je n'ai administrai le plus souvent que *bryon.* Dans de pareils cas la vessie produite par un vésicatoire de cantharides sur la peau extérieure voisine de la partie malade, produit sans doute le même effet ; mais le *jucundè* est perdu.

Je fais prendre ordinairement *bryon.* 3-6, plusieurs gouttes dans de l'eau ou du sucre de lait, à doses fréquemment répétées.

3126ᵉ OBSERVATION, PAR LE DOCTEUR WOLFSON (1).

La fille de Frédéric Drenge de Mauchenheim, âgée de douze ans, d'une constitution délicate et faible, très-sujette auparavant à des affections catarrhales, ayant l'ouïe dure par suite d'une otorrhée qui durait depuis long-temps, souffrait depuis le 6 avril 1835 d'élancemens excessivement violens dans le côté gauche au dessous des fausses côtes, quelquefois aussi dans le côté droit et entre les épaules, lesquels s'exacerbaient à chaque

(1) *Ibid.*, pag. 452.

aspiration. Respiration brève, oppressée; besoin de tousser presque continuel; toux sèche; décubitus sur le côté impossible; violente céphalalgie martelante; alternatives de frissons et de chaleurs; pouls fréquent; soif ardente; malaises et vomissemens de mucosité mêlée d'un peu de bile; insomnie; grand abattement et déchiremens tiraillans dans les membres.

Aconit. 4/30, six doses, toutes les deux heures, jusqu'à ce qu'il se déclarât de l'amélioration.

Le 7, au matin, on me fit dire que les élancemens avaient plutôt augmenté que diminué, surtout dans le dos, entre les épaules. Soif très-violente; langue sèche et couverte d'un enduit blanc. Respiration très-courte et gémissante. Les autres accidens étaient restés les mêmes. *Aconit.* 4/15, huit doses, une toutes les heures, tant que les accidens ne diminueraient pas d'intensité.

On me manda le soir que les élancemens et la soif avaient considérablement diminué et que la respiration était plus libre. Je fis continuer *aconit.* jusqu'à ce que la malade s'endormît.

Le 8, au matin, les élancemens dans le côté droit ne se faisaient plus sentir quand la malade restait tranquille; à peine étaient-ils sensibles quand elle respirait profondément et était couchée sur le côté gauche. La toux n'était plus aussi sèche, mais toujours forte cependant. *Bryon.* 4/30, quatre doses, toutes les six heures une.

Le 9, au matin, j'allai voir la malade. Elle avait beaucoup déliré la nuit, se sentait très-faible et put à peine répondre à mes questions. Crachats sanguinolens. Expectoration muqueuse très-difficile. Face pâle, défaite. Soif ardente. Langue sèche. Pouls petit et très-fréquent. *Bellad.* 4/30, toutes les quatre heures.

Le soir, le délire avait cessé; sommeil paisible; crachats moins sanguinolens, expectoration plus facile. La malade se sentait encore très-faible. *Bellad.* 4/30, toutes les six heures.

Le 10, les élancemens dans les deux côtés avaient un peu augmenté de nouveau, mais par contre la toux et le délire avaient diminué. *Bryon.* 4/30, toutes les six heures.

Le 11, diminution des élancemens dans la poitrine, qui n'étaient plus sensibles que pendant la toux. Soif moindre. La malade se sentait plus de forces. *Bryon.* 4/24, deux doses par jour.

Le soir, on me fit dire que la céphalalgie et les élancemens dans la poitrine avaient augmenté et que les crachats étaient de nouveau sanguinolens. Je fis continuer *bryon.*

Le 12, les élancemens, la céphalalgie et la toux étaient moindres; les crachats sans mélange de sang; mais la malade toujours très-faible et épuisée. *Bellad.* 2/30, deux doses par jour.

Le 13, l'amélioration continua; sommeil réparateur; un peu d'appétit.

Le 15, les symptômes inflammatoires avaient disparu et la malade se rétablit promptement.

3127e OBSERVATION, PAR LE DOCTEUR WOLFSON (1).

Gottfried Goehring, de Bechenheim, près de Elzei, menuisier, âgé de vingt-six ans, d'une constitution faible, d'habitude phthisique, attaqué d'un catarrhe au moindre refroidissement, me consulta le 4 mai 1835. Violens élancemens sur la poitrine et dans le côté droit, s'exacerbant à chaque aspiration. Fréquente toux sèche. S'il parvenait à détacher quelques crachats après de longs efforts, ce n'était guère que du sang ou de la mucosité mêlée de sang. Le malade se sentait très-épuisé après ces accès de toux. Violente céphalalgie martelante. Alternatives de frissons et de chaleurs. Forte soif. Goût mauvais, pâteux. Pas d'appétit. Grand abattement.

Aconit. 6/30, toutes les quatre heures, six doses.

Le 5, on me manda que les élancemens avaient avaient beaucoup diminué, ainsi que la céphalalgie et la soif; mais que par contre les excitations à tousser étaient plus fréquentes, et les crachats toujours mêlés de sang. *Bryon.* 4/30, matin et soir.

Le 6, comme la veille.

Le 7, les élancemens sur la poitrine et dans le côté droit avaient

(1) *Ibid.*, pag. 454.

augmenté, ainsi que la soif; accès de toux très-fréquens; expectoration plus facile et moins sanguinolente. *Bryon.*

Le 8, les élancemens et la toux avaient un peu diminué, mais l poitrine était oppressée. *Sulphur* 6/30.

Le 11, l'oppression de la poitrine avait disparu, ainsi que les élancemens, les frissons, les chaleurs, etc. Le malade devait se tenir très-tranquille, parce que la toux le prenait dès qu'il se remuait un peu; autrement, il ne toussait pas. Appétit normal.

Quelques jours après, j'appris que le malade était retourné à son travail.

3128e OBSERVATION, PAR LE DOCTEUR WOLFSON (1).

Jacob Remer, âgé de quarante-six ans, journalier d'Alzei, d'une constitution robuste, avait toujours joui d'une bonne santé. Il se plaignait de malaises depuis quelques jours.

Je fus appelé le 26 janvier 1836.

Violens élancemens dans le côté gauche, décubitus sur le côté droit impossible; respiration courte, oppressée; toux très-pénible suivie d'expectoration d'un peu de mucosité mêlée de sang; violente céphalalgie martelante; fort frisson alternant avec une grande chaleur; soif excessive avec grande sécheresse de la langue; pouls rapide, dur, grand abattement dans les membres,

Aconit. 4/30, toutes les deux heures, cinq doses.

Le 27, maux de tête beaucoup moins intenses, élancemens dans le côté moindres; pouls moins rapide et plus mou; expectoration toujours difficile et mêlée de sang. *Bryon.* 4/30, toutes les six heures.

Le 28, les maux de tête, les élancemens dans le côté avaient augmenté; la toux sèche était tout aussi violente; pouls de nouveau plein et rapide. *Aconit.* 4/30, deux doses.

Le 29, les élancemens dans le côté avaient considérablement diminué, ainsi que la céphalalgie. Fièvre beaucoup moindre. *Bryon.* 4/30, matin et soir.

(1) *Ibid.*, pag. 455.

Le lendemain, pas de changement sensible. *Bryon.*

Le 31, les élancemens, les maux de tête et la chaleur avaient disparu, mais la toux était très-fréquente, violente, sèche. Soif ardente. Face pâle, défaite. Le malade se sentait très-faible. La nuit, beaucoup d'agitation, pas de sommeil. *Bellad.* 4/30, soir et matin.

Le lendemain, comme la veille.

Le 2, toux sèche sans interruption pendant toute la nuit avec soif violente. Grand épuisement. *Sulphur* 4/30.

Le 3, au matin, je trouvai le malade beaucoup mieux; la toux avait considérablement diminué; expectoration facile; pas de soif; sommeil réparateur de plusieurs heures. Le malade put rester levé une demi-heure, et dès-lors l'amélioration fit de rapides progrès.

Le 8, il put retourner à son atelier.

2129e OBSERVATION, PAR LE DOCTEUR WOLFSON (1).

Catherine Happ, de Bechenheim, près d'Alzei, âgée de cinquante-six ans, d'une constitution délicate et faible, sujette à des spasmes hystériques et à de fréquens refroidissemens, se plaignait depuis quatre jours de violens élancemens dans le côté droit sous les fausses-côtes. Toux sèche, pénible. Violens battemens dans la tête. Soif, alternatives de frissons et de chaleurs. Goût muqueux, pâteux. Inappétence. Grand abattement dans les membres. Pouls dur, plein. *Aconit.* 4/30, six doses, une toutes les deux heures.

Le 2, on me manda que la céphalalgie, les élancemens, la soif, etc., avaient considérablement diminué, et que la toux était moins pénible. Expectoration de mucosité mêlée de sang. Poitrine souvent couverte de sueur. *Bryon.* 4/30, matin et soir.

Le 3, j'allai voir le malade. Pouls très-accéléré, tendu. Exacerbation des élancemens sous les fausses côtes et de la toux; respiration très-courte; la malade se sentait très-oppressée. *Aconit.* 15 gutt. 1/2, toutes les quatre heures.

(1) *Ibid.*, pag. 456.

Le soir, on me fit dire qu'après les trois premières doses, les élancemens avaient diminué, ainsi que la soif et la céphalalgie, et que la malade se sentait très-soulagée. Je fis continuer *aconit.*

Le 4, la malade avait beaucoup toussé la nuit; les élancemens persistaient. *Bryon.* 3/16, toutes les six heures.

Le lendemain, élancemens moindres, mais toux aussi violente. *Bryon.* 3/15, toutes les douze heures.

Le 7, les élancemens avaient disparu; toux beaucoup moins forte; expectoration facile d'une mucosité jaunâtre blanc; poitrine libre; appétit, sommeil réparateur, la nuit, pour la première fois depuis la maladie. Je fis prendre encore quelques doses *bryon.*, qui achevèrent la guérison en quelques jours.

3130e OBSERVATION, PAR LE DOCTEUR WOLFSON (1).

La femme de Jean Nees, meûnier de Flamborn, près d'Alzei, âgée de cinquante-un ans, d'une constitution robuste, pléthorique, que j'avais déjà traitée par les saignées de fréquentes maladies inflammatoires, tomba subitement malade le 14 mai 1835. Élancemens et pression au dessus l'estomac et sous les fausses-côtes des deux côtés, s'étendant par derrière et surtout dans le dos, entre les épaules. Impossibilité de se coucher; elle devait rester constamment assise au lit. A chaque aspiration et au moindre mouvement exacerbation des douleurs, manque d'air; forts frissons alternant avec de grandes chaleurs; malaises; vomissemens de mucosité; soif vive, violente; céphalalgie martelante, pouls rapide, tendu, plein, dur; lassitude et abattement dans les membres; manque d'appétit; langue blanchâtre, muqueuse. *Aconit.* 4/30 toutes les trois heures, six doses.

Le 15, dès les premières doses, diminution des symptômes, la malade se sentait presque guérie; seulement elle ressentait encore quelques élancemens en respirant profondément. *Aconit.* 4/30, trois doses, le matin, à midi et le soir.

Le 16, les élancemens et la pression sur la poitrine avaient

(1) *Ibid.*, pag. 458.

disparu. Légère difficulté à se remuer et à respirer profondément. Toux et expectoration de mucosité mêlée d'un peu de sang. *Bryon.* 4/30, deux fois par jour, achevèrent la cure en quelques jours.

3131e OBSERVATION, PAR LE DOCTEUR WOLFSON (1).

La femme de Philippe Bernhard, âgée de trente ans, de Weinheim près d'Alzei, se plaignait depuis le 20 mai 1836 de violens élancemens sous les fausses-côtes du côté droit et entre les épaules, s'exacerbant à chaque aspiration et au moindre mouvement. Elle ne pouvait se coucher que sur le dos et devait avoir la tête très-haute. Violente céphalalgie martelante; soif ardente; alternatives de frissons et de chaleurs; toux sèche, pénible. Pesanteur et douleurs dans les membres. Manque d'appétit. *Aconit.* 4/30, toutes les six heures.

Le 21, les élancemens, la toux, la soif moindres, grand soulagement. *Aconit.* 4/30, trois fois par jour.

Le 22, presque plus d'élancemens; mais soif plus forte; chaleur et toux. *Aconit.* 15 gutt. 1/2, deux fois par jour. Guérison en peu de temps.

3132e OBSERVATION, PAR LE DOCTEUR WOLFSON (2).

Auguste Victor, âgé de quarante-un ans, boucher d'Alzey, d'une constitution faible, maigre, pâle, sujet à des affections de la poitrine à chaque refroidissement, se plaignait depuis une couple de jours, le 8 janvier 1836, de violens élancemens dans le côté gauche avec battemens à chaque aspiration, s'exacerbant à chaque inspiration profonde. Frissons, chaleurs, céphalalgie, soif, manque d'appétit. *Bryon.* 4/30, matin et soir.

Le 10, élancemens beaucoup moindres et sensibles seulement en respirant profondément. Les autres symptômes avaient également diminué. Je fis continuer le remède. Il fut guéri en deux jours.

(1) *Ibid.*, pag. 459.
(2) *Ibid.*, pag. 460.

3133e OBSERVATION, PAR LE DOCTEUR WOLFSON (1).

Wilhelm Sipp, âgé de quarante-trois ans, d'Offenheim près d'Alzei, forgeron, d'une constitution robuste, adonné un peu à la boisson, se plaignait de violens élancemens dans le côté gauche sous les fausses-côtes, surtout en respirant profondément. Céphalalgie; alternatives de frissons et de chaleurs; beaucoup de soif, pouls dur, tendu, rapide. Abattement, douleurs dans les membres. *Aconit.* 24 gutt. 2, chaque jour. Il fut guéri en deux jours.

J'ai guéri souvent par *aconit.* de pareilles affections pleurétiques.

3134e OBSERVATION, PAR LE DOCTEUR BERNSTEIN (2).

A. Weiner, âgé de vingt-sept ans, cocher fort robuste, fut pris, à la suite d'un refroidissement après de violens efforts, d'élancemens dans le côté accompagnés de frissons violens. Il crut se guérir en buvant du vin, mais son état empira jusqu'au soir. Je lui fis prendre une dose *nux vomic.* La nuit fut agitée, et le lendemain, je ne trouvai pas de changement. Le soir, après plusieurs doses *aconit.*, il se sentit fort soulagé. Il remonta sur son siége la nuit suivante, et le lendemain je trouvai les symptômes suivans :

Violente céphalalgie, yeux rouges et brillans, face rouge et vultueuse, bouche brûlante, soif violente, langue chargée, goût pâteux, respiration rapide et anxieuse avec oppression et sensation d'un poids sur la poitrine. Elancemens surtout dans le côté gauche, s'étendant, quand il essayait de respirer profondément, jusque dans le dos et entre les épaules. Violente toux sèche, facile à exciter. Céphalalgie; la pression sur l'hypochondre gauche et le creux de l'estomac causait de violens battemens de cœur. Pouls rapide, dur. Urine brûlante, rouge. Constipation. Peau brûlante, sèche. Abattement. Il restait étendu sur le dos sans mou-

(1) *Ibid.*, pag. 461.
(2) Gazette homœop., vol. X, pag. 99; 1836.

vement, parce que, pour peu qu'il se remuât, il éprouvait de violens élancemens avec toux et douleurs dans les membres. Je prescrivis quelques globules *aconit.* dissous dans un verre d'eau, une cuillerée toutes les heures. Le soir, fièvre plus modérée, mais pas de changement relativement à l'affection de la poitrine. Je fis continuer le remède pendant la nuit. Le lendemain, l'état était encore le même, seulement le malade avait eu deux selles aqueuses et l'expectoration était pénible, sanguinolente, muqueuse. J'administrai *bryon.;* mais un accès de suffocation m'obligea à donner, une demi-heure après, *rhus* qui le fit cesser en peu d'heures. Des boutons que je remarquai sur le visage du malade m'engagèrent à lui demander s'il avait eu la gale. Il me répondit que oui. Je lui fis respirer *sulphur* et prescrivis *aconit.* toutes les heures. J'allai le revoir dans la nuit. Il dormait et respirait plus librement. Je lui fis respirer encore une fois *sulphur*, et laissai *aconit.* pour quand il se réveillerait. Le lendemain matin, je le trouvai couché sur le côté droit, toussant peu, crachant facilement des mucosités, respirant profondément, sans peine. Il me dit qu'il avait bien dormi la nuit, qu'il avait eu une selle, qu'il allait bien et qu'il respirerait encore mes remèdes, si je voulais, mais qu'il ne prendrait plus d'eau. Je laissai effectivement *aconit.* de côté et me contentai de lui faire respirer *sulphur* matin et soir. La guérison marcha si rapidement que le sixième jour, il ne toussait plus que rarement, crachait avec facilité des mucosités globuleuses et ne se plaignait plus que d'un peu de faiblesse. Le neuvième, il était parfaitement guéri.

3135e OBSERVATION, PAR LE DOCTEUR BETHMANN (1).

Une femme de soixante-trois ans, débile, parente d'un barbier, fut prise d'élancemens et d'ardeurs dans le côté droit de la poitrine; haut-le-corps et vomissemens de matières bilieuses, vertes; soif ardente, toussotement, crachement de sang, chaleur cruelle, la joue droite d'un rouge foncé, pouls inégal, à cent vingt pulsations par minute; insomnie. Quelques doses

(1) Gazette homœop., vol. X, pag. 199; 1837.

aconit. 8/24, trois fois en douze heures, puis *bryon.*, à doses égales et à des intervalles doubles, la soulagèrent beaucoup. Son parent le barbier, étonné qu'on eût oublié la saignée, l'engagea à se laisser ouvrir la veine et lui tira une telle quantité de sang qu'elle tomba en syncope (avant que la cuvette fût remplie). Très-contente de mon traitement, elle ne s'était décidée à se laisser saigner que dans l'espoir d'une guérison plus prompte. Revenue à elle, elle prit des gouttes fortifiantes et se sentit « le cœur plus léger ».

J'arrivai quelques heures après et pronostiquai un résultat funeste. Je ne me trompai pas. Tous les symptômes s'étaient beaucoup exacerbés le lendemain ; la malade était excessivement faible, épuisée, prête à mourir. Soif inextinguible, langue sèche, brûlante. Excitation continuelle à tousser. Douleurs et élancemens beaucoup plus forts dans la cavité de la poitrine. Je donnai trois doses *bellad.* 6/24 et fis appliquer sur chaque mollet un cataplasme de raifort et de levain. *Bellad.* fut administrée à des intervalles de quatre, six et huit heures. Après avoir pris les trois doses, la malade se sentit beaucoup mieux. *Rhus* 4/20, deux doses en deux jours, éloigna tout danger. La malade reprit une nouvelle vie, mais sa faiblesse était toujours extrême ; à peine pouvait-elle parler, et il lui était impossible de se remuer. Toute la langue était écorchée, excessivement douloureuse et couverte de petits ulcères plats de la grosseur d'une lentille, qui causaient de cruelles douleurs brûlantes à chaque mouvement de la langue. Le fond en était blanchâtre ; les bords rudes, d'un rouge foncé, déchiquetés. Bas-ventre un peu sensible dans la profondeur au toucher. Pas de diarrhée. Sensation d'écorchure dans la poitrine.

Canthar. 5/15 éloigna tous les symptômes. Je donnai *china* 3, quelques doses contre la faiblesse résultant de la saignée.

L'état de la malade s'améliora un peu, mais elle sera longtemps à recouvrer quelque force.

Depuis huit mois, elle ne cesse de se plaindre de faiblesse dans les membres.

3136e OBSERVATION, PAR LE DOCTEUR S. (1).

Le canonnier S., âgé de vingt-deux ans, de taille moyenne, blond, tomba malade au mois de juin dernier, après s'être beaucoup échauffé pendant une marche.

Violens élancemens dans la poitrine avec respiration oppressée et diarrhée aqueuse. Le chirurgien de la compagnie lui tira huit onces de sang et l'envoya le troisième jour à l'hôpital. Je le vis le soir même. Il était très-faible. Élancemens dans les reins en se soulevant, élancemens dans le côté droit de la poitrine en aspirant profondément ; décubitus sur le dos ; impossibilité de se coucher sur le côté ; de temps en temps accès d'une toux sèche ; pouls un peu plein, paisible ; respiration oppressée, sans être accélérée ; pas de soif, pas d'appétit, pas de sommeil, goût salé, langue sèche, température de la peau normale, brisure générale.

Je lui donnai, le 10 juin, au soir, *natr. mur.* 1/30. Le 12, il pouvait déjà se coucher sur le flanc. Le 13, il se leva. Le 25, il était guéri.

3137e OBSERVATION, PAR LE DOCTEUR Y. (2).

Le 10 novembre 1834, je fus appelé au milieu de la nuit chez l'employé F. dont le fils Charles, âgé de neuf ans s'était plaint le matin déjà de malaise, d'inappétence et de pesanteur dans les membres. Après midi, violens frissons alternant d'abord avec des chaleurs fugaces qui finirent par devenir continues et violentes. Je trouvai les symptômes suivans :

Face rouge et vultueuse ; yeux brillans ; soif violente ; urine rouge et claire ; respiration brève, rapide, brûlante ; toux fréquente avec expectoration peu copieuse, écumeuse, blanche, striée de sang ; élancemens dans le côté gauche, s'exacerbant par le mouvement, la toux, etc., le malade ne pouvait se cou-

(1) *Ibid.*, pag. 203.

(2) Lettres de la propagande homœop., cah. 1, pag. 109; 1837.

cher sur le côté droit ; agitation et anxiété ; pouls rapide, plein, dur ; peau sèche et brûlante.

Aconit. 24, toutes les deux heures ; linges chauds sur la poitrine ; eau froide pour boisson.

Après minuit, le malade s'endormit ; sueur abondante. Le lendemain matin je le trouvai assis, sans douleur. Le troisième jour il était parfaitement guéri.

3138e OBSERVATION, PAR LE DOCTEUR Y. (1).

Marie J., de K., jeune fille de dix-sept ans, qui souffait depuis plus d'un an d'une chlorose à un haut degré, était tombée malade trois jours auparavant à la suite d'un refroidissement.

Tête brûlante ; élancemens dans les tempes ; vertiges avec scintillations devant les yeux ; yeux rouges, étincelans, face brûlante et enflée ; peu de soif avec langue sèche ; respiration pénible, brève, accélérée ; douleur brûlante, lancinante dans le côté gauche, s'exacerbant par le mouvement, la toux, le toucher, etc. ; toux sèche, très-douloureuse ; déchiremens et tressaillemens dans les membres ; pouls rapide, petit, tendu ; anxiété ; insomnie.

Cataplasmes de graine de lin chauds. *Pulsat.* 30, toutes les quatre heures.

Le quatrième jour, les symptômes étaient les mêmes ; chaleur un peu moindre ; pouls dur et plein ; nuit sans sommeil. *Bryon.* 12, toutes les quatre heures.

Le cinquième jour, après une aggravation de tous les symptômes, le soir, la malade s'était endormie. Elle s'était réveillée quatre heures après, baignée de sueur. Elle se sentait depuis singulièrement soulagée. Je lui fis prendre encore une dose de *bryon.*

Le lendemain, elle se plaignit encore de quelques douleurs dans le côté. Je répétai *bryon.* 12.

(1) *Ibid.*

Le septième jour de la maladie, elle était déjà en état de se lever.

La chlorose fut enlevée en deux mois par *pulsat.*

3139e OBSERVATION, PAR LE DOCTEUR Y. (1).

Ursule O., domestique, âgée de quarante ans, avait été traitée un mois auparavant d'une pleurésie aiguë au moyen de la saignée et de mixtions. La maladie était devenue chronique.

Tête entreprise ; vertiges en se baissant, à tomber à terre ; inappétence ; soif vive ; pression continuelle au dessous des fausses-côtes et surtout dans le creux de l'estomac ; constipation ; toussotement sec ; élancemens sur la poitrine et dans le côté gauche en respirant profondément, en marchant, en parlant, etc. ; déchiremens dans les membres ; alternatives de frissons et de chaleurs fugaces le soir et après les repas ; amaigrissement ; grand abattement, le matin surtout ; somnolence avec insomnie presque complète ; humeur excessivement irritable et triste.

Des doses répétées de *nux vomic.* 9, *aconit.* 24 et *pulsat.* 9 opérèrent en peu de jours une amélioration importante et une guérison complète en quinze jours.

3140e OBSERVATION, PAR LE DOCTEUR Y. (2).

Barbara S., de Set. R., domestique, âgée de vingt ans, était malade depuis quinze jours. Pas d'appétit ; soif ardente, goût amer dans la bouche, éructation d'air, ballonnement gazeux du ventre, constipation, toux sèche et élancemens dans les côtés, s'exacerbant quand elle se remuait, éternuait, toussait ; pouls plein, dur, accéléré ; sommeil agité.

Bryon. 3, matin et soir, guérison en trois jours.

3141e OBSERVATION, PAR LE DOCTEUR HARTHMANN (3).

Des douleurs de poitrine rhumatismales avec toux creuse

(1) *Ibid.*, pag. 100.

(2) *Ibid.*, pag. 111.

(3) Gazette homœop., vol. XII, pag. 22 ; 1837.

sans expectoration, provoquée par une douleur lancinante dans les épaules, le dos et les reins, avec abattement et brisure générale, pouls petit et rapide, sueur nocturne légère, ne procurant aucun soulagement, exigèrent pour leur guérison, qui s'opéra en un mois, trois doses *bryon.* 12, deux doses *pulsat.* 12, une dose *nux* 18 et trois doses *dulcam.* 6. Le malade était un jeune cordonnier âgé de vingt-et-un ans.

3142e OBSERVATION, PAR M. SALADIN (1).

Un paysan de Chambéry, naturellement assez mou, âgé d'environ soixante-quinze ans, jouissait d'une santé généralement assez bonne. Dès le 18 septembre dernier, il eut quelques malaises précurseurs d'un rhume, à ce qu'il croyait. Le 20 au soir, il fut saisi d'un frisson intense, les dents claquaient, il ne pouvait se réchauffer ; au lieu de se mettre au lit, il alla dans une maison voisine passer la nuit à couler une lessive. Bientôt un malaise générale s'empara de lui, et un point très-douloureux se déclara dans le côté droit du thorax, un peu en arrière ; les mouvemens devinrent de plus en plus douloureux ; on le ramena chez lui à quatre heures du matin, on le mit au lit, et à six heures je pus le voir. Je le trouvai dans l'état suivant :

Mal de tête sous-orbitaire peu intense, yeux injectés et brillans, conjonctive un peu jaunâtre, face colorée, vultueuse et un peu bouffie ; parole brève et comme de quelqu'un qu'on dépite en lui demandant quelque chose ; à chaque mouvement qu'on lui fait faire, il laisse échapper un cri provoqué par la douleur intense qu'il ressent au côté droit ; je vins à bout de le percuter, et je trouvai une place d'environ cinq à six pouces de diamètre complétement mate au son ; j'appliquai l'oreille et ne pus distinguer aucun bruit de respiration, quoiqu'elle s'entendît bien dans le reste du poumon malgré son irrégularité ; en effet, la respiration était saccadée, comme suspirieuse et fort douloureuse ; il y avait oppression prononcée ; j'ai oublié de dire que la percussion était douloureuse ; le malade était très-inquiet ; il

(1) Bibliothèque homœop., vol. VIII, pag. 337; 1837.

avait froid extérieurement et sentait de la chaleur en dedans. Le pouls était à quatre-vingt-quatre, dur et plein, la toux pénible. Le malade n'était pas allé du ventre et n'avait point uriné.

Je donnai *aconit* 20/15, à prendre dans l'eau en quatre doses pour les vingt-quatre heures.

Le 22, je vis le malade à huit heures; il s'était endormi pendant trois heures; après deux doses, l'agitation avait cessé; il est tranquille, la voix est naturelle, la respiration beaucoup meilleure, le pouls à soixante-dix-huit, descendu et presque naturel; le malade a uriné, l'urine est foncée; pendant la journée d'hier, la toux a amené du sang à plusieurs reprises; ce matin il n'y en a plus; le point est encore très-douloureux, quoique moins aigu; la toux est moins pénible. *Bryon.*

Le 23, le malade a été bien pendant la journée, sur le soir il a été agité, et l'agitation a continué pendant la nuit (effet constant de *bryon.*), le pouls était au même point, la douleur de côté a considérablement diminué; le malade est parfaitement calme; la peau est moins rigide et semble vouloir se disposer à transpirer, urines moins foncées; point encore de selles, la toux plus facile, l'expectoration se colore en jaune rouillé. *Bryon.*

Le 24. Pendant la journée d'hier, le malade a bien été; mais la nuit, l'agitation a recommencé; ce matin tous les symptômes sont encore amendés, mais principalement le point qui n'est presque plus sensible; le malade fait tous les mouvemens et respire comme un autre. La matité a diminué, je ne distingue aucun son respiratoire, l'urine dépose, mais n'est plus aussi rouge, point encore de selles; pouls à soixante-douze, très-souple et bon; toux facile, expectoration muqueuse, couleur de brique très-rouge. *Bryon.* et un lavement d'eau tiède et de beurre frais.

Le 25, le malade n'a pas fait de progrès, il a été agité dans la soirée, le point est un peu plus sensible que hier; la toux; l'expectoration diminuent; le malade est altéré, la langue est bonne. Après le lavement, il y a eu une forte évacuation, il y a eu en même temps des nausées; l'urine est abondante et de bonne nature, la peau moite, le pouls à soixante-seize, il n'y a que quelques momens que l'évacuation avait eu lieu quand je vis le malade, il en était même fatigué ; cependant, voyant le pouls un peu relevé, je donnai *aconit*. Je retournai auprès du malade à une heure ; je le trouvai assis sur son lit, désirant se lever. Le pouls était normal ; mais la toux lui fatiguait le bas-ventre ; expectoration encore colorée, point presque entièrement apaisé, son encore mat, mieux sur une grande étendue ; *squilla*.

Dès ce moment, le malade a été en pleine convalescence, il s'est levé le sixième jour et a promptement repris l'appétit. La maladie n'a laissé d'autre trace de son passage qu'un peu de faiblesse pendant quelques jours, entièrement dissipée ensuite ; puis, au bout de huit jours, un peu de constipation qui a cédé à quelques globules *nux*.

3143e OBSERVATION, PAR LE DOCTEUR BIGINELLI (1).

Le jeune Pierre Genaro, âgé de vingt-cinq ans, paysan de profession, marié, robuste, toujours bien portant, teint brun, yeux noirs, travaillait à la grande forêt de cette ville, le 6 décembre 1836. Il fut pris à huit heures du matin de malaise et frissons, alternativement avec froid, sensation de faiblesse universelle ; il vint à bout de rentrer dans sa maison, où je me rendis bientôt sur l'avis de sa femme et reconnus ce qui suit :

Face rouge. Yeux luisans, avec de l'ardeur. Peau sèche brûlante. Douleur pressive au front et aux tempes, avec battemens douloureux ; pendant une chaleur universelle, les oreilles sont froides. Toux sèche fréquente avec exspuition blanche rare. Point de côté vif, qui se réveille plus fort à chaque accès de toux ; gêne et coupe la respiration. Son siége est entre la sixième et la septième côte gauche. Ardeur et sécheresse de la bouche avec amertume. Langue blanche au milieu, rouge aux bords. Grande soif. Urine rouge avec ardeur. Constipation. Raideur aux extrémités inférieures, accompagnée de quelques frissons. Pouls fréquent et dur. Caractère bilieux et sanguin. Le diagnostic n'est pas difficile. L'état aigu inflammatoire est très-prononcé. *Aconit*.

(1) Bibliothèque homœop., nouv. série, vol. I, pag. 141 ; 1837.

2/24, dans un demi-verre d'eau. Une cuillerée chaque deux heures.

Le 7, au matin. Sueur abondante toute la nuit, avec grande chaleur. Le malade croyait étouffer. La peau est encore humide. Diminution et cessation complète de plusieurs symptômes. Il n'y a plus que soif et sécheresse de la bouche. Le pouls est petit, égal et presque normal. Le malade se croit déjà guéri. Eau sucrée avec un peu de lait.

Le 8, cet adéphage a trop satisfait son appétit. Il accuse une douleur brûlante au front. Ses tempes lui semblent prêtes à s'ouvrir. Grande soif avec des renvois et bouche extrêmement amère. Inappétence. Dégoût pour les alimens. Figure rouge avec pouls fréquent, dilaté, mou. *Bryon.* 3/24.

Le 9, sa femme vint m'annoncer que son mari est parfaitement guéri et qu'il est allé à la campagne pour travailler.

3144e OBSERVATION, PAR LE DOCTEUR BIGINELLI (1).

Plusieurs maçons de cette ville se réunirent dans un cabinet pour boire jusqu'à l'ivresse, le 3 avril 1836. Joseph Pretti, un des compagnons, âgé de vingt-six ans, de teint blanc avec yeux noirs, d'une bonne constitution et fort, courageux et brave, mangea une grosse portion de lupins ramollis, comme à l'ordinaire, dans l'eau, mélangés avec beaucoup de poivre noir pulvérisé. En revenant à sa maison après cette débauche, il est pris par un frisson, et il chercha à se réchauffer avec du bouillon; mais bientôt survint le vomissement et un froid intense; fièvre pendant toute la nuit avec perte de connaissance.

Ayant visité le malade de bon matin, je trouve qu'il ne peut respirer librement, à cause d'une douleur aiguë au côté droit, entre la sixième et la septième côte, correspondant postérieurement à l'omoplate, en ligne transversale. Toux sèche, fréquente, pénible pendant l'inspiration ou en se mouchant; le point de côté est tellement vif qu'il lui arrache des cris; le mouvement lui est aussi douloureux; il accuse encore une pesanteur à la tête

(1) *Ibid.*, pag. 150.

comme s'il y avait une masse de plomb ; bouche amère ; grande soif ; légère ardeur à la gorge et au ventre, avec tension ; selles naturelles ; urines rouges, sans ardeur ; sécheresse de la peau avec chaleur universelle ; pouls petit, dur, fréquent ; caractère timide, tranquille. Trois doses *aconit.* 2/24, à distance convenable. Une sueur copieuse commence à six heures du soir et l'inonde pendant toute la nuit, de sorte que je trouve le malade à la visite du matin, sans toux, sans point de côté, et miraculeusement revenu à la santé. Une circonstance pourtant a troublé le traitement de cette maladie ; ce convalescent, pour reprendre ses forces, a fait un bon repas avant midi, et de suite s'est mis en route pour travailler hors de la ville. Mais il a fallu bientôt revenir à la maion ; car des envies de vomir et le point de côté avaient reparu ; il n'y avait pourtant pas de fièvre. *Bryon.* 4/24. Le jour suivant, le malade se promène dans sa chambre et il se porte à merveille.

3145e OBSERVATION, PAR LE DOCTEUR MALAISE (1).

Vertiges. Démarche chancelante, comme celle d'une personne ivre. Tête lourde et douloureuse. Affaiblissement des fonctions intellectuelles. Face gonflée. Yeux rouges et égarés. Grande soif. Sécheresse de la bouche. Vive douleur au creux de l'estomac, augmentée par les mouvemens de la respiration. Urines peu abondantes et très-colorées. Points de côté violens qui s'étendent jusqu'aux épaules, augmentés par les mouvemens inspiratoires et par une toux sèche et continuelle. Pouls plein, dur et fréquent. Grande chaleur à la peau. Brisure et fatigue des membres.

Je prescrivis *aconit.* 4/24. La nuit suivante fut fort agitée.

Le 5 juin, les symptômes inflammatoires sont dissipés, comme si on avait eu recours à une large déplétion sanguine. Il n'existe plus de fièvre. Le pouls est à l'état normal. Le malade expectore avec liberté. Il existe encore une douleur légère dans la poitrine gauche, s'étendant jusqu'à l'épaule. Absence complète de soif,

(1) Clinique homœop., pag. 69 ; 1837.

Le 6 juin, cette légère irritation des plèvres subsiste; la nuit précédente, elle a beaucoup expectoré de matières catarrhales. Je prescrivis *scilla* 2/12.

Le 8 juin, la malade n'éprouvait plus aucune souffrance. Toutes les fonctions s'exécutaient à l'état normal.

Vers la fin du mois d'août de la même année, j'ai eu occasion de revoir cette femme; elle continuait à jouir d'une bonne santé.

3146e OBSERVATION, PAR LE DOCTEUR MALAISE (1).

Mademoiselle ***, fille de boutique chez madame Smits, à l'enseigne du Moulin-d'Or, place du Grand-Marché, a cessé d'être réglée depuis trois mois, et depuis ce temps elle a acquis beaucoup d'embonpoint. Depuis trois jours, elle se plaint de perte d'appétit et de douleurs vives au côté droit. Je suis appelé près de cette demoiselle dans la soirée du 8 novembre 1836.

La malade est alitée depuis le matin; elle est fort assoupie et se plaint d'un grand embarras dans la tête. Grande soif. Fièvre avec chaleur âcre à la peau. Pouls dur et très-fréquent. Douleur lancinante au côté gauche de la poitrine, qui empêche la respiration, la toux et le mouvement. Toux fréquente, sèche et très-douloureuse. Absence de selles depuis deux jours. La malade avait éprouvé des frissons vers huit heures.

Je prescrivis *aconit.* 24 gutt. 2, dans sept onces d'eau distillée, avec une once de sirop de sucre, pour prendre une cuillerée d'heure en heure.

Le 9, la fièvre est diminuée; il existe encore beaucoup d'assoupissement qui se dissipe dans la soirée; les douleurs pleurétiques sont disparues; mais la malade se plaint d'une douleur constrictive autour des hypochondres; la respiration est beaucoup plus libre; la langue est blanche et humide; le pouls est large, souple et peu fréquent; la toux est améliorée.

Je ne prescrivis aucun médicament à la malade.

(1) *Ibid.*, pag. 210.

Dans la journée il se déclare une transpiration abondante et générale.

Le 10, tous les symptômes morbides ont cessé, à l'exception de petites douleurs lancinantes dans les hypochondres ; elles sont provoquées par le mouvement et une forte inspiration. La malade a eu une petite selle hier soir : elle désire prendre quelque aliment.

Je permets quelques tasses de bouillon de bœuf, et je prescris *bryon.* 3/30.

Le 11, la malade se trouvait dans un état très-satisfaisant. Dans l'intention de provoquer l'apparition des menstrues, je prescris *pulsat.* gutt. 2, dans huit onces d'eau distillée, pour prendre une cuillerée à soupe toutes les deux heures.

Le 13, je revis la malade. Les règles avaient apparu à deux heures de l'après-midi du jour précédent, et n'avaient duré que quelques heures ; mais j'appris de la dame de la maison que cette demoiselle avait fait un écart de régime en prenant plus d'alimens que je n'avais prescrit, et en faisant usage de café fort. Elle se plaignait de nouveau d'une toux douloureuse, à cause des élancemens qu'elle ressentait au côté droit de la poitrine et au-dessus de la hanche.

Je prescrivis *bryon.* 18 gutt. 2, dans huit onces d'eau distillée, à prendre une cuillerée toutes les deux heures. Je recommande à la malade de ne manger que quelques soupes légères.

Le 15, toutes les douleurs sont dissipées ; toux sans expectoration ; oppression de poitrine ; estomac embarrassé, avec langue couverte d'un enduit épais et blanchâtre ; constipation depuis plusieurs jours.

Je prescrivis *antimon. crud.* 12, deux doses.

Le 18, aucun changement dans l'état de la malade. Il est survenu une douleur sourde au sommet de la tête. La malade m'apprend que depuis trois mois elle est fort tourmentée par un grand prurit sur tout le corps, provoqué par une éruption de petits boutons.

Je prescris *tr. fort. sulphur.* gutt. 2 dans cinq grains de sucre de lait, pour prendre le soir.

Le 19, la malade se disait bien portante. La langue était belle, l'appétit prononcé et les selles régulières ; la toux était dissipée ; les démangeaisons se faisaient moins sentir. Je permets quelques alimens légers.

Le 22, la malade se portait parfaitement bien : les deux jours précédens elle avait éprouvé des douleurs dans les cuisses, comme si on lui arrachait les chairs. Je considérai ce symptôme comme un effet du soufre.

L'époque menstruelle du mois de décembre n'a point eu lieu : cependant cette demoiselle jouissait d'une excellente santé ; ce qui la décida à renoncer à toute espèce de médicamens, dans l'espoir que le cours des règles se rétablirait de lui-même.

3147e OBSERVATION, PAR LE DOCTEUR MALAISE (1).

Un ouvrier papetier, âgé de vingt-cinq ans, est pris de grands frissons avec menace de syncope et vertiges, comme si tous les objets tournaient autour de lui, dans la matinée du 16 octobre 1835. Une forte chaleur générale, avec douleur gravative dans la tête, succède à ces symptômes ; il se déclare en même temps une douleur vivement lancinante dans le côté gauche de la poitrine et une toux sèche, brève et fréquente ; la voix et la respiration sont entrecoupées ; la douleur pleurétique augmente par le mouvement en inspirant et par les efforts de la toux ; la face est rouge, animée et couverte de sueur ; les yeux sont brillans et injectés ; la soif est très-grande ; le pouls est fréquent, plein et développé.

Aconit. 24 a suffi pour maîtriser cette maladie dans l'espace de vingt-quatre heures.

3148e OBSERVATION, PAR LE DOCTEUR MALAISE (2).

Madame M..., âgée de cinquante ans, a souffert depuis trois semaines de douleurs dans le côté droit de la poitrine ; depuis huit jours cette douleur s'est déplacée, et occupe le côté gauche de la

(1) *Ibid.*, pag. 213.

(2) *Ibid.*, pag. 217.

poitrine : elle n'a subi aucun traitement, dans l'espoir que ses souffrances se dissiperaient d'elles-mêmes. Le 6 août, voyant que son mal s'exaspérait de jour en jour, elle me fit appeler pour juger s'il n'était pas nécessaire de faire une application de sangsues : elle avait ressenti de ce moyen un grand bien, il y avait environ six mois, pour une affection à peu près semblable. Voici les diverses souffrances dont se plaignait la malade :

Le côté gauche de la poitrine est douloureux ; la douleur s'étend depuis la septième vraie côte jusqu'au bas de la poitrine, et se prolonge vers le dos ; absence de toux ; une inspiration profonde n'augmente point la douleur qui se calme dans le repos, et qui se fait au contraire vivement sentir dans la marche et dans tous les mouvemens du corps ; le pouls est dur, serré, sans fréquence ; la langue est chargée d'un enduit blanchâtre ; les selles sont dures et difficiles ; l'appétit est nul.

Je prescris *aconit.* 24, pour prendre à neuf heures du matin, et *bryon.* 30, pour prendre dans la soirée.

Le 7 août, les douleurs s'étaient calmées sans exaspération du mal ; le pouls était développé et souple. Il est survenu de nouvelles souffrances, ayant leur siége sur les côtés de la colonne lombaire : la malade les compare à un frissonnement et aux suites d'un coup ou d'une chute.

Vers les six heures du soir la malade n'éprouvait plus aucune souffrance. Je l'avais vue le matin, et je lui avais prescrit *tr. arnic.* gutt. 1, mêlée avec un peu d'eau distillée, à prendre vers les neuf heures du soir. La malade prit ce médicament comme je le lui avais indiqué, malgré l'absence de ses maux.

Dans la nuit suivante, deux heures après l'administration du médicament, les douleurs se réveillèrent avec violence : cette exaspération fut suivie d'un sommeil tranquille.

Le lendemain, 8 août, les douleurs se faisaient encore sentir légèrement ; dans l'après-midi elles cessèrent complétement pour ne plus reparaître. Le 9, la malade eut une selle naturelle ; elle n'en avait point eu depuis le 6.

3149e OBSERVATION, PAR LE DOCTEUR CROSERIO (1).

Une dame de soixante-dix ans, après avoir été débarrassée de la fièvre et des autres symptômes d'une péripneumonie par les médicamens homœopathiques convenables, conservait, le sixième jour, un point de côté assez vif qui l'empêchait de se remuer dans son lit et de tousser, sans autre symptôme remarquable. Une dose *arnic.* 1/30 fit dissiper le point en moins de vingt-quatre heures, et la convalescence fut ensuite franche et durable.

PLIQUE.

3150e OBSERVATION PAR M. JACKEL (2).

Maris Simko, de Tothsguha en Hongrie, âgé de vingt-sept ans, était chétif et maladif dès son enfance. Il lui était venu à l'âge de dix ans une plique qu'on avait excisée, après avoir employé toutes sortes de remèdes. Les glandes du cou avaient enflé alors, et long-temps après il lui était venu à la mâchoire inférieure du côté droit un gros furoncle qui s'était bientôt enflammé, était venu à suppuration, et dont il était sorti des esquilles. L'ulcère était resté ouvert pendant plusieurs années, et le malade était allé assez bien, à l'exception de la difficulté qu'il éprouvait à mâcher. Mais, ayant réussi à le faire fermer, il avait été attaqué en janvier 1828 d'une violente ophthalmo-blennorrhée, qui fut traitée long-temps sans succès par l'allopathie. Le malade finit par devenir aveugle, et entra à l'hôpital.

Je résolus de faire un essai homœopathique, et je lui administrai *mercur.*, *bellad.*, *spong.*, *pulsat.*, etc.; mais la vue

(1) Bibliothèque homœop., nouv. série, vol. I, pag. 10; 1837.

(2) Archives homœop.; vol. XI, cah. 3, pag. 145; 1832.

resta dans le même état. Ayant remarqué un jour que ses cheveux se collaient de nouveau et se fendaient, et que par conséquent la plique reparaissait, je l'engageai à ne faire usage d'aucun onguent, d'aucun cataplasme. La vue s'améliora à proportion que la plique se forma.

Il ne restait plus que cette dernière à guérir; mais il fallait y apporter des précautions, vu que la première répercussion avait eu des suites funestes. Je ne fis donc rien prendre extérieurement, et je me bornai à donner tous les huit jours *vinca minor*. gutt. 1. Les cheveux collés tombèrent en quelques mois, et firent place à des cheveux sains, foncés. La plique, suintante, puante, se dessécha peu à peu; la vue s'éclaircit de plus en plus. Les nouveaux cheveux ayant paru à deux doigts du vertex, je la fis couper. Depuis trois ans la santé n'a pas été troublée.

3151e OBSERVATION, PAR LE DOCTEUR BŒCK (1).

Vinca s'est montrée très-efficace dans plusieurs cas de plique. La plique est une de ces maladies du peuple, qui revêtent mille formes, et qui demandent plus d'un remède pour leur guérison. Cependant *vinca* est dans tous les cas le moyen spécifique.

3152e OBSERVATION, PAR LE DOCTEUR CLÉMENT (2).

Madame la comtesse K...a, polonaise, affligée depuis dix ans de la plique polonaise, contre laquelle avaient échoué tous les efforts des médecins de Varsovie et des autres pays, qui avaient employé abusivement le mercure et le soufre sous toutes les formes, vint s'établir à Nice, où elle languissait isolée dans son appartement, ne pouvant supporter le moindre bruit, et la compagnie lui étant devenue insoutenable. Ce ne fut qu'après de longues lectures qu'elle céda enfin aux instances de son époux, qui était déjà au nombre de mes cliens.

Madame avait trente-huit ans, une taille élevée et bien proportionnée, le visage éphélidé; elle était blonde, et n'avait pas

(1) Gazette homœop., vol. III, pag. 164; 1834.

(2) Archives de la médecine homœop., vol. VI, pag. 100; 1837.

eu d'enfans. Madame me dit qu'elle avait été atteinte d'une fièvre aiguë qui avait été suivie, comme cela arrive souvent dans son pays, par la plique formée par l'entrelacement des cheveux qui, agglutinés par un mucus poisseux, jaunâtre, nauséabond, formaient une seule masse un peu élastique en crosse, qui s'élevait avec rapidité et déterminait un embarras, un poids désagréable sur la tête; le cuir chevelu était propre, et les cheveux de devant à la base de la plique étaient sains : on la coupa tout entière; mais elle revint bientôt, et depuis ce temps les symptômes accessoires se développèrent et influencèrent tristement son caractère. Tour à tour le vice pliqueux assaillit tous les organes, et aujourd'hui ils sont plus ou moins affectés.

1° Tête. Céphalalgie chronique, pression frontale, clou hystérique, tête sensible au froid.

2° Estomac. Faiblesse d'estomac au creux, souvent besoin de prendre quelque chose, appétit variable, bizarre; appétence de boissons froides, acidulées; borborygmes; selles régulières; hémorrhoïdes sèches avec élancemens.

3° Urines troubles l'hiver.

4° Organes respiratoires. Coryza, chatouillement au larynx et à la trachée-artère, provoquant la toux; voix éteinte par la toux; brûlure sous la région sternale, avec serrement comme par une griffe; oppression étant couchée le soir; respiration essoufflée; toux sèche quelquefois, par quinte, surtout le soir et la nuit, fatigante comme celle de la coqueluche; le jour, toussotemens; quelquefois crachats blancs, visqueux, se tenant liés dans le vase.

5° Utérus. Menstrues régulières; pendant leur durée, pression de haut en bas; sur la fin tranchées dans le bas-ventre, sensation d'une griffe qui déchire; après, spasme à l'estomac, prenant le matin et se terminant le soir par la migraine; maux de reins qui firent présumer une myélite aux allopathes, qui ne manquèrent pas d'appliquer un cautère.

6° Extrémités. Brisement, élancement, déchirement dans les bras, les épaules, les articulations, et surtout les cuisses; soulagement par le repos et la chaleur; fatigue extrême après le mouvement ; de là, nécessité de rester toujours couchée sur un canapé.

7° Peau. Dartre au pubis avec prurit tourmentant.

8° Sensations générales. Sensibilité extrême aux changemens de température, au froid ; soulagement par la chaleur ; défaillance étant debout ; malaise, faiblesse qui la force à se tenir couchée ; spasme et roulement dans l'estomac ; soif le matin ; aggravation du 10 au 18 de chaque mois.

9° Sommeil souvent interrompu par la toux.

10° Humeur. Mobilité de caractère ; agitation continuelle depuis la maladie ; caractère doux, quoique susceptible d'énergie.

Me trouvant en face d'un ennemi nouveau, je pensai, avant d'agir, consulter M. Desguidi, le premier docteur homœopathe que j'eusse connu, et qui avait opéré ma conversion. J'avais toujours trouvé en lui tant d'obligeance et de connaissances profondes ! Ses avis sur ce cas unique furent couronnés du plus heureux succès ; c'est un nouveau fleuron ajouté à sa couronne médicale. Je suis heureux de lui en témoigner toute ma reconnaissance.

Tout d'abord, vu l'abus excessif du soufre, du mercure, je donnai, en attendant la réponse de M. Desguidi, *acid. sulphur.*, puis *aurum*, qui produisirent l'affaissement des symptômes.

M. Desguidi recommanda *ignat.* pour les symptômes nerveux, ensuite *tr. sulphur, staphysagr., rhus, hepar sulphur.* successivement. J'y ajoutai *aconit.*, *bellad.*, *psor.*, *pervinca minor*, *natrum mur.*, *hyosc.*, la plupart à de longs intervalles, selon les indications qui se sont présentées.

Ignatia produisit des effets surprenans ; il procura un calme tellement complet, que bientôt la malade rechercha la compagnie, rentra en famille, et que toujours elle redemanda ce remède. Entrait-il quelque personne qui se plaignait d'un malaise, d'ennui, de maux de nerfs : Prenez *ignatia*, lui disait-elle. Enfin, dans son exaltation de reconnaissance, elle en faisait une panacée universelle. *Sulphur* fut administré quatre fois en deux mois : céphalalgie rare, dartre disparue, les menstrues viennent avec beaucoup moins de douleurs, la toux reste la même.

Staphysagr. et *rhus* ne paraissent pas avoir amené grande amélioration. *Natrum mur.*, deux fois dans un mois; mouvemens plus libres, diminution des douleurs. Madame se promène dans le jardin : les quintes de toux la fatigant extrêmement, je donnai, avec succès, *hyosc.* et *bellad.* alternés. Plusieurs Polonais m'ayant parlé de la pervenche, comme d'un spécifique dans le pays, je l'essayai à plusieurs reprises. Je crois devoir rapporter à ce remède une grande amélioration; car, au bout d'un mois, non seulement la plique n'incommodait plus, mais encore on vit pousser des cheveux intègres en plus grand nombre autour de la masse pliqueuse. Je revins cependant à *tr. sulphur.*, qui avait si bien préparé l'effet des remèdes subséquens, je pense.

Le choléra força Madame de quitter Nice; elle gagna l'Italie, munie des poudres que je lui avais envoyées (car j'étais alors en France). Un an plus tard, la masse pliqueuse fut coupée, et les cheveux repoussèrent sains; ce qui n'avait pas eu lieu la première fois, pendant le traitement allopathique; Madame m'a marqué qu'elle allait bien, et qu'elle se considérait comme guérie, puisque son ancienne affection ne lui avait laissé que quelque susceptibilité au froid qui, cet hiver, est excessif.

PNEUMONIE.

3153e OBSERVATION, PAR LE DOCTEUR GROSS (1).

J..., paysanne de soixante-trois ans, d'une constitution débile, avait eu depuis peu deux longues et violentes maladies qui avaient mis sa vie en danger, une espèce de coqueluche et une espèce de crampe d'estomac. Depuis quatre mois à peu près elle était rétablie, lorsqu'elle fut atteinte d'une pneumonie, le 11 mars 1821. On m'écrivit l'état dans lequel elle se trouvait.

(1) Archives homœop., vol. I, cah. 3, p. 165; 1822.

Malaise subit dans tout le corps sans cause connue; bientôt après horribles frissons, tels qu'elle n'en avait éprouvés de sa vie; pouls dur, très-inégal, petit : ces frissons duraient quatre heures environ, et étaient remplacés par une chaleur générale, accompagnée d'une douce transpiration. Malaise et expectoration de quelques glaires visqueuses. Tout le corps lui faisait mal; ses membres lui paraissaient paralysés; bâillemens inouis avec sentiment de malaise; chaleur brûlante générale, accompagnée des plus violens picotemens au côté droit de la poitrine toutes les fois qu'elle respirait, et même qu'on le lui touchait; respiration rapide, douloureuse, courte, avec oppression de la poitrine; enfin une légère transpiration, la chaleur et les picotemens au côté continuant toujours; soif pendant la chaleur; maux de tête insupportables, comme si son front allait se briser; élancemens violens dans les jambes; insomnie la nuit.

Le lendemain recrudescence de tous les symptômes; somnolence continuelle, accompagnée de fréquens tressaillemens et d'un peu de délire. Lorsqu'elle était éveillée, murmure inintelligible de temps en temps.

Imaginations singulières. Elle voyait dans le médecin un géant terrible qui ne cessait de grandir; la figure de ses connaissances lui paraissait horriblement changée; elle s'imaginait avoir trois yeux, deux fermés et un qu'elle ne pouvait clore; mais elle ne disait rien de tout cela : elle s'en souvint lorqu'elle fut guérie.

Pouls petit, intermittent; carphalogie; tremblement de la langue, sèche, gercée, d'un brun sale; elle lâchait sous elle les excrémens sans même s'en douter; faiblesse extrême; enfin toux douloureuse, sèche, violente.

Les symptômes d'asthénie ne paraissant que secondaires, et dépendans de la pneumonie, je m'attachai principalement à ceux de cette dernière maladie. Comme ils se rencontraient tous, même les douleurs d'estomac, parmi les effets primitifs de la *bryon.*, j'en donnai à la malade *une goutte* 15. Je lui prescrivis en outre pour boisson de l'eau panée, pour nourriture un bouillon gras.

Le 13 s'étaient opérés les changemens suivans :

Respiration assez libre, lente, sans picotemens au côté ni oppression de poitrine ; seulement, lorsqu'elle respirait profondément, ou qu'on la touchait, la place souffrante était encore sensible, comme s'il y eût eu une blessure. Pouls moins rapide, mais plus plein et plus fort ; connaissance parfaite ; soif ; chaleur plus naturelle, peau humide ; langue humide, mais chargée et jaune ; goût amer ; pas de selle ; maux de tête continuels, violens, qui l'empêchaient de dormir ; plus d'élancemens douloureux dans les jambes ; toux encore un peu pénible ; somnolence continuelle, agitée ; réveil toutes les cinq ou huit minutes ; faiblesse excessive, au point qu'elle craignait d'expirer.

Le 15, je lui fis prendre *une goutte rhus* 15, remède qui avait de l'analogie non seulement avec les symptômes de la maladie ; mais encore avec les effets primitifs de la bryone.

Le 17, tous les symptômes, sauf quelques maux de tête, la faiblesse précédente et le manque d'appétit, avaient disparu.

Le 18, elle eut une rechute ; on ne savait pas pourquoi. Déjà, dans la nuit, elle avait été très-agitée, et n'avait pu dormir. Au côté droit de la poitrine avait reparu une douleur qui ne permettait pas de le toucher.

Pouls rapide, fort, assez plein ; toux violente, expectoration de quelques glaires teintes de sang. En respirant, il lui semblait que l'air ne pouvait sortir de sa poitrine ; ce qui lui donnait de grandes angoisses.

Rhus répondant encore à ces symptômes, et surtout à l'espèce d'oppression qu'elle éprouvait, je lui en fis prendre la même dose le 18.

Le 19, elle se portait bien, à l'exception d'un peu de faiblesse, qu'une diète sévère fit cesser peu à peu.

3154e OBSERVATION, PAR LE DOCTEUR MULLER (1).

Une femme d'une cinquantaine d'années, d'une constitution spongieuse, souffrait au mois de mars d'une espèce de pneu-

(1) Archives homœop., vol. III, cah. 1, pag. 9 ; 1824.

monie. Elle fut traitée jusqu'au quatrième jour, sans saignée, au moyen d'une émulsion nitreuse ; mais l'état ne fit qu'empirer. Expectoration abondante, sanguinolente; céphalalgie insupportable, teint livide, urine rouge comme une écrevisse, etc. Je lui donnai *bryon. alb.* 12 gutt. 1. En peu d'heures la céphalalgie se changea en un état de vivacité agréable : le lendemain plus de sang dans les crachats. La fièvre et l'inflammation disparurent en quelques jours sans crise, et il ne resta qu'une toux pénible.

Au lieu d'administrer, comme dans le traitement allopathique, *hyosc.* à fortes doses répétées, ce qui trouble souvent la guérison dans les affections aiguës de la poitrine, et peut avoir des suites funestes si la maladie n'est pas descendue à un état de convalescence apyrétique, j'en fis prendre tout simplement, le soir, *une goutte* 9. La nuit suivante, la toux fut plus violente ; mais elle ne reparut plus, et la malade fut parfaitement guérie.

3155e OBSERVATION, PAR LE DOCTEUR MULLER (1).

Un voyageur d'une trentaine d'années fut pris le 10 février, à la suite d'un refroidissement, d'un accès de fièvre, et but un litre d'une infusion de camomille avant que de faire appeler le médecin. J'allai le voir le 11, et je trouvai tous les symptômes d'une pneumonie joints à ceux de l'abus de la camomille ; en sorte que, trompé sur la nature de sa maladie, je lui donnai *pulsat.* 12 gutt. 1, qui ne convenait pas aux accidens pneumoniques. Le lendemain, pas d'amélioration. J'administrai *bryon.* à la même dose. Deux jours après, pas de trace d'amélioration, progrès de la pneumonie. N'osant continuer plus long-temps le traitement homœopathique, je prescrivis une saignée, et eus recours aux antiphlogistiques. Le mieux ne tarda pas à s'établir, et le septième jour le malade était guéri.

3156e OBSERVATION, PAR LE DOCTEUR BERNHARDI (2).

Le chevalier H..., âgé de soixante-dix ans, grand et maigre,

(1) Archives homœop., vol. III, cah. 1, pag. 10; 1824.
(1) *Ibid.*, pag. 78.

à la face rouge, encore assez robuste, s'occupant lui-même de faire valoir sa propriété, ne savait pas depuis nombre d'années ce que c'était qu'une maladie. Il buvait chaque jour de l'eau-de-vie et mangeait des mets fortement épicés. On me fit appeler en toute hâte auprès de lui le 29 décembre. Je le trouvai au lit. Il me raconta que depuis plusieurs années il avait ordinairement, le matin, une violente toux avec forte expectoration. Quand elle diminuait, ou même cessait, il éprouvait à la place de l'oppression de poitrine une respiration courte, symptôme qui continuait jusqu'à la réapparition de la toux. La nuit précédente il avait été pris, à minuit, d'un violent frisson qui avait duré plus d'une heure, avec soif cruelle; violente céphalalgie; forte anxiété et oppression de poitrine; à chaque aspiration élancemens profonds dans le côté droit, au point de pouvoir à peine respirer; face fortement échauffée, couverte de sueur; veines du blanc des yeux pleines de sang; bouche sèche, langue chargée, jaune au milieu; goût amer; violent désir de boire de la bière; élancemens dans le côté et toux sèche, augmentant graduellement; tous les membres comme brisés; envies de dormir, sans pouvoir dormir.

Ennemi declaré de la médecine et des saignées, mon malade voulait être guéri sans rien prendre. Dans ces circonstances je résolus d'essayer, pour la première fois, de l'homœopathie, et je lui donnai, à onze heures du matin, *aconit.* 30 gutt. 1; pour boisson du lait coupé, et au lieu de la tisane ordinaire une tisane de *rad. alth. et liquirit.*

Trente-six heures après, aucun changement ne s'étant opéré, je répétai la dose, mais un peu plus faible.

Le 31, il avait eu de nouveau une nuit très-agitée; élancemens dans la poitrine plus forts, respiration plus courte, toux sèche, expectoration peu copieuse et striée de sang, face violette, yeux enflammés, soif inextinguible, pouls plein et rapide; délire la nuit; forte transpiration.

Le 1er janvier, pas d'amélioration; langue sèche, couverte d'un épais enduit, noire au milieu; lèvres noires, comme gercées; dents couvertes d'une mucosité brune.

Le 2, l'état avait empiré ; parler difficile, léger râlement dans la poitrine. Je donnai *bryon. alb.* 15 gutt. 1.

Le 3, le délire avait été moins fort la nuit ; soif, élancemens, râlemens dans la poitrine moins intenses, toux moins cruelle, expectoration plus facile, pouls moins dur et moins plein. Le nez, sec jusqu'alors, commença à couler ; urine épaisse et sédimenteuse ; selle abondante dans la nuit.

Le 4, moins de sommeil, la nuit, à cause d'une aggravation dans les élancemens et la toux. L'exacerbation avait cessé lors de ma visite. Expectoration toujours striée de sang. Il pouvait s'asseoir seul dans son lit, et parlait avec assez de facilité.

Le 5, la toux avait troublé le sommeil la nuit. Peau humide ; langue humide et pure ; soif modérée ; selle naturelle ; pouls donnant soixante-dix pulsations par minute.

Le 6, nuit bonne ; les élancemens, en toussant, avaient presque entièrement cessé.

La guérison fit dès-lors des progrès de jour en jour. Le 10, les élancemens et la toux avaient disparu ; il n'existait plus d'accidens. Je lui permis, sur sa demande, de manger de la viande et de boire de la bière.

Le 13, je le trouvai parfaitement guéri, et se livrant à ses occupations.

3157e OBSERVATION, PAR LE DOCTEUR BERNHARDI (1).

Une femme de soixante ans, d'un tempérament sanguino-colérique et d'une constitution faible, tomba malade le 16 janvier. Je lui trouvai, le 17 au matin, beaucoup de chaleur avec céphalalgie lancinante, martelante. Elle avait eu la veille des saignemens de nez ; la nuit avait été sans sommeil. Yeux douloureux et sensibles à la lumière. Bouche sèche ; goût amer. Soif ardente, surtout pour la bière. Oppression de la poitrine ; élancemens en aspirant ; toux sèche, décubitus sur le flanc impossible. Pouls rapide et dur. Pas de selle depuis quelques jours.

Je lui donnai *aconit.* 30.

(1) Archives homœop., vol. III, cah. 1, pag. 78 ; 1824.

Le 18, pas d'amélioration; tous les symptômes, au contraire, d'une véritable pneumonie, s'étaient développés davantage la nuit.

Le 19, toux moins sèche et moins pénible, la nuit; expectoration facile, mais striée de sang. Soif moins vive. La céphalalgie avait disparu.

Le 20, sommeil non interrompu pendant toute la nuit. Vers le matin seulement, toux légère avec expectoration, mais sans mélange de sang.

Elle demanda à manger des fruits cuits.

La guérison fit des progrès de jour en jour. Elle se leva le 24 et recommença à s'occuper des travaux du ménage.

3158e OBSERVATION, PAR LE DOCTEUR WISLICENUS (1).

S...., paysanne forte et bien portante de quarante-cinq ans, fut prise de frissons au mois d'avril 1824, vraisemblablement à la suite d'un refroidissement, et dut se mettre au lit. Après avoir été traitée inutilement pendant huit jours par un chirurgien de campagne, elle s'adressa à moi. Comme j'habitais à une assez grande distance, je ne pus l'aller voir et je dus m'en rapporter à la description qu'on me fit de sa maladie.

Elancemens au milieu de la poitrine, rendant la respiration très-difficile. Elle ne pouvait se coucher que sur le dos; le décubitus sur le flanc, au moins sur le gauche, était impossible. Forte chaleur et ardeur dans la poitrine, comme produite par un charbon ardent, avec anxiété et oppression. Toux avec expectoration presque nulle; la violence des élancemens ne lui permettait pas de tousser beaucoup. Douleur entre les deux épaules. Face d'un rouge foncé, forte céphalalgie, soif vive. Sueur froide à la tête. Maux de gorge avec enrouement et déglutition pénible, même des boissons. Maux de ventre, déchiremens dans les membres. Selle dure tous les deux ou trois jours seulement. Vue trouble, yeux douloureux, ordinairement fermés; grande fai-

(1) Archives homœop., vol. V, cah. 1, pag. 80; 1826.

blesse. Langue d'un brun jaune. Tempérament ardent, alors assez patient.

Les symptômes n'avaient fait que croître en intensité depuis huit jours.

J'administrai *bryon.* 18, une fraction de goutte. Pour boisson, de l'eau panée.

Douze jours après, on me manda que le mieux n'avait pas tardé à se déclarer, et qu'il avait fait des progrès rapides. La malade se levait depuis long-temps et ne se plaignait plus que d'enflure des pieds jusqu'au dessus des chevilles, surtout lorsqu'elle avait été debout ou qu'elle avait marché, avec déchiremens dans les pieds et un peu de faiblesse, en sorte qu'elle ne pouvait encore monter les escaliers. En outre, appétit fort, mais pression d'estomac après avoir mangé. Beaucoup de rêves. Abattement.

Je lui envoyai *nux vomic.* 30, qui enleva bientôt ce reste de maladie, à ce que j'ai appris depuis.

3159e OBSERVATION, PAR LE DOCTEUR SCHUBERT (1).

M. St...e, célibataire d'une trentaine d'années, d'une constitution robuste, quoique sa poitrine fût aplatie, d'un tempérament sérieux et colérique, avait passé sa jeunesse à la campagne et s'était toujours bien porté, à l'exception des maladies ordinaires de l'enfance. Depuis l'âge de vingt ans, époque où ses occupations l'avaient contraint à mener une vie sédentaire, il était sujet cependant à de mauvaises digestions et à des affections de poitrine, entre autres, à l'hémoptysie, avec faiblesse des poumons, à une oppression continuelle de la poitrine, à une toux pénible, le plus souvent sèche. Ayant fait un petit voyage à pied, les premiers jours d'avril 1825, il fut obligé de traverser le soir une vaste forêt où il s'égara. Après avoir long-temps cherché une issue, il en trouva une enfin et continua sa route, tout couvert de sueur, jusqu'au prochain village, éloigné de trois quarts de lieue. La nuit était froide. A peine entré dans l'auberge, il se sen-

(1) Archives homœop., vol. V, cah. 3, pag. 90; 1826.

tit la poitrine oppressée et y éprouva des élancemens et de la pression. Ne pouvant aller plus loin, il se coucha, mais ne put dormir. Son état empira d'heure en heure. Au point du jour, il se fit mettre dans une voiture ouverte à tous les vents, et se fit reconduire chez lui à cinq lieues de distance. On appela de suite un médecin qu'il connaissait, mais qui était loin d'être habile. La maladie fut déclarée une jaunisse et le traitement dirigé en conséquence. Au bout de trois jours, l'état n'ayant fait qu'empirer, le médecin s'aperçut enfin qu'il avait à traiter une maladie inflammatoire, une pneumonie. Trois autres jours s'écoulèrent cependant sans que les médicamens qu'il prescrivit soulageassent le malade, qui, impatienté et commençant à se méfier de l'habileté de son médecin, en fit venir un second plus expérimenté. Celui-ci ne se trompa pas dans son diagnostic; il trouva l'état du malade très-grave, et prescrivit sur-le-champ, malgré l'épuisement du sujet, une forte saignée, ainsi que le calomel, un demi-grain toutes les quatre heures, et une mixtion d'antimoine, une cuillerée toutes les quatre heures également, contre la toux sèche. Pour boisson, du thé vert et de l'eau panée; pour alimens, une soupe simple, de digestion facile et du pain blanc. Deux jours après, l'état n'avait fait qu'empirer. On renonça au calomel, et on prescrivit, à la place, une forte émulsion nitreuse, tout en continuant l'usage de la mixtion d'antimoine, qui n'avait rien produit non plus. Il ne pouvait être question d'une seconde saignée. Le malade était convaincu qu'il ne tarderait pas à mourir, ses parens eux-mêmes perdirent tout espoir le soir, en entendant le médecin leur déclarer, à sa dernière visite, qu'il désespérait de la guérison. La pneumonie devenait plus menaçante d'heure en heure. On me fit appeler vers minuit. L'état du malade était tel que je le regardai comme mort. Je trouvai les symptômes suivans :

Respiration excessivement courte, anxieuse. Grande oppression de la poitrine, comme si les poumons étaient contractés entièrement. On ne sentait une légère dilatation des deux lobes qu'en appuyant la paume de la main dessus; aspirations peu nombreuses. Fréquens élancemens dans différentes parties des deux lobes, surtout en respirant. Pression au milieu de chaque lobe, surtout après une quinte de toux. Toux sourde, pénible, avec crachats liquides, écumeux, toujours mêlés d'une quantité plus ou moins grande de sang artériel. Pouls rapide, égal, dur, plein et tendu. Peau molle et couverte de sueur. Forte transpiration d'une odeur acide, jour et nuit, depuis le premier jour de la maladie. Chaleur générale, presque continuelle. Obnubilation de la tête, délire, surtout pendant l'exacerbation. Face jaune, ainsi que l'albuginée et les mains (qui l'étaient depuis long-temps déjà); les autres parties du corps l'étaient moins. Manque absolu d'appétit (relativement); il ne pouvait avaler les alimens chauds, cuits; ils le dégoûtaient (dès le début de la maladie); il ne sentait un peu d'appétit que pour les mets froids, la soupe à la bière, par exemple, toute substance sèche, le pain blanc, etc., ne voulaient pas descendre. Soif terrible jour et nuit; lèvres et bouche comme desséchées. Mucosité visqueuse dans la cavité buccale et le gosier. Langue sale, chargée, blanc-jaune, fendillée en plusieurs endroits; l'enduit assez sec du reste. Constipation depuis plusieurs jours. Urine brune, sanguinolente. Depuis le premier jour de la maladie, le malade n'avait pas dormi bien pendant un quart d'heure. S'il s'assoupissait, ce qui était rare, il était en proie à un fort délire; il voyait des choses effrayantes, et l'anxiété le réveillait à l'instant. Grande prostration des forces, épuisement. Humeur extraordinairement capricieuse, triste, violente. Il croyait sa mort prochaine.

Le malade n'avait rien pris depuis quatre heures; mais je crus cependant devoir attendre deux heures encore avant de lui faire prendre *nux vomic.* 15 gutt. I. Outre le thé vert et l'eau panée, je permis pour boisson la bière blanche ou le jus de fruits cuits. Je fis mettre une couverture moins épaisse, changer les draps du lit qui étaient tout humides, la chemise aussi souvent qu'il était nécessaire, tenir la chambre modérément chaude, etc.

J'allai le revoir le lendemain à sept heures du matin. Il m'assura avoir éprouvé une forte exacerbation pendant les deux premières heures; mais son état s'était amélioré ensuite peu à peu, et il avait pu dormir trois quarts d'heure environ. Satisfait de ce résultat, je me livrai à un nouvel examen des symptômes et retournai le voir à huit heures du soir. Le mal principal s'était beaucoup amélioré. La poitrine était un peu plus libre ; il se plaignait un peu moins d'oppression, de pression et d'élancemens ; la respiration était un peu plus profonde. La toux et l'expectoration sanguinolente étaient encore au même point. Il avait pu dormir de cinq à six heures ; mais son sommeil n'avait pas été exempt de rêves désagréables, et deux fois, il s'était éveillé en sursaut.

Le lendemain matin, je le trouvai encore beaucoup mieux. Il avait dormi la nuit pendant trois heures environ d'un sommeil non interrompu et se sentait restauré. Respiration encore plus libre, élancemens et pression dans les deux lobes des poumons beaucoup moindres ; toux moins forte et expectoration moins sanguinolente. Pouls moins dur, moins plein et moins rapide que la veille, etc. Il avait eu le matin même une selle normale; l'urine était moins sanguinolente et la soif moindre, ainsi que la transpiration. Esprit plus tranquille et plus serein. L'amélioration fit dès-lors de rapides progrès jusqu'au cinquième jour de mon traitement, où l'état devint stationnaire, s'il ne s'exacerba pas. On ne connaissait pas la cause de cette aggravation. J'examinai les symptômes et je trouvai la maladie caractérisée ainsi :

Le malade n'avait dormi qu'une heure, de dix à onze, la nuit précédente. Il avait eu un sommeil inquiet et plein de rêvasseries, accompagné de plusieurs soubresauts. Bientôt après, exacerbation de la fièvre avec transpiration abondante, soif violente, un peu d'oppression de poitrine et respiration courte, fréquens élancemens et pression au milieu des deux ailes, toux fréquente avec quelques crachats sanguinolens, muqueux, délire pendant trois heures environ. A neuf heures du matin, lors de ma visite, il se plaignit encore d'oppression, de pression et d'élancemens dans la poitrine, surtout en respirant ; la toux sourde était encore fréquente et l'expectoration visqueuse plus sanguinolente que la veille. Pouls tendu, plein, rapide et modérément dur. Peau molle et moite. Depuis la veille, il lui semblait être couché sur des épingles, ce qui le faisait beaucoup souffrir, et plusieurs fois il avait fait regarder s'il n'y avait pas dans son lit des mies de pain ou d'autres choses pareilles. Il voulait sortir du lit et se coucher sur un banc enveloppé d'un manteau. Picotemens dans la peau de la nuque, du dos, des bras et des jambes. Tête vertigineuse, entreprise. Face ayant un aspect moins ictérique. Soif encore vive; appétit assez bon ; langue pure au milieu, blanche et chargée sur les bords, un peu humide. Sensation de sécheresse dans la cavité buccale. Selle naturelle ; urine un peu brune, plutôt jaune-brun ; beaucoup plus brune la nuit précédente. Humeur morose, violente.

On ne pouvait pas douter d'une éruption cutanée prochaine. Cette circonstance, jointe à l'exacerbation, qui avait lieu la nuit surtout, me détermina à administrer *aconit.* 18 gutt. 1, six doses, une toutes les huit heures.

A neuf heures du soir déjà, c'est-à-dire cinq heures environ après la prise de la seconde dose, l'exanthème commença à paraître, d'abord au dos et à la poitrine. Le lendemain, quatorzième jour de la maladie, tout le corps en était couvert, mais principalement le tronc, les bras et les cuisses. C'était un pourpre épais, rouge foncé, assez élevé, qui causait beaucoup de démangeaisons et quelques cuissons, après le grattement. Le danger et la violence du mal principal avaient dès-lors entièrement disparu après que le malade eut consommé les six doses *aconit.* Dans la matinée du seizième jour de la maladie et du septième de mon traitement, on n'apercevait plus aucune trace de l'inflammation des poumons. La poitrine était entièrement libre; les crachats n'étaient plus sanguinolens, mais cuits et faciles à détacher ; la toux, d'ailleurs, avait beaucoup diminué et ne causait plus de douleurs. Transpiration plus rare, moins abondante, n'ayant plus d'odeur aigre. Pouls mou, un peu plein et moins accéléré. Soif modérée. Appétit très-bon. Mucosité visqueuse dans la bouche. Langue blanche, chargée et humide. Selle naturelle. Urine d'un jaune légèrement brun, formant un sédiment muqueux d'un blanc rougeâtre pâle.

Cependant le sommeil avait encore été agité, plein de rêves, interrompu, et par conséquent peu réparateur. Dans la nuit déjà, et plus encore le matin, le malade se sentait la tête entreprise, les idées confuses, il délirait même un peu par momens. Tantôt il était plein de courage, tantôt il se livrait à l'abattement.

Ces symptômes m'engagèrent à lui faire prendre *bellad.* 30 gutt. 1, qui opéra de la manière la plus efficace. Dès le lendemain, l'état nerveux avait disparu et le malade était dans des dispositions d'esprit satisfaisantes. Tous les autres symptômes diminuèrent de jour en jour. Le neuvième de mon traitement, il demanda à se lever et put rester levé quelques heures. Le douzième, il ne se mit pas au lit depuis huit heures du matin jusqu'à assez tard dans la soirée, sans s'en sentir incommodé. Je laissai donc *bellad.* agir pendant huit jours. Le cours de l'exanthème ne laissa rien à désirer, et tout le corps se desquama.

Il ne s'agissait plus que de lui rendre des forces et de faire disparaître de légers restes de la maladie. C'est ce que fit une diète nourrissante. *Bryon.*, *nux*, *rhus* et *ferrum acet.*, enlevèrent en six semaines l'ancienne affection du bas-ventre et la toux. Le malade jouit encore d'une santé parfaite.

3160e OBSERVATION, PAR LE DOCTEUR RUMMEL (1).

Un homme s'était exposé aux intempéries de la saison, et avait fait plusieurs excès de liqueurs fortes qu'il aimait beaucoup. Il se sentait accablé et la tête embarrassée ; mais il ne me fit appeler que quelques jours après, lorsque sa maladie se fut aggravée. Je le trouvai au lit, la peau couverte d'une sueur visqueuse, les traits affaissés, les yeux ternes, le pouls faible et accéléré, la respiration courte et gênée. La veille, après un froid fébrile, il s'était trouvé plus mal, la tête lourde et douloureuse, avec des élancemens dans le côté droit de la poitrine qui augmentaient en toussant, et ne permettaient pas de faire d'inspirations profondes ; tous les accidens s'aggravaient en se redressant et en se remuant ; il ne pouvait rester que sur le dos. En même temps il avait une grande propension à dormir, et

(1) Archives homœop., vol. VI, cah. 2, pag. 63 ; 1827.

se trouvait continuellement comme dans un état de vertiges. La toux n'était pas tout-à-fait sèche, car il crachait des mucosités d'un rougeâtre sale. La soif n'était pas forte, l'appétit avait totalement disparu, la langue était chargée et jaunâtre, avec un goût fade dans la bouche; point de selle depuis deux jours.

Déjà deux fois j'avais traité ce malade d'un léger délire tremblant; aussi me prévint-il de suite qu'il n'avait pas bu d'eau-de-vie depuis huit jours. L'indication étant précise, j'eus recours à *bryon.* Une goutte 30 suffit pour réduire la maladie à presque rien. Déjà le soir je trouvai le malade plus tranquille; il avait eu une selle et dormi une heure; la nuit fut plus calme encore et sans délire; le lendemain matin, la tête était plus libre, et les crachats moins teints de sang. Le surlendemain, plus de sang dans les crachats: le malade, qui se sentait plus fort, prit avec appétit quelques alimens légers, et resta levé quelques heures. Il ne ressentait plus d'élancemens qu'en faisant des inspirations profondes. Cependant la nuit fut agitée, avec délire, embarras de la tête et point de côté plus fort. Je ne pus découvrir la cause de cette exaspération. Je fis prendre une nouvelle dose *bryon.*, qui enleva peu à peu tous les symptômes, et deux jours après, il ne restait plus qu'un léger élancement en faisant une inspiration profonde. *Arnica* 6 le fit totalement disparaître en peu de temps. Après huit jours de traitement, le malade put reprendre ses occupations; il n'éprouvait aucune faiblesse.

Quelques années auparavant, j'avais traité un buveur d'eau-de-vie d'une inflammation de poitrine: une saignée amenda notablement l'état de la poitrine; mais, dès la nuit suivante, le malade, qui était robuste, fut pris d'un violent délire tremblant, et malgré l'opium, donné à hautes doses, il périt dans la soirée du lendemain.

3161ᵉ OBSERVATION, PAR LE DOCTEUR RUMMEL (1).

Hugues Macher, âgé de neuf ans, d'une constitution faible, fut attaqué d'une fièvre catarrhale inflammatoire avec conges-

(1) Des avantages et des vices de l'homœop., p. 82; 1827.

tions à la tête. Un médecin lui prescrivit une mixtion d'ammoniac que je fis continuer, en recommandant en outre de lui appliquer quelques sangsues aux tempes, parce qu'il délirait les yeux ouverts. L'irritation du cerveau diminua en effet, mais ne cessa pas; et d'un autre côté l'affection de poitrine tournait évidemment à l'inflammation, ce qui ne m'inquiétait pas peu. Le 31 janvier 1826, la maladie présentait les caractères suivans:

En se réveillant d'un sommeil très-agité, l'enfant délirait long-temps. Fièvre et soif ardentes. Toux brève sans expectoration; il n'expectorait que rarement et avec peine quelques glaires sanguinolens. Elancemens dans la poitrine. Respiration courte, oppressée. Pouls fréquent et petit. Grande agitation.

Je lui fis prendre une goutte *tr. aconit.* 24. Six heures après, l'amélioration étant peu sensible, je répétai la dose. L'enfant s'endormit bientôt et son sommeil dura toute la nuit, non sans être cependant interrompu quelquefois. Plus de délire. Le lendemain, les élancemens dans le côté avaient cessé, l'expectoration n'était plus sanguine et se faisait plus facilement; soif et fièvre modérées. Peau humide. Je ne lui fis prendre que du sirop de guimauve de temps en temps. La guérison fit de tels progrès que, le 2 février, il s'était levé déjà. Mais la toux ne tarda pas à augmenter de nouveau, soit par ce motif soit parce qu'il avait mangé de la saucisse épicée. Les élancemens dans le côté revinrent; la nuit fut agitée. Mais une dose *aconit.* fit promptement cesser cette exacerbation, et les matières expectorées reprirent leur couleur jaune. Je lui administrai encore *tr. bryon.* 12 gut. 1, le 6 février au soir, pour achever de guérir la toux et l'agitation nocturne. Quelques jours après, il n'expectorait plus que le matin. Son appétit, son sommeil, ses forces ne laissaient rien à désirer, et je cessai le traitement après lui avoir fait prendre encore une goutte *tr. arnic.* 2.

Aconit. a guéri d'une maladie à peu près pareille une petite fille de dix ans. La seconde dose déjà fit disparaître les symptômes les plus graves; mais le retour des douleurs et de la toux sèche nécessita l'administration de cinq doses pareilles en trois jours et d'une goutte *bryon.* 30, le quatrième.

La guérison s'opéra dès-lors sans accident.

3162e OBSERVATION, PAR LE DOCTEUR SCHULER (1).

Un menuisier, âgé de vingt ans, fut attaqué, au mois d'avril 1825, d'une violente fièvre inflammatoire vasculaire jointe à une affection locale, douloureuse des poumons. Pendant huit jours, on avait abandonné cette maladie à la nature. Les symptômes étaient les suivans :

Vertiges, céphalalgie, ardeur dans les yeux et en urinant, pouls très-irrité et accéléré, donnant plus de cent soixante pulsations sans interruption. Sueurs nocturnes excessives avec rêves pénibles; alternatives de chaleur et de frissons; violente toux avec expectoration puriforme et douleurs de poitrine.

Je cherchai à combattre la violence de la fièvre par *digit.* Les deux jours suivans, le pouls donna encore de cent à cent vingt pulsations; les autres symptômes restèrent les mêmes. Le quatrième jour, le pouls étant redevenu tout aussi tumultueux, j'eus recours à *acid. phosphor.* drach. 1 in 5 ℥ aq. framb. et 1 ℥ syr. rub. id.; une cuillerée à thé toutes les trois heures. La potion n'était pas finie, que tous les symptômes avaient déjà diminué. A peine le malade l'eut-il achevée, qu'il recouvra une santé parfaite.

3163e OBSERVATION, PAR LE DOCTEUR SCHULER (1).

Un homme de quarante-huit ans, d'une constitution faible, ayant été trempé par la pluie dans un voyage, fut atteint d'une pleuropéripneumonie qui durait depuis sept jours lorsqu'on s'adressa à moi.

Violente céphalalgie, somnolence, alternatives de frissons et de chaleurs, pouls faible et lent, respiration courte, anxieuse

(1) Correspondances pratiques, pag. 40; 1827.

(2) *Ibid.* pag. 41.

et très-oppressée, fréquens et violens besoins de tousser, peau sèche et brûlante.

Le médecin de la maison conseillait une saignée, mais je m'y opposai. A huit heures du soir, je prescrivis *camphor.* gr. 1/4, toutes les trois heures. Le lendemain, on me fit dire que l'état s'était beaucoup amélioré et que le malade était presque guéri. Il avait assez bien dormi la nuit et fortement transpiré. Les douleurs et les élancemens dans le côté avaient disparu; expectoration facile. Au bout de quelques jours, je pus cesser de le voir.

3164ᵉ OBSERVATION, PAR LE DOCTEUR SCHULER (1).

M. Fr., âgé d'une trentaine d'années, d'une petite stature, dont le thorax et le dos étaient tout déformés, se sentit mal à son aise pendant quelques jours après un violent effort physique. Le troisième jour, il fut pris d'une violente fièvre avec frissons suivis de chaleur. Grande oppression de poitrine, soif, élancemens et douleurs dans les deux lobes du poumon, toux sèche, violente, expectoration sanguinolente.

Je donnai *aconit.* 12 gut. 1, qui fit bientôt diminuer la fièvre. Je donnai ensuite *bryon.* contre les élancemens et les douleurs qui étaient déjà beaucoup moins intenses, et qui cessèrent en quelques jours, ainsi que l'hémoptysie. Le danger avait disparu. J'administrai ensuite *nux vomic.* 12 gut. 1, contre la dyspnée et la constipation, et la guérison fut complète en sept jours.

3165ᵉ OBSERVATION, PAR LE DOCTEUR BAUDIS (1).

Thérèse Gasda, âgée de quarante-un ans, de Hedervar, en Hongrie, tempérament sanguin, complexion délicate, toujours bien portante, fut prise, le 8 mai 1826, d'une forte toux avec violens élancemens dans le côté et expectoration de salive striée

(1) Correspondances pratiques, pag. 86; 1827.
(2) *Ibid.*, pag. 17; 1828.

de sang. Les élancemens devenant de plus en plus violens, on me fit appeler et je trouvai les symptômes suivans :

Céphalalgie comme si on pressait le cerveau de dedans en dehors. Pupilles dilatées. Chaleur à la face. Bruissement dans les oreilles. Sécheresse de la bouche. Goût amer. Douleur tensive et pressive dans l'estomac. Répugnance pour les alimens. Pas de selle depuis deux jours. Flatuosites dans le bas-ventre. Anxiété coupant la respiration. Respiration courte. En respirant profondément, forts élancemens dans le côté gauche de la poitrine ; elle devait tousser et crachait un peu de salive avec des stries de sang. Elle craignait de respirer, parce qu'elle redoutait de suffoquer. Elle avait tantôt chaud, tantôt froid. Peau sèche et brûlante. Urine très-rouge. Pouls contracté et rapide, quelquefois interrompu. Peu de soif. Anxiété, comme les angoisses de la mort.

Je donnai *aconit.* 24 gut. 1, dans quelques grains de sucre de lait, après avoir prescrit un régime convenable.

On me fit appeler en toute hâte vers minuit. Depuis une demi-heure, la malade avait une oppression et des élancemens dans le côté si violens qu'on craignait qu'elle n'étouffât. Je tâtai le pouls ; il était moins rapide et n'était plus contracté. Je vis dans cette exacerbation un indice favorable. Peau molle et un peu moite. Je promis de revenir le soir.

A six heures du soir, la malade me dit qu'elle s'était endormie vers deux heures avec des élancemens dans le côté, il est vrai. Elle avait dormi deux heures. En s'éveillant, son corps était couvert de sueur ; les maux de tête avaient disparu. Respiration plus facile ; élancemens dans le côté moindres. Selle copieuse. Moral tranquille. Elle se sentait comme ressuscitée.

Le 9, tous les symptômes étaient moins intenses. Respiration plus facile que la veille. Peu d'élancemens dans le côté. Expectoration de salive striée de sang, seulement en toussant. Pouls normal. Peau moite. Appétit. Envie de lait dont elle mangea avec plaisir. Elle voulait se lever, mais je le lui défendis.

Le 10 et le 11, tous les symptômes avaient disparu peu à

peu. Respiration libre, sans douleur. Elle se leva à midi et alla se promener dans son jardin.

Le 12, elle vint me remercier de sa guérison, qui ne s'est pas démentie depuis.

3166e OBSERVATION, PAR LE DOCTEUR ROMANI (1).

D. Giuseppe de Thomasis, né en 1767 à Montenero-d'Omo dans les Abruzzes, de taille moyenne, d'une sensibilité exquise, d'un caractère doux, mais facile à irriter et à s'apaiser, était atteint presque chaque année depuis sa jeunesse d'une fluxion de poitrine. En 1822, il avait eu une inflammation du foie à Florence, et ne s'était rétabli qu'avec peine à son retour à Naples. Au milieu de mai 1824, il fut attaqué d'une fièvre catarrhale assez légère dans le principe, mais qui devint grave par suite du mauvais traitement qu'on employa. Elle persista avec opiniâtreté malgré le sulfate de quinine, le kermès minéral et l'opium, etc. Le kermès, à doses assez fortes, devait faire cesser le catarrhe par les expectorations, l'opium apaiser la toux opiniâtre et insupportable, le sulfate de quinine enlever la fièvre et fortifier la complexion affaiblie par de long travaux. Tout ce que ce traitement produisit fut de mettre le malade au bord du tombeau. Au mois de décembre 1824, on nous appela, le docteur Necker et moi. Nous trouvâmes les symptômes suivans :

Amaigrissement extrême. Teinte cadavéreuse de tout le corps, à l'exception des joues. L'albuginée d'une couleur d'eau de mer. Langue rouge ; gorge légèrement enflammée. Voix presque éteinte. Prostration des forces. Douleur gravative dans la tête. Fièvre rémittente, plus ou moins violente, cessant par des sueurs copieuses. Toux continuelle, ne lui laissant aucun repos. Expectoration excessivement abondante (deux, trois livres et plus par jour) de mucosités épaisses, jaunes, tirant sur le vert. Crachats striés d'un sang noirâtre mêlé à de la mucosité. Quelquefois il crachait trois ou quatre caillots d'un sang noir et ensuite des glaires. Les crachats n'avaient ordinairement aucun goût,

(1) Discours sur l'homœop., pag. 195 ; 1828.

d'autres fois ils avaient un goût putride. Contraction convulsive de tout l'abdomen. Douleur et traction à sa partie antérieure, à deux doigts de l'ombilic. Impossibilité de se coucher sur le côté droit, il éprouvait alors des douleurs intenses et la toux augmentait. Pas d'appétit; avec le besoin le plus impérieux de manger, il ne pouvait prendre qu'un peu de pain trempé dans de l'eau et saupoudré de sel, parce que le manger rendait la toux plus violente. Transpiration ayant une mauvaise odeur. Evacuations alvines tantôt peu copieuses, tantôt trop abondantes; ces dernières ne le soulageaient pas, mais l'affaiblissaient et augmentaient la toux. Moral imperturbable. Aucune crainte de la mort.

Il reçut *stannum* 6, une partie d'un grain, et se sentit bientôt beaucoup soulagé. Cinq jours après, il prit *conium macul.* 6 gut. 1/2, puis, au bout de cinq autres jours *pulsat.* 12 gut. 1. Ces remèdes, répétés quelquefois, le guérirent en moins de cinq mois.

3167e OBSERVATION, PAR LE DOCTEUR MAURO (1).

Le seigneur Giovanni Vonwiller, âgé de trente-six ans, grêle, maigre, infecté de la syphilis, fut attaqué d'une fièvre catarrhale qui lui laissa une toux cruelle et opiniâtre contre laquelle un médecin de Naples lui fit prendre une foule de remèdes. Son état ne fit qu'empirer. Il laissa donc les médicamens et alla boire les eaux acidulées et salées de Castellamare, qui parurent lui faire du bien; mais quelques jours après, la faiblesse et la toux augmentèrent de nouveau. Bien décidé à ne plus rien avoir à faire avec les médecins qui ne pouvaient, disait-il, lui donner une autre poitrine, il finit par céder cependant aux instances de son frère et de ses amis et s'adressa à moi. Je trouvai les symptômes suivans, le 2 septembre 1827.

Grand amaigrissement; face blême; joues rouges; fièvre qui ne l'avait pas quitté depuis le mois de mars. Une seule fois, crachement de sang. Sueur de temps en temps, vers le matin. Le bas-ventre tantôt régulier tantôt relâché. Expectoration facile de

(1) Dircours sur l'homœop., pag. 198; 1828.

matières d'un jaune blanc, pesantes, séparées du gluten ou de la salive, ayant un goût doux. La toux était légère le soir et le matin, mais intense après le sommeil de la nuit. Peu d'appétit. Faiblesse extraordinaire; il n'avait la force ni de gravir des lieux escarpés, ni de monter les escaliers. Dégoût. Impossibilité de rester long-temps à son secrétaire. Humeur triste. Nul espoir de guérison.

Je fis éloigner toute espèce de médicamens, défendis le café auquel je substituai une décoction de cacao grillé, et administrai, le 7, *stannum* 4, gr. 1. Le 11, la toux avait diminué, l'expectoration était facile, blanche, d'un goût salé. Sommeil paisible. Amélioration de tous les autres symptômes. Le 14, je donnai *pulsat.* 4 gutt. 1. Le 21, la toux était peu fréquente, la fièvre avait disparu, la transpiration avait cessé, l'appétit était meilleur, les crachats blancs et sans goût. La nuit, légers accès de toux, mais sommeil bon à tout prendre. Je répétai *stannum* 6 gr. 1. La nuit du 28, toux violente avec expectoration sanguinolente. Je fis prendre alors *pulsat.* 5 gutt. 1. Il restait un peu de toux, parce que le malade buvait beaucoup de vin. L'amélioration continua dès-lors à faire des progrès continuels. Le malade a pris de l'embonpoint, ses joues ont une couleur naturelle, son humeur est gaie, la toux ne se manifeste plus à aucune heure de la journée, le pouls est tranquille (1).

3168e OBSERVATION, PAR LE DOCTEUR HORATIIS (2).

Dominico Mosca, âgé de 25 ans, d'un tempérament sanguin, soldat au régiment des grenadiers royaux, entra, le 17 mars 1828, à l'hôpital militaire général de la Trinité, atteint d'une maladie qu'on reconnut évidemment pour une inflammation de la plèvre et du poumon. Il n'avait encore pris qu'une décoction de mauve. Il présentait les symptômes suivans :

Douleurs piquantes, lancinantes aux côtés et dans le dos du côté droit; grave oppression de la poitrine, comme d'un lourd poids,

(1) C'est par inadvertence que les deux observations précédentes de phthisie ont été placées ici.

(2) Essai de clinique homœopathique, pag. 7; 1828.

toux accompagnée de crachats muqueux striés de sang, pouls dur, contracté, irrégulier, rapide, haleine brûlante, inspiration brève et plus difficile que l'expiration, difficulté extrême à se coucher sur le flanc, inquiétude, anxiété, fortes douleurs de tête, langue saburrale, visage tuméfié, conjonctive injectée, air de tristesse. Il reçut une goutte de la dernière dilution *aconit.* dans une once d'eau commune. Le soir, pouls plus développé, douleur moins vive dans les côtés, nulle dans le dos. Régime : eau sucrée.

Le 15, au matin, le malade était sur pied. Expectoration plus facile, mêlée d'un peu de sang. Suppression des excrétions alvines et urineuses. *Bryon.* 30 gutt. 1, dans une once d'eau commune. Même régime que la veille. Le soir, il dit se sentir mieux; pouls plus développé, douleur dans les côtés moindre, moins d'anxiété et d'inquiétude, mine moins triste, face plus naturelle, pas de selle ; urine peu copieuse, rouge jaune.

Le 19, au matin, respiration moins pénible; crachats de meilleure condition ; ventre libre; émissions d'urine. Le malade se couchait sans difficulté sur l'un ou l'autre côté. Pouls étendu, mais plein et fort. Les symptômes qui restaient, étaient moins intenses. Le soir, le mieux se soutenait. Même régime.

Le 20, quatrième jour de la maladie et troisième du traitement, le mieux continuait. Même régime. Ce fut dans cet état que le malade se trouva exposé à un courant d'air, le temps étant humide et froid.

Le 21, nous trouvâmes les symptômes suivans: pouls déprimé et contracté; irrégulier, accéléré; expectoration plus difficile que la veille et teinte de sang comme le premier jour ; pas de selle ni d'émission d'urine; décubitus sur le dos ; faiblesse extrême ; étourdissemens, anxiété; exacerbation des autres symptômes. Ayant appris que le malade avait mangé en cachette la veille des fruits acides, et ayant égard à la constipation et à la suppression des évacuations d'urine, ainsi qu'aux effets de *bryon.*, nous répétâmes ce remède. Le soir, l'état avait empiré : prostration extrême des forces, décubitus sur le dos, délire, tressaillemens des tendons, inquiétude excessive ; le malade s'échappait de son lit comme en démence; pouls faible, mou, très-rapide,

Même régime. Clystères d'une décoction de mauve qui n'eurent aucun résultat.

Le 22 au matin, légère amélioration; pouls plus égal, moins dur et plus élevé. Pendant la nuit, émission involontaire d'urine. Les tressaillemens des tendons avaient cessé et le malade semblait remarquer davantage ce qui se passait autour de lui. Même régime. Le soir, les symptômes suivans annoncèrent un mieux décidé: selles et urines libres et bien conditionnées; le malade avait la pleine connaissance de son état; physionomie tranquille, sans tristesse, respiration presque naturelle, ni toux ni expectoration, décubitus facile sur l'un ou l'autre côté, aucun sentiment de douleur: désir d'alimens, on lui accorda une soupe. Nuit tranquille, sommeil réparateur.

Le 23 au matin, le malade allait si bien que tous les assistans en étaient émerveillés L'inflammation du poumon avait disparu sans laisser de trace. Apyrexie complète. Grand désir d'alimens. On lui accorda une soupe avec un peu de viande. Le soir, l'amélioration se confirma. Selles liquides et émission d'urine copieuse.

Le 24, au matin, nous administrâmes une goutte de la dernière dilution *rhus* contre le relâchement du ventre, et afin de prévenir une récidive. On accorda en outre au malade les trois quarts d'une portion. Le soir, le malade offrait l'image de la santé.

Le 25, neuvième jour de la maladie et huitième du traitement, Mosca cessa de rien prendre. Le temps humide qu'il faisait et une certaine circonspection engagèrent à le garder jusqu'au 5 avril. Il n'y eut pas de récidive et il retourna à son régiment.

3169ᵉ OBSERVATION, PAR LE DOCTEUR HORATIIS (1).

Vincenzo lo Turco, soldat du régiment royal d'infanterie, d'une constitution débile, d'un tempérament irritable, entra

(1) Essai de clinique homœopathique, pag. 49; 1828.

dans l'hôpital avec une fièvre et une maladie de poitrine qui présentaient les symptômes suivans :

Toux, douleur dans la poitrine, avec difficulté à se coucher sur le côté affecté, expectoration de mucosité purulente, avec stries de sang. Emaciation sensible du visage, grande langueur. Tel était son état le 31 mars, vingt jours après son entrée à l'hôpital, lorsqu'il vint s'y joindre une rougeole confluente.

Il fut soumis, le 1er avril, au traitement homœopathique comme malade de la rougeole. Cette affection se présentait avec tout l'appareil de ses symptômes, elle était très-confluente. Examinée de plus près, elle offrit un caractère sthénique tel qu'on ne reconnaissait plus l'affection chronique de la poitrine. Bien que les phénomènes catarrhaux et la toux fussent intenses, toute trace d'expectoration avait disparu. La rougeole ayant été guérie par les moyens ordinaires, l'ancienne maladie reprit son premier aspect le huitième jour du traitement.

Le 12, l'affection pulmonique était déjà confirmée, on eut recours à un nouveau traitement dirigé contre l'ancienne maladie. Le premier remède fut une goutte de la dernière dilution de *bryon*.

Le 16, teinture de *conium*, de la même dilution.

Le 20, *stannum*, dernière dilution.

Le 27, *bryon*. Le malade avait repris un air de santé, et de l'embonpoint, se couchait sans difficulté sur l'un ou l'autre côté: la toux avait cessé, ainsi que l'expectoration purulente, sanguinolente. Pouls normal.

Le 2 mai, on répéta *stannum* contre le reste de la maladie. Régime pendant le traitement: demi-portion, trois quarts de portion et portion entière.

Le 11, il n'existait plus de traces de l'affection de poitrine.

Le malade souffrant de la gale depuis plusieurs mois, nous le traitâmes de cette maladie jusqu'au 13 juin 1828, jour où il fut licencié et sortit de l'hôpital parfaitement guéri de sa pneumonie chronique.

3170e OBSERVATION, PAR LE DOCTEUR GROSS (1).

B..., ecclésiastique de vingt-huit ans, d'une constitution évidemment phthisique, avait été atteint, il y avait dix-huit mois environ, à la fin de l'automne par suite de l'influence funeste de la température continuellement froide et humide, et des fatigues de son emploi, d'une pneumonie catarrho-rhumatismale qui avait paru vouloir suivre son cours sans accidens graves, mais qui avait commencé à devenir dangereuse. On l'avait traité allopathiquement. On n'avait pas jugé les saignées nécessaires dans le principe, mais les élancemens dans la poitrine ne faisant que s'exacerber et les moyens extérieurs ne produisant aucun effet salutaire, non plus que les épispastiques, on avait fini par lui appliquer des sangsues sur la poitrine, plusieurs fois, si je ne me trompe. Le résultat n'ayant pas répondu à l'attente du médecin, il avait abandonné son malade, le regardant comme perdu.

On me fit appeler en toute hâte au milieu de la nuit. L'état du malade présentait le plus grand danger. Il était couché, immobile, épuisé. Sa main seule se portait quelquefois à sa poitrine, et ses traits indiquaient les plus grandes souffrances. Face défaite, pouls petit, tremblant, interrompu, à peine sensible. Respiration si faible qu'en plaçant la main sur la poitrine, on sentait à peine la dilatation des poumons, etc.

J'administrai *tr. aconit.* 1/30. Une demi-heure après, la poitrine parut se soulever davantage, la respiration devint plus forte et moins brève, le pouls plus plein, la peau, qui était couverte d'une sueur froide, devint chaude et humide et le turgor vitalis reparut. Je fis prendre ensuite *tr. nux vomic.* 1/30. Quelques jours après, le malade était assez bien pour que je pusse promettre à sa famille de le guérir. Mais la semaine suivante, mon espérance sembla prête à s'évanouir. Toute trace d'inflammation avait disparu, il est vrai, mais les forces ne voulaient pas se relever, et le malade pouvait à peine dire quelques mots d'une

(1) Archives homœop., vol. VII, cah. 2, pag. 36, 1828.

voix faible. Il ne pouvait respirer profondément et était tourmenté jour et nuit par une toux cruelle avec crachats abondans dont l'aspect devenait plus suspect de jour en jour. A cela se joignit une fièvre lente avec sueur visqueuse, la nuit, etc.; en un mot, tout annonçait une phthisie. *Stannum*, *drosera*, etc., ne produisirent rien ou opérèrent tout au plus une amélioration momentanée.

Dans cette situation désespérée, il me vint en idée d'essayer les antipsoriques et j'administrai *lycopod.* 1/12, sec, le matin à jeun.

Le résultat fut des plus favorables. Les huit premiers jours, la fièvre diminua d'une manière notable. La seconde et la troisième semaine, toute trace de toux disparut. Au bout d'un mois, il n'existait plus de danger et le malade fut rendu à sa famille. La voix seule ne revint que lentement, et de long-temps elle ne reprit une intonation forte et sonore. La toux n'a jamais reparu depuis.

3171e OBSERVATION, PAR LE DOCTEUR GROSS (1).

K., jeune homme d'une vingtaine d'années, robuste et jouissant d'une santé florissante, mais d'une constitution phthisique et meûnier de profession, était tombé de cheval pendant qu'il servait dans un régiment de cuirassier, et avait été pris de crachemens de sang à la suite de cette chute. Il avait été atteint d'une inflammation de poitrine vers Noël, et n'avait encore rien fait pour s'en guérir. Huit ou dix jours après, on m'appela en toute hâte au milieu de la nuit. Il venait de tomber subitement sans connaissance.

Lorsque j'arrivai, il avait repris ses sens, mais ne pouvait parler et ne se faisait comprendre que par quelques gestes. Respiration pénible avec fort râlement, comme s'il allait suffoquer à chaque instant. A chaque respiration, il lui venait des bulles d'écume autour de la bouche. De temps en temps, forts accès de toux avec expectoration de masses de mucosité, pendant lesquels le

(1) Archives homœop., vol. VII, cah. 2, pag. 38; 1828.

malade portait douloureusement la main à sa poitrine. Je lui demandai s'il y éprouvait des élancemens, il me fit signe que oui. Sa langue tremblait quand il la tirait, et était brune, sèche, fendillée, ainsi que les lèvres. Soif vive. Mouvemens des mains incertains à cause du tremblement. Regard égaré. Pupilles dilatées. Pouls petit, dur. Je ne remarquai pas pour le moment d'autre symptôme.

Je lui donnai *tr. aconit.* 1/30. Contre mon attente, je le trouvai en vie le lendemain; mais son état s'était peu amélioré; le pouls seul était moins dur. Le râlement était resté le même et tous les symptômes thyphoïdes persistaient. Cependant le malade pouvait parler d'une voix faible, inintelligible, bégayante. Je lui administrai *tr. nux vomic.* 1/30, mais sans succès. Le râlement resta tel qu'auparavant, quoique les élancemens dans la poitrine eussent un peu diminué. La fièvre typhoïde avec tous les accessoires ne changea pas d'une manière notable non plus. Expectoration toujours puriforme. Dans la journée, le malade restait le plus souvent tranquille, assoupi, se glissant vers le pied du lit; mais toutes les nuits, il était en proie au délire le plus terrible et on avait de la peine à le retenir au lit, tandis que le jour, il était si faible, qu'il ne pouvait se mettre sur son séant. L'état fut tel pendant plusieurs nuits, avec rémission évidente, le jour.

Je lui fis prendre enfin, un matin, *tr. rhus* 1/30, et quoique l'exacerbation de la fièvre eût encore été considérable la nuit suivante, il n'y en eut plus, et le malade fut aussi tranquille la nuit que le jour. Tous les symptômes typhoïdes disparurent bientôt. Le râlement et l'expectoration suspecte restèrent seuls les mêmes; il s'y joignit même une sueur nocturne visqueuse et plusieurs autres symptômes de phthisie qui me firent craindre une fin prochaine. J'eus recours aux antipsoriques, ma dernière ressource, et je fis respirer au malade un flacon contenant un globule *lycopod.* 18. Il y eut une lysis salutaire; tous les accidens disparurent peu à peu, mais d'une manière visible et le malade quitta la chambre au bout de trois semaines.

3172e OBSERVATION, PAR LE DOCTEUR GROSS (1).

Un garçon de treize ans, qui, bien que le cadet de deux jumeaux, avait une constitution assez robuste, mais n'était pas exempt d'une disposition à des affections spasmodiques, avait eu, l'année précédente, une scarlatine miliaire dont *aconit.*, alterné avec *bellad.*, l'avait délivré en huit jours. Pour que la desquamation s'opérât sans trouble, j'avais prescrit de le garder en chambre pendant une semaine, ce qui ne l'empêcha pas d'être atteint dans la troisième semaine, peut-être parce que, malgré mes recommandations, il s'était assis souvent près d'une fenêtre qui joignait mal, d'une violente pneumonie, accompagnée d'une fièvre typhoïde. On ne me fit appeler que le troisième jour. Je le trouvai si mal, que je doutai de le sauver. Respiration très-courte, pénible. Elancemens continuels avec oppression dans les deux côtés de la poitrine. Toux sèche, accompagnée quelquefois d'expectoration de crachats écumeux, sanguinolens, sans douleur. Etat soporeux avec délire et carphologie. Selle aqueuse, d'une odeur cadavéreuse, sortant involontairement. Urine d'un rouge foncé, brûlante, s'échappant aussi sans qu'il le sentît. Pouls rapide, sans être plein proprement, sautillant. Peau sèche, brûlante. Fréquens tressaillemens des tendons, etc. *Aconit.*, *hyosc.* *et rhus* enlevèrent promptement les symptômes les plus graves; mais le danger ne cessa pas néanmoins; car la toux suspecte, les crachats puriformes, la chaleur brûlante à la paume des mains, la rougeur circonscrite des joues, annonçaient une phthisie qui arrivait à grands pas, si elle n'était pas arrivée déjà. Tous les remèdes possibles n'opérant aucun changement ou n'agissant que comme palliatifs, j'administrai *lycopod.* 30, convaincu qu'une maladie psorique latente avait été réveillée par l'affection aiguë précédente. La guérison fut bientôt parfaite.

3173e OBSERVATION, PAR LE DOCTEUR HAUBOLD (2).

François-Jules Schmidt, tapissier, âgé de vingt ans, d'une

(1) Archives homœop., vol. VIII, cah. 1, pag. 8; 1829.

(2) Archives homœop., vol. IX, cah. 1, pag. 93; 1830.

constitution robuste, avait fait heureusement toutes les maladies de l'enfance et jouissait d'une assez bonne santé. Forcé par la loi sur le recrutement de se présenter à Leipzig, au mois de février dernier, il partit de Berlin par un temps très-froid et fit la route à pied à fortes étapes. Après avoir marché toute la journée dans la neige et s'être beaucoup fatigué, il rencontra à quelque distance du village où il devait coucher, à sept heures du soir, un traîneau dont le propriétaire l'engagea à y prendre place. Tout son corps était couvert de sueur. Il accepta et arriva à Leipzig entre onze heures et minuit. Les trois jours suivans, il se trouva assez bien, à l'exception de quelques accès de céphalalgie et d'une lassitude générale qu'il crut devoir attribuer à la route et qu'il supposa devoir cesser d'eux-mêmes. Mais le quatrième jour, il fut pris d'une douleur dans la poitrine avec frisson, chaleur, soif, toux et forte fièvre. Il crut qu'en se tenant chaudement et en se mettant au régime, il finirait par guérir sans le secours de la médecine. Au bout de vingt-quatre heures, le mal ayant fait de rapides progrès, et la violence des douleurs l'empêchant de rester coucher, il me fit appeler en toute hâte. Je trouvai les symptômes suivans :

Céphalalgie battante, s'étendant vers les yeux, augmentant et devenant insupportable par l'action de parler ou au moindre bruit. Yeux rouges. Photophobie. Langue rouge et humide. Défaut d'appétit. Pas de selle depuis deux jours. Bas-ventre un peu tendu, peu douloureux. Sécrétions rares d'une urine brûlante. Toux brève, cruelle, revenant par quintes fréquentes, sans expectoration. Respiration douloureuse. Impossibilité de respirer profondément. Oppression de la poitrine à un haut degré. Happemens de l'air. La bouche à demi ouverte. Violente douleur lancinante, brûlante, oppressive et pressive dans la poitrine, surtout du côté gauche, augmentée par la respiration, la toux, l'action de parler et le moindre mouvement. Joues d'un rouge foncé. Face vultueuse. Chaleur par tout le corps. Sueur modérée. Soif ardente. Désir de boissons froides. Battemens de cœur, anxiété et crainte de la mort. Pouls accéléré, très-dur et plein. Caractère ardent et emporté.

Je lui fis prendre *aconit.* 24, que je laissai agir vingt-quatre heures.

Le lendemain, je trouvai un changement frappant dans tous les symptômes, changement qui n'avait échappé ni au malade ni à ses parens. Cependant, tous les symptômes inflammatoires n'ayant pas encore disparu, je répétai la dose *aconit.* Le résultat répondit parfaitement à mon attente. Les accidens se modifièrent tellement, que le soir déjà, toute trace d'inflammation avait disparu. Il ne restait plus que les symptômes suivans :

Embarras dans la tête, comme s'il avait mal dormi. Irritation désagréable des yeux à la lumière. Goût acide, fade. Manque d'appétit. Langue chargée, brunâtre, humide. Tension dans la région de l'estomac. Constipation avec inactivité des intestins. Quelquefois toux sèche avec légère affection, à peine sensible dans le côté gauche de la poitrine. Peu de soif. Joues plus rouges. Pouls accéléré, quoique mou et égal.

Bryon. et *nux vomic.* me semblaient également convenir; mais je choisis *nux* qui me parut répondre le plus immédiatement, tant au groupe des symptômes existans encore qu'au caractère du malade. Je n'aimais pas d'ailleurs à administrer *bryon.* le soir. Je donnai donc au malade *nux* 1/30.

La nuit suivante se passa assez tranquillement; le malade en dormit la plus grande partie. Tête moins entreprise. Photophobie moindre. Goût encore un peu fade. Pas d'appétit. Langue brunâtre et humide. Pas de tension dans le bas-ventre, non plus que de douleur. Deux selles naturelles avec grand soulagement. Sécrétion facile de l'urine. Crachats visqueux. Respiration presque normale. L'anxiété avait disparu. La soif était assez naturelle. La rougeur des joues moins forte. Le pouls encore un peu rapide, mou et égal. La peau plutôt moite que sèche. Le moral plus tranquille. Je laissai agir le remède. Le lendemain, les symptômes avaient encore visiblement diminué d'intensité, bien qu'aucun n'eût disparu. Je ne prescrivis rien, en partie parce que *nux* n'avait pas cessé d'agir, en partie parce que les accidens, quoique plus faibles, étaient les mêmes.

Le père du malade m'ayant demandé en sa présence si son

fils pourrait paraître le surlendemain au conseil de révision, je lui répondis que non, le temps étant très-froid et le malade n'étant pas guéri. Cette réponse l'affecta visiblement. Il se voyait obligé de rester encore à Leipzig et de retarder son départ pour Berlin. Je déclarai qu'il ne serait entièrement rétabli qu'au bout d'un mois au plus. A ma visite du soir, je trouvai l'état entièrement changé, ce qui confirma l'expérience qu'une violente émotion de l'âme peut agir sur le corps d'une manière funeste.

Le malade se plaignait des douleurs suivantes :

Tête entreprise, très-lourde. Yeux saillans, rouges. Bruissemens dans les oreilles. Langue plus chargée, moins humide. Goût fade. Manque absolu d'appétit. Oppression de la poitrine, modérée. Anxiété. Lassitude dans les membres, sans sommeil. Peau sèche, brûlante. Soif forte. Humeur sombre. Léger délire. Pouls irrité, sans être dur cependant. Le danger ne me parut pas assez pressant pour que je ne puisse pas attendre encore les effets de *nux*. Malheureusement, le lendemain matin, je me convainquis que la marche de la maladie avait été troublée par les émotions de l'âme, émotions qui provenaient incontestablement de la déception que le malade avait éprouvée et qui avait dû agir d'une manière d'autant plus funeste, qu'il s'y joignit différentes autres causes dont les effets sont toujours nuisibles à l'organisme, telles que la crainte d'être soldat, un long voyage à pied par un temps très-froid, et enfin l'inflammation dont je venais de le délivrer. L'état se caractérisait alors comme il suit :

Vertiges à chaque mouvement. Perte des idées et de la faculté de réfléchir. Violente céphalalgie, comme si le cerveau allait éclater. Yeux gros, très-sensibles. Bourdonnemens dans les oreilles avec dureté de l'ouïe. Sensation de sécheresse dans la bouche et forte soif. Langue brunâtre et sèche. Manque d'appétit. Pas de selle depuis seize heures. Toussotement sec avec quelques élancemens dans la tête. Anxiété sans vives douleurs dans la poitrine. Brisure de tout le corps. Insomnie avec congestions inquiétantes vers la tête. Grande agitation. Face violette, enflée. Pouls très-rapide, égal, mou, sans être plein.

Je lui donnai sur-le-champ *bryon.* 1/30, en recommandant de tenir la chambre plutôt froide que chaude. Le soir, je ne remarquai aucun changement favorable. Les symptômes avaient plutôt augmenté d'intensité. Le malade avait été plongé dans une espèce de délire pendant lequel il avait beaucoup parlé. Agitation extrême. Changement dans ses traits, annonçant un état nerveux. J'engageai les parens à le surveiller avec soin la nuit suivante. Après quelques minutes de sommeil, il essaya plusieurs fois de sauter du lit. Il répondait mal ou ne répondait qu'à demi aux questions qu'on lui adressait. Tous les symptômes étaient les mêmes, sinon plus intenses. J'attendis patiemment jusqu'au soir les effets du remède. Je ne remarquai cependant aucun signe d'amélioration ; la maladie avait, au contraire, fait des progrès et présentait les symptômes suivans :

Inaptitude à rassembler ses idées et à les coordonner, en sorte qu'il disait souvent une chose pour une autre. Céphalalgie stupéfiante, alternant avec de violens élancemens. Face rouge, brûlante avec des raies rouges aux ailes du nez. Yeux excessivement douloureux, brûlans, rouges. Bruit dans les oreilles au point de l'empêcher d'entendre. Bouche et gorge sèches. Soif forte. Les boissons ne faisaient cesser ni la sécheresse ni la soif. Langue brunâtre, rude et sèche. Manque d'appétit. Bas-ventre un peu ballonné avec fréquentes éructations à vide. Quelquefois besoin d'aller à la selle, sans résultat. Urine brûlante et foncée. Nez sec. Quelquefois toux avec légère expectoration. Oppression de poitrine, modérée. Flaccidité visible des membres. Peu de sommeil, interrompu souvent par des rêves inquiétans. Le malade parlait beaucoup de l'état militaire, de feu, etc., était inquiet, s'effrayait facilement et voulait souvent s'élancer de son lit. Pouls très-rapide, petit et inégal.

Si l'on compare ces symptômes avec ceux qui existaient trente-six heures auparavant, on ne pourra méconnaître une exacerbation considérable dans l'état nerveux. *Bryon.* n'avait rien produit depuis trente-six heures, et il me paraissait dangereux d'attendre plus long-temps. Cependant la conviction où j'étais que ce médicament n'avait pas cessé d'agir et que l'administration d'un nouveau remède serait par conséquent plus nuisible qu'utile, me décida à ne rien donner au malade, mais à laisser aux parens une poudre *rhus* 30 avec la recommandation de la lui donner si au bout de six ou huit heures, il ne s'était pas déclaré de changemens favorables. Bientôt après mon départ, les symptômes commencèrent à s'exacerber de plus en plus, ce n'était que par la force qu'on pouvait retenir le malade dans son lit. Délire de plus en plus violent. Il ne reconnaissait que par momens les personnes qui l'entouraient et qui s'attendaient à le voir expirer d'un instant à l'autre. On lui donna donc, à trois heures du matin, la poudre que j'avais laissée. Trois heures environ après, les symptômes les plus graves avaient déjà beaucoup diminué d'intensité.

A ma visite du matin, je trouvai l'état tout autre. Tête assez libre. Idées beaucoup plus claires et plus suivies. Traits plus naturels. Air amical. Yeux moins brûlans et moins douloureux. Presque plus de bruissemens dans les oreilles. Ouïe beaucoup meilleure. Langue et bouche redevenant humides. Bas-ventre mou. Eructations plus rares. Mais pas d'appétit encore ni de selle. La poitrine n'était plus douloureuse et les mouvemens en étaient plus libres. Rares accès de toux avec crachats naturels. Sommeil réparateur de quelques instans. Soif beaucoup moindre. Pouls plus naturel. Le soir, le malade répondit juste et sans hésiter à toutes mes questions. L'amélioration fit des progrès rapides. L'appétit revint. Le malade eut une selle naturelle qui le soulagea beaucoup. Sans autre remède, il fut assez bien, dès le second jour, pour se lever, et le quatrième, malgré le temps froid qu'il faisait, il se trouva en état de sortir.

3174e OBSERVATION, PAR LE DOCTEUR WEBER (1).

Le 8 décembre 1829, je fus appelé auprès de M. le docteur Schulz, que je trouvai dans l'état suivant :

Il ne pouvait se coucher que sur le côté droit ; aussitôt qu'il essayait de se mettre sur le gauche, les douleurs dans le droit

(1) Archives homœop., vol. IX, cah. 1, pag. 109 ; 1830.

s'exacerbaient. Respirer et parler augmentait les élancemens douloureux dans le côté droit de la poitrine, à deux pouces au dessous du sternum ; les élancemens s'étendaient à travers toute la poitrine jusque dans le dos ; il était tourmenté d'une tussiculation brève, sèche, qui rendait les élancemens insupportables. Tête très-entreprise ; face rouge ; soif ardente ; pouls fréquent et plein ; défaut d'appétit ; peau sèche.

Je donnai, à neuf heures du matin, *aconit.* 2/24. Le soir, pouls un peu moins fréquent et plus mou ; douleurs un peu moins vives. J'administrai *bryon.* 1/30.

Le lendemain, l'état avait plutôt empiré qu'il ne s'était amélioré. Le malade avait passé une nuit sans sommeil, parce que les douleurs lancinantes avaient augmenté d'intensité ; la poitrine était encore plus oppressée, l'embarras de la tête plus pénible, le pouls plus fréquent et plus dur que la veille au soir ; une toux sèche ne cessait de le tourmenter. L'état resta le même jusqu'à sept heures du soir, ce qui me détermina à administrer *bryon.* 1/30, après avoir fait respirer préalablement au malade quelques globules imbibés de *aconit.* 24.

Le lendemain, le malade allait beaucoup mieux et je pus promettre de le guérir. Le 10 décembre, il me dit que les douleurs avaient beaucoup diminué dans la nuit. Vers le matin, il s'était établi une expectoration d'un brunâtre jaune ; la toux cessa d'être sèche et de causer des douleurs aussi violentes. Le malade put parler un peu plus facilement ; le pouls devint mou et beaucoup moins fréquent. La nuit suivante, il dormit six heures sans interruption d'un sommeil paisible. La constipation persistant, je lui fis administrer, avec un plein succès, un lavement d'eau et d'huile. L'amélioration continua à faire des progrès tels, que le septième jour de la maladie il ne restait plus qu'une douleur d'écorchure et une expectoration rougeâtre clair, symptômes contre lesquels j'eus recours à l'olfaction de globules *pulsat.* 9. La journée se passa sans changement dans l'état du malade, qui dormit d'un sommeil paisible depuis neuf heures du soir jusqu'à une heure du matin ; mais il se réveilla avec une violente douleur à la place où avait été le siége de l'inflammation, douleur semblable à celle qu'aurait pu lui causer un ulcère dans la poitrine. Elle lui semblait s'étendre jusque dans l'avant-bras droit. Il lui fut impossible de se rendormir, mais la douleur diminua peu à peu et disparut le lendemain vers midi. Je ne fis rien pour la combattre, parce qu'elle répondait trop bien à un des symptômes de *pulsat.* Elle reparut la nuit suivante vers deux heures, mais à un moindre degré et ne dura que jusqu'à trois. Le malade se rendormit ensuite d'un sommeil paisible, qui ne fut plus interrompu jusqu'au matin. Son état s'améliora dès-lors et les accidens disparurent peu à peu.

3175e OBSERVATION, PAR LE DOCTEUR SCHRÉTER (1).

M. K., âgée de vingt-cinq ans, s'était toujours bien portée. Depuis l'âge de quinze ans, elle avait régulièrement ses menstrues sans douleur. Mariée à vingt, elle avait eu deux enfans; ses couches s'étaient toujours bien passées. Mais depuis quelques jours, elle souffrait, à la suite d'un refroidissement, d'une toux sèche et d'élancemens dans le côté, lorsqu'on me fit appeler le 5 avril 1828. Je trouvai les symptômes suivans :

Elancemens dans le cou au toucher extérieur. Sentiment de sécheresse dans le palais. Goût fade et glaiseux dans la bouche. Les alimens la tentaient; mais, si elle essayait de manger, l'appétit disparaissait. Tension douloureuse dans la région du foie. Selles paresseuses, difficiles, seulement tous les deux ou trois jours. Urine rouge, peu copieuse. Toux sèche, excitée par un chatouillement continuel dans la gorge, qui lui répondait ordinairement dans la tête. Respiration courte et presque impossible à cause des élancemens dans la poitrine qui la forçaient souvent à s'asseoir dans son lit. Si elle se bougeait, les douleurs augmentaient. Toute la nuit, agitation, insomnie, oppression de la poitrine. Toux forte avec chaleur par tout le corps, sans sueur. Humeur irritable, chagrine.

Je lui administrai aussitôt *bryon.* 15 gutt. 1/2. Ce remède occasiona une exacerbation considérable; mais je ne voulus pas le

(1) Annales homœop., vol. I, pag. 20; 1830.

troubler dans ses effets. Le troisième jour, l'état de la malade s'était déjà amélioré; dès-lors les symptômes disparurent successivement, en sorte que le 15, elle était guérie.

3176e OBSERVATION, PAR LE DOCTEUR TRINKS (1).

M. G., jeune servante de vingt-trois ans, d'une constitution très-robuste, s'était toujours bien portée jusqu'à l'âge de vingt-un ans, où elle avait eu un coup de sang en portant un lourd fardeau par une grande chaleur. Elle tomba malade, au mois de juin 1826, pour avoir été exposée au vent et à la pluie pendant le trajet qu'elle fit de son village à la ville sur l'Elbe. Le soir même elle éprouva de fréquens accès de frissons qui se changèrent enfin en un violent frisson qui dura plusieurs heures et à la suite duquel elle ressentit des élancemens dans la poitrine si violens, qu'elle pouvait à peine respirer.

On me fit appeler le lendemain matin. Je la trouvai dans l'état suivant :

Sourds élancemens et pressions douloureuses dans les deux lobes du poumon qui la forçaient à rester couchée sur le dos et l'empêchaient de respirer profondément. Toux fréquente, sèche. Besoin de tousser continuel. Expectoration d'une matière écumeuse, sanguinolente. Forte dyspnée avec grande angoisse de poitrine, qui ne lui permettait pas de rester tranquille et qui se lisait sur ses traits. Face bleuâtre, enflée. Violentes pressions dans la tête. Forts battemens des carotides. Lèvres sèches. Envie continuelle de boire. Bouche sèche. Goût de sang dans la bouche. Constipation. Urine brûlante. Peau sèche, brûlante. Pouls lent, supprimé et petit. Tiraillemens douloureux dans les membres.

Je lui fis prendre sur-le-champ *aconit.* 24, en recommandant pour boisson du gruau d'avoine. Le lendemain, je lui trouvai tout le corps couvert de sueur, et beaucoup moins brûlant. Les sourds élancemens dans le poumon étaient devenus plus vifs. La toux avait diminué et il n'y avait plus de sang dans les matières

(1) Annales homœop., vol. I, pag. 21; 1830.

écumeuses qu'elle expectorait. Le soir, respiration plus libre, poitrine moins dilatée. Les élancemens et la toux continuaient, mais la malade était beaucoup plus tranquille et avait envie de dormir.

Le lendemain, elle se sentit beaucoup soulagée. Les maux de tête avaient disparu. Face rouge, mais sans enflure. Bouche humide. Goût amer. Expectoration de matières jaunes. Respiration plus libre, mais accompagnée de vifs élancemens dans les poumons. Elle avait beaucoup transpiré. Avec la transpiration avaient disparu les tiraillemens douloureux dans les membres. Pouls lent, mais plein et mou.

Je lui administrai *bryon.* 18.

Le soir, les heureux effets du remède se faisaient déjà apercevoir. Expectoration de plus en plus facile de matières jaunes. Poumons de moins en moins douloureux ; douleurs ne revenant qu'à de plus longs intervalles, permettant à la malade d'aspirer profondément et de se coucher sur le flanc. Sommeil paisible toute la nuit. Vers le matin, nouvelle transpiration générale.

Le troisième jour, quelques élancemens encore de temps en temps dans la poitrine. Accès de toux plus rares. Expectoration abondante. Appétit à midi. Plus de fièvre.

Le quatrième, tous les symptômes du mal local avaient disparu. Elle se leva à midi, et ne se plaignait plus que de cette faiblesse que laissent toujours à leur suite les maladies violentes.

Je ne lui fis plus rien prendre. Elle n'a pas eu de rechute depuis.

3177e OBSERVATION, PAR M. S. (1).

Iorschek, de Radebor, près de Bautzen, recrue, âgé de vingt-un ans, de taille moyenne, avait fait sans accidens toutes les maladies d'enfance et n'avait jamais encore été sérieusement malade. Des efforts corporels par une chaude journée d'été, joints à un chagrin, déterminèrent, le 16 août 1827, un accès de fièvre le soir. Il ne put presque pas fermer l'œil la nuit. On

(1) Annales homœop., pag. 27; 1830.

m'appela le lendemain matin, et je le trouvai dans l'état suivant :

Respiration pénible, inquiète. Elancemens dans le côté droit de la poitrine. Toux brève, sèche, augmentant les élancemens, de même que les aspirations profondes. Battemens douloureux dans la tête, surtout dans le front, comme s'il y eût eu un abcès intérieur, s'exacerbant au moindre mouvement. Le soir, accès de fièvre et frissons suivis de chaleur par tout le corps, de rougeur des joues, augmentant les maux de tête et la tristesse. Pendant la journée, frissons. Langue sèche, blanche ; soif plus forte. Goût glaiseux. Manque d'appétit. Rêves inquiets, l'agitant beaucoup, troublant souvent son sommeil, qui ne lui faisait pas de bien. Les membres comme brisés. Pouls donnant cent pulsations par minute, petit, dur.

Je lui fis prendre une petite goutte *aconit.* 12.

Six heures après, je le trouvai dormant d'un sommeil paisible. Respiration régulière. Tout le corps couvert d'une sueur chaude. Ses parens me dirent que tous les symptômes avaient beaucoup diminué, ce que le malade me confirma quand j'allai le revoir quatre heures plus tard. La toux avait d'abord un peu augmenté ; mais, deux heures après, les élancemens avaient cessé. Les accès de toux étaient aussi beaucoup plus rares et sans douleurs. Selle naturelle. Tête libre. Pouls donnant 80 pulsations. Le malade avait mangé avec appétit, à midi, d'une soupe, et se plaignait de nouveau d'avoir faim. En un mot, il était guéri, à l'exception d'une légère pression dans le côté droit de la poitrine et d'un peu d'abattement. Un sommeil réparateur, la nuit, fit disparaître les restes de la maladie.

3178e OBSERVATION, PAR LE DOCTEUR BETHMANN (1).

K. S., petit garçon de quatre ans, vif, gai, un peu maladif, mais jamais psorique, au dire des parens, se plaignit du 24 au 27 janvier de manquer d'appétit. Le 27 à deux heures du matin, il fut pris de frissons, de maux de tête et de ventre, avec de vio-

(1) Annales homœop., vol. I, pag. 29 ; 1830.

lentes douleurs dans les jambes, au point de ne pouvoir les remuer.

Plus tard, forte chaleur avec soif; transpiration; peau sèche et brûlante. A quatre heures, toux et douleur dans le côté droit de la poitrine. Chaque quinte lui faisait pousser les hauts cris. Il appuyait constamment les mains sur la partie malade. Insomnie. Délire. Tressaillemens des muscles des extrémités. Yeux à moitié fermés, lui roulant dans la tête. Je le trouvai dans cet état à cinq heures.

Je lui fis prendre sur-le-champ *aconit*. 24.

Le 18, tous les symptômes, même les élancemens dans le côté, avaient diminué. Mais par contre, son agitation et ses angoisses, qui se lisaient sur ses traits, était extrêmes. Etonné, je questionnai ses parens. Vers le matin, la respiration s'était arrêtée plusieurs fois. Le mouvement de la poitrine était à peine sensible, et l'enfant se plaignait davantage de maux de ventre et demandait souvent d'aller à la selle, mais sans avoir d'évacuation. Il rendait beaucoup d'ascarides par l'anus. Je lui donnai *bryon*. 1/30. Quatre heures et surtout six heures après, le mouvement de sa poitrine était plus sensible. Légère toux. Maux de ventre moins forts.

Le 29, presque pas d'amélioration. Vers minuit; respiration de nouveau suspendue par momens.

Le 30 à sept heures du matin, on me fit dire d'aller voir le malade en toute hâte; il menaçait de suffoquer. Je le trouvai les yeux à moitié fermés. Lèvres bleuâtres. Peau sèche, brûlante. Pouls petit, dur, suspendu, tremblant, etc. Il avait perdu connaissance. C'était la première fois qu'un cas pareil se présentait à moi. J'administrai *nux vomic*. 1/30. La journée se passa assez bien; le malade se plaignit peu; cependant il ne pouvait se mouvoir, parce que la respiration lui manquait aussitôt. Pas de selle depuis trois jours. Je restai long-temps à l'observer, et je m'aperçus que les accès d'élancemens étaient toujours précédés de transpiration et de chaleur brûlante avec rougeur de la face. Je recommandai de me faire appeler dès que cette transpiration reparaîtrait. On m'envoya chercher à quatre heures du matin,

L'enfant avait dormi jusqu'à une heure, puis il était tombé dans le délire. A quatre heures, transpiration, chaleur, manque de respiration. Face tantôt pâle, tantôt bleuâtre. Yeux à moitié fermés. Apathie. Je lui administrai *opium* 2/6. Quatre heures après, selle normale, ni molle, ni dure. Respiration libre et facile. Plus d'élancemens. La guérison fit de rapides progrès.

3179e OBSERVATION, PAR LE DOCTEUR BETHMANN (1).

K. M., femme de soixante-six ans, débile, avait eu plusieurs fois la gale qu'elle avait toujours fait disparaître au moyen d'onguens. Trois jours auparavant elle avait été prise de violens frissons auxquels avaient succédé, quelques secondes après, de la chaleur accompagnée d'une soif inextinguible, des maux de tête déchirans, des bruissemens dans les oreilles, du malaise, des envies de vomir, de la toux et des élancemens dans le côté gauche de la poitrine. Grande lassitude dans tous les membres, abattement douloureux. Face jaunâtre, sèche; taches rouges sur les joues. Peau sèche en général; pouls plein, mou, donnant quatre-vingt-dix pulsations par minute. Langue brune, chargée; pupilles rétrécies. Je lui fis prendre, le 23 novembre 1828, *tart. stib.* gr. 6, ad solut. ℥ VI, une cuillerée toutes les heures.

Après trois doses, vomissemens de glaires accompagnés de plusieurs selles liquides. Elle se croyait déjà guérie.

Le 25, soif et chaleur considérables, mais élancemens dans le côté moins forts. Un peu d'appétit.

Je fis continuer l'administration du remède. Ce jour-là il n'y eut pas de vomissemens.

Le 26, nouveaux vomissemens de glaires accompagnés de sueur, auxquels succéda, à ce qu'elle disait, une grande faim. Peu de douleurs dans la poitrine. Elle mangea de la soupe et but en cachette un petit verre à patte de vin à moitié plein.

Le 27, maux de ventre suivis de vomissemens et de diarrhée; puis violens élancemens dans la poitrine et chaleur cruelle. *Tart. stib.* ne produisit rien, non plus que *nitrum*. Élancemens dans

(1) Annales homœop., vol. I, pag. 30; 1830.

la poitrine de plus en plus violens, accompagnés de terribles accès de suffocation. La joue droite pâle, la gauche d'un rouge foncé. Pas une minute de sommeil la nuit précédente. Pouls petit, dur, s'arrêtant pendant six à dix minutes. La malade prétendait qu'elle ne passerait pas la journée.

Je lui promis de la guérir, et de son côté elle me fit les promesses les plus solennelles de ne rien prendre à l'avenir sans ma permission.

Je lui donnai aussitôt *aconit.* 24. Une heure après, elle s'endormit d'un sommeil qui dura deux heures. Au bout de six heures, pouls égal ; chaleur, fièvre et soif moindres, mais toujours de violens élancemens dans le côté gauche de la poitrine, lesquels l'empêchaient de faire le moindre mouvement. La nuit suivante, plusieurs heures de sommeil. Toux sèche et élancemens dans le côté un peu moindres, mais par contre élancemens et cuissons dans les reins. Je lui fis prendre *bryon.* 1/30.

Le 29, elle avait eu une bonne nuit ; élancemens moindres ; toux plus facile ; légère expectoration de glaires. Elle demanda à manger, et je permis de lui donner un peu de pain blanc et quelques cuillerées de lait. L'amélioration se soutint jusqu'au 2 décembre. Poitrine assez libre ; élancemens peu considérables, mais chaque jour quelques accès asthmatiques. Les maux de reins continuaient et depuis trois jours elle n'avait pas eu de selle, ce qui l'inquiétait d'autant plus qu'elle regardait cette constipation comme la cause de ses maux de reins. Je lui donnai *nux vomic.* 30. Quelques heures après, selle dure qui ne diminua pas cependant les douleurs cuisantes dans les reins.

Le 3 décembre, les élancemens dans la poitrine n'avaient point encore entièrement cessé. Dans la journée, quelques accès de suffocation, pendant lesquels son gosier paraissait se contracter et l'air lui manquait. Dès qu'elle parvenait à aspirer, elle éprouvait une violente pression et des cuissons dans les reins qui duraient une heure et qui diminuaient ensuite peu à peu, sans cesser cependant entièrement. Une évolution de la psore latente était évidente ; mais comme il n'y avait plus de danger, je voulus essayer encore de quelques remèdes non antipsoriques et j'étudiai avec soin la marche de la maladie. La malade suivait alors religieusement mes prescriptions.

Le 8, la malade put rester levée plusieurs heures de la journée ; cependant son appétit et ses forces s'étaient peu améliorés. Toutes les fois qu'elle mangeait, elle ressentait des pressions dans l'estomac. Elle était d'ailleurs très-faible. Les douleurs de reins et les accès asthmatiques la reprirent la nuit. Petites vessies cuisantes dans la bouche. Je lui donnai *arsen*. 30.

Le 9 et le 10, plus de forces, de vivacité. Elle put rester levée plus long-temps, et parut éprouver moins de douleurs dans la poitrine et les reins. Elle alla ainsi, tantôt mieux, tantôt plus mal, jusqu'au 15 où les accès d'asthme et les maux de reins, auxquels s'étaient jointes depuis le 13 des cuissons à l'anus, atteignirent un haut degré d'intensité.

Convaincu que les antipsoriques seuls pourraient la guérir, je lui administrai *spir. sulphur*. 1. Outre de légers accès, elle en eut un violent plusieurs jours de suite à onze heures et demie du matin.

Du 16 au 20, les petits accès devinrent de plus en plus rares, et le fort de plus en plus faible. Il arrivait d'ailleurs chaque jour deux heures plus tard que la veille. Le 21, elle n'en eut plus. Elle se sentait pleine de forces, et dès-lors elle n'a pas eu de rechute.

3180e OBSERVATION, PAR LE DOCTEUR BETHMANN (1).

Le 13 décembre 1828, je fus appelé auprès de J. P., petite fille de huit ans. Elle avait eu la gale cinq ans auparavant. Face d'un rouge de feu, enflée, brûlante, peau sèche par tout le corps, comme du parchemin. Langue couverte d'un enduit blanc, peu épais ; pouls dur, plein, donnant cent vingt pulsations par minute. Violens maux de tête qui lui faisaient pousser les hauts cris. Pour peu qu'elle mangeât, vomissemens. Maux de ventre. Selles souvent claires, aqueuses. Soif ardente, ailes du nez en mouvement, élancemens dans le côté droit de la poitrine. Res-

(1) Annales homœop., vol. I, pag. 33 ; 1830.

piration rapide, superficielle. Toux brève, sèche. Douleur dans la clavicule droite. Tous les mouvemens pénibles. Elle n'avait pas fermé l'œil la nuit précédente. Violent délire causé par la fièvre.

Je lui donnai *aconit.* 1/15. Le lendemain, n'ayant pas aperçu le moindre changement dans son état, je lui donnai *spir. sulphur.* 1.

Le 15, maux de tête, vomissemens, maux de ventre, diarrhée avaient disparu pendant la nuit ; mais les élancemens dans la poitrine n'en étaient que plus violens. Je répétai donc *aconit.* 1/15, et cela avec un plein succès.

Le 16, plus de délire, mieux général, à l'exception des élancemens dans la poitrine qui n'avaient diminué que fort peu. Le 17, son état étant le même, j'administrai *bryon.* 2/30. Le 18, toux et élancemens moins forts. Sensation de bien-être général. L'urine, jusque-là d'un rouge foncé, devint trouble et hypostatique. Un peu d'appétit. Je permis de lui donner quelques cuillerées de lait avec un peu de pain.

Le 19, l'amélioration avait fait de tels progrès que la malade put rester debout quelques heures.

Le 20, elle était guérie, à l'exception d'un peu de faiblesse. Plus de toux ni d'expectoration.

3181e OBSERVATION, PAR LE DOCTEUR BETHMANN (1).

A., petite fille de treize ans, fille de parens excessivement avares, quoiqu'ils ne fussent pas sans fortune, tomba malade le 21 janvier 1828. On ne me fit appeler que le 30 à onze heures du matin. La mère m'assura que sa fille n'avait jamais eu ni gale ni teigne. La maladie avait commencé par des vertiges, des frissons, des élancemens dans le côté, des maux de tête et de ventre, de la diarrhée, des douleurs dans les membres, de la lassitude, de la soif, des insomnies. Dès la première nuit, il s'était déclaré un violent délire. Depuis le premier jour de la maladie, la malade n'avait pas mangé une bouchée, ni dormi un

(1) Annales homœop., vol. I, pag. 36; 1830.

quart d'heure ; je la trouvai couchée sur le dos, dans le misérable état que je vais décrire :

Pas de connaissance depuis trois jours. Engourdissement complet des sens. Yeux à moitié ouverts, sans éclat, ternes, se fermant rapidement à l'approche d'un objet pointu. On avait beau l'appeler, la secouer, elle ne paraissait rien sentir, et ne reconnaissait pas même ses parens. Face défaite, décomposée ; pupilles très-dilatées. Tressaillement continuel des ailes du nez qui étaient comme enduites de suie. Lèvres toutes sèches, couvertes d'une croûte noire. Mouvement continuel de la bouche qui était remplie d'une mucosité d'un jaune sale, visqueuse qui se tirait en longs fils. Langue paraissant effilée, pointue, très-rouge sur les bords et couverte d'une croûte épaisse, brune. Bégaiement fréquent, mais pas un mot intelligible. Soif inextinguible. Selles fréquentes, claires, involontaires depuis plusieurs jours. Respiration courte, suspendue. Mouvement du thorax à peine sensible. Quelquefois toux sèche, brève, sans force, pendant laquelle les traits se contractaient douloureusement, et le bras droit se portait souvent sur la poitrine ; peau aussi sèche que du papier. Les paumes des mains avaient une chaleur particulière, pénétrante, lancinante. Carphologie. Le corps se jetait à chaque instant sur le bord du lit. Pouls petit, tremblant, filiforme, intermittent, inégal, donnant 140 à 150 pulsations par minute. La première phalange du pouce de la main droite enflammée depuis cinq jours, d'un rouge bleuâtre, insensible. Derrière l'ongle, vessie d'une couleur de plomb. La seule boisson qu'on lui eût donnée encore, c'était du café.

Afin d'engager le père à suivre religieusement mes prescriptions, je refusai d'abord de me charger du traitement ; mais je cédai enfin aux instances de la mère, et je fis prendre aussitôt à la malade *aconit.* 1/24. Je lui fis donner à boire quelques gouttes d'eau et recommandai à la mère de ne pas quitter la chambre, de bien observer la malade, et de ne lui rien faire boire, même si elle le demandait, à l'exception de quelques cuillerées d'eau pure.

J'allai la revoir au bout de six heures, et en entrant dans la chambre, je lus sur la figure de la mère que la malade allait mieux. Elle me dit en effet qu'une demi-heure après avoir pris le remède, sa fille était tombée dans un doux sommeil, qu'elle avait un peu transpiré et s'était éveillée au bout de trois heures. Elle avait sa connaissance. Elle avait promené ses regards dans la chambre et avait demandé à manger d'une voix interrompue, mais intelligible. La mère ne lui avait rien donné cependant, comme je le lui avais recommandé. Je permis de lui faire prendre quelques cuillerées de soupe au lait, une demi-cuillerée à thé à la fois et à de certains intervalles. Elle mangea avec un plaisir visible et s'en trouva bien. Bientôt après, elle demanda qu'on la levât. Elle eut une selle consistante et fit deux ascarides.

Le 31, j'allai la voir dans la matinée. Elle avait dormi quelques heures à plusieurs reprises dans la journée et avait moins déliré. Bouche toujours remplie de mucosité visqueuse, toute sèche ; poitrine un peu plus libre. La tête lui faisait moins mal, cependant les vertiges l'empêchaient de la tenir droite.

Le 1er février, amendement de tous les symptômes. Sa tête ne paraissait pas plus libre que la veille, et elle tenait encore quelquefois les yeux à moitié ouverts. Maux de ventre. Elle fit encore deux ascarides. Je lui donnai *bellad.* 30.

Le 2, elle avait dormi presque toute la nuit, et n'avait presque pas déliré. Tête presque entièrement libre. Voix plus intelligible. Elle se plaignait beaucoup plus d'élancemens dans la poitrine. Accès de toux beaucoup plus fréquens que les deux jours précédens.

Je lui donnai donc, trente heures après *bellad.*, une dose *bryon.* 30.

Le 3, quelques maux de ventre dans les premières heures de la nuit, soif, un peu de délire, toux. Depuis minuit, sommeil paisible, avec les paupières fermées, sans délire et sans toux. Palais entièrement pur. Appétit bon.

Le 4, tous les symptômes avaient encore diminué. Appétit plus grand.

Le 5, elle s'assit dans son lit et se mit à coudre. Poitrine entièrement libre, sans élancemens. Toux légère accompagnée d'un peu d'expectoration.

Le 6, elle se leva et s'occupa de légers travaux, sans quitter la chambre.

Le 7, elle resta levée plus de la moitié de la journée et travailla pour ses jeunes sœurs. Son pouce malade que j'avais fait couvrir d'un linge, pela et n'offrait plus rien d'anormal. Un léger refroidissement lui causa de nouveau des vertiges et une légère toux. Aussi resta-t-elle au lit presque toute la journée. Mais le soir elle se leva guérie.

La guérison fit des progrès rapides que rien ne vint interrompre.

3182e OBSERVATION, PAR M. TIETZE (1).

La fille de B., à N. C., âgée de vingt-deux ans, blonde aux yeux bruns, grêle et délicate, douée d'un tempérament vif, se plaignait depuis deux jours d'élancemens dans le côté droit, dans les épaules et en éprouvait alors aussi dans le côté gauche, dans la région des fausses côtes. Soif ardente et face d'un rouge foncé avec sensation de chaleur. La maladie l'avait prise deux jours auparavant par des frissons, suivis de chaleur, puis d'un peu de sueur. Elle se plaignait en outre d'une douleur pressive dans le front, d'élancemens en aspirant dans le côté droit, dans la région du foie. Toussotement avec points de côté. Expectoration d'une mucosité blanche mêlée de sang. Selles régulières, non dures. Elle ne pouvait dormir la nuit et devait s'asseoir dans son lit. Je lui fis prendre, le 4 mars 1829, le soir, *aconit.* 2/24.

Le 5, je trouvai les symptômes suivans :

Peau brûlante et couverte de sueur ; fréquente tussiculation avec pression cruelle sous les fausses côtes des deux côtés ; élancemens dans la région du foie ; le foie douloureux à la pres-

(1) Annales homœop., vol. I, pag. 218 ; 1831.

sion ; expectoration muqueuse jaune et striée de sang ; soif cruelle.

Une heure après la prise de *aconit.*, la chaleur avait diminué. Les frissons avaient presque entièrement disparu ; la céphalalgie était beaucoup moindre. La malade pouvait se coucher et, le matin même, elle avait dormi un peu d'un sommeil paisible et réparateur. Le pouls donnait de soixante-dix à quatre-vingts pulsations par minute.

J'administrai, le 6, dans la matinée, *bryon. alb.* 2/30.

Le 7, je trouvai la malade très-gaie. Les élancemens dans le côté avaient presque entièrement disparu, ainsi que la pression au dessous des fausses côtes. Elle se couchait sur le dos et sur le flanc sans difficulté. La toux était rare, mais elle crachait encore un peu de sang. Les douleurs dans l'épaule gauche et le bras avaient entièrement cessé. Sommeil bon. Langue presque pure. Appétit meilleur.

Le 13, la malade était guérie. Elle travailla toute la journée. Il n'y eut pas de rechute.

Les forces revinrent complétement au bout de quelques jours.

3183e OBSERVATION, PAR M. TIETZE (1).

Chrétienne M., de F., âgée d'une vingtaine d'années, d'une taille petite, mais robuste, blonde, maligne, fut prise, sans cause connue, d'élancemens dans le côté avec alternatives de frissons et de chaleurs et soif ardente. Face rouge ; pouls dur, fréquent. Selles dures et paresseuses. Respiration courte, oppressée. Toux violente. Elancemens à chaque aspiration dans la profondeur du côté droit de la poitrine, dans la région des dernières côtes vraies. Crachement de sang. Sommeil agité avec rêvasseries et fréquens gémissemens.

Je lui donnai, le 26 avril 1829, au soir, *aconit.* 2/24.

Le 27, la chaleur générale avait beaucoup diminué, ainsi que les frissons. Mais la toux et les élancemens dans le côté

(1) *Ibid.*, pag. 219.

persistaient encore dans la matinée du 28, et la malade continuait à cracher un peu de sang.

Je lui fis donc prendre, le 28, dans la matinée, *cannab.* 2, la petite partie d'une goutte.

Malgré la petitesse de la dose, il y eut une exaspération homœopathique de seize heures, après laquelle l'amélioration fit des progrès rapides.

En dix jours la malade fut assez bien rétablie, sans autre remède, pour pouvoir sortir. La toux et les élancemens dans le côté avaient entièrement cessé.

Le lendemain de sa première sortie au grand air, c'est-à-dire le 9, la convalescente alla voir ses amies par neuf degrés de chaud et un vent un peu fort accompagné de quelques ondées.

Le 10, elle se plaignit de maux de gorge en avalant, et avait une forte fièvre. Les amygdales étaient très-enflées. Je lui fis prendre sur-le-champ *bellad.* 1/30. Deux jours après, elle fut en état de sortir de nouveau, et cette fois, il n'y eut pas de rechute.

3184e OBSERVATION, PAR M. TIETZE (1).

Christiane L., de E., âgée d'une vingtaine d'années, brune, d'un tempérament sanguino-colérique, d'une constitution grêle, mère de trois enfans, tomba malade le 1er novembre 1828, mais ne s'adressa à moi que le 4. Son mari vint me trouver au milieu de la nuit et me dit que sa femme éprouvait des élancemens dans le côté, des alternatives de frissons et de chaleurs, beaucoup de soif; peau brûlante, face rouge, accès fréquens de toux. Je lui donnai *aconit.* 24, la petite partie d'une goutte, et dès le lendemain matin, j'allai voir la malade. Je trouvai les symptômes suivans :

Assise, debout ou en marchant, vertiges à tomber à terre; obnubilation dans la tête; bourdonnemens dans le front et douleur pressive de dedans en dehors; yeux ternes; paupières rouges; la lumière de la chandelle lui paraissait beaucoup plus

(1) *Ibid.*, pag. 220.

rouge et comme cachée par un nuage; comme un coryza sec dans le nez; langue blanc jaune, chargée; goût glaiseux, désagréable dans la bouche; sensation de sécheresse dans la bouche, lèvres sèches, couvertes de croûtes brunes et fendillées; soif cruelle; pas d'appétit; éructations avec élancemens dans le côté gauche; quelquefois hoquets. Si elle restait assise ou marchait quelque temps, elle se trouvait mal, il lui semblait qu'elle allait tomber en faiblesse; selles dures; la nuit précédente, émissions d'urine très-fréquentes; toux avec expectoration copieuse, visqueuse, verte et élancemens excessivement violens dans l'intérieur du côté gauche de la poitrine, dans la région des mamelons; respiration courte, faible. En se retournant, en se mettant sur son séant, en respirant, en parlant, élancemens dans la poitrine; douleurs lancinantes entre les épaules, même en étant couchée; constrictions dans les bras avec élancemens si elle saisissait quelque chose avec la main; grande agitation et lassitude dans les jambes qu'elle ne savait où mettre; jambes lourdes comme du bois en marchant; prostration générale des forces; fréquens bâillemens; la nuit, léger assoupissement avec jactation continuelle; rêves confus; fréquens accès de frissons avec chair de poule, seulement extérieurement dans la peau, devenant de plus en plus violens même intérieurement et suivis de chaleurs à la face et à la tête. Peau brûlante, sèche; joue rouge et brûlante; joue droite pâle et froide; ardeurs dans les yeux; battemens de cœur avec anxiété; le sein gauche un peu chaud et douloureux. Elle nourrissait depuis vingt-sept semaines son troisième enfant. Je lui donnai, le 5 novembre, dans l'après-midi, *cannab.* 1/10, la petite partie d'une goutte.

Le 6 novembre, dans la matinée, je trouvai une exacerbation considérable de tous les accidens; la toux et les élancemens dans le côté étaient tels que la malade menaçait d'étouffer.

L'olfaction du camphre fit cesser à l'instant cette aggravation homœopathique, et l'amélioration devint plus sensible d'heure en heure.

Le 8 novembre, au matin, la fièvre, les battemens de cœur,

les vertiges, les élancemens dans le côté, le crachement de sang, les douleurs dans les membres avaient disparu. La malade ne se plaignait plus que d'une toux pénible, quoique sans douleur. La respiration était parfaitement libre. Le matin elle dormit d'un sommeil très-réparateur pendant lequel elle transpira légèrement. La voix et les yeux avaient repris leur vivacité ordinaire. Elle pouvait s'asseoir facilement dans le lit; le pouls paisible, ni dur, ni fréquent.

Le 13, j'allai la revoir; mais je ne la trouvai pas au logis. Elle était allée, avec ses enfans, par un temps humide et froid voir une de ses amies qui habitait à peu de distance. Elle revint les joues rouges et l'air riant, portant un enfant dans les bras et conduisant l'autre par la main. Je lui témoignai mon inquiétude sur son imprudence : Ah! je suis mieux portante qu'avant ma maladie, me répondit-elle. Sa santé n'a pas été altérée depuis.

3185e OBSERVATION, PAR M. MSCHK (1).

A., âgé de quarante-trois ans, petit de taille, maigre, épuisé par la boisson et les excès, était malade depuis deux jours, lorsqu'il me fit appeler le 22 novembre 1828.

Sa demeure offrait l'aspect de la misère. Il était couché sur de la paille, mal couvert et manquait de tout. Si je l'avais voulu traiter allopathiquement, sa femme aurait été fort embarrassée de faire chauffer les cataplasmes à appliquer sur la partie malade, et plus encore d'acheter les médicamens. Son état présentait du reste les symptômes suivans :

Face rouge; respiration très-pénible, presque impossible, brève, et à chaque aspiration, élancement dans le côté droit, depuis les côtes inférieures jusque dans les épaules. Toux violente exacerbant la douleur de poitrine, et causant dans la tête des élancemens cruels; crachats fortement teints de sang et expectoration pénible; douleurs dans le bas-ventre; pas de selle depuis deux jours; soif ardente; toux violente à la moindre

(1) *Ibid.*, pag. 222.

occasion ; il préférait rester couché sur le dos ; vertiges en se mettant sur son séant ; délire, simple assoupissement sans sommeil ; grande prostration des forces ; humeur chagrine. Je lui fis prendre, le matin même, *bryon.* 3.

Pendant trois heures il eut une toux violente ; puis il devint plus tranquille et dormit deux heures d'un sommeil très-doux.

Le 23, peu de toux la nuit précédente, expectoration facile, quelquefois encore teinte de sang ; la veille au soir, selle dure ; élancemens très-légers en toussant ; tête plus libre avec pression seulement en toussant.

Le 24, l'état s'était beaucoup exacerbé la nuit, et était alors le même que le 22. Le malade m'assura qu'il n'avait commis aucun écart de régime ; il s'était seulement relevé la nuit, pendant l'absence de sa femme, pour aller chercher le pot à eau et s'était peut-être refroidi.

Le 25, j'allai le voir un peu tard dans la matinée. Il était tout habillé et se trouvait si bien qu'il voulait aller travailler. J'y consentis bien malgré moi ; mais il fallait céder à la nécessité. Tout alla à souhait. Il lui vint seulement au nez et dans les narines un exanthème extraordinaire qui s'étendit jusqu'au rouge de la lèvre supérieure, et qui lui causait des douleurs brûlantes quand il allait à l'air. *Nux vomic.* le guérit en peu de jours.

3186e OBSERVATION, PAR M. MSCHK (1).

La femme M., âgée de trente-trois ans, d'une constitution délicate, souffrait depuis quelques jours de douleurs de poitrine avec quelques frissonnemens. Elle prit beaucoup de café pour se réchauffer. Mais le 2 janvier 1829, elle fut prise dans la nuit d'élancemens si violens dans le côté droit qu'elle ne pouvait ni se remuer ni respirer. Elle me fit appeler.

A chaque aspiration et à chaque quinte de toux, élancemens depuis la poitrine jusque dans les épaules, ainsi que dans la tête ; teint changeant ; soif ; pas d'appétit. Je donnai *bryon.* 1/30.

(1) *Ibid.*, pag. 223.

Quel fut mon étonnement le lendemain de trouver l'état empiré! La malade se plaignait de battemens dans la tête aggravés par le parler; face rouge, couverte de sueur; soif ardente; malaises; propension très-grande à pleurer et à se plaindre; élancemens dans le côté droit à chaque aspiration, traversant toute la poitrine jusque dans l'omoplate, s'étendant jusque dans les muscles du cou au dessus des épaules, et cessant dans le bras droit. J'administrai à neuf heures *aconit.* 1/24.

La malade me fit appeler après midi; mais je n'étais pas à la maison. Lorsque j'allai la voir à trois heures, j'appris qu'elle avait désiré me voir à cause d'une légère exacerbation qui avait cessé par un doux sommeil de deux heures. Le 7 janvier, elle était parfaitement guérie sans avoir rien pris d'autre.

3187e OBSERVATION, PAR M. TIETZE (1).

B..gr, de N. C., homme de cinquante-deux ans, blond, maigre, grand, très-sanguin, était malade depuis plusieurs jours. J'allai le voir pour la première fois le 11 juin, et je trouvai les symptômes suivans :

Vertiges ; douleurs lancinantes dans le front, surtout en toussant; teint jaune; le blanc des yeux jaune; s'il se soulevait, des taches noires lui voltigeaient devant les yeux; bruissemens dans les oreilles; langue d'un jaune sale, fortement chargée; fréquens hoquets; douleurs lancinantes dans la région du foie, surtout en toussant; il n'éprouvait rien en se tenant tranquillement couché sur le dos, mais il était pris d'un accès de toux dès qu'il se couchait sur le flanc; toux et élancemens dans la région du foie aussitôt qu'il se mettait sur son séant. Depuis quatre jours, c'est-à-dire, depuis le commencement de la maladie, diarrhée, liquide, muqueuse, aqueuse, jaune; urine jaune. En aspirant profondément, élancemens dans la région du foie; fréquens accès d'une toux sèche; il était le mieux, couché; sommeil très-court, troublé par la toux et une soif violente. La maladie avait commencé, quatre jours auparavant, par des frissons suivis de

(1) Annales homœop., vol. I, pag. 224; 1830.

chaleurs, après quoi il s'était déclaré des élancemens dans la région du foie. Tous les jours, à dix heures du matin, chaleur avec rêvasseries ; sensation de chaleur brûlante dans l'intérieur du corps ; beaucoup de sueur ; anxiété ; peau brûlante ; pouls irrité, fréquent et petit.

Je lui donnai, le 11 juin 1829, *nux vomic.* 1/30.

Le 14, aucune amélioration ne s'étant déclarée, et le malade n'ayant pas eu de selle depuis trois jours, je lui fis prendre, le matin, *bryon.* 1/30. Mais l'état empira jusqu'au 15. Le malade avait perdu la connaissance et était en proie à un délire continuel ; chaleur cruelle générale ; face défaite ; carphologie ; émission involontaire des excrémens ; langue sèche, d'un jaune sale, fortement chargée ; croûtes brunes sur les lèvres et les dents ; pouls petit et fréquent ; blanc des yeux très-rouge.

Je lui donnai *bellad.* 2/30.

Le 17, la chaleur du corps avait diminué, la langue était humide, le délire moins continuel et la carphologie avait cessé. Il ne lâchait plus sous lui ni l'urine ni les excrémens.

J'administrai, dans la matinée du 18, *hyoscyam.* 2/12.

Le 26, le malade était assez bien rétabli pour aller se promener dans la campagne. Les forces lui revinrent lentement, parce qu'il était trop pauvre pour se procurer une nourriture substantielle et était obligé de se contenter de pommes de terre et de lait.

Sa santé n'a pas été troublée depuis.

3188e OBSERVATION, PAR LE DOCTEUR GASPARY (1).

Le 1er octobre 1826, je fus appelé à trois milles de distance dans la ville de T., auprès du boulanger F.

C'était un homme de trente-six ans, toujours bien portant dans sa jeunesse, mais sujet depuis long-temps à une faiblesse de poitrine avec disposition à la toux catarrhale par suite de la grande quantité de farine qu'il avalait en pétrissant. Au moindre refroidissement, il était atteint d'une toux avec oppression de la respiration.

(1) Annales homœop., vol. II, pag. 224; 1831.

Il était alité depuis deux jours et souffrait d'une pleurésie développée, dont les symptômes étaient les suivans :

Douleurs fixes, lancinantes à travers toute la poitrine, des deux côtés du sternum jusque derrière la colonne vertébrale; il ne pouvait pas se coucher sur le flanc ; le mouvement augmentait les élancemens. Respiration très-pénible ; violens élancemens à chaque aspiration. Forte toux sèche, exacerbant également les élancemens, et le tourmentant jour et nuit, sans lui laisser un instant de repos. S'il parvenait à cracher, les crachats étaient muqueux avec des points sanguinolens. En outre, grande chaleur, face rouge, tête entreprise et douloureuse, lèvres et langue sèches, soif brûlante continuelle. Pas d'appétit, pas de selle depuis trois jours, pouls accéléré, dur et plein.

Je n'étais pas encore entièrement homœopathe, et j'attaquai cette maladie par les moyens ordinaires. Je pratiquai d'abondantes saignées, sans soulagement notable. *Tart. stib.*, à fortes doses; procura quelque soulagement, mais ne guérit pas. Tout l'appareil antiphlogistique fut mis en œuvre : des vésicatoires et des sinapismes furent appliqués ; le calomel soulagea un peu en procurant une selle, mais la maladie ne fut pas enlevée. Il deviendrait fatigant de rapporter tous les remèdes que je prescrivis du 1er au 6 octobre. Tous restèrent sans résultat, et le 7, le malade se trouva au dernier degré de la pleurésie, en sorte que la mort était fort à craindre.

Sa respiration était pénible, râlante et avait un son particulier; sa face était enflée, violette ; son pouls intermittent ; les élancemens violens et pénétrant profondément dans la poitrine (péripneumonie).

Je ne voyais aucun moyen de sauver le malade ; j'avais fait tout ce qui était en mon pouvoir ; j'avais tiré du sang en quantité (cinq saignées et dix sangsues). Une recette succédait à une recette, et pas un moyen ne resta sans être essayé. Il n'y avait plus que *moschus ;* mais je vis bien que l'emploi n'en menerait à rien, car l'odeur trahit le remède redouté des laïcs : « Où l'on administre le musc, disent-ils, la mort n'est pas loin, » et l'angoisse suffit pour tuer le malade.

J'avertis les parens du danger, dont ils ne s'apercevaient que trop du reste, et je leur dis que je voulais faire un essai.

Je n'avais pas encore éprouvé l'efficacité de *aconit.*, mais je savais que les homœopathes le recommandent comme un puissant remède contre l'inflammation, et je me décidai à l'administrer.

Le malade en prit, le 7, à sept heures et demie du matin, et je restai près de lui pour en observer les effets. A huit heures, le râlement dans la poitrine devint plus fort et la face plus enflée; je crus que sa dernière heure était venue. Mais à neuf, il s'endormit; le râlement devint violent, tout son corps se couvrit d'une sueur chaude, le pouls devint plus plein, la face perdit sa couleur violette et devint singulièrement rouge et chaude; une sueur abondante coulait de la tête. Cet état dura jusqu'à midi, où le malade se réveilla et demanda à boire. On lui donna de l'eau tiède. Après en avoir bu, il toussa plusieurs fois avec force et cracha une quantité de mucosité ronde sans mélange de sang. Il se rendormit, sua beaucoup et ne râla plus. A quatre heures de l'après-midi, il se réveilla de nouveau; les élancemens avaient presque entièrement disparu. Il put se mettre sur son séant sans difficulté; sa face était encore rouge et son pouls plein. Il prit deux tasses de gruau d'avoine avec grand plaisir.

Le même jour, il cracha encore une quantité de gros morceaux de mucosité, et chaque fois il se sentait soulagé. Il dormit la plus grande partie de la nuit et sua beaucoup.

Le 8, dans la matinée, je répétai *aconit.* Toute trace de la maladie avait disparu le 10.

Je ne lui fis rien prendre contre la faiblesse, et cependant il se rétablit très-promptement. Au bout d'un mois, il put retourner à ses travaux. Depuis quatre ans sa santé n'a plus été troublée. J'ai eu souvent l'occasion de le revoir. Il remercie Dieu, dit-il, de lui avoir envoyé cette maladie, parce que sa poitrine est devenue beaucoup plus forte depuis.

3189e OBSERVATION, PAR M. TIETZE (1).

Le jeune H., de F., âgé de seize à dix-sept ans, blond, doux, d'une taille élancée, maigre, avait depuis plusieurs jours une toux violente et avait été pris, trois jours auparavant, sans cause connue, de violentes horripilations, auxquelles avaient succédé une violente chaleur partout le corps et des élancemens dans le côté. On lui avait fait prendre sans succès différens remèdes domestiques.

Le 16 février 1830, on s'adressa à moi.

Le malade, pâle dans les jours de santé, avait le visage rouge et brûlant, la peau brûlante et sèche, les yeux étincelans d'un éclat qui n'était pas naturel, le blanc des yeux rouge, comme enflammé. Douleur comme de brisure dans le dos et entre les épaules. Langue chargée, d'un jaune brun. Pas d'appétit. Goût glaiseux dans la bouche. Soif forte. Constipation. Urine d'un rouge foncé. Toux violente le tourmentant jour et nuit, et accompagnée de violens élancemens dans le côté droit depuis la région des mamelons jusqu'à la clavicule et dans les aisselles. Elancemens tout aussi violens à la place décrite en respirant. La respiration était-elle pleine? la toux reparaissait à l'instant. Toux sèche. Respiration saccadée, brève, oppressée, gémissante. Gémissemens et plaintes continuels. Pas de sommeil. Délire, les yeux ouverts. Pouls fréquent, irrité, dur, petit.

Je lui donnai sur-le-champ, le 16, *bryon.* 4/30.

Le lendemain, le malade but le soir d'une infusion de tilleul, ce que je n'appris que le 19, où, à mon grand étonnement, je ne trouvai aucune amélioration, mais une exacerbation des élancemens dans le côté, et où j'appris que le malade avait craché beaucoup de sang la nuit précédente et le jour même.

Je lui donnai aussitôt *bryon.* 2/30.

Le lendemain déjà, l'amélioration était sensible, et elle le devint davantage encore le 21. Pouls plus lent, plus plein, moins irrité; peau encore brûlante, mais moite. Face ayant une cha-

(1) Annales homœop., vol. II, pag. 228; 1831.

leur naturelle. Langue plus pure. Moins de soif. Selles naturelles. Toux encore fréquente, mais moins douloureuse. Elancemens dans le côté, en respirant, beaucoup moindres. En toussant, expectoration de mucosité sans mélange de sang. Presque plus de gémissemens. Plusieurs heures d'un sommeil très-paisible, la nuit.

Le 25, la chaleur fébrile avait disparu, le pouls n'indiquait plus de fièvre. Soif presque normale. Langue pure. Goût bon. Appétit et selles régulières. Urine d'un jaune citron. Respiration libre, sans élancemens ni gémissemens. Elancemens dans la poitrine, légers en toussant, surtout dans la journée. Expectoration de mucosité en toussant. Plus de douleurs dans le dos. Sommeil bon pendant toute la nuit et presque sans interruption.

Le 28, je trouvai le malade levé et très-gai. Il n'avait plus à se plaindre que de légers élancemens dans la poitrine en éternuant.

La toux et l'expectoration avaient cessé.

Le 3 mars, je le trouvai parfaitement guéri et travaillant. Il était allé, la veille déjà, prendre l'air, quoique le thermomètre marquât 12° au dessous de zéro et qu'il fît un fort vent du nord-ouest, sans s'en sentir incommodé.

Tous les symptômes avaient disparu; l'appétit était très-bon, les forces revenues; je cessai le traitement.

3190e OBSERVATION, PAR M. TIETZE (1).

K., de E., jeune homme de trente ans, blond, vif, était malade depuis quelques jours. Le thé qu'il prenait, ne lui faisant aucun bien, il s'adressa à moi. Je trouvai les symptômes suivans :

Céphalalgie lancinante dans le côté gauche. Soif vive pour les boissons froides. Langue chargée, jaune, bouche sèche. Goût glaiseux, cessant quand il buvait. Selles normales. Fréquens accès d'une toux sèche, avec élancemens dans le côté gauche, dans la région des premières côtes vraies. En aspirant profondément,

(1) *Ibid.*, pag. 229.

élancemens à la même place. Elancemens dans cette partie, en étant couché sur le côté malade. Peu de sommeil, beaucoup de rêves anxieux. Violens frissons continuels, alternant avec de la chaleur. Joues rouges, face et peau brûlantes. Pouls fréquent, dur, petit.

Je lui donnai, le 30 juin 1829, *aconit.* 1/24, et le lendemain matin, *cannabis* 1/2, la petite partie d'une goutte.

Le 7, il pouvait travailler à son métier de tisserand. Il ne se plaignait plus que d'une pression sur le côté malade, ainsi que d'une toux grasse. Je lui fis prendre le soir, le 8, *nux vomic.* 1/30. Au bout de trois jours, il était parfaitement guéri.

3191e OBSERVATION, PAR LE DOCTEUR KOPP (1).

L., horloger, âgé de soixante-quatre ans, grand, maigre, dont la poitrine était bonne du reste, mais qui était sujet aux hémorrhoïdes et à la cardialgie, s'exposa, en mai 1831, par un vent sec et froid de l'est, à un courant d'air, but ensuite plus de vin que de coutume et mangea des alimens indigestes. Bientôt après, il fut saisi d'un frisson général, et les symptômes suivans se manifestèrent.

Violente douleur lancinante dans le côté gauche de la poitrine; toussotement avec expectoration d'un sang clair, écumeux; urine rouge; respiration accélérée, anxieuse; oppression de la poitrine; pouls plein, grand et fréquent; chaleur considérable; peau sèche; soif inextinguible; insomnie, délire, tête entreprise, étourdissement.

Il était couché dans une chambre sans poële.

Je lui donnai, à huit heures et demie du matin, *essent. aconit.* 24 gutt. 1. Pour boisson, eau sucrée ou gruau d'avoine; pour alimens, pain et lait.

A quatre heures après-midi, la douleur lancinante de la poitrine avait presque entièrement disparu. Tête libre, peau humide, pouls paisible, accès de toux rares, expectoration de sang

(1) Faits mémorables de ma pratique médicale, vol. II, p. 310; 1832.

moins considérable. Par contre, douleur dans le dos. Je répétai la dose à dix heures du soir.

Le lendemain, l'élancement dans le côté ayant augmenté, la fièvre s'étant exacerbée, la toux étant plus forte avec expectoration d'un sang rose, je donnai *essent. bryon. alb.* 24 gutt. 1; à quatre heures, les symptômes ne s'étaient pas amendés. N'osant pas le laisser plus long-temps dans cet état, je lui fis prendre un grain *oxid. antim.* et un demi-grain d'extrait de *hyosc.*, en prescrivant l'application de sangsues, d'un grand vésicatoire sur la poitrine, etc. Il guérit parfaitement.

3192e OBSERVATION, PAR LE DOCTEUR KOPP (1).

Parmi les nombreuses pneumonies que j'ai eues à traiter aux mois de février et de mars 1829, il n'y en eut que très-peu qui se guérirent sans autres remèdes que les remèdes homœopathiques. Si l'on administrait *aconit.*, une ou deux doses, ou le répétait toutes les quatre heures, le résultat n'était pas satisfaisant. Il ne se déclarait ordinairement qu'un soulagement momentané, après lequel les symptômes, nommément les élancemens dans le côté et la toux, reparaissaient avec une nouvelle violence, et il fallait recourir aux saignées et à l'ancienne méthode.

Les pneumonies et les pleurésies, traitées même homœopathiquement, conservaient leur disposition caractéristique aux récidives. J'ai recueilli, sous ce rapport, un grand nombre d'observations à cette époque.

Cependant le traitement homœopathique a son prix quand la maladie en est à son début; mais, une fois qu'elle a atteint un certain degré, il faut, pour guérir, employer d'autres moyens.

3193e OBSERVATION, PAR M. SEIDEL (2).

L'imprimeur Heinrich, âgé de trente-cinq ans, d'une constitution robuste, était tombé quinze jours auparavant dans un fossé plein d'eau où il s'était enfoncé jusqu'aux épaules. Il avait

(1) *Ibid.*, pag. 312.
(2) Archives homœop., vol. XI, cah. 1, pag. 128; 1832.

dû faire encore une route d'une demi-lieue avec ses habits tout mouillés et par un temps très-froid. Depuis ce temps, il se sentait moins d'appétit ; éructations et plénitude dans le creux de l'estomac ; lassitude générale. Un nouveau refroidissement, trois jours auparavant, avait été suivi d'une forte fièvre qui le forçait à garder le lit. Dès le lendemain, quelques élancemens dans la partie inférieure du côté gauche de la poitrine qui augmentèrent beaucoup dans la journée et le lendemain. Malaise général. Le 18 avril, élancemens continuels exacerbés par la respiration un peu profonde, par la toux et le mouvement. Depuis le jour même, quinte de toux avec expectoration peu copieuse, muqueuse. Tête entreprise ; vertiges en se soulevant ; face rouge, vultueuse ; yeux brillans et larmoyans ; langue très-muqueuse, chargée, blanche ; soif ardente ; manque absolu d'appétit ; pas de selle depuis deux jours ; insomnie et forte transpiration les deux nuits précédentes ; fréquens frissonnemens le jour, surtout le soir ; abattement général ; pouls plein, dur ; mauvaise humeur, taciturnité.

Je donnai, le matin même, *aconit.* 24.

Le soir, je le trouvai levé et travaillant, son aspect était tellement changé que je le reconnus à peine. Bientôt après la prise du médicament, il avait ressenti quelque exacerbation des élancemens dans la poitrine, puis il était tombé dans un doux sommeil dont il s'était réveillé très-soulagé. Il avait dîné avec appétit, après avoir eu une selle. Il se sentait mieux que depuis plusieurs semaines.

Il partit le lendemain et fit un voyage de cinq lieues sans en éprouver d'incommodité.

3194e OBSERVATION, PAR M. SEIDEL (1).

François Wollmann, de P., âgé de cinquante-quatre ans, d'une constitution assez robuste, n'avait jamais été malade à l'exception d'une violente inflammation de poitrine dont on l'avait guéri, deux ans auparavant, au moyen des saignées et

(1) Archives homœop., vol. II, cah. 1, pag. 130 ; 1832.

des sangsues. Il lui était resté de cette maladie, qui l'avait retenu en chambre pendant cinq semaines, une toux matinale, le plus souvent sèche, à laquelle il ne faisait cependant aucune attention.

S'étant refroidi vraisemblablement, le 7 mai, il se sentit mal à son aise en rentrant à la maison, et dut bientôt se coucher. Il ne tarda pas à être pris d'un violent frisson continuel. La nuit même, il s'y joignit respiration courte, anxiété, toux plus forte, élancemens dans le côté droit, symptômes qui avaient atteint un haut degré le 10 lorsqu'on m'appela. Je trouvai la maladie caractérisée ainsi :

Respiration excessivement pénible, rapide, brève, possible seulement quand le malade se tenait presque assis et penché du côté droit. Toussotement presque continuel ; expectoration muqueuse, striée de beaucoup de sang ; élancemens insupportables et ardeurs dans la partie inférieure du côté droit de la poitrine, augmentant au moindre mouvement, en parlant, en toussant, à la pression extérieure ; pesanteur et embarras de la tête ; délire fréquent la nuit, par momens le jour ; grand sentiment d'anxiété et oppression dans la poitrine ; insomnie presque complète ; s'il fermait les yeux, soubresauts avec gémissemens ; grande soif ; urine d'un rouge foncé ; pas de selle depuis quatre jours ; peau brûlante et sèche ; yeux enfoncés et ternes ; ballonnement indolent du bas-ventre ; pouls rapide, dur, inégal ; grand abattement ; perte de tout espoir ; gémissemens anxieux.

Je lui fis prendre *aconit.* 24. L'état resta à peu près le même jusqu'au lendemain dans l'après-midi. L'expectoration sanguinolente seule avait cessé et le pouls était plus tranquille et plus régulier. Par contre, abattement plus grand et commencement de sopeur.

J'administrai *bryon.* 30. Pendant quelques heures les symptômes devinrent encore plus graves et la famille envoya chercher un prêtre. Mais le soir, l'état soporeux se changea en un doux et paisible sommeil qui dura cinq heures et pendant lequel le malade transpira un peu. En s'éveillant, il se sentit fort soulagé, surtout quant aux douleurs de poitrine. Trois selles copieuses jusqu'au lendemain matin, améliorèrent singulièrement l'état. Le malade n'éprouvait plus qu'une légère douleur dans la poitrine. Il pouvait se remuer comme il voulait sans souffrir. Toux modérée. Expectoration facile et sans aucune strie de sang. Un peu d'appétit. La guérison fit des progrès rapides. Dès le cinquième jour du traitement, il se leva et resta levé toute la journée. Quelques jours après, il retourna à ses travaux agricoles.

3195e OBSERVATION, PAR LE DOCTEUR GUEYRARD (1).

Une jeune femme de trente ans, blonde et délicate, habituée aux saignées fréquentes, contracte à l'issue d'un bal, le 26 janvier 1833, une fluxion de poitrine bien caractérisée, avec rougeur vive à la face, peau moite et chaude, pouls large, fréquent, toux vive accompagnée d'expectoration sanglante et d'une douleur pongitive au côté gauche : respiration haute à droite avec immobilité des cinquième et sixième côtes et râle crépitant, en un mot tout l'appareil des symptômes peripneumoniques. Le 27 au matin, une dose unique d'*aconitum* 30, après une exacerbation très-violente (le sujet était éminemment irritable) et une assez forte pneumorrhagie pendant 20 minutes, procure, trois heures après le remède, une sédation générale, absence presque complète de fièvre, respiration libre des deux côtés, non sans un reste de point douloureux à gauche, figure pâle, propension au sommeil. Grâce à une dose *bryonia* 30, prise le lendemain, la malade fut en état de se lever ce même jour ; mais elle prit froid et le point de côté se réveilla vivement..... Deux jours après, cette espèce de rechute avait cédé à une dose de *squilla maritima* 6. La malade n'avait observé que deux jours de diète rigoureuse ; elle n'eut pas de convalescence à franchir et fut exempte de cette faiblesse quelquefois si prolongée, que nous sommes obligés d'occasioner quand nous réussissons à faire avorter par la diète et les saignées des inflammations de ce genre.

(1) Doctrine homœopathique, pag. 148; 1832.

3196e OBSERVATION, PAR LE DOCTEUR ATTOMYR (1).

Le malade, jeune homme de dix-huit ans, avait une disposition phthisique très-prononcée. Sa mère était morte de phthisie. Il avait eu d'abord une pulmonie pour laquelle on l'avait saigné avant son entrée à l'hôpital. L'effet de la saignée ne fut point favorable ; car, le troisième jour, le patient fut amené à la clinique médicale avec des points douloureux dans la poitrine et tous les symptômes d'une fièvre nerveuse, principalement une oblitération prononcée de tous les sens, et du délire. Il prit le matin, *aconit.*, et huit heures après, *bryon.* Le lendemain, tous les symptômes inflammatoires, ainsi que ceux de la fièvre nerveuse, avaient disparu. Le malade qui, la veille, était sourd, entendit de nouveau : le trouble de l'âme s'était dissipé, la langue humide, la respiration, même profonde, sans la moindre douleur, etc.

3197e OBSERVATION, PAR LE DOCTEUR TRINKS (1).

Un homme atteint de pneumonie et déjà traité par les moyens allopathiques, mais que les saignées n'avaient pas empêché d'être menacé à chaque instant de suffocation, reçut de moi *aconit.* 1 gut. 1. Il fut guéri en deux jours.

3198e OBSERVATION, PAR LE DOCTEUR HARTLAUB (1).

J'ai eu à traiter dernièrement une très-violente pneumonie chez un employé d'ici. *Aconit.* 3/24, administré toutes les deux heures, six fois de suite, ne produisit aucun changement dans l'état du malade. Je me décidai à donner *bryon.*, qui n'avait pas agi davantage au bout de huit heures. Les symptômes au contraire s'étaient aggravés et le malade était menacé de suffoquer. Un homœopathe moins ferme dans sa croyance aurait immanquablement pratiqué une saignée. Je donnai une dose

(1) Archives homœop., vol. XI, cah. 2, pag. 106; 1832.

(2) Gazette homœop., vol. I, pag. 154; 1833.

(3) *Ibid.*, vol. II, pag. 124; 1833.

plus forte d'*aconit.* 15/24. Le malade se sentit fort soulagé au bout d'une heure, et fut guéri, sans autre remède, vingt-quatre heures après.

3199e **OBSERVATION, PAR LE DOCTEUR DEZAUCHE** (1).

M. J.-R., âgé de vingt-neuf ans, tempérament sanguin, brun, coloré, fort, éprouve, le 15 avril 1833, une douleur pongitive et lancinante sous les côtes gauches et au dos ; extrême difficulté de respirer, toux accompagnée d'expectoration muqueuse, striée de sang. Le pouls est fréquent, irrégulier, l'haleine brûlante ; l'inspiration plus courte et plus gênée que l'expiration ; le décubitus est impossible sur les côtés ; inquiétude, anxiété, forte douleur de tête, langue saburrale, face vultueuse, conjonctive jaunâtre. Le 16, au matin, on prescrit au malade la teinture *aconitum* trentième. Le 17, l'expectoration est plus facile, les crachats moins striés de sang ; mais il y a suppression des selles et des urines. Les autres symptômes sont les mêmes; on ordonne teinture de *bryonia.* Le 18, au matin, respiration moins laborieuse ; selles et urines ; le malade se couche sur les côtés ; cependant il y ressent encore un peu de douleur ; le pouls est large, plein et fort. Le 19, amélioration générale. Le 20, rechute par suite de l'exposition à l'air frais, et de l'usage furtif de fruits acides ; retour des symptômes graves, expectoration difficile, absence de selles et d'urines ; on répète *bryonia*, une goutte. Le 21, amélioration générale, pouls large, régulier, moins dur et moins fréquent ; le soir, selles et urines faciles, amendement de tous les symptômes. Le 22, l'on termine le traitement par le *rhus*, guérison parfaite. Voilà une maladie aiguë, avec une rechute, terminée en six jours.

3200e **OBSERVATION** (1).

Chrétienne-Sophie Theinhardt, âgée de dix-neuf ans, domestique, native de Lœssuig près de Leipzig, n'avait jamais été

(1) Doctrine homœop., pag. 17; 1833.

(2) Annuaire de l'Institut homœop., vol. I, pag. 101; 1833.

très-malade dans son enfance et ne se souvenait d'avoir eu que la fièvre scarlatine, très-légèrement encore. Vaccinée à l'âge de douze ans seulement, elle avait éprouvé pendant trois semaines, après la guérison des boutons du vaccin, des vertiges et de la dyspnée, qui avaient cessé cependant sans remède. Les règles avaient paru à seize ans; elles revenaient tous les quinze jours, étaient très-copieuses et se joignaient chaque fois à des douleurs de poitrine et à des angoisses. Sa constitution était robuste.

Le premier février, dans la matinée, elle fut prise subitement d'un frisson violent avec vertiges, maux de tête et de reins, puis élancemens dans le côté droit de la poitrine. C'était vraisemblablement la suite d'un refroidissement. Le soir, les accidens s'exacerbèrent et ils persistèrent sans interruption jusqu'au 4, où elle fut reçue dans l'établissement. La maladie présentait les symptômes suivans :

Vertiges en se soulevant. Violente douleur lancinante dans toute la tête, surtout pendant la toux. Toux. Ardeur dans les yeux, qui nageaient constamment dans les larmes. Voile devant les yeux, même en étant couchée. Respiration courte, très-accélérée. Toux brève, la plupart du temps sèche, accompagnée d'expectoration d'un peu de mucosité après de nombreux efforts, le plus souvent inutiles. Décubitus sur le flanc impossible à cause de l'aggravation des élancemens dans la poitrine; elle se trouvait mieux sur le dos. Pas d'appétit du tout; soif inextinguible. Pas de selle depuis deux jours. Tiraillemens douloureux partant des reins et descendant dans les jambes, l'empêchant de marcher. Sensation de chaleur par tout le corps avec peau sèche et brûlante, et face très-rouge. Pouls très-fréquent, plein. Goût putride dans la bouche. Sensation d'écorchure dans le gosier. Lèvres sèches, fendillées. Insomnie; si ses yeux se fermaient de fatigue, elle avait des hallucinations inquiétantes. Sensation de grand abattement dans tout le corps.

On lui donna d'abord *aconit.* 4/24. Elle dormit d'un sommeil paisible pendant près d'une heure. En s'éveillant, elle souffrait moins des élancemens dans la poitrine, qui continuèrent à diminuer jusqu'au soir et qui finirent par ne plus se faire sentir que quand elle toussait ou respirait profondément. La céphalalgie avait aussi cessé le soir, la respiration était plus libre. La malade eut une selle naturelle. Les maux de reins avaient presque entièrement disparu. Elle n'éprouvait plus de sensation d'écorchure dans le gosier. Le décubitus sur le flanc ne lui causait aucune douleur. L'état général s'était beaucoup amélioré et le pouls avait perdu de sa fréquence et de sa plénitude.

Le second jour, la malade n'avait pu dormir, à cause d'une agitation générale, d'une exacerbation de la toux et de plusieurs selles diarrhéiques. La respiration était de nouveau un peu plus oppressée ; la respiration profonde provoquait des élancemens dans la poitrine. A neuf heures du matin, chaleur plus forte ; irritation du pouls. On répéta *aconit.* L'état ayant empiré encore le soir, la toux ayant augmenté et étant accompagnée d'une expectoration légèrement rougeâtre, la malade étant très-épuisée et inquiète, on administra, à dix heures, une dose *aconit.*

Troisième jour. Toute la nuit s'était passée sans sommeil au milieu d'une grande agitation et du délire. La malade avait eu plusieurs selles diarrhéiques. Les élancemens dans le côté droit de la poitrine et l'épaule persistaient et s'exacerbaient par l'inspiration profonde, le mouvement du bras et le décubitus sur le flanc droit. Céphalalgie moindre, mais vertiges si forts, que tous les objets lui paraissaient couverts d'un voile, quoiqu'elle fût couchée. Beaucoup de soif. Quelques places écorchées et rougeur au gosier. Pouls moins inflammatoire, se rapprochant davantage du type typheux.

Après midi, apparition des règles. Malgré une grande faiblesse, elle se sentait beaucoup mieux et dormit même quelques heures. Transpiration en dormant. Après huit heures, cependant, la chaleur redevint plus forte ; tête entreprise, vertiges, agitation, délire, fréquentes selles diarrhéiques. On donna, à dix heures du soir, *chamom.* 2/12.

Quatrième jour. Vers le matin, la malade était devenue plus tranquille ; elle n'avait plus eu de selle depuis trois heures. Tête plus libre, le matin ; élancemens dans la poitrine et l'épaule moins forts, quoique encore douloureux, dans le côté gauche. La malade pouvait respirer profondément avec plus de facilité ; les crachats étaient rougeâtres, épais et muqueux. Mal de gorge en avalant ; langue rouge et humide ; pouls modérément fréquent et plein. La menstruation avait cessé depuis la veille au soir.

Pendant toute la journée, l'état fut supportable ; la malade n'eut qu'une seule selle liquide ; mais, le soir, elle se sentit plus mal, et tous les symptômes s'aggravèrent. Elle reçut une dose *pulsat.* 2/24 et tomba bientôt dans un sommeil paisible, pendant lequel elle transpira beaucoup. Elle s'éveilla vers dix heures et se sentit très-soulagée. Quelques faibles traces de menstruation avaient reparu.

Cinquième jour. Nuit paisible, sommeil, pas de diarrhée. Le matin, la malade était beaucoup mieux ; les élancemens s'étaient changés en une sensation douloureuse générale dans toute la poitrine. Le pouls ne trahissait pas non plus d'anomalie considérable. La langue avait perdu sa rougeur anormale ; la sensation d'écorchure dans le palais et le mal de gorge avaient disparu ; la tête était plus libre. L'état était le même le soir, seulement la malade se plaignait plutôt d'une sensation de pesanteur dans la poitrine.

L'amélioration fit des progrès de jour en jour ; la toux seule la tourmentait plus ou moins, cependant elle était accompagnée de crachats abondans. Les selles étaient naturelles. La malade pouvait rester levée plusieurs heures.

Dixième jour. Elle se plaignait d'une douleur tensive un peu plus forte dans le côté droit de la poitrine et l'épaule, s'exacerbant pendant la toux, dont les accès étaient rares, il est vrai, et qui était le plus souvent sèche, et lui causait des chaleurs à la tête. On répéta *pulsat.*

Cette seconde dose parut agir avec autant d'efficacité que la première ; car, au bout de quelque temps, la malade put rester levée toute la journée. On ne pouvait pas cependant la considérer comme guérie, puisqu'elle ressentait encore par momens la douleur tensive dans le côté droit, surtout en toussant ou en se remuant. Du reste, elle se portait bien, et on lui permit d'aller un peu au grand air.

Quinzième jour. On lui donna à midi *bryon.* 2/30, et deux jours après, *arnica*, qui ne produisirent aucun résultat.

Dix-neuvième jour. La malade éprouvait par momens, depuis la veille au soir, des douleurs lancinantes dans le côté droit, plus violentes quand elle était couchée, et lui coupant la respiration. Couchée sur le dos, elle avait des angoisses et des battemens de cœur. Une nouvelle dose *pulsat.*, non seulement ne produisit rien, mais la malade ne put dormir que fort peu la nuit suivante à cause de l'intensité des douleurs qui, lorsqu'elle éternuait, lui répondaient dans l'épaule. Le lendemain matin, elle se sentit mieux, les douleurs ayant diminué. On lui prescrivit pour le soir *nux vomic.* Elle éprouvait des frissonnemens, des maux de tête, des élancemens plus forts dans la poitrine et des tiraillemens dans les mains.

Vingt-et-unième jour. Outre les symptômes déjà mentionnés, grattemens dans la gorge, moins d'appétit, sommeil très-agité, pouls très-irrité.

Les remèdes qui paraissaient les plus convenables restant sans résultat, on lui donna *sulphur* 2/30.

Elle dut rester au lit toute la journée; vers le soir, la douleur lancinante se retira dans le côté droit du bas-ventre, où elle existait encore le lendemain ; sa violence avait troublé le sommeil pendant la nuit. Frisson, chaleur et transpiration, alternativement, pouls fébrile. Pas du tout d'appétit. Poitrine et tête libres.

Vingt-troisième jour. L'état s'améliora dès-lors graduellement; les douleurs diminuèrent; le sommeil devint paisible toute la nuit; la malade pouvait rester levée. Le vingt-septième jour, elle avait encore, en bâillant, en toussant et en éternuant, une sensation lancinante, sourde, au dessous de l'omoplate droite; mais, comme elle n'en était pas fort incommodée, elle quitta l'établissement pour se rendre chez ses parens et s'y faire soigner pendant quelques jours encore.

3201e OBSERVATION, PAR LE DOCTEUR HARTLAUB (1).

F., vieillard de soixante-un ans, avait fait vingt ans auparavant une chute sur le côté gauche de la poitrine, et il lui en était resté une douleur périodique accompagnée quelquefois de crachemens de sang.

Le 25 mai 1832, il fut pris d'un frisson suivi bientôt d'élancemens dans le côté gauche de la poitrine; en même temps, chaleur continuelle, beaucoup de toux avec expectoration sanguinolente et respiration brève, pénible. Urine d'un jaune rouge; tous les alimens avaient un goût amer; pas d'appétit, selle.

Tels sont les symptômes dont l'on me fit part dans une lettre.

La maladie durait depuis six jours, et avait été combattue déjà par différens remèdes domestiques.

Deux doses *aconit.* et une dose *arnica* ne produisirent rien.

Quelquefois délire en dormant, langue sèche sans soif; pas de selle depuis deux jours.

Le 2 juin, je prescrivis *bellad.* 10/30. Dès le lendemain, le malade fut en état de se lever et de marcher un peu. Les élancemens et la toux, qui avaient déjà beaucoup diminué, disparurent le 4 juin, ainsi que les autres symptômes. Le malade fut parfaitement guéri, à l'exception de l'ancienne douleur dans le côté.

3202e OBSERVATION, PAR M. TIETZE (2).

E. G., d'Ebersbach, petite fille d'un an, brune, vive, fut atteinte d'une fièvre très-violente accompagnée d'une forte toux.

Les parens me firent appeler le 16 novembre 1831, second jour de la maladie.

Je trouvai la malade au lit, pleurant et de très-mauvaise humeur. Depuis trente-six heures elle n'avait rien mangé; elle

(1) Annales homœop., vol. IV, pag. 208; 1833.

(2) *Ibid.*, pag. 212.

ne demandait que des boissons froides. Face défaite, yeux enfoncés, visage brûlant et tout pâle, langue blanche et chargée. Peau brûlante, sèche; si on la touchait, elle criait; épuisement extrême; elle ne se laissait pas lever, ne pouvait pas s'asseoir seule et ne s'amusait de rien. Pouls excessivement fréquent; on ne pouvait en compter les pulsations. Selle normale. Pas de sommeil. Toux violente, continuelle, sans son suspect. A chaque quinte, l'enfant pleurait beaucoup et donnait des signes de douleur. Souvent même, quand elle était tranquillement couchée, elle se mettait tout à coup à pousser les hauts cris, rejetait la tête en arrière, étendait les pieds. Elle criait tout aussi fort, si elle respirait profondément en bâillant. Lorsque je lui touchai la région des fausses côtes gauches, elle se remua comme si elle souffrait. Respiration courte, rapide, un peu râlante.

Le 16 novembre, elle reçut *aconit.* 2/24, et le 17, huit heures après, *bellad.* 3/30.

L'amélioration fut rapide. L'enfant devint plus tranquille, dormit, toussa moins, ne cria plus. Toux moins sèche. Au bout de vingt-quatre heures, elle prit plus de part à ce qui se passait autour d'elle. Au bout de trente-six heures, elle se remit à rire, à jouer. Le second jour, elle resta assise dans son lit plus long-temps et prit de la nourriture. La chaleur et la fréquence du pouls avaient cessé au bout de trente-six heures, la respiration n'était plus ni brève, ni rapide, ni râlante au bout de quatre ou six.

Cependant il existait toujours un peu de toux et quelque disposition à la constipation. Je donnai, le soir, *nux vomic.* 2/30, qui enleva le reste de la maladie en trois jours.

3203ᵉ OBSERVATION, PAR LE DOCTEUR BETHMANN (1).

U., paysan de cinquante-sept ans, petit, laconique, s'était toujours bien porté. L'année précédente, il lui était arrivé plusieurs fois de cracher des mucosités sanguinolentes, quoiqu'il ne toussât ni ne souffrît.

(1) Annales homœop., vol. IV, pag. 296; 1833.

Le 9 avril, il alla faire un voyage. A son retour, il fut pris le soir d'un violent frisson suivi, le lendemain, de toussotemens avec douleur lancinante dans la cavité de la poitrine. Comme il ne se sentait pas affaibli, il n'y fit aucune attention et continua à se livrer à ses occupations. Il se contenta de prendre d'une infusion de sureau et de transpirer; mais son appétit, assez bon jusque-là, disparut. Le sixième jour, il s'adressa à un médecin qui lui prescrivit une mixtion de nitre et un thé pectoral; mais l'état empira. Il résolut donc de ne plus rien prendre. Cependant, les symptômes s'aggravant de jour en jour, il s'adressa à moi le seizième.

Face défaite, jaune; yeux ternes, enfoncés. Il était tout courbé. En entrant, il se traîna aussi vite que possible vers une chaise, s'assit et me dit bonjour au milieu de toussotemens brefs, faibles, secs.

Il avait fait une lieue pour venir me voir, en partie en voiture, en partie à cheval et en partie à pied. Il lui avait fallu quatre heures. L'appétit et le sommeil avaient diminué de plus en plus depuis six jours, et avaient alors entièrement disparu. Depuis quarante-huit heures, il n'avait rien mangé, et ce qui le tourmentait surtout, la toux ne lui avait pas permis de dormir.

Sécheresse de la gorge, soif inextinguible, chaleurs et frissonnemens, élancemens continuels dans le côté droit, toussotemens incessans, selles aqueuses et fréquentes, jour et nuit. Irritabilité et mauvaise humeur telles que tout le monde le fuyait, même sa famille.

Phospor. 2/30, quatre fois en quinze jours, puis *sulphur* 3, teinture mère, deux doses à sept jours d'intervalle, le rétablirent parfaitement.

3204 OBSERVATION, PAR LE DOCTEUR HARTLAUB (1).

H., aubergiste, âgé de quarante-sept ans, d'une constitution assez robuste, mais souvent malade cependant, avait eu

(1) Annales homœop., vol. IV, pag. 456; 1833.

peu de temps auparavant un ulcère à la jambe qu'un chirurgien avait guéri.

Dans la nuit du 20 août 1832, il sortit du lit et descendit les escaliers pieds nus pour aller ouvrir la porte à un voyageur. Le lendemain matin, il fut pris de frissonnemens, de chaleur et d'une sensation de constriction dans la poitrine. Il vomit six fois une mucosité amère, verdâtre. Dans la journée se déclarèrent des élancemens dans le côté gauche de la poitrine, s'exacerbant par le mouvement et l'aspiration profonde; oppression de la poitrine, respiration courte, accélérée; anxiété avec chaleur et soif. Pouls plein, grand et mou; urine d'un rouge jaune; pas de toux.

Je lui donnai le soir, à six heures, *aconit.* 3/24 que je répétai à minuit.

Quelques heures après la première dose, il vomit encore une fois. La nuit se passa sans sommeil au milieu de douleurs et de chaleurs continuelles qui ne diminuèrent un peu que vers le matin. Le 21, au matin, les élancemens qui s'étaient alors fixés à une place de la grosseur de la main près de la huitième et de la neuvième côte, au point où elles se recourbent en avant, étaient si violens que le malade n'osait pas faire le moindre mouvement avec le haut du corps, ni s'asseoir; il devait rester couché sur le côté. *Bryon.* 1/30 ne produisit aucun changement en douze heures; seulement le soir, le malade avait eu quelques légères quintes de toux. Je lui fis donc prendre dans la nuit trois doses *aconit.* 3/24, une toutes les quatre heures.

La nuit fut insupportable à cause des angoisses, des chaleurs et des douleurs. Ce ne fut qu'après la troisième dose *aconit.* que le malade sentit sa poitrine un peu plus libre. Je fis continuer *aconit.* 3/24, toutes les quatre heures, pendant la journée du 22.

La nuit suivante se passa sans sommeil. Si le malade fermait les yeux, hallucinatious. Elancemens un peu moins violens. Transpiration assez abondante. Urine plus claire le matin.

Un voyage m'obligea à remettre mon malade entre les mains

du docteur Mühlenbein qui lui fit prendre *acid. phospor.*, *arnic.*, *aconit.*, *bellad.*, ces trois derniers à doses répétées. Lorsque je le revis le 3 septembre, il n'y avait pas de changement essentiel dans son état. La seule différence que je remarquai, c'est que depuis quelques jours il se déclarait chaque nuit, depuis onze heures jusqu'à quatre heures environ, de violentes angoisses, des chaleurs et des sueurs abondantes. Le jour, la chaleur était moins forte. Le malade ne pouvait rester couché que sur le côté gauche et devait se tenir un peu replié sur lui-même.

Quatre doses *spirit. sulphur.* 1, teinture mère, le 3, le 5, le 7 et le 9 septembre, ne produisirent rien. A la place où se manifestaient les élancemens, le malade éprouvait une sensation comme d'un corps étranger et de quelque obstacle. *Bryon.* 6 gut. 1, opéra un changement frappant, quoique nullement favorable. Les angoisses nocturnes cessèrent ; mais par contre, deux heures déjà après la prise, le malade fut pris d'une toux excessivement violente qui dura plusieurs heures presque sans interruption et pendant laquelle il cracha une prodigieuse quantité de mucosité liquide, d'abord blanchâtre, puis d'un verdâtre jaunâtre. De pareils accès se répétèrent pendant trois semaines, une ou deux fois par jour, surtout le matin. Chacun durait de deux à quatre heures et était accompagné d'une expectoration copieuse. Le malade était en même temps inondé de sueur. Pendant tout ce temps, chaleur avant minuit ; urine argileuse, trouble ; beaucoup de soif ; peu de sommeil et d'appétit ; diarrhée pendant plusieurs jours ; diminution sensible des forces et de l'embonpoint. Les douleurs de poitrine et la position du corps restaient telles qu'auparavant.

Lycopod. 2/30, le 14 septembre, puis *kali*, *pulsat.*, plusieurs fois, et *phosphor.* furent administrés sans succès. Enfin une seconde dose *lycopod.* 3/30, le 8 octobre, enleva la maladie. Les premiers jours déjà, l'amélioration fut frappante, surtout par rapport à la toux ; cependant il s'écoula encore trois semaines avant la disparition de tous les symptômes. Deux doses *phosphor.* 2/30, firent cesser un peu de faiblesse et de dyspnée qui restaient.

3205ᵉ OBSERVATION, PAR LE DOCTEUR HARTLAUB (1).

H., domestique robuste, replet, âgé de cinquante-six ans, qui avait souffert vingt ans d'une toux habituelle, fut pris, le 16 janvier dernier, après un malaise de plusieurs jours, d'un frisson suivi bientôt de chaleur, avec élancemens dans la partie antérieure de la poitrine du côté droit, oppression de la poitrine, anxiété, respiration pénible, toux souvent cruelle, difficile; pouls rapide, dur; soif; urine rouge; somnolence.

Aconit. répété plusieurs fois, *spirit. sulphur.* et deux doses *sepia* ne produisirent rien. L'état s'aggrava. Chaleur continuelle. Le malade restait plongé dans un demi assoupissement, les yeux fermés. Il fallait lui adresser plusieurs fois la même question pour qu'il y répondît, et il se plaignait alors d'élancemens. Respiration accélérée et accompagnée d'un râle sonore dans la poitrine. Accès de toux rares, sans force. Expectoration peu considérable d'une mucosité toute visqueuse.

Huit doses *phosphor.* 5/30, toutes les deux heures d'abord, puis toutes les trois, firent cesser le danger. Le râle disparut; la toux devint plus forte; l'expectoration plus copieuse et d'un blanc jaunâtre. La connaissance revint, et la fièvre diminua sensiblement. Cela arriva le sixième jour de la maladie.

Mais il se déclara alors une diarrhée fréquente, sans douleurs, d'une odeur insupportable.

Sept doses *arnica* 1/6, en quatre jours, la firent cesser. Le onzième jour, selle consistante. Le sommeil revint dès-lors, ainsi que l'appétit et les forces. Le douzième jour déjà, je trouvai mon malade levé jouant joyeusement de la flûte. Peu de jours après, il put retourner à ses affaires.

J'ai administré *phosphor.* dans le dernier degré de la phthisie purulente, mais sans succès.

(1) Annales homœop., vol. IV, pag. 459; 1833.

3206e OBSERVATION, PAR LE DOCTEUR THORER (1).

Il existe une forme de pneumonie que j'ai eu l'occasion de traiter cette année chez deux enfans, et qui se caractérise ainsi :

Respiration très-accélérée, brève ; fréquens accès d'une toux d'abord sèche, brève, puis légèrement grasse les jours suivans, avec expression douloureuse de la face ; pouls très-rapide, petit ; température de la peau brûlante avec sueur générale très-copieuse, égale, dès le début de la maladie ; tressaillement des tendons aux extrémités, et des muscles de la face ; soubresauts subit, sursauts suivis de pleurs ; soif violente avec langue un peu chargée, humide ; selles fréquentes, plutôt liquides dans un cas, paresseuses dans l'autre au point qu'il fallait recourir aux clystères ; jactation fréquente ; délire ; anxiété et morosité ; émission très-peu copieuse d'une urine rouge.

Je donnai *aconit.* 30, deux ou trois doses, puis *bryon.* 30, qui ne produisirent absolument rien. *Pulsat.* 15 opéra une guérison complète.

3207e OBSERVATION, PAR M. N.-G. (2).

Dans un cas de pneumonie asthénique avec grande pesanteur sur la poitrine, crachemens de sang, toux rare, soif et grande faiblesse, *scilla* enleva les symptômes les plus douloureux. La pesanteur sur la poitrine et la céphalalgie persistèrent seules. Je donnai *nux vomica* 5/30. A minuit, le malade vomit deux fois et rendit deux grands ascarides. Il eut aussi deux selles diarrhéiques. Le lendemain matin, les maux de tête et la pesanteur de poitrine avaient disparu ; mais l'appétit manquait toujours. Je laissai agir le remède.

(1) Gazette homœop., vol. III, pag. 92 ; 1833.

(2) *Ibid.*, pag. 147 ; 1834.

3208e OBSERVATION, PAR LE DOCTEUR EMMRICH (1).

George Kellner, âgé de dix-sept ans, souffrait depuis long-temps d'une toux sèche pénible. On me fit appeler le 18 mars. Toute la chambre était pleine de gens effrayés et inquiets. Le malade avait une violente fièvre inflammatoire et délirait beaucoup. Face rouge, yeux étincelans, d'un rouge de sang, grande chaleur. Forte soif. Respiration oppressée, violentes douleurs de poitrine. C'était une forte inflammation du poumon que tout allopathe aurait certainement attaquée par les antiphlogistiques, les saignées, les sangsues, etc. Je donnai *aconit.* 2/30. Le malade devint plus tranquille, la fièvre diminua; il s'endormit et tout son corps se couvrit de sueur.

Le 19, il présentait un tout autre aspect. La tempête était apaisée. Peu de fièvre. Douleur de poitrine peu considérable. Je répétai *aconit.* 2/30.

Le 20, pouls encore un peu irrité et mains chaudes. Les douleurs de poitrine avaient disparu.

Le 21, la toux devenait grasse, l'appétit revenait; le malade se sentait très-bien. Je lui donnai encore, par précaution, une dose *sulphur.*

3209e OBSERVATION, PAR LE DOCTEUR GROSS (2).

Un jeune homme était attaqué d'une pneumonie dont les symptômes avaient été d'abord assez légers, mais à laquelle, grâce aux fortes saignées et aux sangsues, s'était jointe une vomique. Je lui donnai *kali carb.* 1/30 *in aquâ destill.* ℥ viij. Dès les premières cuillerées, c'est-à-dire au bout de deux heures, la vomique creva, et il sortit une quantité incroyable de pus. Jamais je n'avais vu si peu souffrir qu'il souffrit pendant cette évacuation.

(1) Archives homœop., vol. XIV, cah. 3, pag. 109; 1834.
(2) *Ibid.*, cah. 1, pag. 5.

3210e OBSERVATION, PAR LE DOCTEUR BŒCK (1).

J'ai eu dernièrement à traiter une inflammation des poumons portée au plus haut degré chez un homme de vingt-cinq à trente ans. Ce cas a été pour nous d'autant plus intéressant que je venais de lire la brochure du docteur Kammerer : L'homœopathie guérit sans émission sanguine. Les symptômes étaient les suivans :

Respiration gênée jusqu'à la suffocation ; mouvement tumultueux du thorax ; oppression encore augmentée par la toux ; crachats rares, difficiles à obtenir, mélangés de sang ; peau brûlante, artères tendues, pleines ; frissons, horripilations ; soif violente ; selles supprimées, etc.

Tout allopathe aurait regardé comme une folie de ne pas pratiquer des saignées à cet homme robuste qui en demandait une avec instance, et qui prétendait y être accoutumé. Confiant dans les armes de l'homœopathie, je ne le fis pas saigner et je lui donnai *aconit.* 5/24. Calme et épistaxis. Quelques heures après, violente exacerbation. Je répétai *aconit.* avec le même succès. Seconde exacerbation pareille, combattue par *aconit.*, qui fut ainsi répété cinq fois dans l'espace d'environ huit heures, pendant lesquelles épistaxis répété, puis sommeil, puis exaspération ; enfin sueur pendant l'action de la cinquième dose, plus de paroxysme, et guérison prompte sans autre médicament.

3211e OBSERVATION, PAR LE DOCTEUR HIRSCH (2).

Joseph K., âgé de quarante-quatre ans, fut atteint d'une pleuropneumonie. *Aconit.* 3/30 dans six cuillerées d'eau, une cuillerée toutes les heures, diminua considérablement en dix-huit heures les symptômes fébriles, mais n'eut aucune influence sur les douleurs de poitrine et les élancemens dans le côté. J'administrai *bryon.* 3/30 de la même manière. Au bout de vingt quatre heures, l'amélioration était très-légère ; cependant il

(1) Gazette homœop., vol. IV, p. 58 ; 1833.
(2) *Ibid.*, pag. 307.

s'était joint à la toux très-fréquente et douloureuse une expectoration excessivement copieuse d'une mucosité transparente, visqueuse et jaune. Une dose *squilla* 2/24 améliora jusqu'au troisième jour les symptômes de la poitrine, mais l'expectoration resta la même en qualité et en quantité. *Senega* 2/30 diminua en quatre jours l'expectoration, et une dose *baryt.* 1/30 enleva en peu de temps le reste de la maladie.

3212e OBSERVATION, PAR LE DOCTEUR BAKODY (1).

Un homme robuste, à la fleur de l'âge, fut atteint d'une violente inflammation du poumon. Je lui donnai plusieurs doses *aconit.* 30, *bryon.* 30, et, si je ne me trompe, *nux* 30. Loin de s'améliorer, son état ne fit qu'empirer; il était menacé de suffocation. Oppression extrême. Face violette. Sueur d'angoisses. Agitation, etc. Les parens voulurent lui faire faire une saignée. Je demandai encore une heure pour choisir un autre remède, et s'il n'agissait pas, je permettrais la saignée. J'administrai *aconit.* 1/3. J'en donnai trois poudres d'une demi-goutte chacune, en recommandant s'il n'y avait pas d'amélioration un quart d'heure après la première, de faire prendre la seconde. Le malade n'en prit qu'une, tant l'amélioration fut rapide. Il guérit.

3213e OBSERVATION, PAR LE DOCTEUR WINDMANN (1).

Un cocher, âgé de trente ans, d'une constitution robuste, d'un tempérament sanguin, qui aimait assez la table et les boissons, sans s'en ressentir cependant, se refroidit l'été passé pour avoir bu à longs traits par une journée froide de la bierre fraîche et s'être exposé à un courant d'air. Il fut atteint d'une violente inflammation des poumons. De retour au logis, il fut pris d'un fort frisson pénétrant, suivi d'une oppression terrible de la poitrine et de la respiration. Il s'y joignit plus tard une violente chaleur intérieure, de la soif, de violens élancemens dans la partie supérieure du côté droit, allant jusqu'à le faire crier lors-

(1) Lettres sur l'Homœopathie, vol. II, p. 55; 1834.
(2) Gazette homœop., vol. IV, pag. 324; 1834.

qu'il se remuait, parlait, se retournait ou toussait. En toussant, expectoration pénible d'une mucosité teinte de sang. Pouls accéléré et dur, etc. Il avait déjà pris une mixture nitreuse lorsque j'allai le voir le lendemain, mais n'en avait nullement été soulagé. Je prescrivis *aconit.* 24 gutt. 1, le matin et le soir, avec un régime entièrement antiphlogistique. Le troisième jour, il n'y avait encore que peu de changement, et j'étais en doute si je ne pratiquerais pas une saignée. Mais, réfléchissant que ce corps robuste pouvait bien encore un peu résister à la maladie, et qu'il n'y avait d'ailleurs que trois jours d'écoulés, je voulus essayer *bryon.*, remettant à un autre moment la saignée, ce qui pouvait se faire sans inconvénient. Il en prit donc une dose 4/21. Je recommandai, s'il n'allait pas mieux au bout de quelques heures, de venir me prévenir. On ne vint pas, et le soir, lorsque j'entrai dans la chambre, le malade me reçut d'un air joyeux. Il était assis dans son lit. Il m'aurait suffi de tâter le pouls et de voir l'urine, pour être parfaitement rassuré. Il me dit que quelques heures après la prise du remède, il s'était senti soulagé, la respiration était devenue plus libre, la poitrine moins douloureuse; il pouvait se remuer avec moins de peine. La saignée n'était donc nullement nécessaire. Comme il existait encore quelques douleurs de poitrine en aspirant profondément et que les crachats étaient encore striés de sang, je répétai le soir *bryon.* 2/21. La nuit suivante fut bonne, et le lendemain matin, je pouvais regarder l'inflammation comme vaincue. La respiration était libre, l'urine avait un sédiment muqueux, les douleurs de poitrine étaient presque nulles; mais les crachats montraient encore des traces de sang. Le cinquième jour, il n'existait plus de fièvre, et le malade voulut sortir, ce que je lui défendis cependant. Je ne crus pas nécessaire néanmoins de lui rien faire prendre d'autre. Le sixième jour, il était levé, lorsqu'il ressentit de nouveau quelques douleurs dans la poitrine, douleurs qu'il attribuait à la bière blanche qu'il avait bue. Comme la nuit précédente avait été bonne et qu'il n'expectorait plus, je ne lui donnai rien. Le septième jour, il éternua à plusieurs reprises de toutes ses forces, et chaque fois il ressentit quelque douleur dans la poitrine, mais seulement alors. Le huitième jour, il allait fort bien, et sa sant n'a pas été troublée depuis vingt-deux mois.

3214e OBSERVATION, PAR LE DOCTEUR CROSERIO (1).

Un jeune garçon de trois ans, blond, très-fort et grand pour son âge, est pris, le 16 juillet 1833, de malaise, avec inappétence ; il demanda à se coucher et vomit son déjeuner ; frissons suivis de chaleur le soir.

Appelé le lendemain à deux heures de l'après-midi, je remarquai les symptômes suivans :

Respiration courte, difficile, et se faisant surtout par le ventre. Peu de soulèvement des parois thoraciques durant les mouvemens respiratoires du côté droit. Dilation forte des narines pendant l'inspiration. Toux courte, saccadée, fréquente, arrachant des cris. Léger râle de temps en temps dans la trachée. Douleur à la partie antérieure et dans le côté droit de la poitrine. Son mat dans toute l'étendue du poumon droit antérieurement. Absence du bruit respiratoire dans les trois quarts inférieurs de ce côté de la poitrine. Râle crépitant à sa partie supérieure. Râle muqueux dans le côté gauche, qui résonne assez bien dans toute son étendue. Visage rouge. Yeux vifs et luisans. Bouche sèche et soif. Le malade boit avec avidité, et tousse après avoir bu. Langue rouge sur les bords et blanche au milieu. Pas d'appétit ni de selles depuis deux jours. Urine rouge et en petite quantité. Chaleur brûlante par tout le corps. L'épigastre et le ventre sont peu douloureux. Les plaintes que le malade fait entendre pendant qu'on le palpe paraissent plutôt l'effet de son humeur qui est excessivement irritable. Colère et impatience (en bonne santé, il était gai, bon, mais entêté et colère). Pouls fréquent (120 pulsations), vif et dilaté. Insomnie, parfois des paroles incohérentes. Léger délire.

Les symptômes correspondant à *aconit.* étaient trop sensibles pour qu'il pût y avoir lieu à hésiter. Comme l'enfant était très-difficile et qu'on n'aurait pu lui rien faire prendre qui eût l'air

(1) Archives de la médecine homœop., vol. I, pag. 382; 1834.

d'un médicament, j'en prescrivis deux globules 30, à prendre l'un de suite et l'autre à huit heures du soir, avec de l'eau sucrée, à la température de la chambre, pour boisson. Je conseillai en outre de rafraîchir l'air de la chambre autant que possible et de faire régner la tranquillité autour du petit malade.

Après la prise du premier globule, le malade dormit un quart d'heure; à son réveil, il paraissait respirer un peu plus librement. La nuit, il y eut un peu de délire et des frayeurs; vers quatre heures du matin, sommeil pendant une heure et demie. Le matin, urine moins rouge, un peu trouble, et plus abondante; moiteur de la peau; visage moins rouge; yeux moins vifs; respiration plus complète; moins de mouvement dans les narines; pouls moins vif; toux toujours très-fréquente; pas de selles; l'enfant crie quand on le remue dans son lit, pour le faire boire.

Considérant que l'action de l'aconit était insuffisante pour résoudre entièrement l'affection pulmonaire, et que ce remède avait opéré tout ce qu'on pouvait attendre de lui dans ce cas, c'est-à-dire diminué l'éréthisme fébrile général, je crus devoir passer à l'administration d'un médicament plus spécial. La toux grasse, les cris excités par les mouvemens du corps, la constipation, les urines colorées et rouges, et surtout l'humeur de l'enfant, qui était grognon, colère et irritable, me déterminèrent pour *bryon*. J'en prescrivis un globule, qui fut pris à dix heures du matin.

Après la prise, l'enfant sembla plus agité et son visage devint plus coloré; il parut respirer plus difficilement. Vers midi, il s'endormit jusqu'à deux heures. Depuis lors, le mieux fut très-sensible et alla toujours en augmentant; il y eut une bonne selle naturelle à quatre heures, et la nuit, au lieu d'exaspération, six heures de bon sommeil en deux fois. Le matin, à huit heures, nouvelle selle. La toux est grasse et facile, sans douleur et rare. La respiration libre. L'enfant demande à manger, son visage redevient riant, et il a repris sa gaîté naturelle. Apyrexie complète. Urine naturelle. L'auscultation ne fournit qu'un peu de râle muqueux dans les deux côtés de la poitrine qui résonne bien partout. Je fis donner deux panades avec de l'eau sucrée pour boisson.

Le lendemain, les symptômes morbides, à l'exception d'un peu de toux et de la faiblesse, avaient disparu sans nul autre médicament, et par le seul fait du régime continué encore pendant huit jours, l'enfant recouvra une santé parfaite.

FIN DU TOME SIXIÈME.

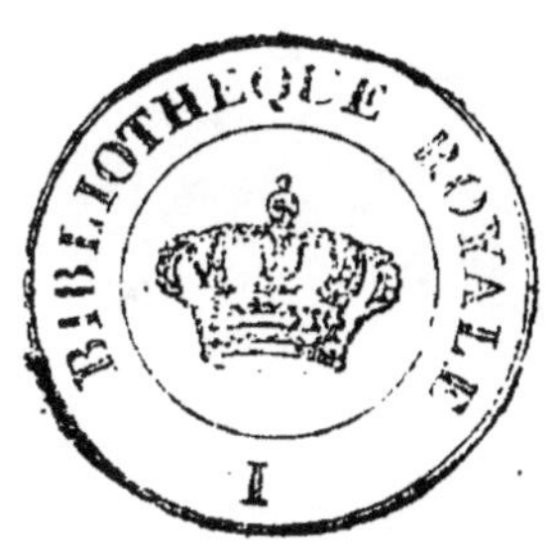

TABLE

DU TOME SIXIÈME.

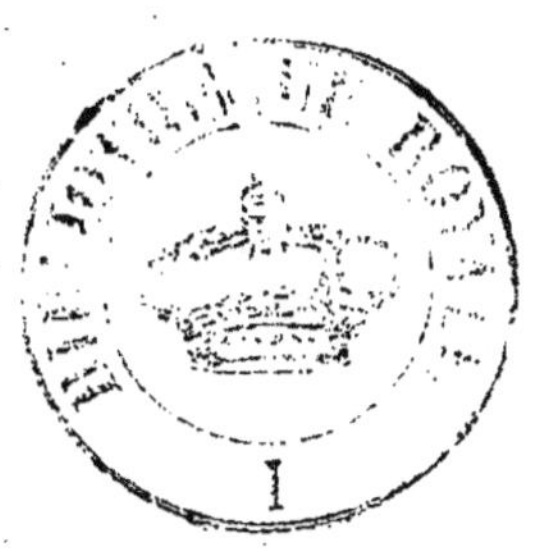

FIN DE LA TABLE DU TOME SIXIÈME.

www.ingramcontent.com/pod-product-compliance
Lightning Source LLC
LaVergne TN
LVHW010119230826
846091LV00001BA/90

* 9 7 8 2 0 1 4 1 1 1 2 2 4 *